대한소화기학회 총서 **2**

2nd Edition

간염
Hepatitis

초청편집인 | 이창홍

THE KOREAN SOCIETY OF GASTROENTEROLOGY

대한소화기학회 총서 2
간 염

첫째판 1쇄 인쇄 | 1998년 5월 8일
첫째판 1쇄 발행 | 1998년 5월 13일
둘째판 1쇄 인쇄 | 2005년 1월 5일
둘째판 1쇄 발행 | 2005년 1월 10일
둘째판 2쇄 발행 | 2007년 6월 10일

지 은 이   대한소화기학회
발 행 인
편집디자인   김지희
표지디자인   디자인집
발 행 처   군자출판사
등   록   제 4-139호(1991. 6. 24)

본   사   (110-717) 서울특별시 종로구 인의동 112-1 동원회관 BD 3층
            Tel. (02) 762-9194/5   Fax. (02) 764-0209
대 구 지 점   Tel. (053) 428-2748   Fax. (053) 428-2749
광 주 지 점   Tel. (062) 228-0252   Fax. (062) 228-0251
부 산 지 점   Tel. (051) 893-8989   Fax. (051) 893-8986

ISBN 89-7089-541-8
ISBN 978-89-7089-541-3

정가 35,000원

머리말

최근 20년간의 의학의 발전은 간 질환 분야에도 커다란 영향을 미쳐 질환의 원인, 역학, 발생기전 뿐 아니라 진단과 치료에도 비약적인 진전이 이루어지고 있다. 신생아 B형간염백신의 토착화, 간 이식술의 발전, 바이러스 간염에 대한 항바이러스제제의 계속적인 출현 등은 이러한 발전으로 인한 결과이다.

국내 현실은 어떠한가? 신생아 B형간염백신 출현 후 20년이 지난 현재 백신의 혜택을 입은 20세 미만의 국내 청소년의 B형간염바이러스 보유율은 격감하였지만 실제 간염발생연령인 30대 이상의 보유율에는 큰 영향은 미치지 못하여 앞으로도 당분간은 B형간염이 국내 간 질환의 대다수를 차지할 것으로 보인다. 그리고 이들의 진행을 차단하기 위한 좀 더 효능이 향상된 항바이러스약제의 개발은 앞으로도 계속될 전망이다. C형간염도 근래 Pegylated interferon의 등장으로 치료대상 환자가 확대되고 치료효과가 상승되었지만 아직 구체적인 예방방법이 없고 앞으로 치료대상도 좀 더 확대시킬 수 있는 새로운 치료제가 필요하다.

알코올성 간 질환은 근래에 국내에서 증가추세를 보이지만 진단, 치료, 관리 등 선 분야에 걸쳐 바이러스 간염보다 상대적으로 아직 우리 의사들에게는 덜 익숙한 것이 문제점이다. 이와 관련된 전국적인 통계 및 관리 프로그램, 학회차원의 치료지침, 의사들의 자체교육 마련이 시급한 분야이다. 비알코올성 지방간 질환은 국내외 할 것 없이 간 질환 중 가장 많지만 가장 덜 알려진 질환이므로 의사들이 질환의 개념을 나름대로 정립할 수 있도록 유도하고 앞으로의 발전을 주시할 필요가 있겠으며 특히 국내에서 문제가 되는 약인성 및 독성간염에 관하여는 의사들의 관심과 국민들의 계몽이 지속해서 이루어질 수 있는 학회차원의 잘 조직된 소위원회가 결성되면 하는 바램이 있다. 수년전부터 자가면역성 간염의 국내진단이 점증하는 것은 학회의 노

머리말

력으로 이에 관한 의사들의 관심도가 높아진 때문으로 보이지만 역시 일선 의사들과의 교감은 부족한 면이 있다.

결국 근래의 의학의 급속한 발전은 동시에 우리 의사들의 좀 더 세분화된 지속적인 자체교육을 요구하고 있다. 그러나 서로의 지식전달과 토론의 수단이 많지 않은 것이 우리 의학계의 실정이므로, 우선 간 질환을 전문으로 취급하는 의사들의 공감대부터 확립하고 그 이후에 정기적인 회합으로 일선 의사들과 지식을 공유하는 의학 정보전달 체계가 확립되어야 할 것으로 생각된다.

본 책자의 편집방향은 이러한 점에 유념하여 이론은 집약하고 진단과 치료과정을 세분화 하였으며 현재 가장 활동이 많고 도전적인 의학자 여러분께 집필을 의뢰하였다. 지금도 계속 발전하고 있는 첨단 진단법이나 치료법에 관해서는 당연히 어느 정도의 이견이나 불명확한 점이 있을 수 있음을 부언하며 끝으로 다시 한번 집필자들께 진심으로 감사드린다.

2004년 11월
초청편집인 이 창 홍

집필자

고광철 _ 성균관대학교 의과대학 내과학교실
고재성 _ 서울대학교 의과대학 소아과학교실
권상옥 _ 연세대학교 원주의과대학 내과학교실
권소영 _ 가천 의과대학교 내과학교실
김동준 _ 한림대학교 의과대학 내과학교실
김병익 _ 성균관대학교 의과대학 내과학교실
김연수 _ 순천향대학교 의과대학 내과학교실
김윤준 _ 서울대학교 의과대학 내과학교실
김주현 _ 가천 의과대학교 내과학교실
백승운 _ 성균관대학교 의과대학 내과학교실
변관수 _ 고려대학교 의과대학 내과학교실
안병민 _ 가톨릭대학교 의과대학 내과학교실
연종은 _ 고려대학교 의과대학 내과학교실
윤승규 _ 가톨릭대학교 의과대학 내과학교실
윤정환 _ 서울대학교 의과대학 내과학교실
이영석 _ 가톨릭대학교 의과대학 내과학교실
이준혁 _ 성균관대학교 의과대학 내과학교실
이진호 _ 인제대학교 의과대학 내과학교실
이창홍 _ 고려대학교 의괴디학 내과학교실
임영석 _ 울산대학교 의과대학 내과학교실
전재윤 _ 연세대학교 의과대학 내과학교실
정숙향 _ 원자력병원 내과
정영화 _ 울산대학교 의과대학 내과학교실
조 몽 _ 부산대학교 의과대학 내과학교실
조성원 _ 아주대학교 의과대학 내과학교실
최문석 _ 성균관대학교 의과대학 내과학교실
최종영 _ 가톨릭대학교 의과대학 내과학교실
한철주 _ 원자력병원 내과
황성규 _ 포천 중문 의과대학교 내과학교실

차 례

Contents

차 례

Contents

1

국내 만성 간질환의 실태
Perspectives of chronic liver diseases in Korea

이 창 홍

서 론

국내 간질환의 주된 원인은 바이러스 간염이다. 바이러스 간염은 전염병이므로 이를 방치하면 간염이 광범위하게 전파될 위험성이 있을 뿐 아니라 작금의 국내 현실과 같이 이들 중 상당수가 간경변증 또는 간암으로 진행될 것이고 이로 인한 환자 개인이나 가족의 고통은 물론 국가적으로도 노동력의 저하, 치료비용의 상승 등 그 피해가 감당할 수 없을 정도로 늘어날 것이다. 2000년 통계청 발표를 상기하면 우리나라 연령별 사인 순위는 각종 암종으로 인한 사망을 제외하고는 인생의 황금기인 30-50대에서 간질환이 아직도 1-3위를 차지하고 있으며 암종으로 인한 사망률에서도 간암이 폐암, 위암과 더불어 그 빈도의 차이가 거의 없는 3대 암종으로 자리잡고 있다.[1]

우리나라에서 만성 간염의 대부분은 B형 및 C형 간염과 알코올성 간질환이며 기타 간질환은 10% 내외에 불과하지만 그 종류는 비교적 고루 갖추고 있다. 그림 1은 필자가 1999년 6월부터 2000년 6월까지 전국 18개 병원의 만성 간질환 20,964명을 분석한 결과로서 66.6%가 B형 간질환이었고 14.5%가 알코올성 간질환, 9.4%가 C형 간질환, 기타 만성간질환이 9.3% [자가면역성(0.4%), Wilson씨 병(0.2%), 원발성 담즙성 간경변(0.2%), 원인미상(4.2%), 기타(4.5%)] 순이었으며 과거의 자료와 비교하면 알코올성 간질환의 빈도가 점차로 증가하는 듯한 느낌을 받았다. B형, C형 및 알코올성 간질환의

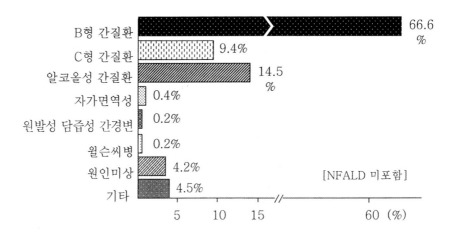

그림 1. 국내 만성 간질환의 질환별 점유율(18개 대학병원: 20,964명 2000년)[2]

상대적인 비율은 각각 73.6%, 10.2%, 16.2%이었다.[2] 이 분류에는 아직 조직검사 이외에는 진단기준이 명확하지 않은 비알코올성 지방간질환(NAFLD: nonalcoholic fatty liver diseases)과 각종 약제, 생약, 민간요법 등에 의한 간질환의 대부분은 포함되지 않았으며 복합원인에 의한 간질환도 정밀하게 조사할 수 없었다는 약점이 있으므로 앞으로는 이들의 역할도 규명되어야 할 것이다. 이상의 NAFLD나 약물, 독물등에 의한 간염은 자가면역성 간염과 함께 따로 언급할 것이며 여기서는 주로 바이러스 간염에 대한 국내실태에 관하여 언급한다.

B형 간염의 현황

1. B형 간염 백신 도입 후 우리나라 HBV 보유율의 변화

과거 1980년대의 국내 HBV 보유자는 연령, 성별 차이가 거의 없이 전 인구의 8%를 상회하였고 HBV 보유자인 어머니의 자녀 HBV 보유율이 40-80%, 형제자매는 33-67%에 달했는데 이는 우리나라의 B형 간염 바이러스 전파가 주로 주산기 감염 및 유, 소아기의 가족 내 감염에 의해 이루어졌기 때문이다. 그로부터 15년이 경과된 1997년에 경인지역에서 조사된 HBV 보유율은 10세 미만이 0.6%, 10대가 약 1.6% 정도로 현저히 감소하였고 20대 초반은 약 3% 정도로 감소하였다. 이는 물론 1985년부터 국내에서 B형 간염 백신접종이 본격적으로 실시되어 동시에 1990년대 초부터는 전 신생아 예방 접종(1991년: 소아과 학회, 1995년: 국민정기예방접종대상) 및 HBsAg 양성 여성의 출산아동에 대한 예방 접종(백신 및 HBIG 동시 접종)이 실시되고 B형 간염에 대한 국민적인 인식이 확산된 결과이다.[3-5]

근래 공[6]등이 경인지역에서 HBV 보유자의 가족 내 모계 감염율을 조사한 것을 보면 표 1과 같이 20

세 이상에서는 모계 감염율이 여전히 54.7%정도로 높은 반면에 10대 미만에서는 7.4% 정도로 감소되고 있다. 1995년 복지부 예방접종심의위원회에서 3회의 백신접종 및 1회의 HBIG접종을 실시한 HBsAg 양성 모친의 신생아 435명을 추적하여 조사한 감염율 4.8%와 수년 후 조사한 공동의 7.4%는 통계적인 유의차가 없다.[7] 이로 미루어 근래 우리나라(특히 경인지역)에서는 HBsAg 양성 여성들의 출산시의 신생아 B형 간염 예방이 효율적으로 이루어짐을 알 수 있으며 아울러 HBsAg 양성 모친의 신생아 중 5-7%정도는 현재의 예방법으로는 예방이 불가능함도 알려주는 자료로 생각된다.

표 1. 연령별 자녀 감염률과 모계 자녀 감염률(2000년도)[6]

	20세 이상	10−19세	0−9세
자녀 감염률	24.2%(136/561)	16.0%(63/393)	3.4%(2/261)
모계 자녀 감염률	54.7%(110/201)	35.3%(47/133)	7.4%(7/95)

1997년 조사된 우리나라 10대 미만의 전 아동의 HBV 감염률 0.6%중 0.2%정도는 필자의 조사로는 주산기 감염에 의한 보유자들이고 나머지 0.4%는 다른 이유도 있겠지만 그 상당수가 예방접종을 받지 않았을 확률이 큰 아이들로 추정되며 이로 미루어 생각하면 모친이 HBsAg 양성인 예에서의 간염예방에 관한 인식이 HBV 보유자가 없는 가정보다 훨씬 높다고 볼 수 있다.[2] 그러므로 예방접종의 중요성이 일반인에게도 좀 더 철저하게 보급된다면 이 보유율은 앞으로도 더욱 감소할 것으로 생각된다. 아울러 주산기 감염자 중 현재의 방법으로는 예방 불가능한 5-7%의 보유자들의 원인인자들의 분석과 해결방법이 필요할 것으로 생각된다. 당연한 결과이지만 이러한 예방정책의 결과로 과거에는 청소년에서 흔히 볼 수 있었던 급성 B형 간염도 현재는 20대 미만에서는 거의 볼 수 없는 성인병의 하나로 전환되고 있다.[8]

2. 만성 B형 간질환의 실태

상술한 2000년도 자료를 보면 HBV 보유율은 이렇게 20대 미만에서는 현저히 감소하였으나 최근 안 등의 보고를 보면 백신의 혜택이 상대적으로 적었던 20대 이상에서는 남자 7.6%, 여자 3.4%정도로 과거의 보유율과 큰 차이는 없다.[4] 우리나라의 이들 보유자에서 본격적인 만성 간염이 시작되는 연령은 언제부터인가? 최근 필자의 후향적 조사로는 모자감염이 대부분인 국내 만성 B형 간염 보유자들의 실제로 염증이 시작되는 연령(최초 ALT 상승 연령)은 32.6±9.7세이었다.[2] 그러므로 우리 국민 중 20대 미만에서 이처럼 HBV 보유율이 현저히 감소하였더라도 주로 성인에서 염증이 시작되는 만성 B형 간염은 앞으로도 10여년 이상은 과거와 큰 차이 없이 계속 문제를 일으키게 될 것이다.

1983년에 발표된 국내 B형 간염의 자연병력을 대표하는 자료에 의하면 우리나라 만성 B형 간염 환자에서 간경변증으로 이행할 확률은 5, 10, 15, 20년에 각각 9%, 23%, 36%, 48%정도이고 간경변증 환자의 5, 10, 15년 생존율은 68%, 57%, 43%정도로 보고되고 있으며 이 이후에는 아직 대규모의 자연경과에 관한 자료는 없는 실정이다.[9] 위에 언급한 2000년도의 18개 대학병원 환자를 대상으로 조사한 결과를 보면 국내 성인에서 발생되는 만성 간염(HBeAg 양성 건강보유자 포함)의 81.7%, 간경변증의 약 64.9%, 원발성 간암의 약 71.7%가 B형 간염 바이러스를 보유하고 있으며 이는 역시 과거의 보고와 큰 차이는 없다. HBV 보유자 중 만성 간염(HBeAg 건강보유자 포함)은 47.1%, 간경변증은 31.9%, 원발성 간암이 발생된 환자는 14.4%를 점유하고 있으며, 남녀비가 7:3이고 연령별로 보면, 40대 23.7%, 50대 24.1%로 40-60세가 47.8%를 차지하고 있다(중앙값:48세). 위에서도 언급한 바와 같이 우리나라 만성 B형 간염이 임상적으로 문제가 되는 것은 30대 내외이므로 백신접종의 효과가 질환발생에 영향을 미치려면 아직도 10여년이 더 필요할것으로 생각되며, 그때까지는 이들의 자연경과도 과거의 자료와 유사할 것으로 생각된다.

근래 분자생물학의 비약적인 발전 및 각종 항바이러스약제의 출현은 종전까지는 어떠한 방법으로도 좀처럼 바꿀 수 없었던 B형 간염 자연병력에 변화를 유도할 수 있는 기틀을 제공하고 있다. HBV의 구조, 기능, 복제과정, 유전형, 각종 변이종의 발생 등이 밝혀지고 진단법도 날이 갈수록 예민하고 복잡하게 변화되고 있으며, 좀더 개선된 항바이러스제제가 지속적으로 개발되고 있고 치료반응도 국내인의 경우 서구 또는 인근 아시아 지역과 어느 정도의 차이가 있다는 것도 밝혀지고 있다. 이들 항바이러스제제는 앞으로 해결되어야 할 여러가지의 문제점과 약점이 있지만 효과적으로 사용하면 간경변증으로의 이행을 둔화시키고 기존 간경변증에서는 약제의 힘으로 이들의 비대상성화를 차단하여, 생존율을 향상시키고 간암의 발생률을 저하시킬 수 있는 희망이 있는 약제임도 분명하다.

C형 간염의 현황

1980년대에는 HCV이 수혈을 통해 이루어지는 간염의 원인 중 가장 흔한 원인이었으나 현재는 모든 선진국과 개발도상국들이 헌혈자에 대한 예민한 HCV검사를 시행하므로 근래에는 수혈에 의한 HCV 감염은 드물다. 3세대 EIA로 측정한 국내 anti-HCV 양성률은 0.4%-2.1%로 보고되었고[10,11] 연령에 따라 증가하여 50세에서 급격히 증가하며, 특히 음주자, 정맥약물남용자나, 혈액 투석 환자, 혈우병환자등에서는 높은 양성률을 보인다.[12] 위에 언급한 2000년도 조사를 보면 국내 만성 간질환 중 C형 간질환이 10.2%를 점유하며 남녀비는 차이가 별로 없이 6:4정도이고, 84%가 50-69세로(평균:58.6세)로 비교적 장, 노년층에서 발견되며 만성 간염의 15%가 C형이며, 간경변증의 10.9%, 원발성 간암의 12.5%가 C형으로 기인한다.[2] 우리나라나 이웃 일본 또는 대만에서 볼 수 있는 HCV 보유율의 연령 차이는 과거에 어린이들에게 오염된 바늘로 시행된 "mass vaccination"때문이 아닌가 추측하기도 하고 그 당시의 의료시술등의 위생적 처리가 현재와는 다르기 때문이라고도 하나 그 원인은 불명확하다. 요즘은 외국에서는 정맥 주사제(마약) 남용에 의한 경우가 전체 HCV감염의 약 60%를 차지하며 국내 보고도 있다. 혈액 외에 타액, 정액, 소변 또는 질 분비물등은 감염성이 없는 것으로 판명되었기 때문에 성 접촉이 HCV의 감염 경로인지는 불확실하지만 C형 간염 환자와 성접촉을 했거나 다양한 성교 대상자를 가진 사람의 20%정도는 C형 간염을 가지고 있다는 보고도 있다. 30년 이상 지낸 배우자의 보유율이 약 4% 정도이며 배우자가 아닌 가족들 간에는 감염되는 일은 드물다. HCV 환자인 산모로부터 태어나는 아기가 분만시 감염되는 경우는 5%에 불과하며 수유는 안전하다.[13] HCV는 직업적 노출에 의해서도 감염될 수 있다. 오염된 혈액, 수액, 그리고 주사기를 취급하는 의료계에 종사하는 사람들은 감염의 위험이 높다.

이 질환은 다양한 경과 때문에 개개인의 경과를 예측하기는 어렵고 경과에 영향을 미치는 인자도 잘 알려져 있지 않지만 일단 HCV에 감염되면 85%는 만성화되고 증상 없이 그리고 서서히 진행하며 이중 20% 가량은 10-20년 사이 경변증이 초래된다고 알려지고 있다. 국내 보고를 보면 C형 간염에 의한 간경변증에서 3년 누적 HCC의 발생율은 HBV군에서 18.3%, HCV군에서 22.0%, 6년 누적 발생율은 각각 34.7%, 54.8%로 C형 간염에 의한 간경변증에서의 간세포암 발생율이 HBV 환자보다 훨씬 상회하고 있다.[14] 일본의 자료를 인용하면 HCV에 의해 경변증이 발생된 후 간암이 발생되기까지는 약 4-10년 정도가 소요되며, HCV 감염이 동반된 HCC에서 간경변이 동반되는 확률은 B형 간염보다 C형 간염이 높아 거의 90% 이상이 간경변을 동반하고 있으며 HCV 감염 후 HCC가 발생되기까지는 대체로 30년이 걸린다고 보고 있다.[15] B형과 C형 간염의 임상상의 큰 차이의 하나는 암 발생연령이다. HBV와 비교하여 HCV 환자에서 HCC의 평균 발생연령이 10년 이상 지체되며(HBV: ~55세, HCV: ~65세), 이러한 현상은 우리나라뿐 아니라 일본, 대만 등도 유사하다.[16] 근래 인터페론 치료가 HCC의 발생빈도를 현저하게 낮춘다는 대규모의 자료가 속속 출현하고 있고 또 국내에서도 Peg 인터페론, 리바비린 병합요법이 일반화되고 있으므로 향후의 HCC 발생률 또한 변화될 것으로 생각된다.

HCV는 6개의 서로 다른 유전형(genotype)이 있으며, 우리나라는 1b와 2a형(각각 60-71% 및 23.9-33%)이 대부분이다.[17] 이러한 유전형에 따라 C형 간염의 항바이러스 치료의 반응에 큰 차이가 나지만 [18] HCV의 유전형과 임상경과와의 연관성은 뚜렷치 않다. 근래까지도 간이식수술 뒤에 1b가 다른 유전자형에 비해 심한 간질환을 일으킨다는 연구와[19] 여러가지 조건을 포함한 통계에서도 HCV-1b가 HCC 발생의 독립적 위험인사라는 선향석 연구[20]능 1b 유전자형은 다른 유전자형에 비해 HCC 및 중증 간질환과 연관이 있다는 의견들이 있다. 그러나 HCV의 유전형과 임상경과는 상관관계가 없고 다만 1b의 연령층이 다른 유전자형에 비해 10년 정도 고령이고, 이로 인해 더 심한 간질환을 유발하게 된 cohort 효과라는 것이 보편적인 견해이다.

1. 기타 만성 간질환 및 복합 원인군

우리나라의 간질환 중 HBV와 HCV를 제외하고 가장 문제가 되고 중요한 것은 알코올성 간질환, 비알코올성 지방간질환 및 약물유인성 간염과 독성간염일 것이므로 이는 다른 장에서 다른 저자에 의해 그 실태가 소개될 것이므로 여기에서는 간단히 언급한다.

알코올성 간질환은 다방면으로 방대한 연구가 이루어진 분야이지만 그 임상상이 특히 다양할 뿐 아니라 질환에 관한 환자나 가족의 이해가 특별히 요구되는 분야이고 금주가 선행되지 않는 한 진행을 둔화 내지 차단시키는 방법이 없는 실정이므로 실제 환자를 치료하는 내과의사에게는 다른 간질환보다 익숙하지 않다는 문제점이 있다. 그러나 상술한 2000년도 국내조사에서는 이미 알코올성 간질환의 발현율이 14.5%로, 9.4%인 C형 간염을 추월하고 있으며 간경변증의 원인으로도 습관성 음주가 C형에 비해 상대적으로 높았다(10.9%/18.6%). 뿐만 아니라 간세포암중 9.1%에서 HCV, HBV 진단 표지자가 없는 알코올성 간질환이 원인이 되고 있었다.

위에 언급한 2000년도 만성 간질환 자료에서 B형 간질환 중 4.5%가 HCV를 동시에 가지고 있었고 28.4%에서 습관성 음주자가 포함되어 있었으며, C형 간질환 중 습관성 음주자는 7.8%정도였고, 기존 간질환에 약물로 인한 간장애가 병합된 경우나 기타 생약제나 민간요법을 같이 사용한 경우는 약 8% 였다. 그러나 이는 후향적 조사이므로 기존 간질환에 병합된 습관성 음주자의 빈도, 약물이나 기타 생약제, 민간요법을 같이 사용한 경우는 실제로 이보다 훨씬 많을 것이며 이를 위해 잘 계획된 전향적인 조사가 앞으로 필요하다. 이에 관해서 2000년도 조사기간 중 문진으로 조사된 B형 간염 2670예에서 습관성 음주자의 분포에 관한 흥미있는 자료를 하나 소개한다(표 2).[21]

표 2. B형간질환 환자 중 습관성 음주자의 분포 [삼성의료원(백승운): 미발표자료(2001년)][21]

1일 음주량	환자분포(%)
> 80 gm	24.5
40–80 gm	17.5
< 40gm	22.8
No drinking	35.2

[참고문헌]

1. 2000년도 사망자의 사망원인 순위. In 사망원인통계결과, 통계청 2001
2. 이창홍. 김주현, 백승운, 조경환. 국내 B형 만성 간질환의 자연병력에 관한 전향적인 연구 In 국내 만성 B형 및 C형 간염과 간세포암의 현황 또는 새로운 치료법 및 예방법의 개발. 중점공동연구사업 최종보고서 (HMP-99-M-01-0008) 보건복지부 2002:33-37.
3. Ahn YO. Hepatitis B Virus Infection Rate among Koreans. The Seoul Journal of Medicine 1992;33:105-114.
4. Ahn YO. Recent changes in HBV carrier rate among Koreans, editorial. JAMA Korea 1999;Sept./Oct:5
5. 장지연, 정수진, 김순기, 손병관, 홍영진 홍광선. 인천지역의 초,중,고등학생의 B형 간염 바이러스 표면항원 양성률에 대한 조사 연구. 소아감염 2003;10:153-158.
6. 공휘, 김지훈, 조남영 등. B형만성 간질환 환자 자녀들의 B형 간염 바이러스 감염률-특히 0-19세 자녀들의 감염률. 대한간학회지 2001;7:387-391.
7. 예방접종심의위원회. 국가예방접종사업의 목표 설정에 따른 예방접종사업의 효율성 향상을 위한 평가 연구[1997년 보건의료기술개발사업 연차실적 · 계획서]. 보건복지부 1997:59-76.

8. 장윤정, 백수정, 오성남, 안수현, 김윤홍, 정길만, 연종은 변관수, 이창홍.(2001) 우리나라의 최근 급성 B형 간염의 발생양상의 변화. 대한소화기학회지 2001;(추계학술대회 초록집):143.

9. 김정룡, 김진욱, 이효석, 윤용범, 송인성. 만성간염 및 간경변증 환자의 자연경과와 생존률에 관한 연구 - 20년간의 자료분석- 대한내과학회지 1983;46:680-686.

10. 박경식, 이영석, 이석근, 황준영, 정우진, 조광범 등. 대구, 경북 지역 성인의 바이러스성 간염 표지자 양성률에 관한 연구. 대한소화기학회지 2003;41:473-479.

11. 나호영, 박민호, 박근수, 손용해, 주영은, 김세종. 광주, 전남지역 건강 검진자들에서 C형 간염 바이러스 항체 및 B형 간염 바이러스 항원 양성률의 지역적 특성. 대한소화기학회지2001;38:177-184.

12. 권소영, 박이병, 박상훈 등. 한국 성인에서 혈중 C형 간염 바이러스 항체의 발현률과 의의. 대한 내과학회지 1995;48:361-368.

13. 이동후. C형 간염의 자연경과. In 간염. 대한소화기학회 총서-2. 1998:89-110.

14. 이효석, 이준행, 최문석, 김정룡. 우리나라 B형 및 C형 간경변증 환자에서의 간세포암 발생률의 비교에 관한 전향적 연구. 대한간학회지 1996;2:21-28.

15. Takano S, Yokosuka O, Imazeki F et al. Incidence of hepatocellular carcinoma in chronic hepatitic B and C: prospective study of 251 patients. Hepatology 1995;21:650-655.

16. Shiratori Y, Shiina S, Imamura M et al. Characteristic difference of hepatocellular carcinoma between hepatitis B- and C- viral infecton in Japan. Hepatology 1995;22:1027-1033.

17. Kim CJ, Shin KS, Kim WY et al. Genotype distribution and comparison of the putative envelop region of hepatitis C virus from Korean patients. J Med Virol 1995;46:380-386.

18. 김연수, 권소영, 서동진, 이창홍. 만성 C형 간질환에서 interferon 치료 반응에 영향을 미치는 인자. 대한간학회지 1996;2:176-185.

19. Feray C, Gigou M, Samuel D et al. Influence of the genotypes of hepatitis C virus on the severity of recurrent liver disease after liver transplantation. Gastroenterol 1995;108:1089-1096.

20. Bruno S, Silini E, Crosignani A et al.(1997) Hepatitis C virus genotypes and risk of hepatocellular carcinoma in cirrhosis: A prospective study. Hepatology 1997;25:754-758.

21. 백승운. B형간질환 환자 중 습관성 음주자의 분포 (미발표자료) 2001

2-1

B형 간염 바이러스 분자생물학의 임상적 이해

Clinical significance of molecular biology of HBV

조 성 원

급성 바이러스성 간염을 유발시키는 간염 바이러스 중 B형 간염 바이러스는 우리나라에서 가장 중요한 위치를 차지하는 바이러스이다. 우리나라는 B형 간염 바이러스 감염의 만연지역이며 B형 간염 바이러스는 급 · 만성 간염, 간경변증, 간암을 유발시킨다. Blumberg 가 1963년 Australia 항원을 발견하였고 4년 후 이 항원이 B형 간염과 관련이 있음을 알게 되었다. B형 간염 바이러스는 DNA 바이러스 중 가장 작은 바이러스이지만 많은 기능을 갖고 있는 특징이 있다. 바이러스 구조 및 복제기전이 밝혀짐에 따라 진단 및 치료에 많은 진전이 있어 왔으나 아직 바이러스를 완전히 제거하기에는 어려움이 남아있다. 이에 필자는 질환의 진단 및 치료의 이해에 기본이 되는 바이러스 유전자 기능 및 복제 과정을 설명하고 B형 간염환자에서 시행되는 혈청학적 검사에 대하여 언급하고자 한다.

유전자 구조 및 기능

B형 간염 바이러스 (HBV)는 부분적 이중가닥 DNA 바이러스로 4개의 open reading frame 으로 구성되어 있다(그림 1).[1] 4개의 유전자는 S, P, C 그리고 X 로 각각 surface, polymerase, core, X 단백을 coding 한다. 이 유전자들은 음성가닥 DNA 에 위치한다.

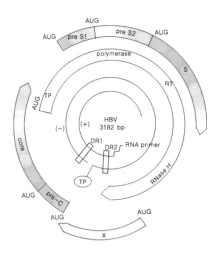

그림 1. B형 간염 바이러스 유전자의 구조. 4개의 open reading frame은 (−)DNA에 위치하며 DR1, DR2, RNA primer, terminal protein(TP) 은 바이러스 복제에 중요한 부분임.

S 유전자는 major (또는 small, S) envelope 단백 (HBsAg)을 coding 하고 middle (M) 단백은 Pre-S2 와 S 유전자에 의해서 coding 되며, large (L) 단백은 Pre-S1, Pre-S2, S 유전자에 의해서 coding 된다. 3가지 단백은 모두 HBsAg을 함유하며 바이러스 envelope 을 구성한다. 감염된 환자의 혈청과 간조직에는 비리온 외에 준바이러스 입자인 구형과 튜불 형태의 입자가 과다하게 생산되어 관찰된다. 준바이러스 입자는 nucleocapsid가 없이 HBsAg으로 구성되어 있다. 준바이러스 입자는 주로 S 단백으로 구성되어 있고 L 과 M 단백은 적게 분포한다.

HBsAg은 복합적인 항원성을 갖고 있으므로 여러가지 subtype으로 분류한다. 모든 HBsAg 에 존재하는 공통 determinant는 a 이고 subdeterminant는 d 또는 y 와 w 또는 r 중의 하나이다. 그러므로 HBsAg의 subtype은 크게 adw, ayw, adr 및 ayr 의 4형태로 구분할 수 있다. 공통 a determinant 는 HBsAg의 121번부터 149번 아미노산까지의 펩타이드 서열이며 anti-HBs의 주요 면역 표적이다. HBsAg의 122번 아미노산이 lysine 일 때는 d, arginine일 때는 y 로 된다. 160번의 아미노산이 lysine인 경우는 w, arginine인 경우는 r로 된다.

분자생물학 기법의 발전으로 HBV의 염기 서열을 분석한 결과 같은 subtype 에도 염기 서열에 차이가 있음을 발견하였다. 바이러스의 전체 염기 서열 중 8% 이상의 차이를 근거로 HBV를 A부터 G까지 7개의 유전자형으로 분류한다. 유전자형의 분류는 주로 pre-S 또는 S 유전자의 염기 서열을 분석하여 결정할 수 있다.[2]

공통 a determinant 는 감염의 예방에 중요하다. 이 부위의 아미노산 145번에 위치하는 glycine이 arginine으로 변이되면 anti-HBs가 HBsAg에 부착하는 능력이 감소되어 바이러스를 중화시키지 못하게 된다. 이 변이는 예방접종을 시행하였으나 HBsAg 양성 산모에서 태어난 아기가 HBV에 감염된 경우와 HBIG를 투여 받았으나 B형 간염이 재발된 간이식 환자에서 발견된다.[3]

Envelope 내에는 Core (또는 nucleocapsid) 가 있으며 바이러스 DNA 와 polymerase를 감싸고 있다. Precore 부위가 포함된 core 유전자는 core 단백과 HBeAg을 coding 한다. Core 단백은 core부위에 위치하는 시작 코돈에서 생성이 시작되며 바이러스의 nucleocapsid core를 형성한다. HBeAg은 precore 부위의 시작 코돈에서 생성이 시작된다. Precore부위는 signal sequence를 포함하므로 precore부위의 시작코돈에서 생성된 단백은 endoplasmic reticulum 으로 이동하며 여기에서 protease에 의하여 C-말단부가 제거되고 HBeAg을 형성한 후 혈액으로 배출된다. HBeAg의 존재는 바이러스 증식이 활발함을 의미한다. Precore 부위에 변이가 초래되어 정지코돈이 형성된 precore 변이종은 HBeAg을 생성하지 못한다.[4,5]

Nucleocapsid 내에 바이러스 DNA 가 존재한다. DNA 는 3.2 kb 음성가닥 DNA 와 크기가 작은 양성가닥 DNA 로 구성되어 있다. polymerase의 terminal protein 은 음성가닥의 5' 말단부에 부착되어 있고, RNA primer는 양성가닥의 5' 말단부에 부착되어있다. DR1과 DR2는 양성과 음성가닥의 5' 말단부에 부착되어 있다. 이 구조물들은 DNA 복제의 시작에 중요하다.

P 유전자는 4개의 domain으로 구성되어 있다. Amino-terminal domain은 terminal protein을 coding 하고 그 다음은 spacer로 특이한 기능은 없다. 그 다음이 POL/RT domain 으로 RNA- 또는 DNA-dependent polymerase를 coding한다. 마지막 carboxy-terminal domain은 RNAse H 를 coding한다.

X 유전자는 X 단백을 coding 한다. X 단백은 transactivating 기능이 있으며 간암발생에 관여하는 것으로 알려져 있다.

복 제

B형 감염 바이러스가 간세포막에 부착되면 바이러스 증식이 시작된다. 바이러스가 세포질에 들어오면 envelope이 벗겨지고 세포핵으로 이동한다. 세포핵에 도달하면 불완전 이중가닥 DNA가 복구되어 완전 이중가닥 DNA (covalently closed circular DNA, ccc DNA)로 변한다. 이 ccc DNA 는 4종류의 바이러스 RNA (3.5 kb, 2.4 kb, 2.1 kb, 0.9 kb mRNA)들을 생성하는 template로 이용된다.

바이러스 RNA는 세포질로 이동해서 단백을 coding한다. 3.5 kb mRNA 는 core 와 pol 단백을 coding한다. 또한 바이러스 증식에 필요한 pregenomic RNA로 기능한다. 2.4 와 2.1 kb mRNA는 envelope 단백을 coding하고 0.7 kb mRNA는 X 단백을 coding한다. 4종류 mRNA생성은 4개의 promoter 즉 pre C/pregenomic, S_1, S_2 그리고 X promoter에 의해서 시작된다.[6]

Precore RNA는 pregenomic RNA에 비하여 약간 길고 precore-core단백을 coding한다. 이 단백은 endoplasmic reticulum에서 HBeAg으로 변하여 혈액으로 배출된다. Core promoter에 의하여 pre C와 pregenomic RNA의 생성이 시작된다. Core promoter에 변이 ($A_{1762}T$와 $G_{1764}A$)가 발생되면 precore mRNA가 감소되고 따라서 HBeAg생산이 감소된다.[7,8]

2.4 kb mRNA는 L단백을 coding하고 2.1 kb mRNA는 M단백, 그리고 S단백을 coding한다. 2.4 kb mRNA는 S_1 promoter의 조절에 의하여 생성되고, 2.1 kb mRNA는 S_2 promoter에 의하여 생성된다. S_2 promoter 에는 CCAAT motif 가 위치한다. CCAAT motif는 2.1 kb mRNA생산을 자극하고 2.4 kb mRNA의 생성을 억제하는 기능이 있다. CCAAT motif 에 변이가 생기면 L단백의 생산은 증가되고 S단백 생산은 감소한다. L단백이 혈액으로 배출되지 못하고 간세포에 과다하게 축적되면 간손상을 일으켜 fibrosing cholestatic hepatitis를 유발시킨다.[9]

세포질에서 polymerase (pol) 가 pregenomic RNA 의 5' - 말단부에 위치하는 stem-loop 구조 (epsilon)에 부착하면 core 단백이 nucleocapsid를 형성하고 pregenomic RNA 와 pol 복합체를 감싼다. Nucleocapsid 내에서 pregenomic RNA 는 역전사와 DNA 생성을 위한 template기능을 한다. Pol 단백이 5' - epsilon에 부착한 epsilon에 있는 UUCA motif 를 template 로 pol 단백이 AAG 뉴크레오티드를 생산한다(priming). AAG 뉴크레오티드는 음성가닥 DNA의 첫 3개 뉴크레오티드가 된다. 이 3개의 뉴크레오티드는 terminal protein 에 부착되어 있다. 이 nascent DNA 가 pregenomic RNA 의 3' 말단부로 이동하여 DR1에 부착한다. DR1에는 UUCA motif가 포함되어 있다. 여기에서 음성가닥 DNA 가 만들어지고 pol 단백의 RNAse H가 pregenomic RNA의 5' 말단부 몇 개의 뉴크레오티드를 남기고 RNA를 모두 제거한다.

남아있는 RNA oligomer는 DR2로 이동하여 양성가닥 DNA가 만들어진다. 증식이 완료된 후 일부의 바이러스 core가 핵으로 다시 이동하고 대부분의 바이러스 core는 endoplasmic reticulum을 통과한다 (그림 2). 바이러스의 envelope 단백은 endoplasmic reticulum으로 이동하여 모여있다가 바이러스 core가 endoplasmic reticulum으로 이동하면 envelope단백이 core를 둘러싸고 Golgi 로부터 성숙된 바이러스가 배출된다.[10,11] 핵으로 이동한 바이러스 core 는 핵에서 양성가닥 DNA가 복구되어 ccc DNA로 변한다. 이 과정을 통해서 ccc DNA pool을 증폭시킨다.

감염초기에 ccc DNA가 핵 당 10-50개 copy가 될 때까지 증폭한다. ccc DNA의 증폭은 pre-S/S envelope 단백에 의하여 조절된다. ccc DNA pool이 유지되어야 감염세포에서 바이러스가 지속적으로 존재 할 수 있다. 이 ccc DNA는 항바이러스 약제에 내성이 있으므로 항바이러스 약제 투여 시 ccc DNA 양이 감소할 수 있으나 완전히 제거하지는 못한다. 그러므로 약물 투여 중단 시 간염 재발의 가장 중요한 원인으로 생각하고 있다.[12]

Pregenomic RNA의 epsilon (encapsidation signal)의 안정은 바이러스 증식에 매우 중요하다. Encapsidation signal은 precore부위의 stem loop구조로 되어 있다. 뉴크레오티드 1896의 G는 1858과 쌍을 이루고 있다. B형 간염 바이러스 유전자형 A와 F 는 1858이 C 이므로 1869의 G와 쌍을 이루어 안정화 되어 있기 때문에 1896에 변이가 발생되지 않는다. 반면에 B, C, D, E 형은 1858이 U 이므로 1896의 G와 쌍을 이루지 못한다. 그러므로 쌍을 이루기 위하여 1896의 G가 A로 변하여 정지코돈 (TAG)이 precore부위에 발생된 precore변이형이 발생될 수 있다.[13] 그러므로 A형이 흔한 지역에서는 precore변이형이 드물지만 C형이 대부분인 우리나라에서는 precore 변이형이 흔하게 발생된다.

항바이러스 약제로 이용되는 뉴크레오사이드 유사체의 주된 기전은 B형 간염 바이러스 DNA polymerase의 기능을 억제하는 것이다. Lamivudine (dCTP 유사체)과 adefovir (dATP 유사체)는 3' -

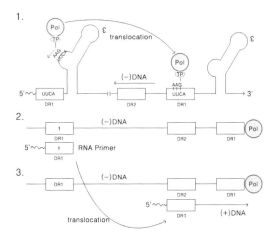

그림 2. B형 간염 바이러스 DNA의 복제기전. 1) Pol 단백이 pregenomic RNA 의 5 ' 부위에 있는 epsilon에 부착하면 epslion 에 있는 UUCA motif를 template로 pol 단백이 AAG 뉴크레오티드를 생성한다(Priming). 이 3개의 뉴크레오티드가 pregenomic RNA 의 3' 말단부로 이동하여(translocation) UUCA motif가 위치하는 DR1에 부착한 후 (−)DNA가 만들어진다. 2) (−)DNA가 만들어지면서 pregenomic RNA가 제거되고 5 ' 말단부의 RNA primer만 남게된다. 3) RNA primer는 이동하여(translocation) DR2에 부착한다. 그리고 (+)DNA 가 만들어져 이중가닥 DNA를 형성한다 (참고문헌 10,11).

OH군이 없기 때문에 이 약제가 pregenomic RNA 의 DR_1 에 부착된 nascent DNA 에 추가되면 DNA chain이 형성되지 못하므로 음성가닥 DNA를 생산하지 못한다. Polymerase 가 pregenomic RNA의 epsilon 에 부착한 후 polymerase가 AAG 의 짧은 oligonucleotide를 생산하게 되는데 dGTP 유사체인 penciclovir 와 entecavir는 상기 기능 외에도 AAG의 G와 경쟁적으로 작용하여 AAG 뉴크레오티드의 생산을 억제한다(그림 2).[14,15]

혈청학적 진단

1. B형 간염 바이러스 표지자

B형 간염 바이러스에 의하여 생산되는 3가지 항원 중 HBcAg은 혈액으로 배출되지 못하나 HBsAg과 HBeAg은 혈액으로 배출되고 체내의 면역작용에 의하여 anti-HBs, anti-HBc, anti-HBe가 생산되고 혈액에 존재하게 된다. 혈청에서 이 5가지 항원 및 항체 측정이 진단에 이용된다.[16-19]

1) B형 간염 표면 항원 (HBsAg)

HBsAg은 B형 바이러스성 간염의 진단에 기본이 되는 표지자이다. HBsAg은 B형 간염의 증식기 뿐만 아니라 비증식기에도 존재한다. HBsAg이 양성이면 HBV 감염이 있음을 의미한다. HBsAg이 음성인 경우에는 일반적으로 HBV 감염이 없는 것으로 해석하지만 급성 간염의 잠복기에는 HBsAg이 음성일 수 있다. 또한 급성 B형 간염에서도 10-20% 에서는 HBsAg 농도가 낮아 음성으로 나올 수 있다.

2) B형 간염 e 항원과 e 항체 (HBeAg, Anti-HBe)

HBeAg은 바이러스 증식을 나타내는 표지자이다. 급성 간염에서 HBeAg은 HBsAg과 동시에 또는 직후에 출현한다. HBeAg은 발병 후 6주 이내에 소실된다. HBeAg이 12주 이상 지속적으로 양성인 경우는 만성 간염으로의 이행을 나타낸다. HBeAg이 소실되면 바이러스 증식이 소실됐음을 의미한다. HBeAg이 소실된 후 즉시 anti-HBe가 출현한다. Anti-HBe가 출현하면 바이러스 증식과 감염력이 소실된다. HBeAg 혈청 전환은 항바이러스 치료의 목표이다. HBeAg 혈청 전환이 있지만 HBV DNA 양성이고 ALT 치가 상승하는 것은 precore 변이종의 출현을 의미한다. 그러므로 만성 간염에서 HBeAg의 소실이 반드시 양호한 예후를 나타내지는 않는다. HBeAg은 HBsAg 양성인 혈청에서만 측정한다.

3) B형 간염 핵 항체 (Anti-HBc)

Anti-HBc는 HBV 감염시 가장 일찍 출현하는 항체이다. 감염 초기에 IgM anti-HBc가 고농도로 존재하고 점차 감소하며 6-12개월 후에 소실된다. 반면에 IgG anti-HBc는 계속 존재한다. IgM anti-HBc는 급성간염에서 HBsAg이 소실됐지만 anti-HBs가 출현하지 않은 기간에도 존재한다. 그리고 급성 간염을 늦게 발견하여 HBsAg이 소실되더라도 IgM anti-HBc는 존재한다. 그러므로 IgM anti-HBc는 급성 B형 간염의 진단에 가장 믿을 수 있는 항체 검사이다. 만성 간염에서도 저 또는 중 농도의 IgM anti-HBc가 존재할 수 있다. Anti-HBc는 anti-HBs에 비하여 과거 감염의 진단에 더욱 유용하다. 급성 B형 간염 환자의 15 % 에서는 회복되더라도 anti-HBs가 출현하지 않으며, 급성 간염시 anti-HBs가 출현하더라도 6년 이내에 20 % 환자에서는 anti-HBc만 존재한다. 또한 B형 간염 만연지역에서는 인구의 20%에서 anti-HBc만 관찰된다고 한다. 우리나라는 B형 간염 백신도입 이전에는 전인구의 약 7.3%에서 HBsAg 양성이며 36%에서 anti-HBs 양성이었다. 약 15%는 anti-HBc만 양성이었다.[17] Anti-HBc 검사는 특이성이 다소 낮아 1-3%에서 비특이적인 결과가 초래될 수 있다.

4) B형 간염 표면 항체 (Anti-HBs)

Anti-HBs는 HBsAg이 소실된 후 나타나며 HBV 재감염에 면역이 있음을 의미한다. HBV 백신을 접종한 후 anti-HBs 농도가 10 mIU/mL이상이면 HBV 감염의 예방이 가능하다. 항체 검사의 예민도는 만족스러우며 약 1 %에서 위양성이 초래된다.

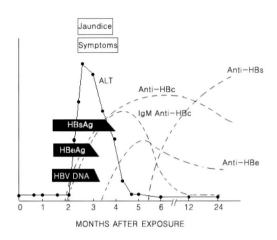

그림 3. 급성 B형 간염의 전형적인 경과.

2. B형 간염에서 바이러스 표지자 결과의 해석

HBV에 노출시 B형 간염 항원 및 항체가 복합적으로 다양하게 나타나므로 환자의 상태를 알기 위하여 이에 대한 지식의 습득이 중요하다(그림 3).[18,19]

1) HBsAg 양성, anti-HBc 음성, anti-HBs 음성
급성 간염에서 증상이 발현되기 전 (잠복기 후기)에 해당되며 HBeAg과 anti-HBc가 음성 일 수 있다. 시간이 경과되면 HBeAg이 출현하고 증상이 생기면서 anti-HBc와 IgM anti-HBc가 검출된다.

2) HBsAg 양성, IgM anti-HBc 양성, anti-HBs 음성, HBeAg 음성, anti-HBe 양성
급성 간염에서 바이러스 증식이 멈추고 회복되는 단계에서 볼 수 있으며 바이러스는 저농도로 존재할 수 있다. 이어서 HBsAg이 소실되고 바이러스도 소실된다. HBsAg이 소실되면 anti-HBs가 출현하여 회복기에 해당되며 재감염에 면역성이 생긴다. 이시기에는 IgM anti-HBc는 소실되고 IgG anti-HBc는 양성이다.

3) HBsAg 음성, anti-HBc 양성, anti-HBs 음성
Anti-HBc만 양성인 경우는 과거에 HBV감염이 있었으나 HBsAg, anti-HBs 그리고 anti-HBe가 소실된 경우이다. 일부에서는 고농도로 anti-HBc가 존재하고 중합효소연쇄반응법으로 측정하면 HBV DNA가 검출되는 경우가 있다. 이 혈액으로 수혈하면 드물게 B형 간염이 발병된다. 극히 저농도로 존재하면 위양성인 경우를 생각한다.

4) HBsAg 양성, anti-HBc 양성, anti-HBs 양성

급성 B형 간염의 회복기에 드물게 관찰된다. 반면에 만성 간염에서는 30% 까지 관찰될 수 있다. B형 간염 백신 도피성 변이형이 발생된 환자에서 HBsAg과 anti-HBs가 동시에 검출 될 수 있다. HBsAg의 혈청전환 과정에서 발견될 수 있으나 드문 현상이며 예후와는 관계가 없다.

5) HBsAg 양성, anti-HBc 양성, anti-HBs 음성

B형 간염에서 볼 수 있는 전형적인 양상으로 IgM anti-HBc가 음성일 때 급성 간염을 배제할 수 있으며 만성 간염에서는 주로 IgG anti-HBc 양성이다. 그러나 간염이 재활성화 되면 IgM anti-HBc가 양성일 수 있다. HBeAg 양성, anti-HBe 음성이면 바이러스 증식이 있음을 의미하고 HBeAg 음성, anti-HBe 양성이면 비활동성임을 의미한다.

6) HBsAg 음성, anti-HBc 음성, anti-HBs 양성

B형 간염 백신 접종 후에 anti-HBs만 양성일 수 있다. 또한 위양성으로도 나타날 수 있다. 보통 면역능이 없으므로 과거에 백신을 접종 받지 않았으면 접종을 시행한다.

3. B형 간염 바이러스 DNA

혈청에서 B형 간염 바이러스 DNA의 측정은 환자의 관리에 중요한 것으로 인정되고 있다.[20] Hybridization 법이 혈청에서 HBV DNA를 측정하는데 흔히 쓰이는 방법이다. 이 방법에 속하는 검사들로 Genostic assay (Abbott Lab, IL), Digene Hybrid Capture II HBV DNA test, 그리고 branched DNA assay (Bayer, CA)가 있다. 이 방법으로 10^5-10^6 copies/mL 이상의 HBV DNA를 측정할 수 있다. Digene 법과 branched DNA 법이 Genostics 법에 비하여 10-20 배 정도 예민도가 높다. HBeAg 양성인 B형 간염의 혈액에는 고농도의 HBV가 존재하므로 대부분의 환자에서 hybridization 법으로 HBV DNA를 측정할 수 있다. 그러나 HBeAg 음성 만성 간염에서는 HBV DNA 농도가 낮으므로 측정이 어려운 경우가 있다.

근래에 중합효소연쇄반응법을 이용하여 HBV DNA를 매우 예민하게 측정할 수 있는 방법이 개발되었다. Cobas-Amplicor 법의 예민도는 200 copies/mL 이며 Amplicor monitor 법은 1000 copies/mL 이다. 이 방법을 이용하면 만성 B형 간염 뿐만 아니라 비활동성 HBsAg 보유자에서도 HBV를 검출할 수 있다. 고농도의 HBV DNA를 측정할 때는 검체를 희석해서 측정해야 되므로 측정치가 정확하지 못한 단점이 있다.

HBV DNA 양의 단위가 검사에 따라 다르다. Genostics법은 pg/mL로 branched DNA법은 mEq/mL, Digene 법과 중합효소연쇄반응을 이용한 방법에는 copies/mL로 표시된다. 각 검사의 HBV DNA 양의 단위가 통일되어 있지 않으므로 검사치의 임상적 적용에 어려움이 있다. 1 pg/mL 은 2.83×10^5 copies/ml, 0.283 mEq/mL로 계산한다.[21] HBV가 미량일 때는 위양성의 결과가 나올 수 있으므로 주의하여 해석해야 한다. HBV DNA 치가 3배 이상의 변화가 있을 때 의미 있는 변화로 간주한다.

HBV DNA 농도의 차이가 임상적으로 어떤 의미가 있는지는 잘 알려져 있지 않다. 미국 NIH 워크샵에서는 10^5 copies/mL 이하의 HBV DNA 양이 비활동성 HBsAg 보유자와 관계가 있고 10^5 copies/mL 이상일 경우는 항바이러스 치료의 적응이 된다고 정하였다.[22,23]

HBV 증식이 지속되면 합병증이 발생될 위험이 높으므로 HBV DNA 측정은 B형 간염 환자의 예후를 추정하는데 도움이 된다. 또한 HBV DNA 측정은 치료의 반응을 관찰하는데 중요하다. 만성 B형 간염에서 항바이러스 치료 시 HBV 농도가 10^5 copies/mL 이하로 감소하면 바이러스에 효과가 있다고 간주한다. 그러나 이 경우에도 중합효소연쇄반응법을 이용하면 저농도의 HBV DNA가 검출된다.[24]

[참고문헌]

1. Berenguer M, Wright TL. Viral hepatitis. In : Feldman M, Friedman LS, Sleisenger HH, eds. Sounders, 2002.
2. Okamoto H, Tsuda F, Sakugawa H, et al. Typing hepatitis B virus by homology in nucleotide sequence : comparison of surface antigen subtypes. J Gen Virol 1998;69:2575-2583.
3. Carman WF, Tratwein C, Van Deursen FJ, et al. Hepatitis B virus envelope variation after transplantation with and without hepatitis B immune globulin prophylaxis. Hepatology 1996;24:489-493.
4. Brunetto MR, Stemler M, Schodel F, et al. Identification of HBV variants which cannot produce precore derived HBeAg and may be responsible for severe hepatitis. Ital J Gastroenterol Hepatol 1989;21:151-154.
5. Carman WF, Jacyna MR, Hadziyannis S, et al. Mutation preventing formation of hepatitis B e antigen in patients with chronic hepatitis B infection. Lancet 1989;2:588-591.
6. Moolla N, Kew M, Arbuthnot P. Regulatory elements of hepatitis B virus transcription. J Viral Hepat 2002;9:323-331.
7. Buckwold VE, Xu Z, Chen M, Yen TSB, Ou JH. Effects of a naturally occurring mutation in the hepatitis B virus basal core promoter on precore gene expression and viral replication. J Virol 1996;70:5845-5851.
8. Baumert TF, Rogers SA, Hasegawa K, Liang TJ. Two core promoter mutations identified in a hepatitis B virus strain associated with fulminant hepatitis result in enhanced viral replication. J Clin Invest 1996;98:2265-2276.
9. Trautwein C, Schrem H, Tollmann HL, et al. Hepatitis B virus mutations in the pre-S genome before and after liver transplanatation. Hepatology 1996;24:482-488.
10. Nassal M, Schaller H. Hepatitis B virus replication-an update. J Viral Hepat 1996;3:217-226.
11. Kann H, Gerlich W. Structure and molecular biology of hepatitis B virus. In : Zuckerman AJ, Thomas HC, eds. Viral hepatitis, Churchill Livingstone, 1998.
12. Lee JY, Colledge D, Locarnini S. Pathogenic effects of antiviral therapy in chronic hepatitis B virus infection In: Schinazi RF, Sommadossi J, Thomas HC, eds. Therapies for viral hepatitis. International Medical Press 1998.

13. Lok AS, Akarca U, Greene S. Mutations in the pre-core region of hepatitis B virus serve to enhance the stability of the secondary structure of the pre-genome encapsidation signal. Proc Natl Acad Sci USA 1994;91:4077-4081.

14. Torresi J, Locarnini S, Antiviral chemotherapy for the treatment of hepatitis B virus infections. Gastroenterology 2000;118:S83-S103.

15. Feld J, Lee JY, Locarninni S. New Targets and possible new therapeutic approaches in the chemotherapy of chronic hepatitis B. Hepatology 2003;38:545-553.

16. Dusheiko G, Hoofnagle JH, Hepatitis B, In: Mcintyre N et al, eds. Oxford textbook of clinical hepatology, Oxford University Press, 1991

17. 이효석, HBV 감염의 분자 생물학 및 혈청학적 진단. In : 김정룡 편집. 간염. 대한소화기학회 총서2, 1998.

18. Coppola R, Rizzetto M, Bradley DW. Hepatitis B. In : Crivelli O, eds. Viral hepatitis handbook. Sorin Biomedca, 1996.

19. Decker RH, Diagnosis of acute and chronic hepatitis B. In : Zuckerman AJ, Thomas HC eds. Viral hepatitis, Churchill Livingstone, 1998.

20. Pawlotsky JM. Molecular diagnosis of viral hepatitis. Gastroenterology 2002;122:1554-1568.

21. Zeuzem S. Overview of commercial HBV assay systems. In: Hamatake R, Lau JYM, eds. Human Press, 2004.

22. Lok AS, Heathcote EJ, Hoofnagle JH. Management of hepatitis B 2000: summary of a workshop. Gastroenterology 2001;120:1828-1853.

23. Martinot-Peignoux M, Boyer N, Colombat M, et al. Serum hepatitis B virus DNA levels and liver histology in inactive HBsAg carriers. J Hepatol 2002;36:543-546.

24. Chu CJ, Lok ASF. Clinical untility in quantifying serum HBV DNA levels using PCR assays. J Hepatol 2002;36:549-551.

2-2

만성 B형 간염에서 간손상의 면역학적 이해

Immunology of hepatic injury in chronic hepatitis B

이 영 석

서 론

B형 간염바이러스는 인간에게 질병을 일으키는 DNA 바이러스 중 가장 적은 크기(3.2 kb)의 유전자를 지니고 있으면서도 제한된 유전정보를 효과적으로 이용함으로써 다양한 종류의 단백질을 합성하고 또 이를 조절하고 있다.[1] 간세포에 대한 친화력이 뚜렷하여 주로 간세포 내에서 바이러스가 증식하며, 급성 및 만성간염을 일으키고 있다. 일반적으로 B형 간염바이러스는 간세포를 직접적으로 파괴시키지 않는 것으로 알려져 있다. 잠복기에 있는 급성 B형간염 환자 뿐 아니라 간염바이러스 무증상보유자들의 혈액 내에는 바이러스의 양이 다량 존재함에도 불구하고 간세포의 손상은 거의 관찰되지 않고 있으며, 만성 B형간염 때에는 단핵구, 림프구들이 염증주위에 많이 존재한다는 점으로 미루어 보아 B형 간염바이러스는 간세포를 직접적으로 파괴시키지 않고 숙주의 면역체계를 통하여 간세포가 손상되는 것으로 알려지고 있다. 그러나 L-HBsAg 유전자를 삽입한 transgenic mouse 모델이나, 간이식 후 발생하는 fibrosing cholestatic hepatitis에서처럼 바이러스 단백질(L-HBsAg)의 과잉생산이 간세포를 직접적으로 손상시킨다고[2,3] 알려짐에 따라 B형 간염바이러스에 의한 간세포의 손상기전은 더욱 더 복잡한 것으로 여겨지고 있다. B형 간염의 자연경과에서 나타나는 숙주의 면역체계를 중심으로 간세포가 손상되는 과정을 살펴보고자 한다.

B형 간염바이러스 감염에 따른 숙주 면역체계의 변화

일반적으로 숙주가 바이러스에 감염되면 특이적인 면역반응과 비특이적 면역반응이 나타나고 있다. 특이적 면역반응은 특수 바이러스 항원에 의한 면역반응을 뜻하며, 비특이적 면역반응은 일반적인 바이러스감염에 의한 숙주세포의 면역반응을 뜻하고 있다. 비특이적 면역반응은 신속하게 일어나나 면역반응에 대한 기억(memory)이 남지 않는 반면, 특이적인 면역반응은 서서히 나타나면서 오랫동안 면역이 기억되고 있다.

1. 비특이적 면역반응

간세포가 B형 간염바이러스에 감염되면 주변세포에서는 인터페론을 생산함으로써 비특이적 면역반응을 나타내고 있다. 2´, 5´ - oligoadenylate synthetase를 활성화 시켜 RNAse L을 합성함으로써 바이러스의 mRNA를 파괴시키며, PI/eIF-2a protein kinase를 합성하여 바이러스의 단백질 합성을 억제하고 있다. 한편으로는 MHC class I, II, III, β2-microglobulin (β2-m)의 유전자 발현을 증강시켜 특이적 면역반응을 유발시키며 싸이토카인을 분비시킴으로써 바이러스에 대항함과 동시에 염증반응을 나타내고 있다. B형 간염바이러스에 감염되면 숙주는 비특이적 반응으로 인터페론 생산을 증가시키는 반면, B형 간염바이러스는 인터페론의 유전자발현을 전사(transcription)과정에서 억제하고 있다.[4] 또한 바이러스가 지닌 말단단백질(terminal protein)은 인터페론의 작용을 둔화시키고 있다.[5] 이러한 숙주와 바이러스간의 상호 억제작용은 어느 쪽이 우세하느냐에 따라 결정되고 있다. 비특이적 면역반응을 나타내는 세포로는 자연살해세포(natural killer cell), 대식세포(macrophage), $\gamma \delta$T세포가 있다.[6]

2. 특이적 면역반응

숙주의 면역체계는 크게 B세포에 의한 체액성 면역(humoral immunity)과 T세포에 의한 세포매개성 면역(cell mediated immunity)으로 나뉘고 있다. B세포는 체내의 세포밖에 있는 항원들을 인지하는 반면, T세포는 바이러스와 같이 숙주세포내에서 생성된 항원을 감지하고 있다. B세포가 활성화되면 형질세포(plasma cell)로 분화되어 면역항체를 생성하며, 이 중 표면항체(anti-HBs antibody)는 혈액 내에 유리된 B형 간염바이러스를 파괴시키며 또한 중화항체(neutralization antibody)로서의 역할을 담당하고 있다. T 림프구는 세포막 표면에 CD8 분자를 지닌 세포독성세포 T 세포(CD8+ cytotoxic T lymphocyte, CTL)와 CD4 분자를 지닌 보조 T세포(helper T cell, T$_H$ cell)로 나뉘고 있다. T세포가 활성화되어 분화되면 세포독성 T세포(CD8+ CTL)가 되어 바이러스에 감염된 세포를 파괴시키고 있다(그림 1).[7] B형 간염바이러스에 감염된 간세포를 파괴하는 것은 숙주의 세포독성 T세포(CD8+ CTL)가 대부분을 차지하며 자연살해세포도 일부를 담당하고 있다. T세포를 통한 세포성 면역반응은 체액성 면역반응보다 훨씬

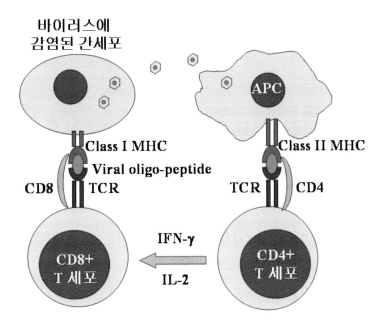

그림 1. T 세포매개성 면역과정의 모식도. 바이러스에서 유래된 항원을 인지하고 있는 항원제시세포(APC)가 HLA class II 결합
체와 이에 상응하는 TCR를 통하여 CD4+ T 세포와 결합하게 되면 CD4+ T 세포는 활성화되어 세포증식과 분화를 거듭
하면서 여러 가지 싸이토카인을 분비하고 있다. 특히 IL-2와 IFN-γ는 CD8+ 세포독성 T 세포를 활성화시켜 세포성 면
역을 증강시키고 있다. 활성화된 CD8+ 세포독성 T세포가 HLA class I 결합체와 이에 상응하는 TCR를 통하여 표적세
포인 바이러스에 감염된 간세포를 인지하게 되면 Perforin이나 Fas를 통하여 세포독성작용을 나타내고 있다. APC:
antigen presenting cell, TCR: T cell receptor

이전에 나타나고 있다. 세포성 면역반응은 B형 간염바이러스에 대한 숙주의 저항력을 증강시켜 체내
로부터 바이러스를 제거하고 있다.[7] B형 간염바이러스 유전자를 삽입한 transgenic mouse 모델에
HBsAg에 대한 CTL을 투여하면, 간세포의 파괴 없이도 HBV mRNA가 감소되는 것이 관찰되고 있다.[8]
그러나 HBx mRNA의 양은 변함이 없으며 이러한 현상은 싸이토카인에 의한 것으로 해석되고 있다.

바이러스가 증식하고 있는 간세포의 파괴

바이러스는 그 자신이 살아가는 데 필요한 단백질들을 자체적으로 생산하지 못하고 있어 숙주세포
를 침범했을 때에만 생존이 가능한 일종의 기생생물이다. 생합성이나 대사에 필요한 각종 단백질들을
숙주세포에서 공급받고 있으며, 숙주의 세포핵을 통하여 증식하고 있다. 바이러스를 파괴시키는 숙주
의 면역항체도 바이러스가 세포질 내에 존재하는 한 그 역할을 수행하지 못하고 있다. 그러므로 숙주
는 바이러스가 증식하고 있는 세포 자체를 선택적으로 파괴시킴으로써 침범한 바이러스를 제거하고
있다. 바이러스가 증식하는데 있어서 호조건상태에 있는 세포자체를 파괴함으로써 바이러스가 효과

적으로 증식하지 못하게 억제하며, 미성숙 상태로 유출된 바이러스는 숙주의 면역항체나 각종 효소들에 의해 파괴되고 있다. 그러나 이미 지질단백질로 둘러싸인 성숙된 바이러스(enveloped mature virus)는 쉽게 파괴되지 않고 혈액이나 체액에 존재하고 있다가 다른 간세포를 침입하게 된다. 주변에 있는 간세포들은 이미 비특이적 면역반응이 증강된 상태로서 인터페론이 지닌 항바이러스작용을 통하여 침범한 바이러스를 파괴하거나 증식을 억제하고 있다.[6,7]

세포독성 T세포(CD8+CTL)에 의한 간세포의 파괴과정

숙주의 면역세포가 바이러스에 감염된 간세포를 효과적으로 파괴시키는 데에는 크게 세 가지 단계가 있다. B형 간염바이러스에 감염된 간세포 내에서 항원처리과정을 통하여 HLA complex가 형성되고 이 complex가 간세포막에 노출되는 첫 번째 단계와, CTL의 수용체(T cell receptor, TCR)가 HLA complex를 인지하여 바이러스에 감염된 간세포와 결합하는 두 번째 단계, CTL이 바이러스에 감염된 간세포를 효과적으로 파괴시키는 세 번째 단계 모두가 효과적으로 이루어졌을 때 바이러스에 감염된 간세포는 파괴되고 있다.[8]

1. 바이러스에 감염된 간세포는 바이러스에서 유래된 항원을 세포막 표면에 제시하고 있다.

세포독성 T 세포의 활동대상 세포인 바이러스에 감염된 세포를 표적세포(target cell)라고 표현하고 있다. 일반적으로 원본단백질(native protein)을 분해하여 epitope을 지닌 펩타이드가 생성되는 과정을 항원처리(antigen processing) 과정이라 하며, 이렇게 만들어진 펩타이드가 주 조직적합복합체(major histocompatibility complex, MHC)와 결합하여 세포표면에 진열하는 것을 항원제시(antigen presentation)라 부르고 있다. T세포와 결합하는 표적세포의 세포막에는 MHC class I과 MHC class II의 두 가지 종류가 존재하고 있다. 일반적으로 면역계에 관여하는 세포들은 다량의 MHC class I을 발현하지만 간세포(hepatocyte)는 비교적 적은 양을 발현하고 있다. 그러나 바이러스에 감염된 세포에서는 인터페론의 작용으로 인하여 HLA class I 유전자와 β2-m 유전자가 활성화되어 있다. 특히 B형 간염바이러스의 HBx 단백질은 transactivator로서의 기능을 지니고 있으며 HLA class I 유전자의 발현을 촉진시키는 것으로 알려져 있다. 세포질 내에서 합성된 HLA class I분자, β2-m은 형질 내 세망(endoplasmic reticulum, ER)으로 이동하여 바이러스 단백질에서 유래된 oligopeptide와 결합할 때까지 그 곳에 존재하고 있다. 바이러스 단백질이 펩타이드로 분해되면 이는 항원제시과정을 거쳐 MHC class I 분자와 안정적으로 결합하고 있다. Oligopeptide, HLA class I 단백질, β2-m이 서로 결합된 상태를 HLA complex라 하며 이는 Golgi를 통해 세포막으로 이동하여 세포막 표면에서 항원을 제시하고 있다.[10] 한편 세포내이입 경로(endocytic pathway)를 통하여 세포 내에 들어간 바이러스 단백질은 엔

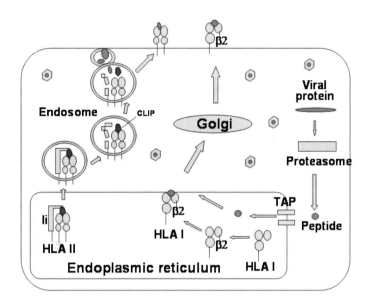

그림 2. T 림프구에 대한 항원제시 과정의 모식도. 바이러스의 단백질들은 proteasome에 의해 oligopeptide로 분해되고 있다. 이 중 Epitope을 지닌 펩타이드는 항원처리 연관전달체(TAP)를 통하여 형질 내 세망(ER)으로 이동하고 있다. HLA class I과 β2-microglobulin은 형질 내 세망에서 결합한 후 새로 들어온 펩타이드와 재결합하여 HLA 결합체를 형성하고 있다. HLA 결합체는 골지체를 통하여 세포막 쪽으로 이동하게 되며 세포막에 자리를 잡고 항원을 제시하고 있다. 한편, 형질 내 세망(ER)에서 invariant chain(Ii)과 결합된 상태로 존재하고 있는 HLA class II분자는 endosome으로 이동하게 되며 이곳에서는 낮은 pH로 인하여 invariant chain이 분해되고 있다. 그러나 CLIP은 여전히 HLA class II분자와 결합한 상태로 존재하고 있다. 세포내 이입(endocytosis)과정을 통하여 세포 내로 들어온 외부항원물질은 vesicle 내에서 oligopeptide로 분해된다. 세포질 내에서 vesicle과 endosome이 유합되면 HLA class II분자는 CLIP과 유리되고 그 자리에 펩타이드와 결합하여 HLA 복합체를 이루고 있다. 이는 곧 세포막으로 이동하여 항원을 제시하고 있다. β2: β2-microglobulin, TAP: Transport associated protein, CLIP: Class II-associated invariant-chain peptide.

도좀(endosome)과 리소좀(lysosome)을 거치는 동안 산성 단백분해효소에 의해 분해되고 있다. 바이러스에서 유래된 oligopeptide가 HLA class II 분자와 안정적으로 결합한 후 Golgi를 통하여 세포막으로 이동하여 세포막 표면에 항원을 표현하고 있다(그림 2).[10]

2. 항원처리과정에서 생성된 펩타이드는 연관전달체를 통하여 항원제시가 이루어지고 있다.

형질 내 세망(ER)의 막을 통하여 펩타이드를 운반하는 데에는 항원처리 연관전달체-1과 -2(Transporters associated with antigen processing-1, -2, TAP-1, TAP-2)의 역할을 필요로 하고 있다.[9] TAP-1, TAP-2 단백질은 ATP-binding cassette (ABC) 계열에 속하면서 MHC class I 분자와 함께 인터페론에 의해 발현이 유도되고 있다. TAP-1 혹은 TAP-2가 변이된 세포의 경우에는 펩타이드를 제대로 운반하지 못하고 있다. 형질 내 세망(ER)에 있는 펩타이드가 TAP 단백질에 의해 다시 세포질로 되돌려지는 것을 역경로 이동(retrograde translocation)이라 부르며 이는 형질 내 세망의 단백이 교체(turned over)되거나 잘못된 구조의 단백을 제거하거나 분해하는 기전으로 이해되고 있다. TAP 유전자가 변이된 세포에서 형질 내 세망에 존재하는 MHC class I 분자는 불안정하여 결국에는 세포질로 다시 운반되어 분해되고 있다.[10]

3. 세포독성 T세포는 수용체를 통하여 바이러스에 감염된 간세포를 알아차리고 있다.

T세포의 방어기능은 바이러스에 감염된 세포를 인지하는 능력으로부터 이루어지고 있다. 세포독성 T세포(CD8+ CTL)는 MHC class I을 지닌 표적세포의 HLA complex를 인지할 수 있는 T세포 수용체(TCR)를 지니고 있다. CD8분자를 매개로 하여 MHC class I을 지닌 표적세포를 인지하게 되면 세포독성 T세포는 활성화되어 살해세포로서의 역할을 수행하고 있다. 보조 T세포(T$_H$ cell)는 MHC class II를 지닌 HLA complex를 인지할 수 있는 수용체를 지니고 있으며 CD4분자를 매개로 하여 표적세포와 결합하고 있다.[10]

4. 세포독성 T세포는 perforin을 통하여 표적세포를 직접적으로 파괴시키고 있다.

세포독성 T세포(CTL)가 수용체를 통하여 바이러스에 감염된 표적세포를 인지하게 되면 CTL은 세포용해과립(lytic granule)을 분비하여 표적세포를 파괴시키고 있다. Perforin으로 알려진 세포독성 단백질은 세포질 내에 있는 소포(vesicle)에 저장되어 있다. 그러나 CTL이 표적세포와 결합되어 활성화되면 vesicle을 세포막 쪽으로 이동한 후 파열시켜 그 안에 있던 perforin을 세포 밖으로 분출시키고 있다. 세포 밖으로 분출된 perforin은 방추형으로 변형되어 표적세포의 세포막에 들어박히게 되며 perforin끼리 중합반응(polymerization)을 일으켜 표적세포막에 구멍을 뚫고 있다. 활성화된 CTL은 Granzyme이라고 불리는 또 다른 종류의 세포독성단백질을 분비하여 표적세포를 파괴시키고 있다. Granzyme은 여러 종류의 단백 분해효소로 구성되어 있는 것으로 알려져 있다(그림 3, 4).[8]

5. 세포독성 T세포는 Fas를 통하여 표적세포를 아포토시스로 유도하여 사멸시키고 있다.

세포막에 결합되어 있는 Fas 리간드(Fas ligand)는 CD8+ 세포독성 T세포에서 발현되며 이들은 표적세포에서 발현되는 Fas와 결합하여 아포토시스를 유도하고 있다. Fas 리간드는 막연관 싸이토카인인 종양괴사인자(tumor necrosis factor, TNF) 계열의 일원이며 Fas는TNF 수용체 계열의 한 종류이다. Fas와 TNFR-1의 세포질 말단에는 사망 도메인(Death domain)으로 알려진 모티프를 가지고 있으며, 이들은 각각 FADD와 TRADD로 불리고 있다. 이들은 또 다른 사망 도메인을 통하여 procaspase-8을 활성화 시키고, 이는 다시 하부 경로의 caspase를 활성화시키는 일련의 단백분해효소 연쇄반응을 일으키고 있다. 이 경로의 마지막 단계에서는 caspase에 의해 활성화된 DNase(caspase-activated DNase,

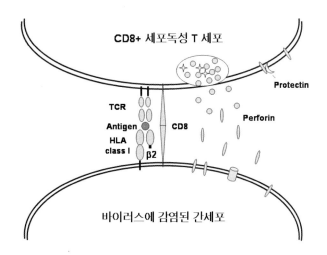

그림 3. 바이러스에 감염된 간세포가 CD8+ 세포독성 T세포에 의해 손상되는 과정에 대한 모식도. CD8+ 세포독성 T세포가 T
세포 수용체(TCR)와 CD8을 통하여 바이러스에 감염된 간세포를 인지하게 되면 perforin 물질을 다량 함유하고 있는
vesicle 들이 세포막 쪽으로 이동하며 exocytosis 과정을 통하여 perforin을 세포 밖으로 유출시키고 있다. 원래 vesicle
내에서는 공모양으로 존재하고 있던 perforin 물질들은 세포 밖 환경에서 spindle 모양으로 바뀌고 있다. 인접한 세포의
세포막에서 perforin은 서로 중합(polymerization)하여 세포막에 구멍(pore)을 뚫어 표적세포를 파괴시키고 있다. 세포
독성 T세포는 protectin을 분비하여 자신의 세포막에 틀어박힌 perforin과 결합시켜 perforin이 중합되는 과정을 방해하
고 있다. 세포독성 T세포는 자신의 세포에서 분비한 perforin이 자신의 세포막을 파괴시키지 않도록 안전장치를 지니고
있다. TCR: T cell receptor

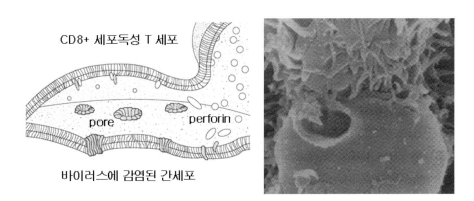

그림 4. CD8+ 세포독성 T 세포가 바이러스에 감염된 세포를 손상 시키는 과정과 손상된 모습. 세포독성 T 세포가 TCR을 통하
여 바이러스에 감염된 표적세포를 인지하게 되면 perforin을 세포 밖으로 유출시켜 표적세포의 세포막에 구멍을 뚫고 있
다. 이러한 현상은 전자현미경으로 직접 관찰될 수가 있다.

CAD)가 핵으로 들어가서 DNA를 절단시키고 있다. 한편, Perforin에 의해 표적세포막에 뚫린 구멍을
통하여 Granzyme이 세포질 내로 유입되고 있다. Granzyme은 단백분해효소로서 표적세포에서 여러
가지 효소반응을 단계적으로 활성화시키고 있다.[8] 아포토시스가 진행되는 동안 표적세포에서는 핵의

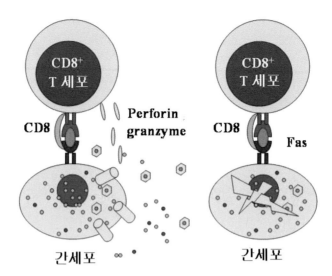

그림 5. Perforin 매개성 세포손상과 Fas 매개성 세포손상에 따른 세포막 손상의 차이. 표적세포에 틀어박힌 perforin은 서로 중
합되어 세포막에 구멍을 뚫고 있다. 그러므로 세포질 내에 있던 물질들이 세포 밖으로 유출되며 한편으로는 이 구멍을
통하여 granzyme과 같은 물질들이 세포 내에 유입되고 있다. perforin 매개성 세포손상은 직접적으로 간세포를 파괴시
키는 과정으로서 빠른 시간 내에 이루어지고 있다. 세포질 내에 있던 AST나 ALT가 세포 밖으로 유출되어 이들의 혈중농
도가 증가하고 있다. 한편, Fas에 의한 세포손상에서는 세포막이 파괴되지 않은 상태에서 세포가 서서히 사멸되고 있
다. 세포막이 건재한 상태로 유지되고 있어 AST나 ALT의 혈중 농도는 증가하지 않고 있다. 그러나 빌리루빈의 혈중 농
도가 증가하고 프로트롬빈 시간이 연장 되는 등 간세포로서의 기능상실 소견들은 관찰되고 있다.

기포화, 세포형태의 변화 및 DNA의 단편화(DNA fragmentation)현상이 나타나고 있다. 숙주세포의
endogenous nuclease가 활성화되어 DNA를 파괴하고 있으며, 이 효소는 바이러스 DNA도 분해할 수
있는 것으로 알려져 있다.[8] 감염된 세포를 사멸시키는 과정에서 세포가 파괴됨에 따라 virion이 유출되
어 주위의 세포를 감염시킬 가능성을 고려하면 아포토시스는 괴사보다 더욱 효과적인 것으로 알려져
있다.

만성 B형간염 환자에서는 Fas의 발현이 증진되어 있고 TNF-α에 의한 아포토시스도 촉진되어 있다
(그림 5). 또한 B형 간염바이러스가 왕성하게 증식하고 있는 상태에서는 다량의 HBxAg이 TRAIL-수용
체(특히 TRAIL-R1/DR4)의 발현을 촉진시켜 간세포의 아포토시스를 촉진시키는 것으로 알려져 있다.[11]

6. 세포독성 T세포들은 또한 싸이토카인을 분비하여 작용하고 있다.

바이러스에 감염된 세포를 제거하기 위하여 세포독성 T세포는 perforin이나 granzyme을 분비하고,
Fas 리간드를 통하여 아포토시스를 유도하지만 한편으로는 IFN-γ, TNF-α, TNF-β등 싸이토카인을 분
비함으로써 숙주의 방어기전에 기여하고 있다. IFN-γ는 직접적으로 바이러스의 증식을 억제하며, 감
염된 세포에서 MHC class I 유전자의 발현을 증가시키고 있다. 이러한 변화를 통하여 바이러스에 감염

된 표적세포는 세포독성 T세포에 의해 인지될 수 있는 기회가 증가되는 것으로 해석되고 있다. IFN-γ 는 또한 대식세포를 활성화시켜 효과세포와 항원제시세포로서 대식세포가 감염부위로 모이도록 하고 있다. TNF-α, TNF-β 역시 IFN-γ와 함께 대식세포의 활성화를 촉진시키고 있다.[8]

CD4+ T세포는 다른 세포들을 활성화 시키도록 특성화되어 있다.

세포의 소포구획(vesicular compartments)에 위치한 병원체와 그 산물은 CD4+ 공동수용체(co-receptor) 분자를 발현하는 T세포에 의해 인지되고 있다. CD4+ T세포는 기능적으로 T_H1세포와 T_H2세포로 나누어져 있다. T_H1 세포는 대식세포를 활성화시켜서 소포 내(intravesicular) 병원체를 살해하며, T_H2 세포는 B 세포를 활성화 시켜 항체를 만들게 하고 있다. 그러나 만성 B형간염 환자의 말초혈액이나 간조직에서는 B형 간염바이러스에 대한 특이적인 CD4+ T세포의 수효가 감소되어 있는 것으로 알려져 있다.[8]

결 론

만성 B형간염은 인체를 침범한 바이러스의 측면과 숙주의 방어체계를 토대로 간세포의 손상과정이나 면역반응을 면밀히 규명하고 그 결과를 만성 B형간염의 자연경과와 연계하여 이해할 필요가 있다. 그러나 간염바이러스는 영장류에서만 증식하고 간염을 일으키는 까닭에 in vivo 연구를 통한 병인을 규명하는 데에는 많은 어려움이 있다. 최근 분자생물학, 면역학, 바이러스학 등의 발달로 말미암아 HBV에 의한 간세포의 손상기전이 차츰차츰 해결되고 있으나, in vitro에서의 결과나 transgenic mouse 모델을 통한 연구결과를 인체 내에서 일어나는 바이러스-숙주 상호간의 반응으로 확대해석하는 데에는 아직도 문제점들을 지니고 있다. 특히 B형간염이 많은 우리나라의 입장에서 HBV 감염에 따른 간세포의 손상기전과 만성간염으로의 이행기전을 연구함으로서 만성 B형간염을 깊이 이해하고 관리대책을 마련하는 것이 중요할 것으로 여겨진다.

[참고문헌]

1. Ganem D. Hepadnaviridae and their replication. In: Fields BN et al eds. Fileds Virology. Volume 2. 3rd ed. Philadelphia: Lippincott-Raven. 1996:2703-37.

2. Chisari F, Fillipi P, Buras J et al. Structural and pathological effects of synthesis of hepatitis B virus large envelope polypeptide in transgenic mice. Proc Natl Acad Sci USA 1987;84:6909

3. Mason A, Wick M, White H et al. Increased hepatocyte expression of hepatitis B virus markers in patients with features of fibrosing cholestatic hepatitis. Gastroenterology 1993;105:237

4. Twu JS, Schlomer RH. Transcription of the human beta interferon gene is inhibited by hepatitis B virus. J Virol 1989;63:3065-71.

5. Foster GR, Ackrill AM, Goldin RD, Kerr IM, Thomas HC, Stark GR. Expression of the terminal protein region of hepatitis B virus inhibits cellular response to interferon α and γ and double stranded RNA. Proc Natl. Acad Sci USA 1991;88:2888-92.

6. Innate immunity. In: Janeway CA, Travers P, Walport M, Shlomcchik M. eds. Imunobiology The immune system in health and disease. 5th ed. New York: Elsevier Science Ltd, 2001: 35-92.

7. Lee YS. Reciprocal inhibition betweem hepatitis B virus and interferon. Kor J Hepatol 1995;1:35-44.

8. T cell mediated immunity. In: Janeway CA, Travers P, Walport M, Shlomcchik M. eds. Imunobiology The immune system in health and disease. 5th ed. New York: Elsevier Science Ltd, 2001: 295-340.

9. Tsu LV, Guidotti LG, Ishikawa T, Chisari FV. Posttranscriptional clearance of hepatitis B virus RNA by cytotoxic T lymphocyte-activated hepatocytes. Proc Natl Acad Sci USA 1995;92:12398-402.

10. Antigen presentation to T lymphocytes. In: Janeway CA, Travers P, Walport M, Shlomcchik M. eds. Imunobiology The immune system in health and disease. 5th ed. New York: Elsevier Science Ltd, 2001: 155-86.

11. Janssen HLA, Higuchi H, Abdulkarim A, Gores GJ. Hepatitis B virus enhances tumor necrosis factor-related apoptosis-inducing ligand (TRAIL) cytotoxicity by increasing TRAIL-R1/death receptor 4 expression. J Hepatol 2003; 39:414-20.

2-3

HBV 유전자형 및 주요 변이종과
그 임상적 의의

Genotypes and major mutants of HBV and its clinical significance

김 연수

1. HBV 유전자형(Genotype)

B형 간염 바이러스(hepatitis B virus, 이하 HBV)의 유전자는 약 3,200개의 염기로 구성된 부분적인 이중 DNA구조를 취한다. HBV는 자신의 역전사 효소를 이용하여 간세포내에서 증식하는데 하루에 약 10^{11}개의 virion을 생산한다. 한편 HBV DNA polymerase는 proofreading ability가 부족하여 복제과 정중 고빈도로 유전자 변이가 유발되는데 1년에 하나의 염기당 1.4 ~ 3.2 X 10^{-5}의 빈도로 발생한다.[1] HBV 변이는 시간 경과에 따라 새로운 변이가 나타나 축적되어 한 숙주내에 다양한 유형의 변이형이 공존(quasispecies)하는데 야생형보다 증식능이 강하거나 유전자 구조에 안정성(stability)이 좋다면 숙 주내에서 선택(selection)되어 생존할수 있다.[2] 이중 주위 환경에 가장 잘 적응(fittest)할 수 있는 종 (strain)이 가장 우월한 종(dominant strain)으로 존재하게 된다.

염기서열 차이를 이용한 유전자형(genotype)으로 HBV를 분류하기 전에는 주로 HBsAg내의 여러 항원결정기(antigenic determinant)를 이용하여 HBV 아형(subtype 혹은 serotype)을 분류하였다. a 결 정기(a.a. 122 - 147)는 모든 아형에서 공통적이며 adr, adw, ayr, ayw인 4 개의 주아형(major subtype) 이 존재하는데[3] aa 122가 arginine 혹은 lysine인지에 따라 d/y 로 분류되며 aa 160에 의해 w/r 이 결정 된다(그림 1). 각각의 주아형은 다시 세분되어 adrq+, adrq-, ayw1, ayw2, ayw3, ayw4, ayr, adw2,

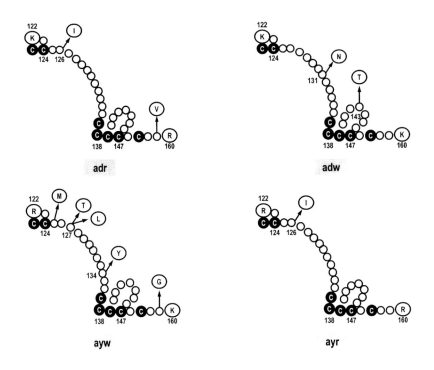

그림 1. Variability within the four standard subtypes of HBV.

adw4로 모두 9개의 아형으로 분류되고 있다.[4,5] HBV 아형의 중요성은 지역적인 분포 차이를 보이기 때문에 이를 역학조사에 이용할 수 있다는 점이다. 국내와 중국등 극동지역에서는 adr형이 가장 흔히 검출되며 adw형은 북미와 유럽 그리고 ayw형은 북미, 유럽, 아프리카 등지에 흔하다.[6] 보다 자세한 혈청형의 주 분포지역은 표 1과 같다.[6]

표 1. Hepatitis B virus genotypes and subtypes

Genotypes	Subtypes	Location
A	adw2, ayw1	North Europe, North America, Central Africa
B	adw2, ayw1	East and Far East Asia
C	adw2, adqr+,adrq−	East and Far East Asia
D	ayr	Mediterranean, Middle East, South Asia
E	ayw2, ayw3	Western Africa
F	awy4	South and Central America

HBV 유전자형은 전체 염기서열을 비교분석하였을 때 8% 이상 차이를 기준으로 분류하는데 초기에는 Okamoto등[7]이 A, B, C, D 유전자형으로 보고하였으나 이후 E, F, G 형이 추가되어 현재는 모두 7 유전자형으로 분류된다.[8,9]

　유전자형 B와 C는 HBV 감염의 유병율이 높고 수직감염이 문제가 되는 우리나라와 중국 등 아시아 국가에서 흔히 검출되며 우리나라에서는 대부분 C형이 검출된다고 보고되고 있다.[10] 반면 그 이외의 유전자형들은 성관계등 수평감염이 주 감염 경로인 지역에 흔하며 유전자형 A는 북미, 북유럽에 흔하며 D는 지중해 연안, E는 서아프리카, F는 중남미 그리고 유전자형 G는 프랑스와 미국에서 흔히 검출된다.[6] 한편 미국내에서도 지역별로 유전자형의 분포차이가 관찰되는데 서부해안지역에서는 75%가 B와 C 형이었고 남부에서는 A와 D 형이 74%를 차지하였으며 동부와 중서부는 B,C형과 A,D형의 비율이 비슷하였다고 하였다. 이러한 지역적인 차이는 이주민의 특성을 반영하는데 미국으로 이주한 동양인은 서부에 가장 많이 거주하기 때문에 서부에 B, C형의 비율이 높다고 해석할수 있다.[11]

　HBV의 혈청형과 유전자형 간에는 상관관계가 다소 존재하는데 adw2 와 ayw1 은 A 혹은 B 유전자형에 속하며 r 항원결정기가 있으면 모두 C 유전자형으로 분류된다.[6] 그 이외의 혈청형과 유전자형과의 관계는 표 1에 제시되어 있다.

　HBV 유전자형이 임상적으로 의미가 있는지를 알아보고자 하는 연구가 있었으나 아직 부분적으로만 그 역할이 인정받고 있는 실정이다. 우선 HBV 유전자형에 따른 염기서열은 HBeAg의 혈청전환에 영향을 미칠수 있다. HBV는 증식과정중 core단백, polymerase 그리고 core mRNA등이 결합하여 core 입자가 형성되는 encapsidation 과정을 거치는데 polymerase가 core mRNA의 5' 말단(nt 1846-1907)에 있는 encapsidation(ε) signal 이라 불리우는 특정 서열에 결합하여야 이 과정이 일어난다.[12] 이 부위는 stem, bulge 그리고 loop로 구성되어 있는 이차 구조(그림 2)를 띠고 있으며 precore mRNA와 중복(overlap)되어 있어 이 부위의 변이는 바이러스의 증식과정이나 HBeAg의 합성에 동시에 영향을 미치게 된다. 특히 loop내에서는 하나의 점돌연변이가 일어나더라도 바이러스는 생존할 수 없다고 보고되고 있다.[13]

　HBeAg이 발현되지 않는 precore 변이는 precore codon 28 tryptophan(TGG)을 stop codon(TAG)으로 전환시키는 G1896A변이가 대표적인데 encapsidation signal 하단부(stem)에서 nt 1896과 염기결합을 하는 nt 1858이 thymine 혹은 cytosine인지 여부에 따라 G1896A 변이발생이 영향을 받는다. 즉 이 차구조를 통해 알수 있듯이 nt 1858은 nt 1896과 결합하므로 nt 1858이 thymine인 유전자형 B, C, D 형에서는 G1896A변이가 일어나면 A-T 결합으로 안정화되므로 G1896A변이가 잘 일어날 수 있는 반면, 유전자형 A에서는 nt 1858이 cytosine이므로 C-G 결합이 안정적인 반면 불안정한 C-A결합을 형성할수 없으므로 G1896A 변이가 발생하지 않는다(그림 2).

　Chan 등[14]에 의하면 HBeAg 혈청전환이 일어난 환자 중 C1858형이 검출된 경우 core promoter 변이가 91%에서 나타난 반면 T1858형에서는 27%에서만 나타났다고 하며 precore stop codon은 T1858형에서만 나타나고 C1858의 경우 전혀 관찰되지 않았다고 하였다. 이러한 보고는 HBV 유전자형에 따라 발생하는 변이의 유형에 차이가 있음을 시사하는데 국내의 한 보고에 의하면 413예의 HBeAg 음성보유자 모두에서 T1858형이 검출되어 C1858형은 극히 드물고 실질적으로 T1858형이 대부분일 것으로 생각된다.[15]

　유전자형과 간질환 활동도의 관계는 아직 뚜렷치 않으나 몇몇 연구 결과들은 유전자형이 활동도에

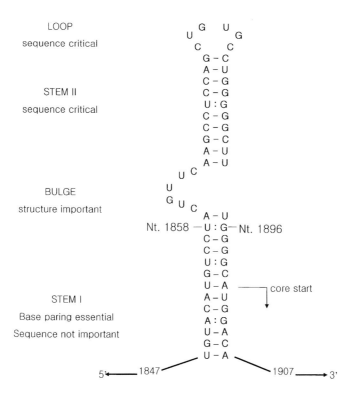

그림 2. Structure of the pregenomic RNA encapsidation signal. The pregenomic RNA forms secondary structure dependent on base-pairing termed stems. Unpaired regions form into a bulge and a loop. Note that nucleotides 1858 and 1896 are opposite each other on the lower stem. Imperfect base pairing as for C1858 and A1896 will lead to instability of the stem and the virus will not survive.

영향을 미칠 가능성을 시사한다. 우선 유전자형 B에 비하여 C에서 HBeAg의 소실이 잘 일어나지 않는다고 보고되고 있다. 466명의 일본인을 대상으로 시행한 연구에서는 유전자형 C에 감염된 환자의 53%에서 HBeAg이 양성이었던 반면 B형에서는 16%만이 양성소견을 보여 B형 감염자에서 HBeAg 혈청전환이 잘 일어난다고 하였다.[16] 아울러 간경변증과 원발성 간암 환자에서는 유전자형 C가 다른 형에 비해 흔히 관찰된다고 하며 HBeAg 음성인 만성 간염환자에서도 B형보다 C형에서 괴사염증정도가 심하게 나타난다고 보고되고 있어 C형이 장기간의 활발한 바이러스 증식에 의한 이차적인 심한 간손상과 관계되리라 추측되고 있다.[17,18] 한편 50세 이하 젊은 연령의 원발성 간암 환자에서는 유전자형 B의 검출율이 현저히 높았다고 보고되었는데 간암의 발생기전에 유전자형에 따른 다른 기전이 작용하는지 아직 확실치 않다.[18]

만성 C형 간염에서는 HCV 유전자형이 항바이러스 치료반응에 중요한 영향을 미침은 주지의 사실이다. 아울러 HCV RNA 농도와 더불어 치료기간의 결정에도 중요함이 많은 연구결과를 통하여 입증되었다.[19-21] 반면 만성 B형 간염에서는 혈중 ALT 및 HBV DNA 농도가 중요한 반면 유전자형의 역할에 대한 연구는 그리 많지 않은 실정이다.

HBV 유전자형은 인터페론 치료반응에 영향을 미칠 가능성이 제시되고 있다. 중국인에서는 인터페론 치료로 유전자형 B에서는 30내지 40%의 환자에서 HBeAg이 소실된 반면 유전자형 C에서는 불과 15%에서만이 소실되어 B형에 비해 C형 감염자에서 인터페론 치료 반응이 저조하다고 보고되고 있다.[22-24]

또한 독일인을 대상으로 한 연구에서는 A와 D 유전자형 감염자를 비교하였을때 HBeAg 혈청전환율이 A 형 37%, D형 6%이었으며[23] HBeAg 음성예에서도 A형보다 D형의 치료반응이 낮았다고 보고되고 있다.[25] 이러한 보고들은 유전자형이 항바이러스 치료반응에 관계될 가능성을 시사하는데 이를 뒷받침하기 위해서는 여러지역의 환자를 대상으로 더 많은 연구결과가 필요하리라 생각된다.

라미부딘과 아데포비어에 대해서는 아직 연구가 많지 않으며 현재까지의 결과로는 유전자형이 치료반응에 영향을 미치는 의미있는 인자로 인정받지 못하고 있다.[26,27]

2. HBV 변이형

1) Precore, core promoter 변이형

HBV의 C 유전자는 precore 영역과 core 영역으로 구성되어 있으며 2개의 시작 코돈이 존재한다. 첫번째 시작코돈에서 해독(translation)이 시작되면 HBeAg이 합성되는 반면 두 번째 코돈에서 해독되면 HBcAg이 합성되는데 HBeAg과 HBcAg은 많은 유전자 부분을 공유하고 있다(그림 3). HBeAg은 바이

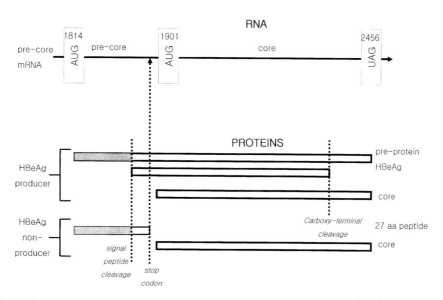

그림 3. Precore/core biology and variation. There are two in frame translation initiation codon (AUG) and one termination codon (UAG) in this gene. The product translated from the first initiation codon undergoes proteolytic cleavage of 19 aa from the amino-terminus and 63 aa from the carboxy-terminus to create HBeAg. Translation from the second initiation codon produces HBcAg, a protein necessary for nucleocapsid and virion assembly. A1896, a G to A at nucleotide 1896 within the precore, leading to failure of translation of HBeAg, but continuing production of HBcAg, is indicated.

러스의 구조를 이루거나 증식에 기여하지 못하므로 그 역할에 대하여 논란이 있는데 수직 감염된 신생아에서는 면역 관용(immune tolerance)을 유발하여 면역반응을 억제하며 성인에서는 면역조절 기능(immunomodulatory function)을 수행하여 간세포내의 바이러스에 대한 면역공격을 혈액내에 존재하는 HBeAg으로 유도하여 면역체계를 현혹시키는 역할을 하지 않나 추측되고 있다.[28,29] 또한 HBcAg만을 표현하는 간세포는 HBcAg과 HBeAg을 동시에 표현하는 간세포에 비해 CTL(cytotoxic T lymphocyte)의 면역공격을 회피하는게 상대적으로 용이할 것으로 추측되고 있다.[30]

가장 대표적인 precore 변이는 G1896A로 이 변이가 일어나면 precore codon 28 tryptopan(TGG)이 stop codon(TAG)으로 전환되어 HBeAg 합성이 억제되나 두번째 시작 코돈으로부터 core 단백은 정상적으로 합성된다. HBeAg 음성인 만성 B형 간염은 ALT가 상승되어 있으면서 혈중 HBV DNA치는 10^5 copies/mL 이상인 경우로 정의되는데[31] HBeAg은 음성이지만 바이러스 증식은 활발한 상태로 간주할 수 있다. G1896A precore 변이형은 HBeAg 음성 HBV 보유자에서 흔히 검출되며 HBeAg 양성자에서도 간내 염증 반응이 활성화되고 HBeAg이 anti-HBe로 혈청전환(seroconversion)이 일어나는 시기에 이 변이형이 출현하여 야생형과 공존한 후 선택(selection)된다.[32]

Precore 변이형은 전격성 간염과 심한 급성 간염에서 검출빈도가 높고 self-limited 간염에서는 드물어 급성간염의 중증도와 관계되리라 제시되고 있다.[33] HBeAg 음성인 HBV 보유자로부터의 감염으로 전격성 간염이 유발되었다는 보고들은 precore 변이(A1896)가 전격성 간염의 중요한 원인이 될 수 있음을 시사한다.[34-37] 그러나 전격성 간염의 발생 지역에 따라 precore 변이형의 검출 빈도에 심한 차이를 보여 미국과 프랑스 등지에서는 이 변이형이 드물다고 하며[38,39] 비전격성 간염에서도 이 변이형이 검출된다고 보고되고 있다.[40,41] 따라서 precore 변이와 전격성 간염과의 관계는 아직 논란의 여지가 있으며 이 자체를 전격성 간염의 유일한 원인으로 간주하기는 어려워 보인다.

HBeAg 소실기에 precore 변이형이 예외없이 나타나는 것은 아니다. 일부의 환자에서 검출되는 HBV precore 서열은 야생형과 동일하며 이러한 예들에서 HBeAg이 혈청전환되는 기전은 precore mRNA의 전사(transcription)에 영향을 미치는 core promoter 변이에 기인할 것으로 추측되고 있다. 즉 HBeAg을 음전시키는 기전에 차이가 있을 수 있는데 precore 변이형은 해독(translation) 수준에서 HBeAg 합성을 차단하는 반면, core promoter 변이형에서는 전사인자(transcription factor)들이 변이된 유전자 부위에 제대로 결합하지 못하므로 전사수준에서 HBeAg 합성이 억제된다고 볼수 있다.[42]

Core promoter 영역에는 다양한 유형의 변이가 올 수 있는데 A1762T와 G1764A 이중변이가 가장 흔한 변이이다. 이 변이가 일어나면 core promoter에 더 이상 전사인자(transcription factor)가 결합하지 못하여 precore mRNA의 전사나 HBeAg의 표현이 야생형의 1/3수준으로 감소한다고 보고되고 있다.[42] Precore 서열이 야생형인 HBeAg 음성자에서는 BCP 변이가 모두 존재하였다는 보고[43]도 이를 간접적으로 뒷받침한다고 할 수 있다. Core promoter 변이형도 면역 관용기에는 흔치 않으며 간내 염증반응이 활발한 면역제거기에 흔히 관찰된다.[43]

T1762 와 A1764 core promoter 변이형은 전격성 간염 환자에서 빈번히 검출되어 이 역시 전격성 간염의 원인으로서 제시되고 있다.[33] 또한 이 변이와 A1896, A1899 변이가 동반된 변이형에서는 야생형

에 비해 바이러스 증식능이 증가된다고 보고[44]되고 있다. 그러나 미국에서는 전격성 간염 환자의 불과 10%에서만이 core promoter 변이형이 검출[45]되어 이 변이만으로 전격성 간염의 원인을 설명하기에는 부족함이 있다. 이처럼 지역적으로 전격성 간염 환자에서 precore나 core promoter 변이형의 검출빈도에 차이가 심한 이유는 HBV 유전자형의 분포 차이에 기인할 것으로 추측된다.

HBeAg 음성 만성 B형 간염

만성 간염 환자에서는 해마다 8 ~ 12%의 환자에서 HBeAg이 소실된다고 알려져 있다.[46-48] HBeAg은 HBV 증식을 대변하는 표지자로 HBeAg이 음성인 HBsAg 양성자는 바이러스의 증식이 더 이상 일어나지 않는 비활동적인 상태로 간주된다. 그러나 일부의 환자는 HBeAg이 음성임에도 불구하고 혈청 HBV DNA가 높고 ALT도 상승되어 바이러스 증식과 염증이 활발한 상태를 보인다. HBeAg 혈청 전환 후 67 ~ 80%의 환자는 혈청 ALT가 정상으로 유지되나 나머지 환자에서는 상승되는데 혈청 ALT가 지속적으로 상승된 경과를 취하기도 하며 불규칙적으로 심한 상승을 보이는 환자도 있다.[32,49-53] 따라서 HBeAg이 소실된 이후에도 간염이 재활성화되는지 여부를 추적관찰하여야 한다.

HBeAg 음성인 만성 B형 간염의 경우 감염자의 평균 연령은 HBeAg 양성인 만성 간염에 비해 10 년 이상 많고(40.3세/24.1세) 간질환의 활동도가 HBeAg 양성인 경우보다 심하여 경증의 만성간염은 드물고 50% 이상에서 중증 만성 간염의 소견을 보인다고 알려져 있다.[51] 또한 간경변증의 비율도 HBeAg 양성인 만성 간염에 비하여 높다(38%/17%)고 보고되고 있다.[54] HBeAg 음성인 만성간염 환자의 전반적인 예후는 좋지 않아 1/3의 환자가 6년내에 간경변증으로 진행되었다고 보고되고 있다.[55] 최근 미국이나 유럽 간학회의 치료지침에는 HBeAg 양성인 만성 간염환자의 경우 3 ~ 6개월간 경과 관찰후 HBeAg의 자연소실 여부를 관찰한 후 치료를 권유하고 있으나 HBeAg 음성인 만성 간염에서는 자연호전이 드물기 때문에 관찰기간없이 항바이러스 치료를 시작할 수 있다고 제시하고 있다.[31,56]

2) Core 변이형

Core 변이 역시 면역 공격을 받지 않는 면역관용기(immune tolerance phase)에는 드문 반면 염증반응이 나타나는 면역제거기(immune clearance phase)에 흔히 나타난다. HBV의 core 항원은 면역성이 강하며(immunogenic) core 유전자 내에 CD8+, CD4+ T세포 항원결정기(epitope)에 해당되는 부위가 존재한다. 바이러스의 변이는 면역반응에 대하여 생존 가능한 변종이 선택되는 과정으로[57] 해석할 수 있으므로 core 변이형은 HBV core peptide의 항원성을 변화시킴으로서 면역 공격을 피하고자 하는 바이러스의 시도로 추측할 수 있다.

Core 변이의 특징은 HBeAg이 음성이거나 precore 변이형이 존재하는 경우 다발적으로 나타난다는 점인데 HBeAg의 소실로 인하여 HBeAg에 대한 면역공격이 core 항원에 집중되어 나타나는 현상으로 설명하고 있다.[58,59] 또 다른 특징으로는 유전자내에 변이가 집중적으로 발생하는 부위(mutation clustering region)가 존재한다는 점인데[60,61] 국내보고로는 core codon 80-100과 130-135에 변이가 집중되어 있었다.[62]

급성 B형간염에서 core 유전자 변이는 간질환의 중증도와 관계된다고 보고되고 있으며 전격성 간염 환자에서는 다발성으로 나타나며 self-limited 간염에서는 변이빈도가 낮다고 알려져 있다.[63,64] 전격성 간염에서 매우 강한 면역 반응으로 인하여 여러 유전자부위에 변이가 나타나는 것인지 혹은 변이종의 증식능이 강하여 이차적으로 강한 면역 반응이 유도되는 것인지[44] 아직 확실치 않다.

3) S 변이형

Core 와 precore 변이가 세포성 면역반응에 대한 탈출(escape)변이라면 S 변이는 체액성 면역반응에 대한 변이라 할수 있으며 anti-HBs가 결합하는 a 결정기(codon 122-147)내의 변이가 가장 흔하다. 이 부위에 변이가 발생하면 B 세포 결정기를 구성하는 특징적인 loop 구조에 변형이 초래되어 HBsAg에 대한 anti-HBs의 친화력이 감소하는데 codon 145 glycine이 arginine으로 치환(G145R)되는 변이가 가장 대표적이다.[65]

S 유전자 변이형은 HBIG와 백신 접종후 HBV 감염이 발생하는 신생아와 간이식 후 HBV 재감염을 예방하기위해 고용량의 HBIG를 투여받는 환자에서 발생할수 있다.[66,67] 즉 HBIG에 의한 면역 압력을 피하기 위해 나타나는 변이형으로 추측되고 있는데 한 보고에 의하면 이식 후 HBIG를 투여받던 6 예중 3예에서 HBV 감염이 확인 되었으며 이들에서 S 유전자를 분석한 결과 G145R, T140S, C124Y, C137Y등의 변이가 확인되었다.[67] S 변이형은 HBsAg과 anti-HBs가 동시에 검출되는 환자에서도 흔히 검출된다.[68]

S 변이형이 임상적으로 문제가 될수 있는 점은 anti-HBs가 존재하더라도 변이형 바이러스는 잠재적으로 감염력이 있다는 점인데 S 변이형 HBV에 감염된 산모로부터 출생한 신생아의 경우 HBIG 투여로 감염이 예방되지 않았다고 보고되고 있다.[69] 한편 백신접종후 항체가 생긴 침팬지에 G145R 변이종을 주입하였을 때에는 간염이 발생하지 않았다고 보고된 바 있는데 백신 접종후에 생기는 anti-HBs는 다클론성이므로 G145R과 같은 하나의 아미노산 변이가 있는 변이형은 중화되었으리라 추측되므로 이러한 변이형이 백신접종 후 항체가 생겨있는 사람에게는 문제가 되지 않으리라 주장되고 있다.[70] 한편 1984년부터 HBV에 대한 mass vaccination을 시행하고 있는 대만의 경우 HBV에 감염된 소아에서 a 결정기 변이형의 유병율이 1984년 7.8%에서 1989년 19.6% 그리고 1994년 28.1%로 증가되었으며 특히 백신접종군에서 유병율이 높았다고 보고하고 있다.[71] 이는 새로운 백신전략이 필요함을 시사하는 결과인데 국내에서도 향후 국민 대다수가 anti-HBs를 보유하리라 예상되므로 S 변이형이 얼마나 중요한 위치를 차지할지 주목되고 있다.

[참고문헌]

1. Wei Y, Tavis JE, Ganem D. Relationship between viral DNA synthesis and virion envelopment in hepatitis B virus. J Virol 1996;70:6455-6458

2. Carman WF, Thomas HC. Genetic variation in hepatitis B virus. Gastroenterology 1992;102:711-719.

3. Le Bouvier GL, McCollum RW, Hierholzer WJ, Irwin GR, Krugman S, Giles JP. Subtypes of Australia antigen and hepatitis B virus. JAMA 1972;222:928-930.

4. Swenson PD, Reiss JT, Krueger LE. Determination of HBsAg subtypes in different high risk populations using monoclonal antibodies. J Virol Methods 1991;33:27-38.

5. Courouce-Pauty AM, Plancon A, Soulier JP. Distribution of HBsAg subtypes in the world. Vox Sang 1983;44:197-211.

6. Wai C-T, Fontana RJ. Clinical significance of hepatitis B virus genotypes, variants, and mutants. Clinics in Liver Disease 2004;8:321

7. Okamoto H, Tsuda F, Sakugawa H, et al. Typing hepatitis B virus by homology in nucleotide sequence: comparison of surface antigen subtypes. J Gen Virol 1988;69:2575-2583

8. Norder H, Courouce AM, Magnus LO. Complete genomes, phylogenetics relatedness, and structural proteins of six strains of the hepatitis B virus, four of which represent two new genotypes. Virology 1994;198:489-503

9. Stuyver L, De Gendt S, Van Geyt C, et al. A new genotype of hepatitis B virus: complete genome and phylogenetic relatedness. J Gen Virol 2000;81:67-74

10. 김학철, 서검석, 김용성, 송우건, 문형배, 조지현. 한국인 만성 B형 간염 바이러스 (HBV) 보유자에서 HBV 유전자형 -일차 중합 효소 반응법에 의한 온전한 B형 간염 바이러스 증폭 및 그의 염기 서열-. 대한 내과학회지 2001;61:479-488

11. Chu CJ, Keeffe EB, Han SH, et al. Hepatitis B virus genotypes in the United States -results of nation-wide study. Gastroenterology 2003;125:444-451.

12. Junker Niepmann M, Bartenschlager R, Schaller H. A short cis-acting sequence is required for hepatitis B virus pregenome encapsidation and sufficient for packaging of foreign RNA. EMBO J 1990;9:3389-3396

13. Laskus T, Rakela J, Persing DH. The stem-loop structure of the cis-encapsidation signal is highly conserved in naturally occurring hepatitis B virus variants. Virology 1994;200:809-812.

14. Chan HLY, Hussain M, Lok ASF. Different hepatitis B virus genotypes are associated with different mutations in the core promoter and precore regions during hepatitis B e antigen seroconversion. Hepatology 1999;29:976-984.

15. 유병철, 박중원, 이동호등. HBeAg 음성인 한국인 B형 간염바이러스 보유자에서 precore 및 core promoter 변이의 발현빈도. 대한 간학회지 2001;7:S23

16. Orito E, Mizokami M, Sakugawa H, et al. A case-control study for clinical and molecular biological differences between hepatitis B viruses of genotypes B and C. Japan HBV Genotype Research Group. Hepatology;33:218-223.

17. Ding X, Mizokami M, Yao G, Xu B, Orito E, Ueda R, Nakanishi M. Hepatitis B virus genotype distribution among chronic hepatitis B virus carriers in Shanghai China. Intervirology 2001;44:43-47.

18. Kao JH, Chen PJ, Lai MY, Chen DS. Hepatitis B genotypes correlate with clinical outcomes in patients

with chronic hepatitis B. Gastroenterology 2000;118:554-559.

19. McHutchison JG, Gordon SC, Schiff ER, et al. Interferon alfa-2b alone or in combination with ribavirin as initial treatment for chronic hepatitis C. N Engl J Med 1998;339:1485-1492.

20. Davis GK, Esteban-Mur R, Rustgi V, et al. Interferon alfa-2b alone or in combination with ribavirin for the treatment of relapse of chronic hepatitis C. N Engl J Med 1998;339:1493-1499.

21. Heathcote EJ, Shiffman ML, Cooksley WGE, et al. Peginterferon alfa-2a in patients with chronic heaptitis C and cirrhosis. N Engl J Med 2000;343:1673-1680.

22. Kao JH, Wu NH, Chen PJ, Lai MY, Chen DS. Hepatitis B genotypes and the response to interferon therapy. J Hepatol 2000;33:998-1002.

23. Erhardt A, Reineke U, Blondin D, et al. Mutations of the core promoter and response to interferon treatment in chronic replicative hepatitis B. Hepatology 2000;31:716-725.

24. Wai CT, Chu CJ, Hussain M, Lok AS. HBV genotype B is associated with better response to interferon therapy in HBeAg(+) chronic hepatitis than genotype C. Hepatology 2002;36:1425-1430.

25. Zhang X, Zoulim F, Habersetzer F, Xiong S, Terpo C. Analysis of hepatitis B virus genotype and pre-core region variability during interferon treatment of HBe antigen negative chronic hepatitis B. J Med Virol 1996;48:8-16.

26. Kao JH, Liu CJ, Chen DS. Hepatitis B viral genotypes and lamivudine resistance. J Hepatol 2002;36:303-305.

27. Westland C, Delaney W, Yang H, et al, Hepatitis B virus genotypes and virologic response in 694 patients in phase III studies of adefovir dipivoxil. Gastoenterology 2003;125:107-116.

28. Milich DR, Jones JE, HughesJL, et al. Is a function of the secreted hepatitis B e antigens to induce immunologic tolerance in utero ? Proc Natl Acad Sci USA 1990;87:6599-6603.

29. Thomas HC, Jacyna M, Waters J, Main J. Virus-host interaction in chronic hepatitis B virus infection. Semin Liver Dis 1988;8:342-349.

30. Maruyama T, Mitsui H, Maekawa H, et al. Emergence of the precore mutant late in chronic hepatitis B infection correlates with the severity of liver injury and mutations in the core region. Am J Gastroenterol 2000;95:2894-2904.

31. Lok ASF, McMahon BJ. AASLD Practice Guidelines: chronic hepatitis B: update of recommendation. Hepatology 2004;39:857-861.

32. Brunetto MR, Giarin MM, Oliveri F, et al. Wild-type and e antigen-minus hepatitis B viruses and course of chronic hepatitis. Proc Natl Acad Sci USA 1991;88:4186-4190.

33. Sato S, Suzuki K, Akahane Y, et al. Hepatitis B virus strains with mutations in the core promoter in patients with fulminant hepatitis. Ann Intern Med 1995;122:241-248

34. Kosaka Y, Takase K, Kojima M, et al. Fulminant hepatitis B: induction by hepatitis B virus mutants defective in the precore region and incapable of encoding e antigen. Gastroenterology 1991;100:1087-1094.

35. Fagan EA, Smith PM, Davison F, Williams R. Fulminant hepatitis B in successive female sexual partners of two anti-HBe-positive males. Lancet 1986;2:538-540.

36. Oren I, Hershow RC, Ben-Porath E, et al. A common-source outbreak of fulminant hepatitis B in a hospital. Ann Intern Med 1989;110:691-698.

37. Okuda K. Is fulminant B hepatitis more common among infants born to e antigen-negative carrier

mothers ? Hepatology 1987;7:974-976.

38. Laskus T, Persing DH, Nowicki MJ, Mosley JW, Rakela J. Nucleotide sequence analysis of the precore region in patients with fulminant hepatitis B in the United States. Gastroenterology 1993;105:1173-1178.

39. Ferray C, Gigou M, Samuel D, Bernuau J, Bismuth H, Brechot C. Low prevalence of precore mutations in hepatitis B virus DNA in fulminant hepatitis B in France. J Hepatol 1993;18:119-122.

40. Chu CM, Yeh CT, Chiu CT, Sheen IS, Liaw YF. Precore mutant of hepatitis B virus prevails in acute and chronic infections in an area in which hepatitis is endemic. J Clin Microbiol 1996;34:1815-1818

41. Mphahlele MJ, Shattock AG, Boner W, Quinn J, McCormick PA, Carman WF Transmission of a homogeneous hepatitis B virus population of A1896-containing strains leading to mild resolving acute hepatitis and seroconversion to hepatitis B e antigen antibodies in an adult. Hepatology 1997;26:743-746

42. Buckhold VE, Xu Z, Chen M, Yen TSB, Ou JH. Effects of a naturally occurring mutation in the hepatitis B virus basal core promoter on precore gene expression and viral replication. J Virol 1996;70:5845-5851.

43. Okamoto H, Tsuda F, Akahane Y, et al. Hepatitis B virus with mutations in the core promoter for an e antigen-negative phenotype in carriers with antibody to e antigen. J Virol 1994;68:8102-8110.

44. Hasegawa K, Huang J, Rogers SA, Blum HE, Liang TJ. Enhanced replication of a hepatitis B virus mutant associated with an epidemic of fulminant hepatitis. J Virol 1994;68:1651-1659.

45. Laskus T, Rakela J, Nowicki J, Persing DH. Hepatitis B virus core promoter sequence analysis in fulminant and chronic hepatitis B. Gastroenterology 1995;109:1618-1623.

46. Hoofnagle JH, Dusheiko GM, Seeff LB, Jones EA, Waggoner JG, Bales ZB. Seroconversion from hepatitis B e antigen to antibody in chronic type B hepatitis. Ann Intern Med 1981;94:744-748.

47. Liaw YF, Chu CM, Su IJ, Huang MJ, Lin DY, Chang-Chien CS. Clinical and histological events proceding hepatitis B e antigen seroconversion in chronic type B hepatitis. Gastroenterology 1983;84:216-219.

48. Fattovich G, Rugge M, Brollo L, et al. Clinical, virologic and histologic outcome following seroconversion from HBeAg to anti-HBe in chronic hepatitis type B. Hepatology 1986;6:167-172.

49. McMahon BJ, Holck P, Bulkow L, Snowball MM. Serologic and clinical outcomes of 1536 Alaska natives chronically infected with hepatitis B virus. Ann Int Med 2001;135:759-768.

50. Hsu YS, Chien RN, Yeh CT, Sheen IS, Chiou HY, Chu CM, Liaw YF. Long-term outcome after spontaneous HBeAg seroconversion in patients with chronic hepatitis B. Hepatology 2002;35:1522-1527.

51. Di Marco V, Lo Iacono O, Camma C, et al. The long-term course of chronic hepatitis B. Hepatology 1999;30:257-264

52. Brunetto MR, Oliveri F, Coco B, et al. Outcome of anti-HBe positive chronic hepatitis B in alpha-interferon treated and untreated patients: a long term cohort study. J Hepatol 2002;36:263-270

53. Hadziyannis SJ, Bramou T, Alexopoulou A, Makris A. Immunopathogenesis and natural course of anti-HBe positive chronic hepatitis with replicating B virus. In:Hollinger FB, Lemon SM, Margolis HS, eds. Viral Hepatitis and Liver Disease: Williams and Wilkins, 1991;673-676.

54. Zarski JP, Marcellin P, Cohard M, et al. Comparison of anti-HBe-positive and HBe-antigen-positive chronic hepatitis B in France. J Hepatol 1994;20:636-640

55. Bonino F, Rosina F, Rizzetto F, et al. Chronic hepatitis in HBsAg carriers with serum HBV DNA and anti-HBe. Gastroenterology 1986;90:1268-1273.

56. The EASL jury. EASL international consensus conference on hepatitis B. J Hepatol 2003;38:533-540.

57. Pircher H, Moskophidis D, Rohrer U, B ki K, Hengartner H, Zinkernagel RM. Viral escape by selection of cytotoxic T cell-resistant virus variants in vivo. Nature 1990;346:629-633.

58. Akarca US, Lok ASF. Naturally occurring hepatitis B virus core gene mutations. Hepatology 1995;22:50-60.

59. Bozkaya H, Ayola B, Lok ASF. High rate of mutations in the hepatitis B core gene during the immune clearance phase of chronic hepatitis B virus infection. Hepatology 1996;24:32-37

60. Ehata T, Omata M, Yokosuka O, Hosoda K, Ohto M. Variations in codons 84-101 in the core nucleotide sequence correlate with hepatocellular injury in chronic hepatitis B virus infection. J Clin Invest 1991;89:332-338.

61. Chuang W-L, Omata M, Ehata T, et al. Precore mutations and core clustering mutations in chronic hepatitis B virus infection. Gastroenterology 1993;104:263-271.

62. 김연수, 김영석, 조영덕 등. 만성 B형 간질환에서 hepatitis B virus core 유전자의 missense 변이. 대한소화기학회지 1999;33:67-77.

63. 김연수, 김영석, 차상우 등. B형 간염바이러스 core 유전자의 변이가 급성 B형간염의 중증도에 미치는 영향. 대한소화기학회지 2001;37:98-105.

64. Aye TT, Uchida T, Becker SO, et al. Variation of hepatitis B virus precore/core gene sequence in acute and fulminant hepatitis B. Dig Dis Sci 1994;39:1281-1287.

65. Cooreman MP, Roosmalen MHV, Morsche RT, et al. Characterization of the reactivity pattern of murine monoclonal antibodies against wild-type hepatitis B surface antigen to G145R and other naturally occurring "a" loop escape mutations. Hepatology 1999;30:1287-1292.

66. Carman WF, Zanetti AR, Karaziyannis S, et al. Vaccine-induced escape mutant of hepatitis B virus. Lancet 1990;336:325-329.

67. McMahon G, Ehrlich PH, Moustafa ZA, et al. Genetic alterations in the gene encoding the major HBsAg : DNA and immunological analysis of recurrent HBsAg derived from monoclonal antibody-treated liver transplant patients. Hepatology 1992;15:757-766.

68. 박중원, 윤정환, 황유진, 이효석, 김정룡. B형 간염바이러스 표면항원과 항체가 동시에 발현된 만성 간염 환자에서 표면항원 'a' 결정기 유전자의 변이. 대한소화기학회지 1997;29:182-191

69. Hsu H-Y, Chang M-H, Ni Y-H, Lin H-H, Wang S-M, Chen D-S. Surface gene mutants of hepatitis B virus in infants who develop acute or chronic infections despite immunoprophylaxis. Hepatology 1997;26:786-791

70. Ogata N, Cote PJ, Zanetti AR, et al. Licenced recombinant hepatitis B vaccines protect chimpanzees against infection with the prototype surface gene mutant of hepatitis B virus. Hepatology 1999;30:779-786.

71. Hsu H-Y, Chang M-H, Liaw S-H, Ni Y-H, Chen H-L. Changes of hepatitis B surface antigen variants in carrier children before and after universal vaccination. Hepatology 1999;30:1312-1317.

2-4

만성 B형 간염의 자연경과
Natural course of chronic hepatitis B

한 철 주

B형 간염 바이러스(HBV)는 만성간염, 간경변증, 간암 등 우리나라 만성간질환의 가장 흔하고 중요한 원인이다. 한국 성인에서 만성활동성간염과 간경변증의 약 73%, 원발성 간암의 약 77%에서 HBV의 지속성 감염이 보고되어 있다.[1-3] 우리나라는 B형 간염 바이러스 만연지역으로서 전 국민의 7-8%가 HBV 만성 보유자이며 남녀비는 3:1 정도로 남자에 더 흔하다. HBV의 전염경로는 비경구적 감염, 성관계 등 긴밀한 신체적 접촉이 대부분이며 특히 우리나라를 포함한 B형 간염 바이러스 유행지역에서는 모체의 혈액이나 분비물에 존재하는 바이러스가 출산 시 혹은 출산 직후 자녀에게 전염되는 수직감염이 중요한 경로로 알려져 있다. 한국에서 HBsAg양성 만성간질환 환자의 가족 중 어머니에서 40-80%, 형제자매에서 33-67%에서 HBsAg 양성임이 보고되어 모자간 수직감염이 한국에서 만성 HBV 감염의 가장 중요한 원인임을 알 수 있다.[4-6] 또한 비경구적 감염으로 비위생적인 치과기구, 주사바늘, 침, 부황, 면도기 혹은 문신 등을 통해서도 전염되며 동성연애자, 마약중독자, 혈액투석치료 환자 그리고 환자의 혈액을 취급하는 의료인 등도 이 바이러스에 감염될 위험성이 높다. 왜냐하면 HBV는 체외에서 장기간 생존할 수 있으며 환자의 상처를 통해서 혈액 1 mL당 10^7-10^9개에 달하는 다량의 바이러스가 외부 환경으로 유출될 수 있기 때문이다. B형 간염 바이러스의 경구적 감염은 비교적 드물며 다량의 바이러스가 접종되어야만 일어난다. 우리나라에서 HBsAg 양성율은 취학 전 아동에서는 2% 정도이나 국민학교와 중학교 연령에서 각각 6.6%와 7.2%, 20대-40대에는 10%로 증가되었다가 50대 이후에는

감염율이 낮아진다고 보고되어 있어[7] 유년기와 10대의 수평감염도 흔히 일어남을 알 수 있다.

만성 HBV 감염은 6개월 이상 혈청 HBsAg이 양성인 경우로 정의되며 임상 양상은 무증상의 건강한 바이러스 보유자로부터 만성간염, 간경변증, 간부전, 간암에 이르기까지 다양하게 나타난다.[8] 대부분의 환자에서 만성 B형 간염의 시작은 불확실하고 비특이적이며 HBV 유병율이 높은 지역에서는 소수만이 급성 B형 간염의 과거력을 갖고 있다. 반면 HBV 유병율이 낮은 지역에서는 소아 또는 청소년기에 감염이 많고 30-50%의 환자가 급성 B형 간염의 과거력을 갖고 있다. HBV에 노출된 후 만성화율은 감염 연령에 따라 달라서 HBeAg양성 산모에서 태어난 신생아의 경우 90%에 달하며 5세 이하의 영유아에서는 25-30%, 성인에서는 10% 이하이다.[9] 면역억제가 있는 환자는 HBV 감염 후 만성화되기 쉽다.

만성 B형 간염 바이러스 감염의 단계

일반적으로 만성 B형 간염 바이러스 감염은 바이러스 증식에 따라 증식기와 비증식기로 구분된다. 증식기는 바이러스 증식이 활발하고 간염이 활동성인 시기이며 비증식기는 바이러스 증식이 둔화되고 간염이 완화되는 시기이다. 그러나 수직감염의 경우에는 바이러스 증식은 활발하지만 활동성 간염은 아직 나타나지 않는 시기(면역관용기)가 선행한다.[10,11] 아시아 지역에서는 만성 HBV 감염의 50% 이상이 수직감염에 기인하며 이들은 대개 면역관용기를 거쳐 성인이 된 후에 면역제거기로 이행한다. 반면 사하라 사막 이남 아프리카, 알라스카, 지중해연안 국가에서는 유년 시절에 수평감염으로 전염되는 경우가 많은데 이 지역에서는 HBeAg양성 어린이들이 대개 ALT치가 높고(면역제거기) 사춘기 때까지는 HBeAg 혈청전환이 이루어지는 경우가 많다. 미국, 유럽과 같은 개발국에서는 청소년기 때 성관계에 의해서 주로 전염되는데 역시 면역제거기에서 HBV의 자연경과가 시작된다(그림 1).[9]

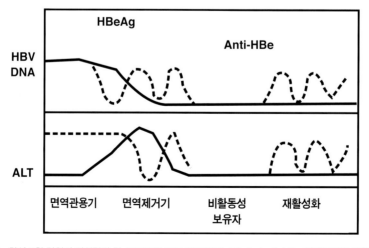

그림 1. 만성 B형 간염의 자연경과 및 ALT/HBV DNA치의 변화. HBeAg/anti-HBe 혈청전환은 면역제거기에 일어남.

1. 증식기: 면역관용기(immune tolerance phase)

수직감염에 의한 경우 초기 단계는 면역관용기로서 바이러스 증식이 활발하여 혈청 HBeAg이 양성이고 HBV DNA치가 높지만 활동성 간염의 증거는 없는 시기이다. 증상도 없고 ALT치는 정상이며 조직학적 소견 상 간염은 없거나 경미하다. 이 시기는 대개 10-30년 지속되며 HBeAg이 저절로 없어지는 경우는 매우 드물다.[12,13] 아시아의 연구에서 5세 이하에서는 90%, 20세 이하에서는 80%가 HBeAg 양성이며[14] HBeAg의 누적 소실율은 3년간 2% 정도이고 20년이 지난 후에도 15%에 불과했다고 한다.[13,15] 이와 같이 처음 20-30년간 바이러스 제거율이 낮기 때문에 많은 여성 바이러스 보유자들이 가임기에 HBeAg 양성으로 남아있게 되고 이로 인해 아시아 지역에는 수직감염이 많다.[16]

B형 간염 바이러스 증식 수준이 높음에도 불구하고 간 손상이 별로 없는 이유는 바이러스에 대한 면역관용 때문으로 풀이된다. 자세한 기전은 밝혀져 있지 않으나 생쥐를 이용한 실험에서 어미의 HBeAg이 태반을 통해 태아에 전달되면 태아의 helper T 림프구에 HBeAg에 대한 특이적 무반응(specific unresponsiveness)이 유도되는 것으로 알려져 있다.[17] HBeAg과 HBcAg은 T 림프구에 대해 교차반응이 흔하므로 HBeAg에 대한 무반응성은 HBcAg에 대한 세포독성 T 림프구(CTL) 면역반응의 저하를 초래하여 면역관용이 나타나는 것으로 해석된다.[18]

2. 증식기: 면역제거기(immune clearance phase)

수직감염자에서 면역제거기로의 이행은 15-35세경에 나타난다. 이 시기에는 HBeAg 소실이 연간 10-20%의 빈도로 나타난다.[13] HBeAg 혈청전환은 흔히 ALT치의 상승을 동반하는데 이는 감염된 간세포가 면역계에 의해 파괴되기 때문인 것으로 이해된다.[19] 생화학적 악화(ALT치의 상승)에 선행하여 혈청 HBV DNA치 상승과 세포질에서 핵으로 HBcAg의 분포 변화가 자주 나타난다.[20,21] 따라서 면역제거기는 체내 바이러스 양의 증가나 바이러스 항원의 노출 변화에 기인하는 것으로 추측된다.

생화학적 악화는 대개 증상이 없으나 일부 환자에서는 급성간염 증상이 나타날 수 있다. 때로 IgM anti-HBc가 양성이어서 급성 B형 간염으로 오인되기도 한다. 알파태아단백이 400 ng/mL 이상으로 상승하는 경우도 있고 2.5% 가량, 특히 기존에 간경변증이 있을 경우 간기능 부전이 나타나고 이로 인해 사망할 수도 있다.[22] 생화학적 악화가 반드시 HBeAg 혈청전환과 혈청 HBV DNA의 소실로 이어지는 것은 아니다. 일부 환자들은 면역반응이 충분치 않아 완전한 면역제거에 이르지 못한다(abortive immune clearance). 이럴 경우 악화가 반복적으로 나타나고 간헐적으로 혈청 HBV DNA가 일시적으로 소실되었다가 다시 나타나곤 하며 HBeAg이 일시적으로 소실되기도 한다. 이렇게 간세포 괴사와 염증이 반복되면 간경변증과 간암 발생의 위험이 높아진다. 악화는 여자보다 남자에서 더 자주 관찰되는데 성별에 따른 이러한 차이의 원인은 아직 확실히 밝혀져 있지 않으나 적어도 HBV에 의한 간경변증과 간암이 남자에 더 흔한 이유를 설명해 준다.[23] HBeAg 혈청전환은 임상적 악화 없이 일어나기도 한다. 청소년기에 HBV에 감염되어 만성화되었을 경우 첫 단계는 바로 면역제거기에서 시작된다.

따라서 비아시아권 국가의 경우 HBV 만성감염자에서 HBeAg 양성율은 10-20%이나 아시아권 국가의 경우는 30-50%로 차이가 난다. 그러나 아시아 지역의 환자라도 일단 면역제거기에 들어가면 HBeAg 의 자연적 소실율은 지역에 따른 차이가 없이 연간 10-20% 정도이다.[13]

3. 비증식기(nonreplicating or low replication phase)

면역제거기는 점차로 비증식기로 이행한다. 비증식기에는 HBeAg이 소실되고 anti-HBe 항체가 형성된다. 따라서 HBeAg 혈청전환은 HBV 감염자의 자연경과에서 만성간염으로부터 비활동성 바이러스 보유자로 이행하는 분기점이 된다. 이 시기에 혈청 HBV DNA는 현저히 감소하여 10^7-10^{10} copies/mL에서 10^5 copies/mL 이하로 떨어져서 hybridization법으로는 검출할 수 없게 된다. 대부분의 환자에서 HBV의 증식은 매우 낮은 수준으로 유지되고 있으며 숙주 면역반응에 의해 지속적으로 억제되고 있다. ALT치는 정상이며 간 조직소견은 비활동성을 보인다. 이러한 환자들을 비활동성 바이러스 보유자(inactive carrier)라고 하는데 대개 양호한 임상경과를 보이나 궁극적인 예후는 이러한 상태에 도달할 때까지 겪은 간 손상의 정도와 유병기간에 따라 결정된다.[16] 그리고 비활동성 바이러스 보유자라도 20%에서는 HBV 증식이 재활성화 되면서 ALT치가 상승하고 HBV DNA가 나타날 수 있기 때문에 정기적인 검진이 필요하다.[13,23] 때로 HBV 증식의 재활성화와 더불어 HBeAg이 다시 나타나는 경우도 있다. HBV 증식은 자연적으로 또는 면역억제치료나 항암화학요법에 수반하여 재연될 수 있다. 이 경우 만성 B형 간염의 재발은 증상이 없이 경미한 경우에서부터 매우 심하여 간부전에 이르기까지 다양하게 나타날 수 있다. 드물게는 HBsAg 혈청전환이 일어난 후에도 재발하는 경우가 있다.

만성 HBV 감염자에서 HBsAg 소실은 연간 0.5-2%의 빈도로 나타난다.[24,25] HBsAg 소실은 여자, 고령자, 조직학적 소견 상 만성간염이나 경변이 있는 사람에서 더디게 나타나는 경향이 있다. HBsAg이 소실되면 그렇지 않은 경우에 비해 예후가 더 좋은 것으로 알려져 있다. 그러나 이 경우에도 일부 환자에서는 여전히 간 질환이 잔존할 수 있고 간암도 생길 수 있다. 어떤 보고에 의하면 HBsAg 소실이 일어난 55명을 평균 23개월간 추적관찰 하였을 때 33%에서 간경변증, 간부전, 간암 등의 합병증이 발생했다고 한다.[26] 이런 환자들에서 기존 병력을 모르면 원인미상의 간경변증(cryptogenic cirrhosis)이나 HBV에 의하지 않은 간암으로 오인할 수도 있다.

4. HBeAg음성 만성 B형 간염

대부분의 환자들은 HBeAg 혈청전환이 일어나면 ALT가 정상화되고 HBV DNA치가 저하된다. 그러나 일부 환자에서는 여전히 ALT치와 HBV DNA치가 높고 간세포 괴사와 염증이 지속되는데 이러한 경우를 HBeAg음성 만성 B형 간염이라고 한다.[27] HBeAg양성 만성간염에서 바로 HBeAg음성 만성간염으로 이행하는 경우도 있고 일단 비활동성 바이러스 보유자(inactive carrier) 상태에 있다가 수년 또는 수십년 후에 HBV 증식이 재연되면서 HBeAg음성 만성간염이 발생하는 경우도 있다. 환자들은 대개 precore 또는 core 영역의 변이종 바이러스를 갖고 있으며 이로 인해 HBeAg 생성이 없거나 감소한다.[28] HBeAg음성 만성 B형 간염은 지중해 지역과 아시아에서 처음 보고되었으나 전 세계에 분포하며 HBV의 특정 유전자형(genotype)과 관련이 있다. 가령 가장 흔한 precore 변이인 $G_{1896}A$는 precore 영역에 조기종결 코돈(premature stop codon)을 형성하는데, 지중해 연안에 흔한 HBV 유전자형 D와 연관이 있으며 미국이나 북서유럽에 흔한 유전자형 A와는 별로 연관이 없는 것으로 알려져 있다.[29,30]

HBeAg음성 만성간염 환자들은 HBeAg양성 환자들에 비해 나이가 더 많고 남자인 경우가 더 많으며 보다 진행된 간 질환을 보이는 경향이 있다.[31] 이런 사실들은 HBeAg음성 만성간염이 HBV 감염 자연경과의 후기에 해당함을 시사한다. 처음부터 HBeAg음성 변이종에 감염되는 사례도 있으며 이럴 경우 전격성 간염의 위험도가 높으나 만성간염으로의 이행 위험은 낮은 편이다.[32] HBeAg음성 만성간염은 간세포 괴사와 염증이 심하고 관해율이 낮은 편이다. 임상 경과는 3가지 양상을 보이는데 ALT가 정상이면서 가끔 급성 악화를 보이는 경우(44.5%), ALT가 상승해 있으면서 가끔 급성 악화를 보이는 경우(19.5%), 지속적으로 ALT가 높은 경우(35.9%)가 있다.[33] ALT 상승이 이따금 나타날 수 있으므로 비활동성 바이러스 보유자와 HBeAg음성 만성간염을 감별하기 위해 주기적인 검사가 필요하다. 또한 처음 방문한 환자에서 HBeAg음성 만성 B형 간염이 의심될 경우 비활동성 B형 간염 바이러스 보유자에 다른 원인이 겹쳐 있을 가능성을 감별하기 위해 다른 간염 바이러스의 중복감염, 과다 음주, 자가면역성 또는 대사성 간 질환, 간 독성 물질의 섭취 여부 등을 확인하여야 한다. 이 형태는 이 책의 다른 저자에 의해서 다시 한번 기술될 것이다.

만성 B형 간염 바이러스 감염의 후유증과 예후

B형 간염 바이러스 감염의 자연경과는 바이러스의 증식과 숙주 면역반응의 상호작용에 의해 결정된다. 다른 관련요인들로는 바이러스 요인으로서 HBV 유전자형 및 변이종의 출현, 숙주 요인으로서 연령, 성별, 인종, 음주량, 다른 간염 바이러스의 중복감염 같은 것들이 있다(그림 2). 환자들의 예후는 바이러스 증식이 정지될 때까지 입게 되는 간 손상의 정도에 따라 결정된다. 만성 HBV 감염의 후유증은 무증상의 바이러스 보유자로부터 만성간염, 대상성 및 비대상성 간경변증, 간암에 이르기까지 다양하다. 공혈자를 대상으로 한 장기간의 연구에서 HBeAg 음성이고 anti-HBe 양성인 HBV 보유자는 대부분 무증상으로 남아 있었으며 간경변증이나 간암의 위험은 매우 낮았다.[34,35] 그러나 HBV 만연지역에서 만성 B형 간염 환자들을 추적 관찰한 결과를 보면 HBV 감염은 질병과 사망의 중요한 원인이었다. 만성 간염에서 간경변증으로 이행하는 비율은 5년간 12-20%이며, 대상성 간경변증에서 비대상성 간경변증 또는 간암 발생 비율은 각각 5년간 20-23% 및 6-15%였다.[36-40] 대상성 간경변증의 5년 생존율은 85% 정도로 양호한 편이나 비대상성 간경변증의 경우는 14-35%에 불과하였다(그림 3).[38,39,41] 대만의 연구 보고에 의하면 HBV 만성감염자에서 간 질환으로 인한 사망의 위험은 남자의 경우 40-50%, 여자의 경우 15%였다.[42] 유럽 지역에서 간경변증 환자의 간암 발생 위험은 5년간에 6% 정도였다.[39] 간암 발

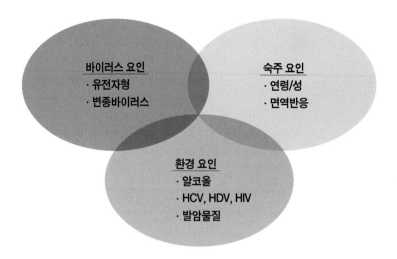

그림 2. 만성 B형 간염에서 바이러스, 숙주, 환경요인들의 상호관계.

생과 관련된 위험요인은 남자, 간암의 가족력, 고령, 간경변증의 존재, HCV 중복감염 등이었다. 간암은 간경변증 환자에서 주로 발생하지만 HBV와 연관된 간암의 30-50% 정도는 간경변이 없는 상태에서 발생한다.[43]

국내 연구결과를 보면 한국인 만성간질환 환자 2,691예를 대상으로 17년 동안의 자연경과와 생존율을 분석했을 때 만성 B형 간염에서 간경변증으로의 이행율은 5년, 10년, 15년, 20년에 각각 9%, 23%, 36%, 48%였다. 만성간염 환자의 5년, 10년, 15년, 20년 생존율은 각각 97%, 90%, 72%, 70%로서 비교적 양호한 경과를 보였다.[44] 그러나 간경변증 환자의 5년, 10년, 15년 생존율은 각각 68%, 57%, 43%로 좋지 않았다. 만성간염 환자에서 5년, 10년, 15년, 20년 경과 후 각각 2.7%, 11%, 25%, 35%에서 간암이 발생하였으며 간경변증 환자에서는 5년, 10년, 15년 경과 후 각각 13%, 27%, 42%에서 간암이 발생하였다. 만성 B형 간염과 간경변증 환자의 2% 정도에서 HBsAg의 자연소실이 관찰되었으며 간기능 검사

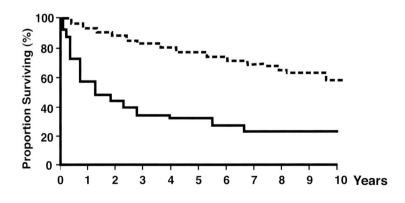

그림 3. 대상성 간경변증과 비대사성 간경변증 환자들의 생존율 비교. 점선은 대상성 간경변증, 실선은 비대상성 간경변증.[36,41]

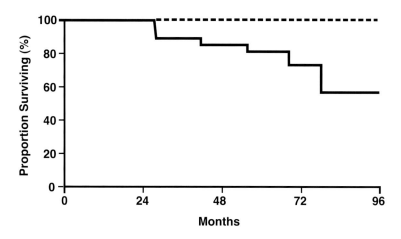

그림 4. HBeAg 상태에 따른 8년간 생존율의 차이. 생존율은 처음 2년간은 동일함. 실선은 HBeAg 양성, 점선은 HBeAg 음성
(NEJM 1996;334;1442-1427).

수치가 정상화되고 평균 7년이 경과한 후에 HBsAg 음전이 일어났다. 이에 반해 의료종사자 중 무증상 HBsAg 보유자에서는 연평균 HBsAg 음전율이 10.8%에 달한다는 보고도 있는데 이는 이들 중 상당수가 성인감염에 의한 가능성을 시사한다.[45]

기존에는 조직학적 소견이 만성 B형 간염의 예후를 결정하는 중요한 요인으로 알려졌다. 379명의 환자를 대상으로 장기간 추적관찰 하였을 때 경도의 만성간염은 5년 생존율이 97%로 양호한데 비해 중등도 내지 중증 만성간염은 86%, 경변을 동반한 경우는 55%의 5년 생존율을 보였다.[46] 그러나 최근의 관찰결과에 의하면 경도의 만성간염일지라도 예후를 낙관할 수 없으며 1/4 이상에서 더 심한 만성 간염이나 경변으로 이행할 수 있다고 보고되어 있다.[47]

HBV 증식이 지속되는 환자는 예후가 나쁘다(그림 4). HBsAg양성 간경변증 환자 98명을 대상으로 한 연구에서 HBeAg 양성 및 음성인 대상성 간경변증 환자의 5년 생존율은 각각 72%와 97%였으며 (P=0.03), HBeAg 소실은 사망률의 2.2배 감소를 가져왔다.[48] 366명의 HBsAg양성 대상성 간경변증 환자를 대상으로 한 유럽의 연구에서 나쁜 예후를 시사하는 지표는 고령, 저알부민혈증, 혈소판 감소증, 비장종대, 고빌리루빈혈증, HBeAg 양성 등이었으며 HBeAg 양성 및 음성 환자들의 5년 생존율은 각각 77%와 88%였다(P=0.04).[41] 생화학적 관해와 HBeAg 또는 HBV DNA의 소실은 생존율을 증가시켰다. HBV 증식이 지속되는 환자에서 예후가 나쁜 이유는 간세포 괴사와 염증이 더 오래 지속되기 때문으로 해석된다. 또한 HBeAg 양성 환자에서는 악화가 더 나타나기 쉬우며, 반복적인 간세포 괴사와 재생은 섬유화, 간경변증, 간암 발생의 위험을 높일 것으로 예상된다.[37,38] 비대상성 간경변증 환자에서도 HBV 증식이 억제되고 HBsAg 소실이 일어나면 간질환의 호전을 가져올 수 있다.[49] 이런 사실들은 만성 HBV 감염자에서 HBV 증식이 면역학적 기전에 의한 직간접적인 간 손상을 통해 간 질환의 발생과 환자의 예후에 중심적인 역할을 하고 있음을 강력히 시사한다.

한편 HBV의 만성감염은 간 이외에 전신적으로 질환을 유발할 수 있는데 이는 만성 HBV 감염자의

10-20%에서 발생하며, 기전은 HBV 항원과 항체가 면역복합체를 이루어 혈관 등에 침착함으로써 발생하는 것으로 알려져 있다.[10] 이러한 간외 합병증으로는 결절성 다발성 동맥염(polyarteritis nodosa), essential mixed cryoglobulinemia, 막성 사구체신염, Guillain-Barre 증후군, 폐장염, 재생불량성 빈혈 등이 있으며, 우리나라에는 이들 중 막성 사구체신염이 흔하다. HBV와 연관된 사구체신염은 어린이에 흔하나 어른에서도 발생할 수 있고, 신증후군에 의한 단백뇨가 전형적인 증상이며, HBeAg 혈청전환과 연관되어 자연적 관해도 일어날 수 있으나 30% 가량은 신부전으로 이행한다.

음주 및 다른 간염 바이러스, HIV와의 중복감염

HBV 감염을 가진 알코올 중독자는 그렇지 않은 환자들에 비해 간 손상이 더 빨리 진행되고 간경변증이나 간암 위험이 더 높고 생존기간이 더 짧은 것으로 알려져 있다.[50,51] HBV와 HCV의 만성적 중복감염을 갖고 있는 환자들은 HBV 단독 감염만 갖고 있는 경우에 비해 간 질환이 더 빨리 진행할 수 있으며 간암 발생 위험도 더 높은 것으로 알려져 있다.[52-54] HBV와 HIV의 중복감염을 갖고 있는 환자들은 HBV DNA치가 더 높고 자연적 HBeAg 혈청전환율이 낮으며 더 심한 간 질환을 갖는 것으로 알려져 있다.[55]

HBV와 HDV의 중복감염은 지중해 연안이나 남미 지역에 흔하다. HDV 감염은 두 바이러스가 동시에 감염되는 경우와 HBV 감염에 HDV가 추가적으로 감염 되는 경우로 나누어 볼 수 있는데 전자는 HBV 단독감염에 비해 더 심한 급성간염을 일으키지만 만성화율은 낮은 것으로 알려져 있다. 후자는 만성 B형 간염의 급성악화 양상으로 나타나며 거의 대부분 두 바이러스가 모두 만성화하고 HBV 단독감염에 비해 간경변, 간부전, 간암 발생율이 더 높은 편이다.[10] 한국인 만성 B형 간염에서 HDV의 중복감염은 드물어서 anti-HDV 발현율은 1% 미만으로 보고되어 있다.[56]

결 론

HBV는 세계적으로 3억5천만 명이 감염되어 있고 우리나라에서도 만성간질환의 가장 흔하고 중요한 원인이다. 지역마다 HBV 전염경로와 감염연령에 차이가 있으며 이는 그 지역의 HBV 유병율과 환자 개개인의 임상 경과를 결정하는 중요한 요인이다. HBV에 노출된 후 만성화율은 감염연령에 따라 달라서 HBeAg양성 산모에서 태어난 신생아는 90%에 달하지만 성인에서는 10% 이하이다. HBV 감염의 자연경과와 예후는 숙주, 바이러스, 환경요인의 상호 작용에 의해 결정된다. HBV 감염의 자연경과를 잘 이해하는 것은 만성 B형 간염 환자의 진료, 관리, 치료방침 수립을 위해 필수적이다. 만성 B형 간염의 자연경과는 면역관용기, 면역제거기, 비증식기로 나누어진다. 아시아 지역에서는 HBV 감염의 50% 이상이 수직감염에 기인하며 이들은 대개 면역관용기를 거쳐 성인이 된 후에 면역제거기로 이행한다. 반면 미국, 유럽 지역에서는 청소년기 때 성관계에 의해 주로 전염되며 바로 면역제거기에서 입상경과가 시작된다. 비증식기에 접어든 비활동성 HBV 보유자는 대개 양호한 임상경과를 보이나 궁극적인 예후는 그동안 겪은 간 손상의 정도와 유병기간에 의해 결정된다. 또한 20%에서는 다시 악화가 나타날 수 있으므로 정기적인 검사가 필요하다. HBeAg 혈청전환이 일어났음에도 불구하고 일부 환자에서는 여전히 HBV 증식과 간염이 지속되는데 이를 HBeAg음성 만성간염이라고 하며 간세포 괴사와 염증이 심하고 관해율이 낮은 편이고 환자들은 대개 precore 또는 core 변이종 HBV를 보유하고 있다. 아시아 지역에서 만성 HBV 감염은 질병과 사망의 중요한 원인으로서 간경변증과 간암을 유발한다. 만성간염에서 간경변증으로 이행하는 비율은 5년간 12-20%이며, 대상성 간경변증에서 비대상성 간경변증 및 간암 발생율은 각각 5년간 20-23% 및 6-15%이다. 조직학적 검사 상 경도의 만성간염일지라도 더 심한 만성간염이나 경변으로 이행할 가능성을 배제할 수 없으므로 주의를 게을리 해서는 안 된다. HBV 증식이 지속되면 예후가 나쁘며 적절한 치료가 필요하다. 음주, 다른 간염바이러스나 HIV의 중복감염은 HBV 감염의 임상경과를 악화시킬 수 있다.

[참고문헌]

1. 정현채, 김정룡. 우리나라 원발성 간암 환자에서의 B형 간염 바이러스 감염상과 간경변증의 병발 빈도. 대한소화기학회지 1988;20:132-137.
2. 신현승, 한광협, 박상진 등. 원발성 간암 환자의 간염바이러스 감염양상 및 임상상. 대한내과학회지 1994;46:467-476.
3. Lee HS, Han CJ, Kim CY. Predominant etiologic association of hepatitis C virus with hepatocellular carcinoma compared with hepatitis B virus in elderly patients in a hepatitis B-endemic area. Cancer 1993;72:2564-2567.
4. 지영일, 이민호, 김정룡. 한국인 만성간질환과 간염B바이러스 모계 감염과의 관계. 대한내과학회잡지 1980;23:659-667.
5. 이재준, 김익모. 간염B바이러스 감염의 가족내 전염양상. 대한내과학회잡지 1982;25:1191-1198.
6. 김용진, 김성규, 박상희, 양웅석, 유방현. HBsAg양성 공혈자의 가족내 간염B바이러스 표식자의 분포에 관한 연구. 대한내과학회잡지 1983;26:596-604.
7. 홍원선, 김정룡. 서울지역에 있어서의 A형 간염 및 B형 간염 바이러스 감염에 관한 혈청 역학적 조사. 대한내과학회잡지 1982;25:19-26.
8. Huang MA, Lok AS. Natural history of hepatitis B and outcomes after liver transplantation. Clin Liver Dis 2003;7:521-536.
9. Lok AS, McMahon BJ. Chronic hepatitis B. Hepatology 2001;34:1225-1241.
10. Chan HL, Lok AS. Hepatitis B in adults; a clinical perspective. Clin Liver Dis 1999;3:291-307.
11. Tran TT, Martin P. Hepatitis B: epidemiology and natural history. Clin Liver Dis 2004;8:255-266.
12. Chang MH. Natural history of hepatitis B virus infection in children. J Gastroenterol Hepatol 2000;15 Suppl:E16-19.
13. Lok AS, Lai CL, Wu PC, et al. Spontaneous hepatitis B e antigen to antibody seroconversion and reversion in Chinese patients with chronic hepatitis B virus infection. Gastroenterology 1987;92:1839-1843.

14. Lok AS, Lai CL. A longitudinal follow-up of asymptomatic hepatitis B surface antigen-positive Chinese children. Hepatology 1988;8:1130-1133.

15. Chang MH, Hwang LY, Hsu HC, Lee CY, Beasley RP. Prospective study of asymptomatic HBsAg carrier children infected in the perinatal period: clinical and liver histologic studies. Hepatology 1988;8:374-377.

16. Lok AS, Conjeevaram. Hepatitis B. In: Schiff ER, eds. Schiff's Diseases of the Liver. Volume 1. 9th ed. Philadelphia: Lippincott Williams & Wilkins, 2003:763-806.

17. Milich DR, Jones JE, Hughs JL, et al. Is a function of the secreted hepatitis B e antigen to induce immunologic tolerance in utero? Proc Natl Acad Sci U S A 1990;87:6599-6603.

18. Milich DR, McLachlan A, Stahl S, et al. Comparative immunogenicity of hepatitis B virus core and E antigens. J Immunol 1988;141:3617-3624.

19. Thomas HC, Jacyna M, Waters J, Main J. Virus-host interaction in chronic hepatitis B virus infection. Semin Liver Dis 1988;8:342-349.

20. Maruyama T, Iino S, Koike K, et al. Serology of acute exacerbation in chronic hepatitis B virus infection. Gastroenterology 1993;105:1141-1151.

21. Hsu HC, Su IJ, Lai MY, et al. Biologic and prognostic significance of hepatocyte hepatitis B core antigen expressions in the natural course of chronic hepatitis B virus infection. J Hepatol 1987;5:45-50.

22. Sheen IS, Liaw YF, Tai DI, Chu CM. Hepatic decompensation associated with hepatitis B e antigen clearance in chronic type B hepatitis. Gastroenterology 1985;89:732-735.

23. Lok AS, Lai CL. Acute exacerbations in Chinese patients with chronic hepatitis B virus (HBV) infection. Incidence, predisposing factors and etiology. J Hepatol 1990;10:29-34.

24. McMahon BJ, Holck P, Bulkow L, Snowball M. Serologic and clinical outcomes of 1536 Alaska Natives chronically infected with hepatitis B virus. Ann Intern Med 2001;135:759-768.

25. Liaw YF, Sheen IS, Chen TJ, et al. Incidence, determinants and significance of delayed clearance of serum HBsAg in chronic hepatitis B virus infection: a prospective study. Hepatology 1991;13:627-631.

26. Huo TI, Wu JC, Lee PC, et al. Sero-clearance of hepatitis B surface antigen in chronic carriers does not necessarily imply a good prognosis. Hepatology 1998;28:231-236.

27. Hadziyannis SJ, Vassilopoulous D. Hepatitis B e antigen-negative chronic hepatitis B. Hepatology 2001;34(4 Pt 1):617-624.

28. 고광철, 이효석, 김정룡. B형 만성 간염 환자에서 HBeAg/anti-HBe 전환 전후에 HBV precore 변종의 발생과 만성간염 활동성과의 관계. 대한내과학회지 1994;46:301-309.

29. Lindh M, Andersson AS, Gusdal A. Genotypes, nt 1858 variants, and geographic origin of hepatitis B virus--large-scale analysis using a new genotyping method. J Infect Dis 1997;175:1285-1293.

30. Magnius LO, Norder H. Subtypes, genotypes and molecular epidemiology of the hepatitis B virus as reflected by sequence variability of the S-gene. Intervirology 1995;38:24-34.

31. Di Marco V, Lo Iacono O, Camma C, et al. The long-term course of chronic hepatitis B. Hepatology 1999;30:257-264.

32. Omata M, Ehata T, Yokosuka O, et al. Mutations in the precore region of hepatitis B virus DNA in patients with fulminant and severe hepatitis. N Engl J Med 1991;324:1699-1704.

33. Brunetto MR, Oliveri F, Coco B, et al. Outcome of anti-HBe positive chronic hepatitis B in alpha-

interferon treated and untreated patients: a long term cohort study. J Hepatol 2002;36:263-270.

34. Dragosics B, Ferenci P, Hitchman E, et al. Long-term follow-up study of asymptomatic HBsAg-positive voluntary blood donors in Austria: a clinical and histologic evaluation of 242 cases. Hepatology 1987;7:302-306.

35. Villeneuve JP, Desrochers M, Infante-Revard CI, et al. A long-term follow-up study of asymptomatic hepatitis B surface antigen-positive carriers in Montreal. Gastroenterology 1994;106:1000-1005.

36. Fattovich G, Brollo L, Giustina G, et al. Natural history and prognostic factors for chronic hepatitis type B. Gut 1991;32:294-298.

37. Liaw YF, Tai DI, Chu CM, et al. The development of cirrhosis in patients with chronic type B hepatitis: a prospective study. Hepatology 1988;8:493-496.

38. Liaw YF, Lin DY, Chen TJ, Chu CM. Natural course after the development of cirrhosis in patients with chronic type B hepatitis: a prospective study. Liver 1989;9:235-241.

39. Fattovich G, Giustina G, Schalm SW, et al. Occurrence of hepatocellular carcinoma and decompensation in western European patients with cirrhosis type B. The EUROHEP Study Group on Hepatitis B Virus and Cirrhosis. Hepatology 1995;21:77-82.

40. Ikeda K, Saitoh S, Suzuki Y, et al. Disease progression and hepatocellular carcinogenesis in patients with chronic viral hepatitis: a prospective observation of 2215 patients. J Hepatol 1998;28:930-938.

41. Realdi G, Fattovich G, Hadzyannis S, et al. Survival and prognostic factors in 366 patients with compensated cirrhosis type B: a multicenter study. The Investigators of the European Concerted Action on Viral Hepatitis (EUROHEP). J Hepatol 1994;21:656-666.

42. Beasley RP. Hepatitis B virus as the etiological agent in hepatocelluar carcinoma: epidemiological consideration. Hepatology 1982;2:21S-26S.

43. Hui AY, Chan HL, Leung NW, et al. Survival and prognostic indicators in patients with hepatitis B virus-related cirrhosis after onset of hepatic decompensation. J Clin Gastroenterol 2002;34:569-572.

44. 김정룡, 김진욱, 이효석, 윤용범, 송인성. 만성간염 및 간경변증 환자의 자연경과와 생존률에 관한 연구-20년간의 자료 분석. 대한내과학회지 1994;46:168-180.

45. 최상욱, 한남익, 정진우 등. HBsAg양성인 무증상 의료종사자에서 혈청학적 표식자 변화. 대한소화기학회지 1990;22:100-107.

46. Weissberg JI, Andres LL, Smith CI, et al. Survival in chronic hepatitis B. An analysis of 379 patients. Ann Intern Med 1984;101:613-616.

47. Dienstag JL, Isselbacher KJ. Chronic hepatitis. In: Braunwald E, et al. eds. Harrison's Principles of Internal Medicine. Volume 2. 15th ed. New York: McGraw-Hill, 2001:1742-1752.

48. De Jongh FE, Janssen HLA, De Man RA, et al. Survival and prognostic indicators in hepatitis B surface antigen-positive cirrhosis of the liver. Gastroenterology 1992;103:1630-1635.

49. Chung HT, Lai CL, Lok AS. Pathogenic role of hepatitis B virus in hepatitis B surface antigen-negative decompensated cirrhosis. Hepatology 1995;22:25-29.

50. Donato F, Tagger A, Chiesa R, et al. Hepatitis B and C virus infection, alcohol drinking, and hepatocellular carcinoma: a case-control study in Italy. Brescia HCC Study. Hepatology 1997;26:579-584.

51. Ohnishi K, Iida S, Iwama S, et al. The effect of chronic habitual alcohol intake on the development of liver cirrhosis and hepatocellular carcinoma: relation to hepatitis B surface antigen carriage. Cancer 1982;49:672-677.

52. Liaw YF. Role of hepatitis C virus in dual and triple hepatitis virus infection. Hepatology 1995;22(4 Pt 1):1101-1108.

53. Pontisso P, Ruvoletto MG, Fattovich G, et al. Clinical and virological profiles in patients with multiple hepatitis virus infections. Gastroenterology 1993;105:1529-1533.

54. Benvegnu L, Fattovich G, Noventa F, et al. Concurrent hepatitis B and C virus infection and risk of hepatocellular carcinoma in cirrhosis. A prospective study. Cancer 1994;74:2442-2448.

55. Housset C, Pol S, Carnot F, et al. Interactions between human immunodeficiency virus-1, hepatitis delta virus and hepatitis B virus infections in 260 chronic carriers of hepatitis B virus. Hepatology 1992;15:578-583.

56. 김정룡, 변종훈, 이계희 등. 한국 성인에서의 NANB형 급성바이러스 간염과 D형 간염바이러스 감염. 대한소화기학회지 1989;21:887-895.

2-5

만성 B형 간염의 진단과 경과관찰
Diagnosis and follow-ups of chronic hepatitis B

전 재 윤

1. 만성 간염의 정의

만성 간염이란 6개월 이상 지속되는 간의 염증성 병변을 총칭하는 임상-병리학적 용어이다. 세계보건기구에서는 1978년에 6개월 이상 임상증상이 있고 간기능검사상 이상 소견을 나타내는 경우를 '만성 간염'으로 정의하여 현재까지도 이 정의가 널리 통용되고 있다. 그러나 간기능 검사상 이상소견이 없어도 간조직 검사를 시행하여 만성 간염의 기준에 합당한 병리조직학적 소견이 있으면 만성 간염으로 진단할 수 있다.

급성 바이러스성 간염은 대부분 3개월 이내에 완전히 회복되어 간염의 자각증상이 모두 소실되고 간기능검사도 정상으로 복구되며 바이러스도 체내에서 소실된다. B형 간염에서 간기능검사상 간효소치(AST, ALT)가 정상화 되지 않고 계속 증가되어 있거나 증가와 감소를 반복하며 혈액내에 HBsAg이 6개월 이상 양성인 경우를 '만성 B형 간염'이라고 한다.

2. 만성 간염의 진단

1) 만성 간염의 분류

만성 간염을 정확히 진단하고 간염의 정도를 알수 있으며 예후와 치료에 중요한 지침이 되는 것은 간침 생검에 의한 조직학적 소견이다. 1953년에는 Saint 등[1]이 만성 간염을 만성 지속성 간염(chronic persistent hepatitis, CPH)과 만성 공격성 간염(chronic aggressive hepatitis, CAH)으로 분류하였다. 1968년 De Groote 등[2]은 국제적인 연구진을 구성하여 경한 만성 간염을 만성 지속성 간염(CPH), 심한 만성 간염을 만성 활동성 간염(chronic active hepatitis, CAH)으로 분류하고, 조직학적 변화가 주로 소엽내에 국한된 것을 만성 소엽성 간염(chronic lobular hepatitis, CLH)으로 명명하고 이를 CPH의 한 변형이라고 하였다. 조각괴사(piecemeal necrosis), 즉 염증이 문맥역(portal tract)에 연접한 간실질로 파급하여 한계판(limiting plate)이 불규칙하게 파괴되는 현상이 CAH 진단에서 가장 중요한 변화로 강조되었다. 병의 경과를 예측하고 치료방침을 결정하는데 있어서 간세포의 손상 정도보다 더 중요할 것으로 판단되는 섬유화는 당시의 분류에는 크게 고려하지 않았다.

만성 간염의 대부분을 차지하는 바이러스성 간염은 그 경과 중에 간염 활성의 높고 낮음이 반복되지만 병은 서서히 진행하여 결국에는 간경변증으로 진행하게 된다. 간염 활성은 간조직 생검에서 관찰되는 간실질의 괴사와 염증을 나타내는 정도를 말하며 grade로 표시하고, 병의 진행정도를 나타내는 stage는 만성 간염의 발생에서부터 말기 변화인 간경변증까지의 진행과정 중 어느 시점에 와 있는지를 표현하는 것으로서 섬유화의 정도를 나타낸다.

만성 간염을 분류하는 데 있어서 원인, grade와 stage를 복합적으로 표현 할 수 있는 분류체계가 필요가 필요하게 되어 1994년 International Hepatitis Informatics Group[3]은 이와 같은 분류를 표준화하기 위하여 International Association for the Study of the Liver(IASL)의 지원을 받은 Desmet 등[4]의 연구결과를 토대로 하여 표준화 원칙을 결정하였다. 그리하여 가능한 한 간염 활성과 병의 진행 정도를 등급화 하기로 하였다.

a) 간염 활성의 등급(grade)

만성 간염의 정도를 등급화 한 것은 1981년 Knodell 등[5]의 보고가 처음이고 그후 1991년 Scheuer[6], 1995년 Ishak 등[7]의 보고가 있었는데 Ishak 등의 등급은 소엽내 활성, 문맥주변부 활성 및 문맥역 염증의 정도를 종합하여 4 등급으로 나누었고 비교적 간단하고 합리적이며 재현성이 높아 병리의사들이 널리 이용하고 있다(표 1).

표 1. Scoring system for necroinflammatory activity

Score	Portal/Periportal	Lobular
0	None or minmal	None
1	Portal inflammation	Inflammation without necrosis
2	Mild piecemeal necrosis	Focal necrosis/ Acidophilic bodies
3	Moderate piecemeal necrosis	Severe focal necrosis
4	Severe piecemeal necrosis	Bridging necrosis (portal to central)

b) 만성 간염의 진행정도(stage)

병의 진행 정도, 즉 섬유화의 정도를 객관적으로 나타내는 stage도 예후를 추정하고 치료방침을 결정하는 지표로서 매우 중요하다. 만성 간염에서 섬유조직은 주로 문맥 주변부의 괴사/염증 활성과 관계가 있다. Knodell 등[5]과 Sheue[6]는 stage를 4등급으로 구분하였다(표 2).

표 2. Scoring systems for Staging of Chronic Hepatitis

Score	Knodell et al	Scheuer
0	No fibrosis	None
1	Mild fibrous portal expansion	Enlarged fibrotic portal tracts
2	Moderate fibrous portal expansion	Periportal or porto-portal septa, but intact architecturs
3	Bridging fibrosis (porto-portal or porto-central linkage)	Fibrosis with architectural distortion, but no obvious cirrhosis
4	Cirrhosis	Probable or definite cirrhosis

2) 만성 B형 간염에서 간생검의 진단적 위치

만성 B형 간염 바이러스 보유자로서 자각 증상이 없고 ALT가 반복 검사에서 정상이라 하더라도 간조직 검사를 하면 상당수의 환자가 이미 만성 간질환을 갖고 있다는 보고들도 있으므로 만성 간염의 정도가 어느 정도인지를 확인하여 비활동성 만성 B형 간염바이러스 보유자에서도 간조직검사를 고려해 볼 수 있다.

만성 B형 간염 환자에서 항바이러스 제제를 투여한 후 효과를 판정하는 방법은 생화학적 판정으로 ALT 치의 변화, 바이러스 증식 억제 정도와 조직학적 판정이 있는데 조직학적으로 호전이 있는지 여부를 판정하기 위해서는 치료 전과 치료 후의 조직학적 소견을 비교하려면 치료 전과 후에 간 조직 검사를 시행하는 것이 바람직하다.

3) 만성 간질환의 복강경 소견

바이러스성 간염에서 간경변증가지의 간표면 소견의 병기별 분류로서 Kalk 분류와 Shimada 등의 번지분류(code number system)가 있다. Kalk 분류는 1951년 Kalk가 주장한 것으로서 다소 거시적이기는 하지만 만성 간염 진행의 개념이 요약되어 있고 간편하여 널리 이용되어 왔다. 그후 복강경 검사 기구의 발달에 따라 더욱 자세한 간표면 소견의 관찰이 가능하게 되어 1971년 Shimada 등의 번지 분류가 생기게 되었으나 복강경 소견의 모든 것이 망라되어 있으므로 다소 복잡하다.

미만성 간질환의 육안적 소견과 병리 소견은 일치하지 않는 경우가 종종 있다. 특히 만성 바이러스성 간염인 경우에 육안적으로는 간표면의 변화가 뚜렷하지 않고 만성 지속성 간염으로 보이나 병리 소견상 만성 활동성 간염으로 진단되는 경우도 있고 반면에 육안적으로는 간표면의 변화가 뚜렷하여 분명한 만성 활동성 간염으로 생각되나 병리 소견은 만성 지속성 간염으로 진단되는 경우도 있다. 이와 같이 육안적 소견과 병리 소견 간에 차이가 있는 경우에는 병리 소견이 더욱 중요함은 두말할 나위가 없다.

3. 만성 B형 간염의 경과

B형 바이러스 감염은 주산기 또는 유년기에 감염되는 경우와 성인이 되어 감염되는 경우로 구분 할수 있는데 우리나라에서는 성인인 경우 급성 B형 간염이 간염으로 진행되는 경우는 5% 미만으로 매우드물다. 그러나 주산기나 유년기에 급성 B형 간염을 앓고 나면 10 - 70%는 회복되고 30 - 90%는 만성 감염으로 이행된다.

만성 B형 간염 환자의 대부분에서 만성 B형 간염의 시작은 뚜렷하지 않고 비특이적이며 극히 일부의 환자만이 급성 B형 간염의 과거력이 있다. 만성 B형 간염 바이러스 보유자의 자연 경과와 장기적 결과는 매우 다양하여 바이러스 요인(증식의 정도와 지속성), 숙주 요인(성별, 감염시 연령, 면역 능력)과 환경적 요인(알코올 섭취, 다른 바이러스 감염 여부 및 치료) 등 여러 가지 요인이 복합적으로 작용하여 자연 관해, 만성 보유자 상태, 만성 간염, 간경변증, 간암 등 다양한 결과를 초래한다.

만성 B형 간염은 심한 정도에 따라 경증, 중등도, 중증 만성 간염으로 구분한다. 만성 간염은 간경변증으로 진행하거나(2 -10/100 person years) 비활동성 보유자 상태가 되고 (- 1/100 person years) 간암으로 진행하기도 한다(- 0.1 /person years). 간경변증은 비대상성 간경변증으로 진행하거나(- 4/100 person years), 간이식이 필요한 상태가 되거나 사망하게 되고(- 3/100 person years), 간암으로 진행하기도 한다(2 - 8/100 person years). 국내에서 김 등[8]의 보고에 의하면 만성 B형 간염과 간경변증 환자의 2% 정도에서 간기능이 정상화 된지 7년이 경과한 후 HBsAg의 자연소실이 생겼다.

비활동성 보유자는 무증상 보유자 또는 건강 보유자라고 부르기도 하는데 대부분 자각 증상이 없고 간기능 검사가 정상이므로 건강한 것으로 생각할 수 있으나 실제로는 간질환을 갖고 있는 경우도 있다. 6개월 이상 혈청 HBsAg이 양성이며 간기능 검사가 정상이고 간종대가 없으며 자각 증상이 없는 무증상 만성 B형 간염 바이러스 보유자 110명을 대상으로 복강경 하 간조직 검사를 시행한 결과 조직학적으로 정상 간의 소견을 보인 경우는 27명(24.5%)인 반면에 만성 간염 이상 간경변증까지 만성 간질환의 소견이 있었던 경우가 51명(46.4%)이었다는 국내 보고도 있다.[9]

1) 만성 B형 간염의 급성 악화

만성 B형 간염에서 급성 악화를 초래하는 경우는 HBeAg이 음전되면서 일시적인 악화를 보인 경우, anti-HBe 양성인 예에서 자연 재활성화되어 HBeAg과 HBV DNA가 다시 양성이 되면서 급성 재발이 되는 경우, A형 C형과 D형 등 다른 간염 바이러스와 중복감염이 있는 경우, 또는 드물지만 EB 바이러스나 CMV와 중복 감염이 있는 경우, 여러 가지 약물이나 알코올, 쇼크 또는 간울혈 등에 의해 급성 간손상이 생기는 경우 등이다. 만성 B형 간염 자체의 급성 악화의 원인은 바이러스 양과 유전자 변형이 원인으로 간주되고 있다.

채 등[10]은 우리나라에서 만성 B형 간염 환자 중 중증의 급성 악화의 원인을 분석한 결과 자발적 악화가 가장 많았고(77%), 약물 복용 16%, 음주 5%, C형 감염의 중복 감염은 2%였으며, 약 반수에서 2년 이내에 HBeAg 혈청전환이 생겼다고 보고하였다.

Yuen 등[11]은 3063명의 만성 B형 간염 환자를 대상으로 한 대규모 연구에서 급성 악화의 기간이 긴 경우, ALT, 빌리루빈치와 aFP치가 높은 경우에 HBeAg의 혈청 전환율이 높았으며, 최고 ALT치가 정상 상한치의 5배 이상이었던 급성 악화의 경우에는 4%에서 3개월 이내에 HBeAg 혈청 전환이 생겼으며, 급성 악화가 있었던 환자의 2.7%에서 후에 HBeAg이 양전되었고 0.7%가 사망하였다고 보고하였다.

최근 Liu 등[12,13]은 라미부딘 치료를 받은 환자에서 YMDD 변종이 생긴 이후에 급성 악화가 생기는 기전은 현재까지 잘 알려진 면역학적 viral epitope의 변화보다는 소생하는 바이러스 양의 증가가 더 큰 관련이 있다고 보고하였다. 만성 B형 간염 환자에서 항바이러스 제제를 투여하는 적응증은 일반적으로 HBeAg이 양성 또는 음성이고 HBV DNA가 양성이며 ALT치가 최소한 정상 상한치의 2배 이상으로 되는 경우이다. 치료 대상을 결정하는 치료전 HBV DNA 의 역가를 HBeAg 양성 만성 B형 간염인 경우에는 100,000 copies/ml 이상, HBeAg 음성인 경우에는 10,000 copies/ml 이상, 비가역성 간경변증인 경우에는 1,000 copies/ml 이상을 권장하기도 한다.[14] 이 등[15]은 급성 악화를 보인 만성 B형 간염의 치료로서 라미부딘 즉시 투여의 적절성을 조사한 결과 내원 당시 혈중 HBV DNA가 현저히 낮은 경우에는 HBeAg의 자연음전을 기대할 수 있으나, 대부분의 경우에는 라미부딘 즉시 치료를 통한 HBeAg의 음전을 시도하는 것이 바람직하다고 결론지었다.

우리 나라에서 최근 비만 환자들이 증가하고 있는 추세이고 알콜성 간질환도 증가하고 있어 비만과 알콜에 의한 지방간이 증가하고 있다. 이와 같은 경우 AST나 ALT의 증가가 실제로는 지방간에 의한 증가이고 B형 간염은 단지 만성 바이러스 보유자 상태일 수 있다. 그러므로 만성 B형 간염환자로 생각한 환자에서 AST나 ALT가 증가되어 있으면 한 번 쯤은 지방간이 동반되어 있지는 않은지 조사해 보아야하고 필요하면 간조직검사도 시행할 필요가 있다.

2) 잠복감염(Occult HBV infection)

전통적으로 만성 B형 감염 환자는 HBsAg 검사로 확인되었는데 최근에는 좀더 예민한 HBV DNA 검사로서 또 다른 부류의 감염형태가 확인되었다. 이들은 혈청 HBsAg은 음성이나 예민한 검사법을 사용하면 HBV DNA가 양성이므로 잠복 감염으로 볼수 있다. 잠복 B형 간염은 대부분 Anti-HBc와 /또는 Anti-HBs가 양성이며 C형 간염 환자, HIV 감염 환자, 간암 환자와 원인불명 간경변증 환자의 상당 수에서 입증되었다.[16]

만성 C형 간염 환자에서 잠복 B형 간염이 중복 감염되면 중복 감염이 없는 경우보다 진행된 간 섬유화가 많고, 간암의 발생 빈도가 높으며, 급성 악화가 많고 체액을 통한 바이러스의 전파 가능성이 높은 것으로 알려져 있고 인터페론 치료에 대한 반응이 감소한다는 보고도있다.[17-20] 만성 C형 간염 환자중 anti-HBc 단독 양성인 군과 음성인 군간에도 인터페론 치료에 대한 반응에 차이가 있어 anti-HBc 음성인 군에서는 반응률이 57%인 반면에 anti-HBc 양성인 군에서는 32%였으며 다변량 분석 결과 anti-HBc 양성이 인터페론 치료에 대한 반응률 감소에 대한 독립적 인자라고 보고한바 있으나 잠복B형 간염 중복 감염 유무는 인터페론 치료 효과에 차이가 없다는 보고도 있다.[21-23] 중복 감염이 있는 경우에 인터페론 치료에 대한 효과가 감소하는 기전은 아직 완전히 밝혀지지는 않았지만 잠복 B형 간염 환자에서 인터페론 수용체 mRNA와 단백의 간내 표현이 감소되어 있기 때문으로 추정하는 연구도 있다.[21]

4. 간경변증 환자의 임상적 감별 진단방법

만성 B형 간염 상태에서 바이러스 증식이 계속되어 간세포의 괴사 및 염증 반응이 반복되면 간경변증으로 진행된다. 간경변증은 임상적으로 알부민, 빌리루빈, 복수, 영양 상태와 의식장애의 정도에 따라서 소위 Child-Pugh 분류로서 A,B,C 로 분류하는데 Child 분류상 Child A인 경우에 간기능은 정상이면서 간경변증이 진행됨에 따라 문맥압이 증가되고 비장이 커지면서 비장기능 항진증이 생기면 혈액 검사상 혈소판이 감소하며 이어서 백혈구도 감소하고 종국에는 혈색소도 감소하게 된다. 간경변증의 초기에는 간기능 검사도 정상이고 혈구 검사상 백혈구, 혈색소와 혈소판도 모두 정상이므로 혈액검사로 만성 간염과 간경변증을 구분하기는 어렵다. 그러나 간기능 검사와 혈구 검사는 정상이라 하더라도 복부초음파 검사, CT 검사소견에 간경변을 시사하는 소견이 나타날 수 있다.

[참고문헌]

1. Saint EG, King WE, Joske RA, FinES. the course of infectious hepatitis with special reference to progress and the chronic stage. Aus Ann Med 1953;2:113-127.

2. DeGroote J, desmet VJ, Gedigk P, et al. A classification of chronic hepatitis. Lancet 1968;2:626-628

3. International Hetatology Informatics Group. diseases of the liver and biliary tract:Nomenclature, diagnostic criteria and prognosis:New York: Raven Press, 1994

4. Desmet VJ, Gerber M, Hoofnagle JH, Manns M, Scheuer PJ. Classification of chronic hepatitis : diagnosis, grading and staging. Hepatology 1994;19:1513-1520

5. Knodell RG, Ishak KG, Black WC, et al〉 Formulation and application of numerical scoring system for assessing histological activity in asymptomatic chronic active hepatitis. Hepatology 1981;1:431-435

6. Scheuer PJ. Classification of chronic viral hepatitis: a need for reassessment. J Hepatol 1991;13:372-374

7. Ishak K, Baptosta A, Bianchi L, et al. Histological grading and staging of chronic hepatitis. J Hepatol 1995;22:696-699.

8. 김정룡, 긴진욱, 이효석, 윤용범, 송인성. 만성 간염 및 간경변증 환자의 자연경과와 생존률에 관한 연구-20년 간의 자료분석. 대한내과학회지 1994;46:168-180.

9. Chon CY, Han KH, Lee KS, et al. peritoneoscopic liver biopsy findings in asymptomatic chronic HBsAg carriers with normal liver functions tests and no hepatomegaly. YMJ 1996;37:295-301.

10. 채명종, 김병호, 정경환 등. 만성 B형 간염 환자에서 자발성 급성 악화의 원인 및 임상 경과. 대한간학회지 2004;10:99-107.

11. Yuen MF, Yuan HJ, Hui CK, et al. A large population study of spontaneous HBeAg seroconversion and acute exacerbation of chronic hepatitis B infectiob: implications for antiviral therapy. Gut 2003;52:416-419.

12. Liaw YF, Chien RN, LaiMY, et al. Acute axacerbation and hepatitis B virus clearance after emergence of YMDD motif mutation during lamivudine theraly. Hepatology 1999;30:567-572.

13. Liu CJ, Chen PJ, Lai MY, et al. Hepatitis B virus variants in patients receiving lamivudine treatment with breakthrough hepatitis evaluated by serial viral loads and full-length viral sequences. Hepatology 2001;34:583-589.

14. Keefe EB, Dieterich DT, Han SH, et al. A treatment algorithm for the management of chronic hepatitis B virus infection in the United States. Clin Gastroenterol Hepatol 2004;2:87-106.

15. 이천균, 서정훈, 조용석, 원선영, 박인서. 급성 악화를 보인 만성 B형 간염의 치료에 있어서 Lamivudine 즉시 투여의 적절성. 대한간학회지 2004;10:22-30.

16. Torbenson M, Thomas DL. Occult hepatitis B. Lancet Infct Dis 2002;2:479-486.

17. Cacciola I, Pollicino T, Squadrito G, Cerenzia G, Orlando ME, Raimondo G. Occult hepatitis B virus infection in patients with chronic hepatitis C liver disease. N Engl J Med 1999;341:22-26.

18. Zignego AL, Fontana R, Puliti S, et al. Relevance of inapparent co-infection by hepatitis B virus in alpha interferon-treated patients with hepatitis C virus chronic hepatitis. J Med Virol 1997;51:313-318.

19. Fukuda R, Ishimura N, Hamamoto S, et al. Coinfection by serologically-silent hepatitis B virus may contribute to poor interferon response in patients with chronic hepatitis C by down-regulation of type-I interferon receptor gene expression in the liver. J Med Virol 2001;63-220-227.

20. Fukuda R, ishimura N, Niigaki M, et al. Serologically silent hepatitis B virus co-infection in patients with hepatitis C virus-associated chronic liver disease: clinical and virological significance. J Med Virol 1999;58:201-207.

21. De maria N, Colantoni A, Friedlander L, et al. The impact of previous HBV infection on the course of chronic hepatitis C. Am J Gastroenterol 2000;95:3529-3536.

22. Nirei K, Kaneko M, Moriyama M, Arakawa Y. The clinical features of chronic hepatitis C are not affected by the coexistence of hepatitis B virus DNA in patients negative for hepatitis B surface antigen. Intervirology 2000;33:785-790.

23. Kao JH, Chen PJ, lai MY, Chen DS. Occult hepatitis B virus infection and clinical outcomes in patients with chronic hepatitis C. J Clin microbiol. 2002;40:4068-4071.

2-6

만성 B형 간염의 일반적 관리와 임상에서 흔히 마주치는 문제들

General principles and common clinical problems in the management of chronic hepatitis B

백 승 운

우리나라 40대 사망률의 1위를 간질환이 차지하고 있으며 이 간질환의 약 2/3가 B형 간염에 의한 것으로 알려져 있다. 따라서 국민 건강에 지대한 영향을 미치는 B형 간염의 예방과 치료에 대하여 우리 임상의들의 책임이 매우 크다고 할 수 있다.

임상의로서 항바이러스 치료 이외에 환자 및 가족에게 교육해야 할 식사 및 활동량, 음주 등에 관한 전반적 내용과 간암의 조기 진단을 위한 권고안 등을 중심으로 해서 서술하고자 한다.

1. 식이요법

영양과 간질환의 관계는 서로 분리할 수 없는 상호의존적 관계로서 간질환의 증상인 구역과 식욕부진은 음식물의 섭취에 영향을 주며, 특히 만성 간질환에 있어서는 간에서 영양소의 대사장애가 나타날 수 있다. 만성 간질환 환자에서는 영양결핍이 흔히 나타나며 이는 환자의 장단기 예후에 영향을 줄 수 있으며, 적절한 영양치료를 하게 된다면 간기능의 향상과 함께 예후를 향상시킬 수 있다.[1] 간의 재생능과 환자의 회복 여부는 충분한 영양소의 섭취와 깊은 연관성이 있다. 한편 간질환 환자들은 특히 여름철에 생선회나 해산물을 날것으로 섭취하는 것을 삼가야 한다. 정상인과 달리 *Vibrio vulnificus* 감염율이 높고 이로 인한 사망률 역시 높기 때문이다. 한편 간염 자체가 일종의 대사 장애이므로 간염의 상태에 따라 영양치료가 다른 것은 당연하며 각 시기에 따른 식사요법에 관해 대한영양사회의 관리지침을 참고하여 살펴보고자 한다.[2]

1) 간염식 (Hepatitis Diet)

간염식은 특별한 영양소의 조절보다는 간의 재생능력을 도와주기 위해 고단백 고열량 고비타민식으로 충분한 영양소를 공급하는 것을 원칙으로 한다.

(1) 열량

열량은 1일 표준체중 kg당 35~40 kcal정도로 충분히 섭취한다. 급성 간염시에는 식욕부진으로 인해 식사섭취가 불충분해질 수 있으므로 이때는 적극적인 영양지원을 계획하도록 한다. 그러나 만성 간염의 경우에 비만하거나 혈당이 높다면 지나친 열량섭취는 피하도록 한다.

(2) 단백질

고단백식이는 바이러스 간염에 대한 저항력을 높이고 간의 혈류량을 증가시키므로 손상된 간세포를 빠르게 재생시키고 지방간을 예방하기 위해서 1일 표준체중 kg당 1~2 g(1일 100~120 g) 정도의 단백질을 섭취한다.

(3) 지방

과거에는 지방간의 원인이 된다는 이유로 지방을 제한하도록 하였으나 지방은 충분한 열량섭취를 위한 주요 열량원이며, 지용성비타민과 필수지방산의 공급원이므로 지방의 적절한 섭취는 간기능회복에 도움이 된다. 그러나 급성 간염시 황달이 심하고 지방의 소화장애가 있다면 1일 20 g정도의 저지방식을 하도록 한다.

(4) 탄수화물

탄수화물은 충분히 섭취하는 것이 좋으나 충분한 단백질의 섭취없이 탄수화물만 지나치게 섭취하면 지방간을 초래할 수 있으므로 주의한다.

(5) 비타민과 무기질

간질환 환자는 각종 비타민의 저장과 활성화의 장애가 있으므로 비타민과 무기질이 많은 신선한 채소와 과일을 충분히 섭취하도록 한다.

2) 간경변식 (Liver Cirrhosis Diet)

합병증이 없는 간경변증 환자는 합병증 발생을 지연시키고 생존기간을 연장하기 위해 충분한 영양섭취를 필요로 한다. 이때의 식사는 충분한 단백질, 열량 및 비타민(특히 비타민 B복합체와 엽산)의 섭취를 원칙으로 한다. 그러나 지나친 고단백식은 간성혼수의 위험이 있으므로 1일 표준체중 kg당 1.0~1.5 g의 단백질 섭취를 권한다. 1일 필요 열량은 표준체중 kg당 35~40 kcal로 간염식과 같다. 복수나 간성혼수가 없는 초기 간경변증 환자라면 식사는 간염식과 동일하다.

(1) 복수가 있는 경우

복수가 있다면 우선 안정을 취하면서 체내 대사산물의 발생을 억제하고 신장의 혈류를 증가시켜 이뇨작용을 촉진시키는 것이 필요하다. 복수가 있는 환자의 가장 중요한 식사요법은 나트륨 섭취제한이다. 나트륨 1 g은 200 ml정도의 수분을 체내에 축적시킬 수 있기 때문이다. 복수가 있는 간경변 환자의 1일 나트륨 배설량은 소변으로 200 mg(10 mEq), 소변 외로 500 mg(25 mEq) 정도로 이론적으로는 1일 700 mg이하의 나트륨을 섭취해야 한다. 그러나 지나친 나트륨제한은 식사순응도가 떨어져 음식섭취가 힘드므로 일반적으로 나트륨 2,000 mg(소금 5 g) 이하의 식사를 권하고 있다. 수분섭취는 일반적으로 1,000 ~ 1,500 ml로 제한하도록 하나 혈청 나트륨 농도가 120 mEq/L이하인 경우에는 1일 섭취 수분량을 1,000 ml 이내로 줄이는 것이 필요하다. 소변으로 배출되는 나트륨이 하루 25 mEq이상인 경우는 고염식이 원인이므로 우선 저염식을 하여 복수를 줄이는 것이 필요하다. 복수조절을 위해 혈액 및 소변의 나트륨을 정기적으로 측정해야 하며 매일 체중을 측정하므로써 수분균형상태를 평가해야 한다.

(2) 식도정맥류가 있는 경우 식도정맥류 결찰술 등의 처치를 받기 전까지 더 이상의 식도출혈을 막기위해 섬유소가 많은 식품이나 거칠고 딱딱한 식품의 섭취를 피하고 부드럽고 연한 식품을 위주로 섭취하도록 한다.

(3) 고칼륨혈증이 있는 경우 간경변증 환자의 칼륨필요량은 체내 수분상태 및 복용 이뇨제의 종류에 따라 달라지나 고칼륨혈증이 없는 경우 1일 100 mEq 정도의 칼륨은 섭취가 가능하다. 간경변 환자가 사용하는 이뇨제 중 furosemide와 같은 루우프 이뇨제는 이뇨작용이 매우 강하면서 칼륨을 배출시키는 반면에 spironolactone과 같은 칼륨보존 이뇨제는 이뇨효과가 비교적 약하면서 칼륨을 보존하는 경향이 있다. 따라서 spironolactone과 같은 칼륨보존 이뇨제를 과량 사용한다면 고칼륨혈증을 일으킬 수도 있다. 이때는 칼륨을 1일 60 mEq이하로 제한해야 한다.

3) 간성뇌증식 (Hepatic Encephalopathy Diet)

간성뇌증식은 간성 뇌병변증이 있는 환자에게 제공되는 식사로 혈중 암모니아의 상승을 억제하기 위해 단백질을 제한하는 식사이다. 간성 혼수가 있는 경우 단백질은 1일 표준체중 kg당 0.5~0.6 g정도로 제한하되 회복정도에 따라 점차로 단백질량을 늘려 간경변식으로 이행한다. 식물성 단백질 및 카세인 식이요법(casein-based diet)이 간성혼수를 줄이는데 도움이 되는데 이들에는 방향성 아미노산(AAA)이 상대적으로 적고 분지 아미노산(BCAA)이 많이 들어있기 때문이다. 또한 식물성 식이는 섬유질이 많으므로 체내의 질소배설에 도움을 주는 효과도 있다. 한편 체단백이 이화되는 것을 막기 위해 충분한 열량섭취가 중요하다. 표준열량은 체중 kg당 30~35 kcal를 유지해야 하나, 단백질을 제한할 경우 식사만으로는 열량 섭취가 불충분하므로 당질과 지방이 많은 식품을 추가 섭취할 필요가 있다. 부종이나 복수가 동반된 경우 저염식(나트륨 2,000 mg)처방을 추가하지만 이로 인해 식사섭취가 너무 저조할 때에는 영양상태의 호전을 위하여 식사섭취량 증가를 우선한 반저염식(나트륨 4,000 mg)처방으로 변경하도록 한다.

2. 안정가료 및 활동량

급성 바이러스성 간염 환자에서 안정가료가 필요하다는 학설은 2차 세계대전 후의 군인에서의 연구 결과에 의해 주장되었으며 기립상태보다 누워있는 상태에서 간에 유입되는 혈류량이 많아진다는 이론적 근거를 통하여 안정가료가 권장되었으며 이후 대부분의 임상의들은 "간염에서는 절대 안정"을 당연시 여기고 있는 것이 현실이다. 그러나 이후의 후속 연구에서는 안정가료가 급성간염 치료에 이득을 주지 못함이 증명되었고[3] 헬스기구(bicycle ergometer)를 이용한 육체적 활동량을 계측한 후속연구에서도 안정가료군과 운동을 계속한 비교군에서 차이를 보이지 않아 안정가료가 도움이 되지 않는 것으로 보고하고 있다.[4] 오히려 활동량을 많이 한 군에서 사회로의 복귀가 빨랐다는 보고도 있어 운동량의 제한은 급성 간염에서 필요 없는 것으로 인식되고 있다. 그러나 심한 간기능 손상이 있는 경우는 안정가료가 필요하며 그러한 경우는 혈중 빌리루빈 농도가 증가되는 경우, 프로트롬빈 시간이 3초 이상 지연되는 경우, 증상이 매우 심한 경우, 연령이 40세 이상인 경우 등이다.[5] 역시 만성 간염 환자를 대상으로 실시한 연구에서도 육체적 활동량이 간기능에 영향을 미치지 않는 것으로 보고되고 있으며 대상성 간경변증 환자에게도 만성 간염 때와 같은 운동량이 허용되나 비대상성 간경변증 환자에서는 과격한 운동이 제한되고 있다.

3. 음주

음주는 여러 가지 측면에서 간질환을 발생시키거나 악화시키고 있다. 간질환 환자가 음주를 하게 되면 기존 간질환에 대한 치료효과가 감소될 뿐 아니라 음주자체로 기존의 간질환이 더욱 악화되는 것으로 알려져 있다. B형간염에 의한 간경변증 환자가 과음을 하는 경우에는 비음주자에 비하여 10년 먼저 간암이 발생되는 것으로 보고되고 있으며[6] B형 간염 바이러스 보유자가 하루 80gm이상의 음주시에 더 적게 먹는 사람보다 간손상의 정도가 보다 심하다는 보고가 있다. 만성 음주자에서는 바이러스성 간염에 대한 치료효과가 낮다는 보고도 있다. 또한 B형 간염 보유자가 과음을 할 경우 최고 6배까지 간암의 위험도가 높아진다는 보고가 있다.[7] 따라서 B형 간염 환자는 간손상을 일으키는 최소 음주량으로 분류되는 2잔 이상의 음주를 피해야 하며 가급적이면 금주하도록 한다.

4. 간염 바이러스의 전파 및 취업제한 문제

B형 간염 환자들은 사회생활을 하는 동안 다른 사람들에게 간염을 전염시키지 않도록 최선의 노력을 기울여야 한다. 특히 공동생활을 하는 동안 혈액이나 각종 분비물들을 위생적으로 처리해야 한다. B형 간염 바이러스는 주로 혈액을 통해 전염되며 일부는 성행위를 통해 전염되고 있다. 그러므로 B형 간염 바이러스 보유자라고 해서 공동급식을 따로 해야 할 필요는 없으며, 화장실이나 세면장을 따로 쓸 필요도 없다. 일상적인 사회활동을 통하여 전염되지 않으므로 직장이나 학교에서 격리를 할 필요

가 없다고 WHO는 지적하고 있으나 지금까지는 B형 간염으로 인하여 취학, 징집, 취업에 많은 제한이 있었다. 2000년 10월 전염병예방법이 개정되어[8] B형 간염이 예방접종으로 예방가능한 제2군 전염병으로 분류가 바뀌고, B형 간염을 업무종사자의 일시적 제한대상 질병에서 제외하게 되었으므로 B형 간염 바이러스 보유자라는 이유로 취업 등을 제한하는 것은 부당한 일이다. 그러나 국가기관을 제외한 개별사업장인 경우에는 고유한 인사규정으로 인하여 아직도 불이익을 받는 경우가 많으므로 의사들의 적극적인 계몽과 사회참여가 필요하다.

한편 B형 간염 바이러스 보유자는 "징병신체 검사 등 검사규칙" 에 의거하여 군입대시 제한을 받게 되는데 간기능 검사가 정상인 무증상 보유자의 경우에는 3급 판정을 받게 되며 6개월동안 3회이상 간기능수치가 정상을 벗어나면 4급 혹은 5급을 받을 수 있게 된다. 조직검사를 하면 더 많은 비용이 소요되지만 한 번의 검사로 현역, 4급, 5급의 판정을 받을 수 있는 장점이 있다. 간염 바이러스 보유자는 1급, 2급을 받을 수 없기 때문에 2급까지 갈 수 있는 육,해,공군 사관학교는 입학할 수가 없게 되나 사관후보생(학사장교), 학군사관후보생(ROTC), 대학 장학생으로 장교입영하는 것은 3급인 경우에는 가능하다.[9]

5. 간암의 조기진단

1) 간암 발생의 위험도

간암발생과 관련된 위험인자로 B형 간염 바이러스, C형 간염 바이러스, 간경변증, 아플라톡신 등이 관여되어 있으며 이 중에 우리나라 간암 발생의 원인 중 가장 중요한 것은 B형 간염 바이러스의 감염이다. 한 국내 보고에 의하면 만성 B형 간염 환자의 경우 10년이 지나면 11%에서, 20년이 지나면 35%에서 간암이 생기는 것으로 보고하였고, 대만의 보고에 의하면 B형 간염 바이러스 보유자인 남성에서 정상 대조군에 비해 약 100배의 간암 위험도가 있다고 보고하였다. 우리나라 간암 환자의 65% 정도는 B형 간염 바이러스에 의해 발생한 것으로 보고되고 있다.[10] 간경변이 되면 간암의 위험이 더욱 높아져서 매년 약 2~5% 정도가 간암으로 진행하여 30~50%의 환자가 결국 간암에 이르게 된다. 우리나라 간암 환자에서 간경변이 같이 있는 비율은 B형 간염의 경우 약 80%에서 관찰된다.

2) 간암 선별 도구

간암 선별 도구로서 혈청 AFP의 민감도는 39~64%, 특이도는 76~91%, 양성예측치는 9~32% 정도로 보고되고 있다. AFP의 상승은 간염의 활동도와도 연관이 있어 B형 간염 환자에서 AFP검사의 특이도는 단지 50%이나 B형 간염이 아닌 경우는 특이도가 78%로 보고된 바 있다. 이 검사의 가장 큰 문제점은 낮은 민감도로 작은 간암의 약 40%는 정상치를 보일 수 있으며 진행된 간암의 15-20%에서도 정상을 보일 수 있다. 다른 영상 검사 없이 AFP만으로 선별검사를 시행하면 3 cm 이하 종양의 50%를 놓친다는 보고도 있다. AFP의 기준치에 관하여는 Cut-off치를 20 ng/ml로 했을 때의 민감도와 특이도가 78.9%, 78.1%인데 비하여 200 ng/ml를 기준으로 하면 각각 52.6%, 99.6%라고 보고한 연구가 있다.

간암 선별 도구로서 초음파 검사의 유용성을 보면 간경변이 없는 환자에서 민감도 71%, 특이도 93%, 양성예측치 14%이고 간경변 환자에서는 민감도 78%, 특이도 93%, 양성예측치 73%로 고위험군에서는 우수한 성적을 보인다. 한 보고에 의하면 진단된 일련의 간암 환자의 86%가 AFP, 초음파 검사, 혹은 양자 모두에서 발견되었다.

3) 간암 선별검사를 통한 조기 발견

필자의 연구 결과를 보면, 총 247명(남:여=203:44, 연령 38-76세(중앙값 57))의 간암 환자를 진단 전 6개월 이상 초음파 및 AFP로 선별검사를 받은 추적검사군(64명)과 그렇지 않은 비추적검사군(183명)으로 나누어 비교 분석하였다. Child A군 183명(74.1%), Child B군 55명(22.3%), Child C군 9명(3.6%)으로 추적검사군과 비추적검사군간의 차이는 없었다. 진단 당시 종양의 크기는 3cm이하, 3-5cm, 5cm 이상인 환자가 추적검사군에서 각각 76.3%, 15.3%, 8.5%였으며 비추적검사군에서 각각 36.4%, 22.5%, 41.0%로 추적검사군에서 3cm 이하의 종양이 많았다(p〈0.05). 종양의 병기는 stage I, II, III, IV 가 추적검사군에서 각각 42.2%, 20.3%, 14.1%, 23.4%였으며 비추적검사군에서 각각 8.7%, 19.7%, 36.6%, 35.0%로 추적 검사군에서 초기 병기의 종양이 많았다(p〈0.05). 간문맥혈전은 추적검사군 (9.4%)에서 비추적검사군(26.8%)보다 적게 관찰되었다(p〈0.05). 생존율은 Child A군에서 추적검사군이 비추적검사군에 비해 높았다(1년 91.4% vs 70.7%, 3년 55.4% vs 43.2% , p〈0.05).[11]

4) 국가 권고안

우리나라에 많은 5대 암에 대하여 정부가 추진하고 있는 조기검진방안 구축의 일환으로 2001년 10월 대한간학회의 제안으로 다음과 같은 권고안이 제정되었다.[12]

(1) 검진대상

남자 30세, 여자 40세 이상으로 아래의 위험인자를 갖고 있는 대상자에게 검진을 권고한다.

 a. B형 또는 C형 간염 바이러스에 의한 만성 간질환 환자

 b. HBsAg과 anti-HCV 음성의 간경변 및 기타 간암 발생 고위험군

(2) 검진방법

초음파검사와 혈청 알파태아단백(alpha-fetoprotein) 측정을 6개월마다 받을 것을 권고한다.

위의 권고안에 따르면 모든 B형 간염 환자는 간암검진의 대상이 되며 임상의는 이런 환자 및 보호자에게 간암조기검진의 중요성에 대해 교육하고, 검사를 시행하여야 할 의무가 있다.

[참고문헌]

1. Kondrup J, Muller MJ. Energy and protein requirements of patients with chronic liver disease. J Hepatol 1997;27:239-247.
2. 대한영양사회 홈페이지. http://www.dietitian.or.kr
3. Nefzger MD, Chalmers TC. The treatment of acute infectious hepatitis: ten-year follow-up study of the effects of diet and rest. Am J Med 1963;35:299-309.
4. Repsher L, Freebern RK. Effects of early and vigorous excercise on recovery from infectious hepatitis. N Engl J Med 1969;281:1393-1396.
5. Ritland S. Exercise and liver disease. Sports Med 1988;6:121-126.
6. Ohnishi K, Iida S, Iwama S et. al. The effect of chronic habitual alcohol intake on the development of liver cirrhosis and hepatocellular carcinoma. Cancer 1982;49:672-677.
7. Chen CJ, Yu MW, Liaw YF. Epidemiological characteristics and risk factors of hepatocellular carcinoma. J Gastroenterol Hepatol. 1997;12:S294-308.
8. 전염병예방법시행규칙 제17조. 2000.10. 5. 보건복지부령 제179호
9. 병무청 홈페이지. http://www.mma.go.kr
10. Beasley RP, Hwang LU, Lin CC, Chien CS. Hepatocellular carcinoma and hepatitis B virus (a prospective study of 22,707 men in Taiwan). Lancet 1981;2:1129-1133.
11. 육청미, 최문석, 백승운 등. 간세포암 선별검사의 유용성:조기 진단율 및 생존율에 미치는 영향. 대한간학회지 2003;9:116-123.
12. 김창민. 간암조기검진 권고안. 대한간학회지 2001;7[suppl3]:S60-S64.

2-7

항바이러스 치료의 현황
Current status of antiviral therapy for chronic hepatitis B

최 종 영

치료 목표

만성 B형 간염 환자는 간염 바이러스가 지속적으로 간세포 손상을 일으키고, 주변에 간섬유화를 초래하면서 진행되면 간경변증이 초래된다. e항원 양성인 간염환자는 간염에서 간경변으로 진행하는 연간비율은 약 2-5.5% 이고, 5년내 누적 간경변 진행율은 약 8-20% 이며 e항원 음성인 간염환자에서 연간 간경변으로 진행율은 약 8-10% 로 보고되고 있다.[1,2]

B형 간염 치료 목표는 지속적인 간염을 앓고 있는 환자를 선택하여 적절한 항바이러스 약제를 투약함으로서 간염 바이러스를 제거하거나 영구히 억제함으로써 바이러스 감염력이 감소하고 간세포 손상이 호전되도록 하는 것이다. 단기적으로는 HBV가 없어지고, 간수치가 정상으로 되면서 간세포 염증이 좋아지고 간섬유화 혹은 간부전으로 진행하는 것을 방지하는 효과가 있고, 장기적으로는 간경변이나 간암이 발생하는 것을 억제함으로서 환자 생존율을 향상시키는 것이다.

적응증

B형 간염의 치료약제는 단기 치료 효과는 좋으나 장기 치료효과는 제한적인 측면이 있다. 따라서 치료 대상 환자의 선정시에 환자의 연령, 간질환의 중등도, 치료반응율, 치료에 따른 부작용, 합병증, 비용 대비 치료효과 등을 면밀히 비교 분석해 보아야 한다.

근래 2-3년 사이에 미국간장학회,[3] 유럽간장학회,[4] 아태간장학회[5] 등에서는 B형간염에 대한 치료가이드라인을 발표하였고, 대한 간학회에서도 한국인에게 적절한 B형 간염에 대한 치료가이드라인을 준비하고 있다. B형 간염 환자에 대해서는 언제 항바이러스 치료를 할 것인지 아래와 같은 consensus가 확립되고 있는 중이다.

1. HBeAg 양성인 환자에서 혈청 ALT가 수치가 정상의 2배 이상이고, 혈청 HBV DNA가 10^5 copies/ml 이상인 경우나 간조직 검사에서 중등도 이상의 간염활성도가 있는 경우 치료를 해야 한다. 단, 자연적인 혈청전환이 일어날 수 있으므로 1-3개월 간격으로 2회 이상 혈액 검사 결과를 확인해보고 치료를 시작한다.

2. HBeAg 음성인 환자에서는 ALT 상승 후 바이러스 자연소실이 거의 없으므로 관찰기간이 필요없이 ALT 수치와 DNA가 위 기준에 합당한 경우 치료가 권장된다.

3. 조직학적으로 간염활성도 및 간섬유화 정도는 반드시 확인할 필요는 없으나, 중등도 정도 간염활성도를 보이는 경우는 간효소 수치가 정상의 2 배 이하라도 치료가 권장된다. 치료 전 간세침 조직검사는 ALT 수치 상승이 다른 원인으로 인한 것인지는 감별할 수 있다는 장점이 있다.

4. 항바이러스 제제 치료를 하지 않아도 되는 B형 간염환자는 1) 간효소 수치 ALT가 정상의 2배 이하이고 HBV DNA 양성인 만성 B형 간염 환자 2) 비활동성 HBV 보균자이다. 위 환자군은 항바이러스 약제를 투여해도 거의 효과가 없으므로 약제 투여가 필요없다.

약제의 특징 및 임상효과

1. 라미부딘

라미부딘의 작용 기전은 HBV DNA 복제과정에 active triphosphate 가 끼어 들어가 복제를 중단시키는 것이다. 라미부딘은 HBV DNA를 효과적으로 억제함으로서 HBeAg 양성과 음성 간염환자의 ALT가 정상으로 되게 하고, 조직학적으로 간염활성도를 감소시킨다는 점이 많은 임상자료에서 증명되었다.

라미부딘의 1 년간 투약 효과에서 HBeAg 양성인 환자 경우 e항원 혈청전환율은 투약군에서 16-18%, 대조군에서 4-6%였다.[6,8] 투약전 후 비교한 간조직 검사에서는 간염 활성도 (Knodell 점수)가 2점 이상 감소한 경우가 투약군에서 49-56%, 대조군에서는 23-25% 로서 뚜렷한 B형 간염 치료효과가 입증되었다. 아시아권의 임상연구에 따르면 라미부딘 투여기간이 길어짐에 따라 e항원 혈청전환율이 증가한다는 것이 발표되었다 (투약기간 1, 2, 3, 4, 5년에 e항원 혈청전환율은 각각 17, 27, 33, 47, 50% 였다).[9] 국내에서 발표된 연구에서도 라미부딘 투여 기간이 길어짐에 따라 혈청전환율이 증가하지만, 돌연변이가 발생빈도 역시 증가된다는 점 때문에 적절한 투약기간을 결정하는 것은 쉽지 않다.

라미부딘 치료반응은 약제 투여 전 혈청 ALT 수치와 밀접한 관련이 있었다. 라미부딘을 1년간 투여한 전향적 연구 결과를 보면 투여전 혈청 ALT 수치가 정상, 정상의 1~2배, 정상의 2배~5배, 정상의 5배 이상인 경우 투약군에서 e항원 혈청전환율은 각각 2, 3, 20, 42% 였고 대조군에서는 각각 0, 5, 9, 15% 였다.[10] 제시된 자료와 같이 혈청 ALT가 정상인 경우는 라미부딘 투여 후 치료효과가 거의 없다는 것을 알 수 있다.

소아 간염 환자에서는 체중 kg당 3 mg을 투여하며, 2-17세 사이 소아환자에서 1년간 투약한 전향적 연구결과를 보면 항원 혈청전환율은 투약군에서 22%, 대조군에서 13% 였고, e항원 소실율은 투약군이 26%, 대조군이 15% 였다.[11] 성인에서와 같이 치료전 ALT가 높을수록 e항원 혈청전환이 높아서 치료전 ALT 수치가 정상, 1~2배, 2~5배, 5배 이상인 경우 e항원 혈청전환율은 각각 12, 12, 31, 50% 였다. 1년 치료 기간 동안 YMDD 돌연변이는 약 17%에서 발견되었다. 그러므로 소아에서도 라미부딘은 비교적 안전하게 사용할 수 있으며, 치료로 얻을 수 있는 잇점과 약제 내성균주가 발생하는 단점을 주의 깊게 비교한 후 약제투여를 결정해야 할 것이다.

e항원 음성인 만성 간염의 환자도 라미부딘 치료가 치료반응이 있어 도움이 되지만, 외국의 보고는 e항원 양성환자에 비교해서 치료반응 지속성은 떨어진다.[12-14] 1년간 라미부딘 투여 후 60% 에서 조직학적으로 호전되지만, e항원 양성군에 비교해서 몇가지 다른 점이 있다. 치료반응의 판정은 HBV DNA로 할 수 있는데 1년간 약제 투여후 약 60-70%에서 HBV DNA(bDNA 방법)가 소실되지만, 약제 중단 후 90% 에서 재발한다는 점이 문제점이다.[12] 또한 약제 투약기간을 늘릴수록 약제 내성이 증가함으로서 바이러스 측면에서 치료반응이 감소한다. 따라서 라미부딘 보다는 다른 항바이러스 제제나 병용요법이 앞으로 연구되어야 할 것으로 생각된다.

라미부딘의 적정 용량은 환자가 정상 신기능을 가진 경우 (24시간 크레아티닌 청소율 〉 50ml/min) 와 HIV 감염이 없는 경우 1일 100 mg을 아침 식전에 복용한다. 소아인 경우 kg당 3 mg 용량으로 최대 100 mg까지 투약한다. 단 HIV 감염이 있는 경우 다른 HIV 치료약제와 함께 150 mg씩 1일 2회 투약한다.[4]

2. 인터페론

만성 간염치료에 사용되는 인터페론의 작용기전은 항바이러스 효과, 항증식 작용, 면역조절작용이다. 인터페론은 HBV 복제를 억제하고, 간질환의 효과적인 조절이 가능하기도 하지만, 약제의 부작용이 많은 편이다. 인터페론 알파 치료를 한 경우 대조군에 비교해서 바이러스 치료 효과가 우수한 것이 여러 임상연구에서 발표되었다.[15,16] 또한 라미부딘 치료와 달리 일단 치료반응이 있던 환자에서 치료반응 지속효과가 높다는 점에서 장점을 가지고 있다.

e항원양성 B형 간염 환자에서 인터페론 알파를 매일 5백만 단위 혹은 주 3회 천만 단위로 4-6개월동안 투약한 경우 e항원 혈청전환율은 치료군에서 33%, 대조군에서 12% 였다. 아시아인을 대상으로 주

3회 5백만 단위를 투약한 경우도 비슷한 임상효과를 보였다. 인터페론 투약의 반응을 예측할 수 있는 치료전 지표는 ALT 수치는 높으면서 혈청내 HBV DNA는 낮은 경우다.[17,18] 라미부딘과 다른점은 인터페론 투약 후 e항원 혈청전환이 일어나면 중단 후에도 약 80% 정도 치료효과가 유지된다는 점이다.

e항원음성 B형간염에서 인터페론 치료 효과는 투약종료시점에서 치료군은 38%-90%, 대조군은 0-37% 였고, 투약종료후 12개월 반응은 치료군에서 평균 24%이고, 대조군에서 8% 였다.[19,20] 치료전 ALT 수치나 HBV DNA 등은 치료반응을 예측하는 지표는 아닌 반면, 6개월보다 12개월 치료하는 것이 지속반응을 두배로 증가시킨다고 하였다.[21] e항원 음성 간염환자에서 인터페론 투약시에 주된 문제점은 투약 종료 후 반응군의 약 반이 재발한다는 것이며, 재발은 5년까지 발생할 수 있다. 전체로 보면, 지속반응은 15 ~30%이며, 치료반응군에서 장기간 추적관찰시 15~50%에서 B형간염표면항원이 소실되었다고 하였다.[21]

3. 아데포비어

아데포비어는 adenosine monophosphate의 nucleotide analogue 로서 라미부딘 내성 HBV를 강력하게 억제하는 약제로서 국내에서 2003년부터 사용되기 시작하였다. 30 mg을 사용한 경우 신장 독성이 약 8% 발생하였기 때문에 위험성과 잇점을 동시에 고려할 때 1일 적정 용량은 10 mg 이다. e항원양성인 간염환자에서 아데포비어 무작위 대조연구 결과 1년동안 투약한 후 조직학적인 호전은 투여군에서 53%, 대조군에서 25% 였다. e항원 혈청전환율은 치료군에서 24%, 대조군에서 11% 였다.[22,23] Naive 환자에서 아데포비어와 라미부딘을 직접 비교한 치료결과는 아직 없으나, 서로 다른 연구에서 일년간 치료후 e항원 혈청전환율이 각각 12, 16%로 차이는 없었다.

e항원 음성인 간염 환자에 대한 아데포비어 3상 연구에서 임상 효과는 대조군에 비교해서 일년간 투약 후 조직학적인 반응 (64% vs 33%), ALT 정상화율 (72% vs 29%), HBV DNA 음전화 (51% vs 0%) 정도가 우수하였다.[23] 한편, 1년간 치료후 약제를 중단한 경우, ALT 정상과 HBV 음전화 정도는 59%에서 3%로 감소하여 초기 반응 후 지속효과가 매우 감소하는 것을 알 수 있다.

아데포비어의 부작용에서 대표적인 것은 고용량을 사용하면 renal tubular damage가 일어날 수 있다. 신장기능 저하가 있는 경우 약제의 사용간격을 늘려야 한다. (1일 10 mg을 일년간 사용시에는 대조군과 큰 차이는 없다고 알려졌다. 그러나 2년간 사용한 경우 대상성 간질환에서 2.5%, 1년간 사용한 경우 간이식 환자에서 12%, 비대상성 간질환에서 약 28%에서 신독성이 관찰되었다.) 이상의 결과에서 볼 때 신장기능저하에 노출될 가능성이 높은 환자군(면역억제제를 복용하는 간이식 환자나 비대상성 간질환 환자)과 아데포비어를 1년이상 투약한 환자는 매 1-3개월마다 신장기능 검사를 하는 것이 필요하다.

아데포비어 투여한 경우 e항원 혈청전환후의 치료반응 지속 여부는 아직 임상결과가 알려지지 않았으며, e항원음성 환자에서 예비임상 결과 아데포비어 1년 투여 후 대부분 바이러스가 재발할 것이라는 가능성을 시사하였다.

아데포비어 투여 후 내성균주는 1년 내에는 발생하지 않았고, 2년을 투여한 79명중 2명(2.5%) 에서 YMDD 부위 하방으로 새로운 돌연변이 (asparagines to threonine, N236T)가 발견되었다.[24] 전체적인 내성균주 발생율은 치료 후 1, 2, 3년에 각각 0%, 2.0%, 3.9%이다.[25] 그러나 N236T 내성 HBV가 다른 nucleoside analogue (lamivudine, emtricitabine, telbivudine, and entecavir)에는 약제 내성이 없다는 점은 흥미로운 사실이다.

항바이러스 약제의 선택

현재 사용중인 항바이러스 약제의 장기적인 효과는 제한적이다. 따라서 치료를 시작하기 전에 환자의 나이, 간질환의 심한 정도, 예상되는 치료반응, 약제 부작용, 합병증 등을 신중하게 고려해보아야 한다. 이전에 치료반응이 없었던 경우나 비적응증인 경우가 아닌 경우 라미부딘, 아데포비어, 인터페론 등 어느 약제도 가능하다. 라미부딘으로 1년간 치료한다면 가장 경제적이고 부작용이 적지만, 치료 반응이 지속성이 떨어지고 약제 내성이 발생한다는 점이 단점이다. 아데포비어 주된 장점은 라미부딘 내성 바이러스에 치료효과가 있고, 약제 내성이 적게 발생한다는 점이다. 아데포비어는 라미부딘보다 가격이 비싸고, 약제 중단 후 치료반응 지속성이 아직 확립되지 않았고, 신기능저하가 있는 경우 신독성등의 부작용이 있을 수 있으나, 라미부딘에 비교해서 약제내성이 매우 적게 발생하는 장점을 가지고 있다. 인터페론의 장점은 라미부딘이나 아데포비어와 비교해서 치료기간이 정해져 있고, 일단 치료반응이 있는 경우 반응의 지속성이 우수하다는 점이 장점인 반면, 가격이 비싸고 약제 부작용이 많은 편이다. 다음으로 요약된 것은 미국간장학회, 유럽간장학회, 아태간장학회에서 거의 비슷하게 제시되고 있는 치료가이드 라인이다 (표 1, 2).

표 1. 만성B형 간염 치료 약제의 비교[3]

	인터페론 알파	라미부딘	아데포비어
적응증			
HBeAg(+) 정상 ALT	필요없음	필요없음	필요없음
HBeAg(+) 만성간염	사용가능	사용가능	사용가능
HBeAg(−) 만성간염	사용가능	사용가능	사용가능
치료기간			
HBeAg(+) 만성간염	4-6 개월	1년 이상	1년이상
HBeAg(−) 만성간염	1년	1년 이상	1년 이상
투여경로	피하주사	경구	경구
부작용 많음	1년에 20%	신독성	
약제 저항성	−	5년에 70%	2년에 2%
치료비용(1년간)	높다	낮다	중간정도

표 2. 만성 B형 간염 치료의 가이드라인 요약[3]

HBeAg	HBV DNA*	ALT	치료 방침
+	+	≤2 × 정상	현재 사용되는 치료로 효과가 낮음
			1-3개월 간격으로 관찰후 2배이상 ALT 증가하면 치료를 고려함
+	+	>2 × 정상	인터페론, 라미부딘, 아데포비어 모두 가능함
			치료 목표점: e항원 혈청전환
			투약 기간
			• 인터페론 : 4-6개월
			• 라미부딘 : 적어도 1년이상, e혈청 전환후 12개월 지속투여
			• 아데포비어 : 적어도 1 년
			인터페론 무반응군/사용이 불가능한 경우 라미부딘 or 아데포비어
			라미부딘 내성 : 아데포비어
−	+	>2 × 정상	인터페론, 라미부딘, 아데포비어중에서 사용할 수 있지만, 장기간 치료가 필요하므로 인터페론, 아데포비어가 장점이 있음.
			치료 목표점: ALT 정상화, HBV DNA PCR 음성
			투약 기간:
			• 인터페론 : 1년
			• 라미부딘 >1 년
			• 아데포비어 >1 년
			인터페론 무반응군/사용이 불가능한 경우 라미부딘 or 아데포비어
			라미부딘 내성: 아데포비어
−	−	≤2 × 정상	치료가 필요 없음
±	+	간경변	대상성 : 라미부딘 혹은 아데포비어
			비대상성: 이식센터와 협의하에 라미부딘 혹은 아데포비어,
			간이식센터로 간이식 의뢰, 단 인터페론은 사용금기임
±	−	간경변	대상성: 관찰
			비대상성: 간이식 센터로 의뢰

1. e항원이 양성이고 ALT 정상의 2배 이상 혹은 간세침 조직검사에서 중등도의 활성도 일 때

반드시 치료를 고려해야 하는 환자군이며, 자연적인 혈청전환이 있으므로 비대상성 간기능저하가 없다면 1-3개월 동안 약제 투여 없이 경과 관찰이 필요하다.

약제의 선택은 인터페론-알파, 라미부딘이 모두 비슷한 항바이러스 효과를 가진다는 점에서 두가지 약제 모두 가능하다. 최근 사용되는 아데포비어도 동일한 효과를 보일 수 있을 것으로 생각된다. 약제 선택시 세가지 점, 즉, 약제 부작용, 약제 내성균주 발생정도, 약제비용 등도 고려해 보아야 한다. 비대상성 간기능 저하가 있는 경우는 바이러스 억제효과가 신속하게 나타나는 라미부딘을 투약하는 것이 효과적일 것이다. 인터페론은 ALT 수치가 높은 환자에서 효과적이라고 알려져 있지만, 비대상성 간기능 저하가 있는 경우는 신속한 효과가 나타나지 않고, 간기능 악화 가능성이 있으므로 권장되지 않는다.

2. e항원 양성이고 ALT가 정상의 2배 이하인 경우

ALT 수치가 정상인 경우는 항바이러스 약제의 치료효과가 없으므로 투약할 필요가 없다. ALT가 정상보다 높지만 2배 이하인 환자군에서 약간씩 ALT 수치가 변동하는 경우는 간세침 조직검사를 해 볼 수 있으며, 조직학적인 활성도가 중등도 이상인 경우 항바이러스 치료가 권장된다. 새로운 항바이러스 약제가 많이 개발됨에 따라 ALT가 약간 높은 (정상치의 2배 이하) 환자군에 대해서는 향후 임상연구 결과에 주목할 필요가 있다.

3. e항원 음성, ALT치가 정상의 2배 이상, HBV DNA 양성인 경우

e항원 음성 간염환자에서 인테페론, 라미부딘, 아데포비어는 모두 사용이 가능하다. 라미부딘 사용시 장점은 부작용이 적다는 점이고, 단점은 초기 라미부딘 치료반응은 1년에 약 70%이지만, 약제 중단 후 90% 에서 재발하고, 약제를 1년 이상 지속한 경우는 라미부딘 내성이 증가한다는 점이다. 인터페론의 장점은 라미부딘에 비교해서 일단 치료반응이 일어나면 지속효과가 좋다는 것이며, 단점은 주사제제이며 부작용이 많다는 점이 단점이다. 아데포비어의 임상효과는 라미부딘과 비슷하고 단점은 약제 중단 후 치료반응 지속효과가 소실된다. 하지만, 약제 내성균주 발생은 라미부딘에 비교해서 적다. e항원 음성 간염의 효과적인 치료를 위해서는 현재 개발중인 새로운 항바이러스 약제의 사용을 기대해 본다.

항바이러스 약제로 치료 중 경과관찰

1. 라미부딘

1) 라미부딘 치료 후 반응의 지속성

라미부딘은 치료반응이 우수하지만, 약제 중단후 재발율이 높다는 것이 임상에서 약제 사용시 문제점이다. 따라서 투약기간을 어떻게 하는 것이 약제 중단후 반응의 지속성에 좋은가에 대해 임상연구 결과가 주목된다. 비아시아인을 대상으로한 제2상, 제3상 라미부딘 임상에서 e항원 혈청전환 후 평균 37개월 관찰동안 약 77%가 반응이 지속되었다고 하였으나, 아시아인을 대상으로 한 연구결과에서 e항원혈청전환의 지속이 낮은 것으로 발표되었다 (38 to 83%).[26, 27] 한국에서 송 등에 의하면 e항원 혈청전환 후 약제를 중단하면 1년, 2년 후 재발율은 38%, 49% 였다고 하였다.[27] 라미부딘 중단 후 재발시기는 대부분이 일년이내라고 하였다. 류 등은 e항원혈청전환 후 추가로 24개월 투약한 전향적 연구에서 6개월, 1년, 2년 재발율이 각각 15%, 21%, 31% 였다고 하였다.[28]

표 3. 한국인에서 라미부딘 치료 후 반응 지속성 (Durability)

저자	치료 종료 후 재발율	재발에 관여된 인자
류 등.[33] (2002) (n=112)	혈청전환 후 추가투여기간에 따른 누적 재발율 (각 6m, 1, 2 년때) A군 (6 mo): 43%, 57%, 57% B군 (12 mo):38%, 42%, 51% C군 (24 mo):14%, 18%, 29%	혈청전환 후 추가 투여기간이 짧을 수록 재발율이 높음
송 등.[27] (2000) (n=98)	전체 재발율: 37.5%, 49.2% (1, 2 년에), 혈청전환 후 추가투여기간에 따른 누적 재발율 (2 년) ~2 mo: 74.3% 3~4 mo: 31.7%	혈청전환 후 추가 투여기간이 짧을 수록 재발율이 높음
권 등.[34] (2000) (n=283)	전체 재발율: 53% (9 개월때)	치료전 ALT 수치가 높을수록
양 등.[35] (1999) (n=81)	전체 재발율: 36% (11 개월때)	남성, DNA 가 치료전에 높을때, 조직학적 활성도가 낮은경우
변 등.[31] (2003) (n=519)	전체재발율 : 56% (6 개월때)	고령일때, 치료전 총빌리루빈이 높을때, 혈청전환 후 치료기간이 짧을 수록
장 등.[36] (2002) (n=201)	전체 재발율: 46.5% (12 개월때)	혈청전환 후 추가투여기간이 짧을수록 (<12 개월)
윤 등.[32] (2004) (n=461)	전체 재발율: 52.0%, 55.7% (1, 2 년때)	추가 투여기간이 12개월 이하인 경우, 나이가 40세 이상일 때
이 등.[29] (2002) (n=124)	전체 재발율: 40.5%, 57.4% (3, 6 개월때) 혈청전환당시 HBV DNA이 양에 따른 재발율: >4.7×10³ genome/ml: 100% <4.7×10³ genome/ml: 51.4%	약제 중단당시 DNA (>4.7×10³ genome/ml)양이 많은 경우
류 등.[28] (2003) (n=85)	전체 재발율: 15%, 21%, 31% (6 mo, 1, 2 년때)	고령인 경우, 추가 투약기간이 짧을수록 (24개월 이하 투여군)
홍 등.[37] (2000) (n=65)	혈청전환 후 추가투여기간에 따른 누적 재발율 (6 개월때) <3mo: 50.0% at 6 mo >3mo: 22.2% at 6 mo	추가 투약기간이 짧을수록 (3개월 이하 투여군)
이 등.[30] (2003) (n=49)	e혈청전환후 중단당시 DNA양에 따른 재발율 (2 년때) < 200 copies/ml: 37% 200-100 copies/ml: 58% >1000 copies/ml: 73%	혈청전환 후 추가 투약기간이 6개월, 12개월은 차이가 없음 중단당시 HBV DNA 양에 따른 재발율이 차이가 있음

표 3은 한국인을 대상으로 라미부딘의 durability에 관한 임상연구 발표를 요약한 것으로서 라미부딘 치료후 e항원 혈청전환이 일어나고 나서 6-12개월 이상 라미부딘을 추가로 투약하는 것이 반응의

지속성을 높일 수 있다는 점을 시사하고 있다. 라미부딘 투여 중단 후 재발이 높은 환자군을 예측할 수 있는 임상적 지표가 연구되었다. 이 등은 e항원 혈청전환시점에서 HBV DNA양이 4.7×10^5 genome /ml 이상, 이하인 군에서 라미부딘 종료 후 6개월 시점에서 재발율이 100%, 51.4% 였다고 하였다.[29] 이 등은 e혈청 전환 후 라미부딘 투약기간이 6개월, 12개월 사이에 재발율의 차이는 없는 반면, 투약 종료 시점에서 HBV DNA양이 200 copies/ml 이하, 200~1000 copies/ml 사이, 1000 copies/ml 이상 일 때 약제 종료 2년 후 재발율은 각각 37%, 58%, 73%라고 하였다.[30] 따라서 라미부딘 종료시 HBV DNA 양도 재발과 연관된 인자라는 것을 알 수 있다. 이때 기준이 되는 DNA양을 정확하게 결정하기는 어렵지만, 현재까지 가장 예민한 진단법인 Roch Amplicor PCR (검출한계: 200 copies/ml) 이 기준이 될 수 있을 것으로 보인다. 치료반응 후 재발과 연관된 인자로서 변 등[31]은 고령환자, 높은 혈청 빌리루빈 수치, 혈청전환 후 추가 투약기간 등을 발표하였고, 윤 등[32]은 혈청전환후 추가투약기간이 12개월 이하인 경우가 12개월 이상인 경우보다 재발이 높고 (1년 후 66.6% vs 24.8%), 환자의 연령이 40세 이상인 경우가 40세 이하인 경우보다 재발율이 높다고 하였다 (1년 후 68% vs 35%, 2년 후 87% vs 46%).

2) 라미부딘의 적절한 투약기간 선정

e항원 양성인 경우 치료반응의 기준은 e항원 소실, ALT 정상화, DNA 음전화 (PCR 방법) 이며, 치료반응 후 적어도 1년 이상 라미부딘을 투약하는 것이 바람직하다. e항원 혈청전환 후 라미부딘 투여기간이 길면 길수록 약제 중단 후 재발율이 낮지만, 라미부딘 투약 기간이 길수록 약제 내성균주의 발생 빈도가 높아지므로, 적절한 투약기간을 e항원 혈청전환 후 12개월 정도 연장하는 것이 권장된다. e항원 양성환자에서 라미부딘의 지속적인 투약에도 혈청전환이 없는 경우 지속적으로 투약하면 e항원 혈청전환이 일어날 수 있으므로 e항원 전환때까지 지속적으로 투약하는 것이 원칙이지만, 이 경우 지속적인 투여로 인한 임상적 반응, 바이러스 반응, 질환의 중등도를 비교 평가해서 환자의 임상상태에 따라 중단하고 관찰해 볼 수도 있다.

e항원 음성 환자는 라미부딘 중단 후 재발율이 1년에 90% 정도로 e항원 양성 환자보다 더 높으므로 DNA 음전화, ALT 정상화 후에 1년 이상의 추가적인 투약기간이 필요할 것이다. 약제 중단 후 재발율이 높은 것을 고려할 때 DNA 음전화는 hybridization 방법 (10^5 copies/ml) 이 아닌 PCR 방법 (10^2 copies/ml) 으로 검사한 것으로 판정해야 할 것이다. 치료 반응 후 투약기간이 길어질수록 약제 내성이 증가한다는 점이 문제점으로 대두되고 있다.

2. 인터페론

e항원 양성인 환자에서 권장되는 투약기간은 4-6개월이며, e항원 음성인 경우는 1년간 투약이 필요하다. 임상결과로 볼 때 치료기간이 길어질수록 반응율이 증가하지만, 약제 부작용을 반드시 고려해야 한다. 인테페론 투약 후에는 delayed response가 있으므로 치료종료후 6-12개월동안 e항원 혈청전환여부등을 관찰해 보아야 한다.

3. 아데포비어

아데포비어의 투약 반응후 반응지속성에 대한 임상연구가 많지 않아 적절한 아데포비어 투약기간은 아직 확실하지 않다. 따라서 현재까지는 라미부딘 치료기간에 준해서 적용하는 것이 적절할 것으로 보이며, 향후 여러 임상 연구를 통해 적절한 투약기간을 알 수 있을 것이다. 예비연구 결과에서는 e항원 음성 환자에서는 약제 중단 후 1년이내 대부분 재발을 하므로 장기간 사용이 필요하다는 것을 시사하고 있다. 라미부딘 저항성 환자에서 사용한 경우, 특히 대상성 간경변증이나 간이식후 재발한 B형 간염에 장기간의 사용이 필요할 것이다.

라미부딘과 달리 2년째 부터는 약 2% 정도에서 신독성이 나타나므로 1년 이상 투약하는 경우, 투약 전에 이미 신장기능 저하가 있는 경우, 간이식후 사이클로스포린, FK 506등을 복용하는 경우는 신장기능을 1-3개월 마다 검사해야만 한다.

항바이러스 약제의 치료시 문제점 (라미부딘 돌연변이 대책)

라미부딘 저항성이란 일반적으로 라미부딘 투약 후 hybridization method로 혈청내 HBV DNA가 소실되었다가 적어도 2회 이상 검사에서 다시 혈청내 출현하는 경우를 말한다. 아시아인을 대상으로 한 임상연구에서 라미부딘 저항성 발생 빈도는 1, 2, 3, 4, 5년에 각각 14%, 38%, 49%, 66%, 69%였으며, 국내 임상연구에서 비슷한 내성빈도를 보였다.[9,38] 라미부딘 돌연변이와 연관된 치료전 임상요인으로 환자의 나이가 젊을수록, 치료전 급성악화가 없었던 경우, 치료전 HBV DNA이 양이 많을수록 돌연변이 발생이 많았다고 하였다.[39]

라미부딘 내성을 가진 간염환자의 임상경과는 다양하므로, 약제 치료 도중 라미부딘 내성이 발생한 경우, 환자의 임상상태에 따라 1) 라미부딘 계속투여, 2) 라미부딘 투여 중단후 관찰 3) 아데포비어로 추가 혹은 대체 등을 세가지로 고려해 볼 수 있다. 첫째, 약제 내성이 발생하고도 라미부딘 지속 투여가 도움될 수 있다는 임상적 근거는 일부 환자에서 내성 발생 후 비대상성 간기능저하가 일어날 수도 있지만, 대부분의 환자에서는 HBV DNA와 혈청ALT가 다시 감소한다고 하였다. 이론적으로는 라미부딘 내성 바이러스는 야생형 HBV에 비교해서 증식능력이 감소하므로, 야생형 HBV를 지속적으로 억제해 주는 것이 도움이 될 수 있다는 점이다. 라미부딘 3년간 투약 후 내성이 70.5%에서 보였으며, 내성이 발생한 환자에서 e항원 혈청소실 및 혈청전환율은 각각 3년에 20%, 15.1% 였다.[40] 그러나, 라미부딘 3년간 투여 후 간조직 검사를 비교한 연구에서 라미부딘 내성이 발생한 경우는 라미부딘 내성이 없는 경우보다 조직학적으로 호전이 된 경우가 적었고 (45% vs 77%), 악화된 경우가 많았다고 하였다 (15% vs 5%).[41] 둘째, 라미부딘 내성이 발생한 경우 간경변증이 없다면 라미부딘 중단 후 관찰해 볼 수 있다. 아시아권 만성 간염 라미부딘 임상연구에서 YMDD 돌연변이 발생 후 라미부딘을 중단한 다음 관찰한 결과 비대상성 간기능 악화는 없었고 약 20%에서 급성악화 (ALT가 정상의 5배 이상 증가) 를 보였다.

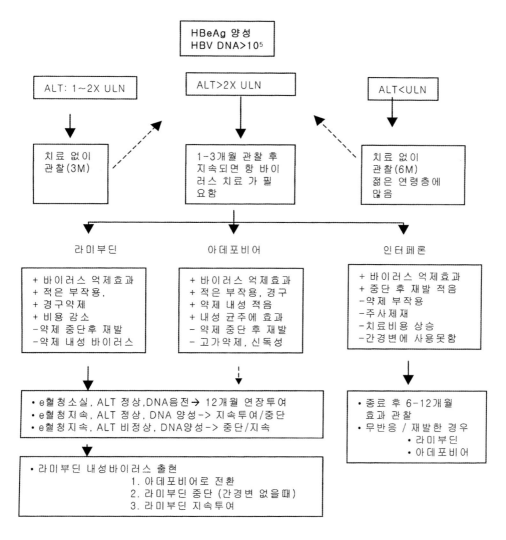

그림 1. HBeAg 양성 B형 간염 진료 요약

라미부딘 중단후 급성악화 연관된 인자는 약제 중단시 ALT가 정상의 2배 이상인 환자군이었다.[42] 국내에서 YMDD 내성이 발생한 후 라미부딘 지속/중단의 임상효과를 알기 위해 평균 20개월 동안 전향적대조 연구 결과 간염의 급성악화 (ALT 정상의 10배이상)는 라미부딘 중단군에서 16.2%, 라미부딘 지속군에서 10.8% 로 차이가 없었고, 비대상성 간기능 악화는 라미부딘 지속군에서 21.6%, 중단군에서 13.5% 발생하였으나 통계적 차이는 없었다.[43] 간기능이 보존된 (간경변증이 없는) 중년이상 환자에서 YMDD 내성 발생후 라미부딘 투여를 중단 할 수 있다고 하였고, 간기능이 저하된 젊은 환자군에서는 아데포비어로 전환을 하는 것이 필요하다고 하였다. 세번째 선택 가능한 것은 라미부딘 내성 발생후 아데포비어를 추가하거나 대체하는 방법이다. 이미 간경변이 있는 환자에서 약제 내성후 라미부딘을 중단하게 되면 급성악화를 초래하면서 비대상성 간부전으로 이행할 수 있으므로 아데포비어를 추가하거나 대체하는 것이다. 라미부딘과 아데포비어를 병용하는 것이 아데포비어 단독치료와 내성 균주에 비슷한 효과를 보이는 것으로 알려지고 있다.[44] 아데포비어로 대체하는 경우 라미부딘 중단으로 급격한 ALT 수치 상승을 막기 위해서 2-3개월 동안 두가지 약제를 병용하다가 라미부딘을 중단하는 것이 임상경과에 좋다고 권장되고 있다. 이상 세가지 선택 가능성을 제시하였고, 향후 많은 임상연구결과가 나올 것이라고 생각되지만, 내성 균주 발생시점에서 환자의 간경변증 존재 여부, 잔여 간기능을 정확하게 판단할 수 없다는 점이 임상적으로 어려운 점이다.

맺음말

과거와는 달리 요즘 만성 B형 간염 치료에서 인터페론 외에 라미부딘이라는 경구 약제를 사용하게 된 것은 B형 간염 치료의 획기적인 전환점이었다. 라미부딘의 약점인 돌연변이 바이러스가 발생한 경우 아데포비어 사용으로 보완함으로서 경구용 간염 치료제의 강점이 지속되고 있다. 인터페론은 부작용이 많지만 일단 반응이 있었던 경우 지속 반응율이 높으므로 일정환자 군에서 간염치료에 도움이 될 수 있을 것으로 보인다. 바이러스 측면에서 볼때, e항원 양성인 군은 그림 1과 같이 치료가이드 라인이 표준화되고 있지만, e항원 음성의 경우 현재 사용되고 있는 어떤 약제에도 치료 후 지속반응이 좋지 않아, 향후 새롭게 개발되는 약제에 기대가 된다.

[참고문헌]

1. Ikeda K, Saitoh S, Suzuki Y, et al. Disease progression and hepatocellular carcinogenesis in patients with chronic viral hepatitis: a prospective observation of 2215 patients. J Hepatol 1998; 28:930-8.

2. Fattovich G, Brollo L, Giustina G, et al. Natural history and prognostic factors for chronic hepatitis type B. Gut 1991; 32:294-8.

3. Lok AS, McMahon BJ. Chronic hepatitis B: update of recommendations. Hepatology 2004; 39:857-61.

4. EASL International Consensus Conference on Hepatitis B. 13-14 September, 2002: Geneva, Switzerland. Consensus statement (short version). J Hepatol 2003; 38:533-40.

5. Liaw YF, Leung N, Guan R, Lau GK, Merican I. Asian-Pacific consensus statement on the management of chronic hepatitis B: an update. J Gastroenterol Hepatol 2003; 18:239-45.

6. Dienstag JL, Schiff ER, Wright TL, et al. Lamivudine as initial treatment for chronic hepatitis B in the United States. N Engl J Med 1999; 341:1256-63.

7. Lai CL, Chien RN, Leung NW, et al. A one-year trial of lamivudine for chronic hepatitis B. Asia Hepatitis Lamivudine Study Group. N Engl J Med 1998; 339:61-8.

8. Schalm SW, Heathcote J, Cianciara J, et al. Lamivudine and alpha interferon combination treatment of patients with chronic hepatitis B infection: a randomised trial. Gut 2000; 46:562-8.

9. Liaw YF, Leung NW, Chang TT, et al. Effects of extended lamivudine therapy in Asian patients with chronic hepatitis B. Asia Hepatitis Lamivudine Study Group. Gastroenterology 2000; 119:172-80.

10. Chien RN, Liaw YF, Atkins M. Pretherapy alanine transaminase level as a determinant for hepatitis B e antigen seroconversion during lamivudine therapy in patients with chronic hepatitis B. Asian Hepatitis Lamivudine Trial Group. Hepatology 1999; 30:770-4.

11. Perrillo RP, Lai CL, Liaw YF, et al. Predictors of HBeAg loss after lamivudine treatment for chronic hepatitis B. Hepatology 2002; 36:186-94.

12. Tassopoulos NC, Volpes R, Pastore G, et al. Efficacy of lamivudine in patients with hepatitis B e antigen-negative/hepatitis B virus DNA-positive (precore mutant) chronic hepatitis B.Lamivudine Precore Mutant Study Group. Hepatology 1999; 29:889-96.

13. Hadziyannis SJ, Papatheodoridis GV, Dimou E, Laras A, Papaioannou C. Efficacy of long-term lamivudine monotherapy in patients with hepatitis B e antigen-negative chronic hepatitis B. Hepatology 2000; 32:847-51.

14. Rizzetto M, Volpes R, Smedile A. Response of pre-core mutant chronic hepatitis B infection to lamivudine. J Med Virol 2000; 61:398-402.

15. Wong DK, Cheung AM, O'Rourke K, Naylor CD, Detsky AS, Heathcote J. Effect of alpha-interferon treatment in patients with hepatitis B e antigen-positive chronic hepatitis B. A meta-analysis. Ann Intern Med 1993; 119:312-23.

16. Lok AS, Lai CL, Wu PC, Leung EK. Long-term follow-up in a randomised controlled trial of recombinant alpha 2-interferon in Chinese patients with chronic hepatitis B infection. Lancet 1988; 2:298-302.

17. Perrillo RP, Wright T, Rakela J, et al. A multicenter United States-Canadian trial to assess lamivudine monotherapy before and after liver transplantation for chronic hepatitis B. Hepatology 2001; 33:424-32.

18. Lok AS, Ghany MG, Watson G, Ayola B. Predictive value of aminotransferase and hepatitis B virus DNA levels on response to interferon therapy for chronic hepatitis B. J Viral Hepat 1998; 5:171-8.

19. Lampertico P, Del Ninno E, Manzin A, et al. A randomized, controlled trial of a 24-month course of interferon alfa 2b in patients with chronic hepatitis B who had hepatitis B virus DNA without hepatitis B e antigen in serum. Hepatology 1997; 26:1621-5.

20. Fattovich G, Farci P, Rugge M, et al. A randomized controlled trial of lymphoblastoid interferon-alpha in patients with chronic hepatitis B lacking HBeAg. Hepatology 1992; 15:584-9.

21. Oliveri F, Santantonio T, Bellati G, et al. Long term response to therapy of chronic anti-HBe-positive hepatitis B is poor independent of type and schedule of interferon. Am J Gastroenterol 1999; 94:1366-72.

22. Marcellin P, Chang TT, Lim SG, et al. Adefovir dipivoxil for the treatment of hepatitis B e antigen-positive chronic hepatitis B. N Engl J Med 2003; 348:808-16.

23. Hadziyannis SJ, Tassopoulos NC, Heathcote EJ, et al. Adefovir dipivoxil for the treatment of hepatitis B e antigen-negative chronic hepatitis B. N Engl J Med 2003; 348:800-7.

24. Angus P, Vaughan R, Xiong S, et al. Resistance to adefovir dipivoxil therapy associated with the selection of a novel mutation in the HBV polymerase. Gastroenterology 2003; 125:292-7.

25. Westland CE, Yang H, Delaney WEt, et al. Week 48 resistance surveillance in two phase 3 clinical studies of adefovir dipivoxil for chronic hepatitis B. Hepatology 2003; 38:96-103.

26. Dienstag JL, Cianciara J, Karayalcin S, et al. Durability of serologic response after lamivudine treatment of chronic hepatitis B. Hepatology 2003; 37:748-55.

27. Song BC, Suh DJ, Lee HC, Chung YH, Lee YS. Hepatitis B e antigen seroconversion after lamivudine therapy is not durable in patients with chronic hepatitis B in Korea. Hepatology 2000; 32:803-6.

28. Ryu SH, Chung YH, Choi MH, et al. Long-term additional lamivudine therapy enhances durability of lamivudine-induced HBeAg loss: a prospective study. J Hepatol 2003; 39:614-9.

29. Lee KM, Cho SW, Kim SW, Kim HJ, Hahm KB, Kim JH. Effect of virological response on post-treatment durability of lamivudine-induced HBeAg seroconversion. J Viral Hepat 2002; 9:208-12.

30. Lee HC, Suh DJ, Ryu SH, et al. Quantitative polymerase chain reaction assay for serum hepatitis B virus DNA as a predictive factor for post-treatment relapse after lamivudine induced hepatitis B e antigen loss or seroconversion. Gut 2003; 52:1779-83.

31. Byun KS, Yeon JE, Lee CH, et al. Factors related to post-treatment relapse in chronic hepatitis B patients who lost HBeAg after lamivudine therapy. J Hepatol 2003; 38(supple 2):130.

32. Yoon SK. Result of long-term lamivudine therapy in Korea. The first international liver symposium for evolving issue in Asia-Pacific Countries. 2004; 3 - 7-14.

33. 류수형, 서동진, 신정우, 이한주, 정영화, 이영상. 라미부딘에 의한 HBeAg의 혈청전환 후 장기간의 부가적인 라미부딘의 투여는 재발을 줄일 수 있을 것인가? 대한간학회지 2002; 8:S11.

34. 권오상, 김선숙, 최덕주 등. 만성 B형 간염에서 라미부딘 치료중 e항원 음전율 및 투약중단 후 재발율. 대한간학회지 2000; 6:S22.

35. Yang SH, Chung Y-H, Jung SA, et al. Predictive factors of recurrence during the treatment with lamivudine in patients with chronic hepatitis. Hepatology 1999; 30(4 PART 2):645A.

36. Jang JW, Yoon SK, Bae SH, et al. Extended lamivudine treatment for chronic hepatitis B patients in Korea: 3-year results on efficacy and durability of response. J Gastroenterol Hepatol 2002; 17(supple):A24.

37. Hong SP, Han KH, Ahn SH, et al. Long-term effect of lamivudine treatment in patients with chronic hepatitis B: Efficacy and durability of response after cessation of treatment. Hepatology 2000; 32(4 PART 2):587A.

38. Leung NW, Lai CL, Chang TT, et al. Extended lamivudine treatment in patients with chronic hepatitis B enhances hepatitis B e antigen seroconversion rates: results after 3 years of therapy. Hepatology 2001; 33:1527-32.

39. Tsubota A, Arase Y, Suzuki F, et al. Severe acute exacerbation of liver disease may reduce or delay emergence of YMDD motif mutants in long-term lamivudine therapy for hepatitis B e antigen-positive chronic hepatitis B. J Med Virol 2004; 73:7-12.

40. Yao GB, Cui ZY, Wang BE, Yao JL, Zeng MD. A 3-year clinical trial of lamivudine in treatment of patients with chronic hepatitis B. Hepatobiliary Pancreat Dis Int 2004; 3:188-93.

41. Dienstag JL, Goldin RD, Heathcote EJ, et al. Histological outcome during long-term lamivudine therapy. Gastroenterology 2003; 124:105-17.

42. Wong VW, Chan HL, Wong ML, Tam JS, Leung NW. Clinical course after stopping lamivudine in chronic hepatitis B patients with lamivudine-resistant mutants. Aliment Pharmacol Ther 2004; 19:323-9.

43. 김윤준, 정준오, 김병관, 윤정환, 이효석, 김정룡. YMDD 변이종에 감염된 만성 B형 간염환자에서 라미부딘 중단 및 지속군에서의 임상경과: 전향적 대조군 연구. 대한간학회지 2004; 10:S101.

44. Peters MG, Hann Hw H, Martin P, et al. Adefovir dipivoxil alone or in combination with lamivudine in patients with lamivudine-resistant chronic hepatitis B. Gastroenterology 2004; 126:91-101.

2-8

간경변증에서 B형 간염 바이러스에 대한 항바이러스 요법

Antiviral therapy for hepatitis B virus in liver cirrhosis

정 영 화

서 론

지속적으로 간세포가 파괴되면 간세포의 기능이 감소함과 동시에 간 실질 내에 섬유질이 침착하고 재생 결정이 발생함으로써 간의 구조가 왜곡되어 이에 따른 각종 치명적 합병증들이 나타난다. 그러므로, 만성 간질환 환자들의 치료에 있어서 간세포 부전증이나 간섬유화에 의한 합병증들을 적절히 치료하고 질병의 진행을 늦추는 노력은 환자들의 생존 기간을 연장하고 삶의 질을 개선하는데 매우 중요하다.

만성적으로 간세포 손상을 일으키는 다양한 원인들이 모두 간섬유화를 일으킬 수 있다. 알코올, 간염 바이러스, 심혈관 질환 및 간정맥 폐쇄증, 담도 폐쇄, 자가면역 질환, 혈색소증이나 윌슨병 등의 대사성 질환들, 여러 종류의 간독성 약물들이 모두 간세포 손상과 함께 간섬유화를 일으킬 수 있다. 그러나, 우리 나라에서 간경변증의 가장 중요한 원인은 B형 간염 바이러스(HBV)이다. 우리나라 전체 인구의 약 5 ~ 6%가 B형 간염 바이러스 보유자이며 만성 간염 환자들의 80%, 그리고 간세포암 환자들의 70%에서 만성 HBV 감염증이 확인된다. 그러므로, 우리 나라에서 HBV에 대한 항바이러스 요법은, 만성 간염 환자들이 간경변증으로 진행하는 것을 억제하고, 간경변증 환자들에서 간세포 기능의 보존함은 물론 간섬유화 과정을 지연시키며, 나아가 간세포암의 발생을 억제시키는데 매우 중요한 역할을 할 수 있을 것으로 기대되고 있다.

그러나, 아직까지도 간경변증 환자들에 적용할 수 있는 항바이러스 요법들은 매우 제한적이다. HBV에 대한 항바이러스 요법으로 지금까지 가장 오래 동안 사용해 왔던 인터페론은 비대상성 (decompensated) 간경변증 환자들에게 사용될 경우 치명적인 합병증을 유발할 수 있는 것으로 알려져 있다. 따라서 일반적으로 Child-Pugh B등급이나 C등급 환자들에게는 인터페론 투여를 피해야 한다. 한편, 비교적 부작용이 적은 항바이러스제인 라미부딘(lamivudine)은 약 10여년 전부터 B형 간염 환자들에게 널리 이용되어 왔다. 또한, 라미부딘은 비대상성 간경변증 환자들에게도 안전하고 효과적임이 다수의 연구 결과들에 의해 입증되었다. 그러나 라미부딘을 장기간 투여할 경우 주로 YMDD 영역의 돌연변이 출현에 의해 이 약물에 대한 저항성이 흔히 발생한다. 이렇게 라미부딘에 저항성을 갖는 HBV의 출현은 특히 비대상성 간경변증 환자들에게 치명적인 결과를 초래할 수도 있다. 그러므로, 비대상성 간경변증 환자들에게 라미부딘을 장기간 투여하는 것이 과연 안전하고 효과적인지에 대해서는 앞으로 광범위한 추가 연구가 필요한 실정이다.

본 장에서는 간경변증을 동반한 B형 만성 간염의 치료로서 각종 항바이러스 요법들에 대한 연구 결과들을 고찰함으로써 향후 HBV-관련 간경변증 환자들에게 항바이러스 요법을 임상적으로 적용하는데 지침을 제공하고자 한다.

간경변증에서 B형 간염 바이러스에 대한 항바이러스 요법 (그림 1)

1) 인터페론 (interferons)

B형 간염 환자들에 대한 항바이러스 요법들 중 가장 먼저 그 효과가 인정된 방법은 인터페론 요법이다. 인터페론 투여에 의해 양호한 반응을 보이는 환자들에서는 혈청학적 혹은 바이러스학적 반응뿐 아니라 간의 조직학적 향상도 관찰된다. 더욱이 인터페론에 양호한 반응을 나타내는 환자들은 대부분 간세포 기능이 향상됨과 동시에 간조직내 TGFβ_1 mRNA와 procollagen type III mRNA, 그리고 상응하는 혈청 단백의 발현이 억제되고 간 성상 세포의 증식 역시 억제되는 것으로 보고되어 있다. 즉, 인터페론은 B형 만성 간염 환자에서 간경변증으로의 진행을 늦추는데 효과가 있을 것으로 보인다.

인터페론은 항바이러스 효과와 함께 면역 항진 효과를 가지고 있다. 따라서, B형 만성 간염 환자에게 인터페론을 투여할 때, 약 3분의 1에서는 초기에 혈청 ALT(alanine aminotransferase)치의 급상승과 함께 간세포 기능의 저하를 나타낸다. 따라서 인터페론을 비대상성 간경변증 환자들 (Child-Pugh B 혹은 C등급)에게 투여할 경우 간세포부전증을 일으켜 치명적인 결과를 초래할 수 있다. 인터페론을 저용량부터 투여하기 시작하면 혈청 ALT치의 급상승을 예방할 수 있다는 보고가 있으나, 이러한 방법 역시 간경변증 환자에서는 심한 감염증 등의 합병증을 일으킬 수 있는 것으로 보고되고 있으므로, 비대상성 간경변증 환자들에게 적용하기는 힘들 것으로 보인다. 그러므로, 비대상성 간경변증 환자들 (Child-Pugh B 혹은 C등급)에게는 항바이러스 요법으로서 인터페론을 투여하지 않는 것이 일반적이다. 이와 같은 권고는 미국, 유럽 및 아시아태평양 간학회의 권장안에서 모두 동일하다.

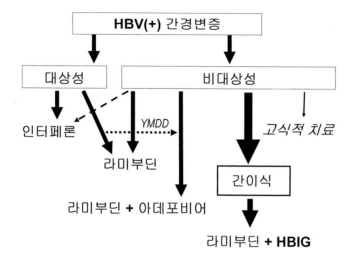

그림 1. B형 간염을 동반한 간경변증에 대한 치료법의 선택

    지금까지의 연구 결과들을 종합하면, 대상성 간경변증 (Child-Pugh A등급) 환자들에게는 항바이러스 요법으로 인터페론을 투여할 수 있으나 간기능 악화 여부를 면밀히 추적 관찰해야 할 것으로 보인다. 또한, 간경변증 환자들에게 인터페론을 투여할 경우에는 가능하면 저용량으로부터 시작하여 혈청 HBV-DNA 양의 변화에 따라 용량을 늘려가는 방법을 시도함으로써 급성 악화를 예방할 수 있을 것으로 보인다.

2) 핵산 유도체 (nucleoside analogues)

    지금까지, B형 만성 간염 환자들에게 항바이러스제로서 사용이 인정된 핵산 유도체들은 라미부딘과 아데포비어(adefovir)이다. 이들은 주로 HBV DNA에 직접 결합하거나 역전사 효소(reverse transcriptase)에 작용하여 HBV DNA의 복제를 억제함으로써 항바이러스 효과를 나타낸다. 반면, 직접적으로 면역 기능에 변화를 일으키지 않기 때문에 인터페론 요법에서 관찰되는 혈청 ALT치의 급상승은 초래하지 않는다. 또한 혈액내 적혈구, 백혈구 혹은 혈소판 수의 감소를 유발하지 않기 때문에 심한 간경변증 환자에게도 비교적 안전한 것으로 알려져 있다.

(1) 라미부딘 (lamivudine)

    라미부딘은 핵산 유도체로서 HBV의 역전사 효소를 억제함으로써 바이러스의 복제 증식 과정을 차단하여 HBV의 활동성을 줄이는 효과를 나타낸다. 이 약제는 경구용으로 사용할 수 있어 편리하고, 일일 300mg까지의 용량으로는 부작용이 거의 없으며, 간염의 급성 악화를 일으키지 않아 간세포의 기능이 많이 감소된 간경변증 환자들에서도 대체적으로 안전하다는 사실이 큰 장점으로 부각되고 있다. 그러나, 최근 들어, 라미부딘 투여에 의해 CD4 및 CD8 양성 세포 면역 반응들이 회복될 수 있음이 실험실 연구에서 밝혀졌다. 이와 같은 면역학적 변화는 장기간의 라미부딘 투여에 의해 간세포의 파괴 및 간기능의 악화가 초래될 가능성을 시사하는 것이므로 향후에 특히 간경변증 환자에 대한 라미부딘 장기 투여시 주의 깊은 관찰과 대처가 필요할 것으로 보인다.

지금까지 행해진 여러 연구들은 비대상성 간경변증 환자들에 대한 라미부딘 투여에 대해 일반적으로 긍정적인 결과들을 보고하고 있다. 그러나 아직까지 비대상성 간경변증 환자들에 대한 라미부딘 장기간 투여의 효과 및 안전성에 대한 연구 보고들은 미미한 실정이다. Villeneuve 등은 35 예의 비대상성 간경변증 (Child-Pugh B 혹은 C등급) 환자들에 대한 라미부딘 투여 효과를 긍정적으로 보고하였다. 대상 예들 중 5 예는 사망하였고, 7예는 라미부딘 투여 6 개월 이내에 간이식을 받았으며, 나머지 23 예들은 대부분 임상적인 호전을 나타냈다. 특히 라미부딘 투여 9 개월 이후에는 이러한 임상적 개선 소견들이 두드러졌다고 보고하였다. 즉, 라미부딘 투여에도 불구하고 초기에 사망하였거나 간이식이 필요했던 예들과 함께, 장기간의 라미부딘 투여에 의해 대상부전증들이 개선되는 양호한 효과를 보이는 예들이 공존하였다. Fontana 등이 154예의 비대상성 간경변증 환자들을 대상으로 평균 16 개월간 라미부딘을 투여한 다른 연구에서도 생존 여부에 뚜렷한 이중 (biphasic) 양상을 나타냈다. 즉 사망한 32 예들 중 25 예 (78%)가 라미부딘 투여후 초기 6 개월내에 간부전증의 합병증으로 사망하였다. 반면에, 라미부딘 투여 후 6개월 이상 생존한 예들의 3년 생존율은 88%에 달했다. 또한, 다변량 분석 결과, 치료전 혈청 빌리루빈 및 creatinine치의 상승과 bDNA법으로 검출 가능한 HBV-DNA의 존재가 6개월이내 사망할 확률과 유의한 상관 관계를 가짐을 확인할 수 있었다. 즉, 비대상성 간경변증 환자들 중 일부는 라미부딘 단독요법으로 도움을 받지 못하며 반드시 서둘러 간이식을 시행해야 할 것으로 보인다. 그러나, 어떤 임상상을 보이는 환자들이 라미부딘 투여에 의해 임상적 호전이 기대되고, 어떤 환자들이 라미부딘 투여에 의해 도움을 받지 못하는지에 대해서는 앞으로 추가적인 연구가 필요한 실정이다.

라미부딘의 장기 투여가 비대상성 간경변증 환자들의 생존 기간을 연장시킬 수 있을까? 혹은 간이식이 필요한 시점까지의 기간을 연장시킬 수 있을까? 미국의 한 연구에서는, 라미부딘 투여군의 생존 기간과 간이식까지의 시간이 연령, 성별, 그리고 Child-Pugh 등급을 일치시킨 역사적 코호트와 비교하여 의미있게 길었다고 보고하고 있다. 그러나, 아직까지 이에 대한 해답은 명확치 않다. 즉, 비대상성 간경변증 환자에서 라미부딘 장기 투여의 효과를 정확히 판단하기 위해서는 앞으로 대규모 대조연구가 필요할 것으로 보인다.

라미부딘을 장기간 단독으로 투여하면 주로 HBV-DNA의 YMDD영역에 발생하는 돌연변이에 의해 라미부딘에 저항성이 생긴다는 사실은 이미 잘 알려져 있다. 이 경우, 간손상이 지속되어 일부 환자들, 특히 비대상성 간경변증 환자들에서는 심한 간부전증이 발생할 수 있다는 보고들이 있다. 따라서 비대상성 간경변증 환자들에서 라미부딘을 장기간 투여할 경우, 라미부딘 저항성의 발생을 면밀히 추적 관찰함은 물론, YMDD 돌연변이의 발생시 즉시 아데포비어를 투여하는 등의 신속한 대처가 요구된다.

(2) 아데포비어 (adefovir)

아데포비어는 핵산 adenosine monophosphate 의 유도체로서 야생형 및 YMDD 돌연변이형 HBV에 대해 모두 항바이러스 효과를 보인다. 또한, 아데포비어는 장기간 투여시 약제 저항성의 출현 빈도가 매우 낮아 2년간의 아데포비어 투여 후에 3 내지 4%에서 발생하는 것으로 보고되고 있다. 그러므로, 라미부딘의 장기 투여에 의해 YMDD 돌연변이가 발생하여 라미부딘에 저항성이 생겼을 때, 특히 비대상성 간경변증 환자들의 경우 간부전증의 발생 우려가 있을 때, 유용하게 사용할 수 있는 약물이다.

일일 10mg의 아데포비어 투여는 비대상성 간경변증 환자들과 간이식 후 재발한 만성 간염 환자들에게서도 대상성 만성 간질환 환자들과 유사한 항바이러스 효과를 나타내는 것으로 보고되었다. 또한 이와 같은 항바이러스 효과는 간기능의 호전과 동시에 Child-Pugh 등급의 개선을 동반하는 것으로 알려져 있다.

만성 간염 환자들에서 일일 10mg의 아데포비어 투여로는 신기능 이상이 초래되지 않는다고 보고되었지만 고용량 (일일 30mg)의 아데포비어는 신기능 이상을 일으킬 수 있는 것으로 알려져 있다. 그리고, 비대상성 간부전증 환자들은 신기능 이상을 동반하는 경우가 드물지 않다. 따라서, 간경변증 환자 특히 비대상성 환자들에게 아데포비어를 투여할 경우에 과연 신기능 이상을 유발하지 않을지에 대해서는 앞으로 추가 연구가 필요한 실정이다. 또한, 이러한 환자들에게 장기간 아데포비어를 투여할 경우에는 신기능을 면밀히 추적 관찰할 필요가 있을 것으로 보인다.

(3) 기타 핵산 유도체 (other nucleoside analogues)

B형 간염 바이러스에 대한 항바이러스제로서 현재 2상 혹은 3상의 임상연구를 시행하고 있는 핵산 유도체들로는 entecavir, clevudine, telbivudine (L-dT), tenofovir,, remofovir, LB80380 등이 있다. 이들 중 일부는 아데포비어와 유사하게 YMDD 돌연변이형에도 항바이러스 효과를 나타내는 것으로 보고되고 있다. 그리고, entecavir는 신기능 이상을 일으키지 않는 것으로 알려져 앞으로 특히 비대상성 간경변증 환자에서 HBV에 대한 항바이러스제로 유용할 가능성이 있다. 한편, clevudine은 라미부딘이나 아데포비어에 비해 보다 강력하고 지속적인 항바이러스 효과가 있는 것으로 보고되어 향후 이러한 장점을 이용한 임상적 유용성이 시사되고 있다. 또한, tenofovir를 Child-Pugh C 등급의 간경변증 환자에게 4주간 투여한 후 Child-Pugh A등급으로 간기능이 호전되었다는 보고도 있어 앞으로의 추가적인 임상 연구 결과가 기대되고 있다.

여러 핵산 유도체들의 HBV 억제 효과에 대한 임상 연구들이 완료되고, 그 결과 라미부딘이나 아데포비어와 비교하여 안전성과 효과에 있어 우월한 점이 입증된다면, 앞으로 비대상성 간경변증 환자에서 HBV에 대한 항바이러스 요법에 좀더 넓은 선택의 여지가 생길 수 있을 것으로 기대된다.

결 론

만성 B형 간염 바이러스 감염증에 의한 간경변증 환자들에서, 활발한 HBV의 증식과 함께 간세포 괴사가 지속되면 HBV에 대한 항바이러스 요법이 필요할 수 있다. 간경변증 환자들에서 항바이러스 요법은 질병의 진행을 지연시키며 생존 기간을 연장시킬 수 있는 것으로 보고되고 있다.

대상성 간경변증 환자들에서는 인터페론을 이용할 수 있고, 라미부딘이나 아데포비어 등 핵산 유도 체를 초기부터 투여할 수도 있다. 인터페론을 사용할 경우에는 간기능 급성 악화의 발생 여부를 면밀히 추적 관찰하여 대비하여야 한다. 저용량으로부터 차츰 인터페론의 투여량을 늘려가는 방법이 급성 악화의 가능성을 줄이기도 한다. Child-Pugh B 혹은 C등급의 비대상성 간경변증 환자들에서는 인터페론 투여에 의해 심한 간부전증이 유발될 수 있으므로 가능하면 그 사용을 피하여야 한다.

비대상성 간경변증 환자들에서 HBV에 대한 항바이러스 요법을 시행할 경우에는 핵산 유도체를 이용한다. 라미부딘은 비대상성 간경변증 환자들에게도 비교적 안전한 것으로 알려져 있으므로 일차적으로 선택할 수 있다. 이들에게 장기간 라미부딘 투여시 라미부딘 저항성이 발생하면, 아데포비어를 함께 사용할 수 있다. 그러나 아데포비어는 신기능 이상을 초래할 가능성이 있는 약제이므로 일부 말기 간경변증 환자들에게는 사용하기 어려울 수도 있다.

현재 여러 핵산 유도체들의 HBV에 대한 항바이러스 효과에 대한 임상 연구들이 활발히 진행되고 있으므로, 라미부딘이나 아데포비어와 비교하여 항바이러스 효과가 우월하고 보다 안전한 약물들이 가까운 미래에 임상에 적용될 수 있을 것으로 기대된다. 이들 새로운 약제들은 비대상성 간경변증 환자들에서 HBV에 대한 항바이러스 요법을 시행하는데 보다 안전하고 효과적인 치료법을 제공할 수 있을 것으로 기대된다.

[참고문헌]

1. De Jongh FE, Janssen HLA, De Man RA, Hop WCJ, Schalm SW Blankenstein MV. Survival and prognostic indicators in hepatitis B surface antigen-positive cirrhosis of the liver. Gastroenterology 1992;103:16301635.

2. Perrillo R, Tamburro C, Regenstein F, Balart L, Bodenheimer H, Silva M, Schiff E, Bodicky C, Miller B, Denham C, Brodeur C, Roach K, Albrecht J. Low dose, titratable interferon alfa in decompensated liver disease caused by chronic infection with hepatitis B virus. Gastroenterology 1995;109:908916.

3. Liaw Y-F, Leung N, Guan R, Lau G, Merican I. Asian-Pacific consensus statement on the management of chronic hepatitis B: An update. J Gastroenterol Hepatol 2003;18:239-249.

4. De Francis R, Hadengue A, Lau G. EASL international consensus conference on Hepatitis B: Consensus statement. J Hepatol 2003;39:S3-S25.

5. Perillo RP. EASL international consensus conference on Hepatitis B: Management of the patient with

hepatitis B virus-related cirrhosis. J Hepatol 2003;39:S177-S180.

6. Lok ASF, McMahon BJ. Chronic hepatitis B: Update of recommendations. Hepatology 2004;39:857-861.

7. Hoofnagle JH, Di Bisceglie AM, Waggoner JG, Y. Park Y. Interferon alfa for patients with clinically apparent cirrhosis due to chronic hepatitis B. Gastroenterology 1993;104:11161121.

8. Perrillo R, Wright T, Rakela J, Levy G, Schiff E, Gish R, Martin P, Dienstag J, Adams P, Dickson R, Anschuetz G, Bell S, Condreay L, Brown N, Lamivudine North American Transplant Group. A multicenter United States-Canadian trial to assess lamivudine monotherapy before and after liver transplantation for chronic hepatitis B. Hepatology 33 2001;33:424432.

9. Villeneuve J-P, Condreay LD, Willems B, Pomier-Layrargues G, Fenyves D, Bilodeau M, Leduc R, Peltekian K, Wong F, Margulies M, Heathcote EJ. Lamivudine treatment for decompensated cirrhosis resulting from chronic hepatitis B. Hepatology 2000;31:207210.

10. Yao FY, Bass NM. Lamivudine treatment in patients with severely decompensated cirrhosis due to replicating hepatitis B infection. J Hepatol 2000;33:301307.

11. Fontana RJ, Hann H-WL, Perrillo RP, Vierling JM, Wright T, Rakela J, Anschuetz G, Davis R, Gardner SD, Brown NA. Determinants of survival in patients with decompensated chronic hepatitis B treated with antiviral therapy. Gastroenterology 2002;123:719727.

12. 양수현, 정영화, 정성애, 정석원, 송병철, 장우영, 이상수, 이한주, 이영상, 서동진. 만성 B형 간염을 동반한 간경변증 환자에서 라미부딘 요법의 효과 및 안전성. 대한내과학회지 2001;60(2.:131-138.

13. Markowitz JS, Martin P, Conrad AJ, Markmann JE, Seu P, Yersiz H, Goss JA, Schmidt P, Pakrasi A.; Artinian L.; Murray N.G.B.; Imagawa D.K.; Holt C.; Goldstein LI, Stribling R, Busuttil RW. Prophylaxis against hepatitis B recurrence following liver transplantation using combination lamivudine and hepatitis B immune globulin. Hepatology 1998;28:585589.

14. Perrillo RP. Acute flares in chronic hepatitis B: the natural and unnatural history of an immunologically mediated disease. Gastroenterology 2001;120:10091022.

15. Boni C, Bertoletti A, Penna A, Cavalli A, Pilli M, Urbani S, Scognamiglio P, Boehme R, Panebianco R, Fiaccadori F, Ferrari C. Lamivudine treatment can restore T cell hyporesponsiveness in chronic hepatitis B. J Clin Invest 1998;102:968975.

16. Yao FY, Terrault NA, Freise C, Maslow L, Bass NM. Lamivudine treatment is beneficial in patients with severely decompensated cirrhosis and actively replicating hepatitis B infection awaiting liver transplantation: a comparative study using a matched, untreated cohort. Hepatology 2001;34:411416.

17. Ryu SH, Chung Y-H, Choi MH, Kim JA, Shin JW, Jang MK, Park NH, Lee HC, Lee YS, Suh DJ. Long-Term Additional Lamivudine Therapy Enhances Durability of Lamivudine-Induced HBeAg Loss: A prospective study. J Hepatol 2003;39:614-619.

18. 류수형, 정영화. YMDD 변이형 B형 간염바이러스에 대한 치료 대책. 대한간학회지 2004;10(1.:1-10.

19. Marcellin P, Chang TT, Lim SG, Tong MJ, Sievert W, Shiffman ML, Jefers L, Goodman Z, Wulfsohn MS, Xiong S, Fry J, Brosgart CL, Adefovir Dipivoxil 437 Study Group. Adefovir dipivoxil for the treatment of hepatitis B e antigen-positive chronic hepatitis B. N Engl J Med 2003;348:808-816.

20. Hadziyannis SJ, Tassopoulos NC, Heathcote EJ, Chang TT, Kitis G, Rizzetto M, Marcellin P, Lim SG, Goodman Z, Wulfsohn MS, Xiong S, Fry J, Brosgart CL, Adefovir Dipivoxil 438 Study Group. Adefovir

dipivoxil for the treatment of hepatitis B e antigen-negative chronic hepatitis B. N Engl J Med 2003;348:800-807.

21. Peters MG, Singer G, Howard T, Jacobsmeyer S, Xiong X, Gibbs CS, Lamy P, Murray A. Fulminant hepatic failure resulting from lamivudine-resistant hepatitis B virus in a renal transplant recipient: durable response after orthotopic liver transplantation on adefovir dipivoxil and hepatitis B immune globulin. Transplantation 1999;68:19121914.

22. Mutimer D, Pillay D, Shields P, Cane P, Ratcliffe D, Martin B, Buchan S, Boxall L, O'Donnell K, Shaw J, Hubscher S, Elias E. Outcome of lamivudine resistant hepatitis B virus infection in the liver transplant recipient. Gut 2000;46:107113.

23. Perrillo R, Schiff E, Yoshida E, Statler A, Hirsch K, Wright T, Gutfreund K, Lamy P, Murray A. Adefovir dipivoxil for the treatment of lamivudine-resistant hepatitis B mutants. Hepatology 2000;32:129134.

24. Angus P, Vaughan R, Xiong S, Yang H, Delaney W, Gibbs C, Brosgart C, Colledge D, Edwards R, Ayres A, Bartholomeusz A, Locarnini S. Resistance to adefovir dipivoxil therapy associated with the selection of a novel mutation in the HBV polymerase. Gastroenterology 2003;125:292-297.

25. Perrilo R, Hann HW, Mutimer D, Willems B, Leung N, Lee WM, Moorat A, Gardner S, Woessner M, Bourne E, Brosgart CL, Schiff E. Adefovir dipivoxil added to ongoing lamivudine in chronic hepatitis B with YMDD mutant hepatitis B virus. Gastroenterology 2004;126:81-90.

26. Peters M, Hann HW, Martin P, Heathcote EJ, Buggisch P, Robin R, Bourliere M, Kowdley K, Trepo S, Gray DF, Sulliva M, Kleber K, Ebrahimi R, Xiong S, Brosgart CL. Adefovir dipivoxil alone or in combination with lamivudine in patients with lamivudine resistant chronic hepatitis B. Gastroenterology 2004;126:91-101.

27. Marcellin P, Mommeja-Marin H, Sacks SL, Lau G, Sereni D, Bronowickie J-P, Conway B, Trepo C, Blum MR, Yoo BC, Mondou E, Sorbel J, Snow A, Rousseau F, Lee H-S. A phase II dose-escalating trial of clevudine in patients with chronic hepatitis B. Hepatology 2004;40:140-148.

2-9

특수 조건에서 B형 간염 항바이러스 제제의 사용

Antiviral therapy in special groups of patients with hepatitis B

윤 정 환

서 론

우리나라는 과거 B형 간염 만연 지역으로 널리 알려져 왔으나, 효과적인 B형 간염 예방 백신 및 수직 감염 예방법이 개발된 후에는 B형 간염 바이러스 보유율이 점차 감소하고 있는 상황이다. 하지만 아직까지도 HBsAg 양성률이 서구 및 이웃한 일본과 비교해서도 유의하게 높다. B형 간염의 병태 생리에서는 HBV의 증식 및 HBV에 특이한 면역 반응이 주 역할을 하는데, 임상에서 사용되는 약제, 특히 면역억제제나 항암화학요법제의 사용이 HBV 증식 및 면역 체계의 활성에 영향을 미칠 수가 있다. 최근 각종 장기 이식이 활발히 시행되며 효과적인 항암화학요법제가 개발되어 그 사용 빈도가 증가하고 있으므로, HBsAg 혹은 anti-HBc 단독 양성인 환자 및 장기 공여자에서 HBV 감염과 관련된 여러 임상적 난제를 경험하게 된다. 본 장에서는 이러한 점에 관해서 최근까지 알려진 정보를 정리하고 현 시점에서의 해결 방안을 제시하고자 한다.

B형 간염바이러스 보유자에서 면역억제제 또는 항암화학요법 시행 시 항바이러스제 치료

1. 병태 생리

B형 간염에서는 간염 바이러스 증식이 활성화되고 이어서 간세포에서의 바이러스 특이 항원 발현이 증가되거나 세포 자멸사 유도 기전이 활성화되면서 이를 인지하는 세포독성 임파구가 간세포를 공격하여 세포사가 초래되어 나타나는 일련의 현상이 주 병태생리 기전이다. HBV 보유자 중 면역억제제나 항암화학 요법을 시행 받는 경우, 특히 부신피질 호르몬제 사용 시에는 HBV DNA의 glucocorticoid-responsive element에 의하여 간세포 내에서 B형 간염바이러스가 활발히 증식하지만 이 약제의 면역 억제 효과로 인하여 세포독성 임파구의 활성이 억제되어 초기에는 임상적으로 간염이 발현되지는 않는다.[1] 그렇지만, 치료 중간 혹은 종료 후 세포독성 임파구의 활성이 다시 증가되면 임상적으로 간염이 발현하게 된다.

2. B형 간염 활성 빈도

항암화학요법 시 B형 간염의 활성화는 이전부터 잘 알려져 온 부작용인데, B형 간염 바이러스 보유자 중 임파종을 비롯한 혈액 암종에 대한 항암화학요법 시행 시 항바이러스제를 예방적으로 투여하지 않았을 경우 20-78%의 빈도로 B형 간염이 활성화된다.[2-5] 최근에는 고형암종에 대한 항암화학요법 시행 시에도 다양한 빈도로 B형 간염이 활성화되는 것으로 보고 되고 있다.[6-8] 전체적인 암 환자의 증가와 강력한 항암화학요법의 광범위한 사용 등으로 인하여 항암화학요법제에 의한 B형 간염의 활성화 위험도는 증가하고 있는 실정이다.

3. B형 간염 활성 시의 임상상과 영향

일반적인 만성 B형 간염의 활성화와 그 임상상이 크게 다르지는 않다. 즉 혈청 HBV DNA의 상승과 간기능 검사 수치의 이상, 그리고 무증상에서 구역, 구토, 황달, 복수, 간성 혼수 등 다양한 정도의 간염의 임상 소견을 보이는데 심한 경우 사망에까지 이르기도 한다. 때로는 fibrosing cholestatic hepatitis의 형태로 나타나는 경우도 있다. 활성화 시의 사망률은 다양하게 보고 되나 대체로 21-35%에 이르는 것으로 알려져 있다.[9,10] 그리고 간염의 활성화에 따른 항암요법 치료의 지연으로 인하여 암 자체에 의한 예후 또한 나빠지게 된다.

4. B형 간염 활성의 위험 인자

B형 간염 활성의 위험인자로는 젊은 나이, 남성, 림프종이나 유방암의 경우, anthracyclin이나 부신 피질 호르몬제의 사용, 항암 치료 전의 B형 간염 바이러스 혈중 농도, HBeAg 양성, precore 변이 등이 관련되어 있다고 알려져 있다. 이 중 전향적 연구에서 위험인자로 밝혀진 것은 real-time PCR법에 의한 혈청 B형 간염바이러스 DNA 양성과 부신피질 호르몬제의 사용, 림프종과 유방암의 경우 및 anthracyclin의 사용 등이다.[11] 대개의 연구에서 항암 치료 전의 ALT, 알부민, 빌리루빈 치는 B형 간염 의 활성화와 큰 연관이 없는 것으로 관찰되었다.[11] 부신피질 호르몬제와 antracyclin외에 연관된 항암제 로는 vincristine, bleomycin, etoposide, methotrexate, actinomycin D, mercaptopurine, azauridine, chlorambucil, cytosine arabinoside, leucovorin, cisplatin, gemcitabine 등 다양하여 대부분의 항암제가 간염 활성을 일으키는 것이 가능하다. 즉, 암의 종류나 항암제의 종류보다 실제로 얼마나 강하게 면역 억제를 시키느냐가 더 중요하다고 하겠다.

5. B형 간염 항바이러스제 예방적 투여 효과

현재까지의 전향적 및 후향적 보고에 의하면 라미부딘을 면역억제제나 항암화학요법 시행 전 혹은 시행과 동시에 사용하였을 경우 사용하지 않은 경우보다 적은 0-20%의 빈도로 B형 간염이 활성화되 므로 라미부딘의 예방적 투여 효과는 있다고 평가할 수 있다.[12-18] 인터페론이나 아데포비어의 효과는 아직까지 증례 보고의 형태로만 알려져 있으므로 현재로서는 라미부딘의 사용이 면역억제제나 항암 화학요법 시행 시 예방적으로 추천되는 B형 간염 항바이러스제라고 할 수 있다. 비록 라미부딘의 예 방적 투여 효과가 향후 YMDD변이 발생의 위험성이나 비용 효과 측면 및 활성의 위험도 등을 고려하 여 추가적으로 검증되어야 하겠지만, 현 시점에서는 B형 간염바이러스 보유자에서 면역억제제나 항 암화학요법 시행 시 예방적으로 라미부딘을 투여하는 것이 적응이 된다고 볼 수 있다.

6. B형 간염 항바이러스제 예방적 투여 방법

우선 면역억제제나 항암화학요법 투여 전에 혈청 HBsAg을 확인하여 양성이면 최소한 항암화학요 법 혹은 면역억제제 투여 시작 시 혹은 이전부터 라미부딘을 1일 100mg 투여한다. 항암화학요법 혹은 면역억제제 투여 기간 동안 라미부딘을 지속적으로 투여하는데, 투여 중단 시기는 라미부딘 투여 시작 시 ALT치에 따라 결정한다. 즉, ALT치가 정상 상한치의 2배 미만인 경우에는 항암화학요법 혹은 면역 억제제 투여가 끝난 후 3 내지 6개월 동안 라미부딘을 지속적으로 투여한 후 중단한다.

현재까지 유일하게 보고된 전향적 연구 결과에 의하면 항암화학요법 혹은 면역억제제 투여 중단 후 6주 동안 혹은 총 백혈구수치가 >4.0 X 10^9/L일 때까지 라미부딘을 지속적으로 투여한 경우에도 예방 효과가 있었다. 그렇지만 그 외의 여러 후향적 보고에서는 항암화학 요법 혹은 면역억제제 투여 중단 후 3 내지 6개월 동안 지속적으로 투여한 경우였으므로, 현 시점에서는 이 투여 기간이 추천된다.

라미부딘 투여 시작 시 ALT치가 정상의 2배 이상인 경우 라미부딘 투여 중단 여부는 앞에서 기술한 만성 B형 간염의 일반적 치료 지침에 따른다. 또한, 라미부딘의 예방적 투여 중 라미부딘 약제 내성에 의해 B형 간염이 활성화된 경우, 라미부딘을 계속 사용할지 혹은 아데포비어를 추가 혹은 대치할 지도 앞에서 기술한 만성 B형 간염의 일반적 치료 지침에 따른다. 한편, 라미부딘 예방적 투여 중 B형 간염의 활성이 의심되더라도 혈청 HBV DNA치의 변화 정도를 확인하고, 기타 생화학적 간기능치의 이상을 초래할 만한 다른 원인, 즉 약제 유발성 간손상 및 cytomegalovirus나 herpes simplex virus 감염에 의한 경우 등을 감별하여 적절히 대처해야 하겠다.

최근 널리 시행되고 있는 생체 간이식 시술 결과, 공여자가 혈청 HBsAg 음성이더라도 anti-HBc 양성인 경우에는 이식 후 B형 간염이 재활성화될 확률이 매우 높은 것으로 알려져 있다. B형 간염 바이러스 보유율이 높은 우리나라에서는 항암화학요법 혹은 면역억제제를 투여 받는 환자에서 혈청 HBsAg이 음성인 경우라도 anti-HBc가 양성인 경우가 많을 것이다. 이러한 경우 항암화학 요법 혹은 면역억제제 투여 시에도, 투여 중 혹은 투여 종료 후 B형 간염이 재활성화될 가능성이 있다. 아직까지 정확한 발생 빈도가 보고된 바는 없으나, 실제 임상에서는 이러한 HBsAg 음성, anti-HBc 양성 환자에서 항암화학요법 투여 중 B형 간염이 재활성화됨을 경험할 수 있다. 현 시점에서는 정확한 발생 빈도도 명확히 규명되지 않았으므로, 이러한 환자에서까지 라미부딘을 예방적으로 투여할 수는 없으나, 이러한 환자의 경과 관찰 중 생화학적 간기능치의 변화를 보일 경우 그 원인으로서 B형 간염에 의한 경우도 반드시 감별하여야 하겠다.

7. 간세포암 환자에서의 B형 간염 항바이러스제 치료

간세포암과 B형 간염을 동시에 가진 환자에서의 간염 치료에 대해서는 현재 정확한 가이드라인은 없으나, 일반적인 간염의 치료 원칙대로 치료하는 것이 합당할 것이다. 간세포암은 수술적 절제나 경피적 국소 치료, 경동맥 화학 색전술, 간이식 등으로 치료를 받게 된다.

간이식 시의 항바이러스제 치료는 이 책의 다른 부분에서 기술되어 있다. 간이식 이외의 간암 절제술 시 간염의 활성화율은 유의하게 높지 않으며 예방적으로 항바이러스제를 사용할 필요는 없다. 경피적 간암 국소 치료 시에도 역시 예방적 항바이러스제 사용은 필요 없다. 간암에 대한 항암화학요법이나 경동맥 화학 색전술 시 B형 간염 재활성화가 일어날 수는 있으나 이 경우 항바이러스제의 예방적 투여 효과에 대하여는 아직 체계적으로 연구된 바가 없다.

기타 특수 조건에서 B형 간염 항바이러스제 치료

1. 만성 신부전

1) 인터페론

투석을 받고 있는 환자에서의 인터페론 치료에 대해서는 현재까지 대부분 증례보고 정도로만 알려져 있다.[19] 이들 환자에서는 정상 신기능을 가진 환자에 비하여 부작용이 더 흔히 나타나지만, 한편으로는 정상 신기능 환자에 비하여 대개 ALT 수치가 낮은 경우가 많아서 인터페론 치료에 대한 반응이 적은 것으로 알려져 있다.[20] 따라서 이들 환자에서는 인터페론 치료가 큰 역할을 하지 못할 것으로 보인다.

2) 라미부딘

투석 환자에 있어서 라미부딘 치료에 대한 보고 또한 매우 제한적이다. 대개의 보고에서 부작용이 더 증가한 경우는 없었다. 생화학적 간기능 검사치의 호전은 모든 연구에서 보였으나 현재까지 지속적인 생화학적 관해나 virological response 혹은 조직학적 호전까지를 보인 잘 계획된 연구는 거의 없는 실정이다.

3) 아데포비어

현재까지 투석 환자에서는 아데포비어 사용의 임상 경험이 적고 발표된 논문도 거의 없는 상황이다.

4) 결론

현재로서 만성 신부전 환자에서 B형 간염 항바이러스제의 사용이 필요하다면, 라미부딘을 우선적으로 선택해야 할 것으로 생각되며, 그 사용 대상이 아직 명확히 규명되지 않았으나 신부전이 없는 환자의 기준을 적용하여야 할 것으로 생각된다. 한편 라미부딘 내성 바이러스의 출현 시 아데포비어 사용을 고려하여야 하겠으나 동반된 신독성의 위험성을 고려하여야 하겠다. 두 약제 모두 신부전에서 용량이나 투여 간격을 조절하여야 한다(표 1, 2).

표 1. 신부전 환자에서의 라미부딘 용량 조절

크레아티닌 청소율	일일 사용량
>50 mL/min	100 mg
30−50 mL/min	50 mg
15−30 mL/min	25 mg
5−15 mL/min	15 mg
<5 mL/min	10 mg

표 2. 신부전 환자에서의 이데포비어 용량 조절

크레아티닌 청소율	일일 사용량 및 투여 간격
>50 mL/min	10 mg every 24 hours
20-49 mL/min	10 mg every 48 hours
10-19 mL/min	10 mg every 72 hours
혈액투석	10 mg every 7 days following HD

2. 신장 이식

1) 신부전 환자에서는 B형 간염 예방 백신 접종이 추천되고 있으며, 실제로 신장 투석 중 새로운 B형 간염 바이러스 감염은 감소하고 있는 경향이다. 하지만 우리나라에서와 같이 만성 B형 간염의 유병률이 높은 경우에는 아직도 신이식 대상 환자 중에서 만성 B형 간염 바이러스 보유자가 많은 실정이다. HBsAg 양성인 환자가 신장 이식을 받은 경우 간과 관련된 문제로 인한 사망률이 5-10배로 증가한다는 사실은 잘 알려져 있다. 심지어 혈액 투석을 하는 경우보다 더 나쁜 예후를 보이기 때문에 최근까지 HBsAg이 양성인 경우에는 신장 이식의 금기증으로까지 간주되어 온 것이 사실이다. 그러나 최근 라미부딘 등의 효과적인 항 바이러스제의 개발과 간이식 후 B형 간염의 자연사에 대한 체계화된 연구 결과로 인하여 이 분야에서도 많은 발전이 있었다.

2) 만성 B형 간염 환자에서 신이식 후 사망의 가장 중요한 예측인자는 신이식 전의 간경변증 유무이다.[21,22] HBsAg 양성 환자가 신이식을 받는 경우 사망의 40% 이상이 간질환이 원인이 되나 이는 간경변증을 이 전에 가지고 있는 환자에 국한되며 간경변증이 없는 경우에는 HBsAg 음성인 환자와 그 사망률에 있어서 별 차이가 없다. 따라서 모든 HBsAg 양성인 신이식 대상 환자는 임상적이나 방사선학적인 문맥 고혈압이나 간경변증의 증거가 없더라도 간생검을 받는 것이 추천된다. 이때 간경변증이 확인되면 이는 신이식의 상대적 금기증으로 간주할 수 있으며, 이들 환자에서 신이식이 시행되었다면 예방적 라미부딘 사용이나 부신피질 호르몬제를 제외한 면역억제제 사용을 고려하여야 하겠다.

3) 신이식 전 만성 B형 간염의 치료

(1) 이때의 치료의 목표는 신이식 전과 그 이후의 간경변증 발생의 예방이다.

(2) 인터페론 치료는 투석을 받는 환자에서 그 치료 성적이 좋지 못하며, 환자들이 잘 견디지 못한다는 단점이 있다. 또한 신이식 후에는 이식신에 대한 거부반응을 증가시킬 수 있어서 권장되지 않는다.

(3) 신이식 전 HBsAg 양성, HBV DNA 양성, 상승된 ALT치를 가진 환자에서 라미부딘 투여를 고려하여야 한다. 혈액 투석을 받고 있는 환자의 단지 10% 미만만이 ALT치의 상승을 보이고 있는 점은 잘 알려져 있는데 이 경우 ALT치 상승의 기준을 어느 선에서 잡아야 하는 지에 대한 현재의 가이드라인은 없는 실정이다. 따라서 현재로서는 신부전이 없는 환자에서의 기준을 따르는 것이 타당할 것이다.

라미부딘은 신장에서 배설되기 때문에 환자의 크레아티닌 청소율에 따라 그 용량을 조절한다(표 1). 현재로서는 아데포비어의 임상적 경험은 많지 않은 실정이다. 아데포비어 사용 시의 용량 조절은 표 2와 같다.

4) 신이식 후의 만성 B형 간염의 치료

(1) 라미부딘은 신이식 후의 B형 간염 활성을 막는데 있어서 안전하고 유용한 방법이다.[23] 또한 신이식 후 간혹 동반되는 fibrosing cholestatic hepatitis의 치료에도 사용될 수 있다. 최근까지의 임상시험 결과, 신이식 후 라미부딘의 간염 활성 억제효과는 정상 신기능을 가진 환자를 대상으로 한 연구와 비교하여 비슷한 결과를 보였다. 하지만 신이식 후 지속적으로 라미부딘을 사용할 경우 YMDD 변이종 바이러스 발생 빈도가 이식을 받지 않은 환자에 비하여 약 2배 정도 증가하는 것으로 알려져 있다. 특히, 이식 후 부신피질 호르몬제를 사용할 경우 HBV 복제가 증가하는데, 이 경우 변이종 바이러스의 발생 또한 증가하며, 이러한 경우에는 변이종 바이러스에 의한 간염의 활성화와 간부전이 더 쉽게 올 수 있는 것으로 알려져 있다. 따라서 신이식 후 라미부딘을 계속 사용하는 환자에서는 지속적으로 혈청 HBV DNA와 간기능 검사를 추적 관찰하여야 하며, YMDD 변이의 발생 및 이로 인한 간염의 활성화 시 아데포비어 사용을 고려하여야 하겠다.

(2) 신이식 후 바로 라미부딘을 예방적으로 투여할 것인가 혹은 간염의 활성화 시 투여할 것인가에 대하여는 아직까지 논란이 있다. HBsAg 양성 신이식 환자의 20% 미만에서만 간기능치의 이상을 보이며, 간염 활성화 후 라미부딘을 사용할 경우에도 간염 활성 및 간경변증으로의 진행을 효과적으로 억제할 수 있는 경우가 많다. 그러나 신이식 후 fibrosing cholestatic hepatitis가 발생한 경우 혹은 이미 비대상성 간경변증으로 진행한 경우에는 라미부딘 투여를 시작하더라도 간부전이 회복되지 않을 수 있으므로, 라미부딘의 예방적 투여를 고려해 볼 수도 있다.

5) 결론

HBsAg 양성인 신이식 대상자는 반드시 간조직 검사를 받아야 한다. 그 결과 간경변증이 없는 경우에는 신이식을 시행 받는다. 시행 이후부터는 라미부딘을 예방적으로 사용하던지 혹은 혈청 HBV DNA치, ALT치 및 간 조직학적 소견으로 HBV에 의한 간염이 활성화되었다고 판단될 시 라미부딘을 투여 받는다.

신이식 시행 전 혈청 HBV DNA치, ALT치 및 간 조직학적 소견 상 정상 신기능 환자에서의 B형 간염 치료 기준을 충족시키면 신이식 시행 이전부터 라미부딘 치료를 시작한다. 다만 간경변증이 조직학적으로 증명된 경우는 신이식의 상대적 금기증이며, 비대상성 간경변증인 경우에는 간 신 동시 이식을 고려할 수도 있다. 어떠한 경우라도 치료 도중 YMDD 변이종이 발생한 경우에는 아데포비어 사용을 고려하여야 하겠다.

3. 간 이식

이 부분에 관해서는 이 책의 다른 부분에서 다루기로 한다.

4. 골수 이식

골수 이식에서는 다음의 3가지 경우, 즉 HBV에 감염된 골수 기증자, HBV에 대한 면역을 가진 골수 기증자, 그리고 HBV에 감염된 골수 이식자 등으로 나누어 고려해 본다.

1) HBV에 감염된 골수 기증자

HBV에 감염된 경우 골수 기증의 대상에서 제외되는 것이 보통이나 만약 감염자가 가장 적절한 기증자일 경우에는 골수 이식을 고려할 수 있다. HBV는 골수 기증을 통해 감염될 수 있으나 감염이 반드시 일어나는 것은 아니다. 실제로 기존 보고에 의하면 36례 중 9례에서만 B형 간염이 전염되었는데,[24-26] 높은 HBV DNA치와 precore 혹은 core promotor 변이종의 감염 시 전염 가능성이 높았다.[25] B형 간염 면역글로부린이나 백신의 사용은 큰 효과가 없는데, 골수 이식자가 anti-HBs 양성이라 할지라도 HBV DNA 양성인 기증자로부터 골수를 받았을 때 만성 B형 간염에 걸릴 수 있다.[26] 현재로서 권장되는 치료는 기증자에서 골수세포 채취 수 주에서 수 달 전부터 라미부딘과 같은 항바이러스제를 사용하는 것이다. 아데포비어의 사용에 관해서는 현재까지 임상 경험이 부족하다. 간이식과는 달리 anti-HBc 양성, anti-HBs 양성인 골수 기증자에게서 이식을 받았을 때 HBV가 전염될 가능성은 매우 낮다.[27]

2) HBV에 대한 면역을 가진 골수 기증자

Anti-HBs 양성인 기증자에게서 골수를 기증 받았을 경우 B형 간염에 대한 면역 또한 전달될 수 있음이 여러 예에서 알려졌다. 이때 이식 후 anti-HBs는 오랜 기간 양성으로 유지되는데,[28] 특히 이식자가 HBsAg 양성일 경우 HBsAg이 소실되는 경우도 있다.[29,30] 이와 같이 HBsAg이 소실되는 경우는 주로 기증자가 자연적으로 HBV에 감염 후 회복된 경우 및 이식자에서는 이식 전 혈청 HBV DNA가 hybridization법으로 음성이고 HBeAg이 음성인 경우였다.[30] 반면에 B형 간염 백신에 의해서 anti-HBs가 생성된 기증자의 경우에는 이러한 현상이 대부분 나타나지 않으며, 이식자에서 HBsAg이 소실되기 전에 일시적으로 ALT치의 상승이 동반되므로, 아마도 HBV에 특이한 세포독성임파구가 같이 이식되어서 이러한 현상이 나타날 것으로 추정된다.

3) HBV에 감염된 골수 이식자

(1) 현재로서는 이식 대상자에서 HBsAg 양성이 골수 이식의 금기증은 아닌 것으로 간주된다.[31] 즉, HBsAg 양성인 환자에서의 단기간 성적은 음성인 환자의 경우보다 더 나쁘지 않다. 단 precore/core promotor 변이종의 경우 사망례와 관련 있다는 보고는 있다.

(2) 골수 이식에 따른 면역 억제와 이후의 면역력의 회복은 다른 면역 억제의 경우와 마찬가지로 B형 간염의 재활성화를 일으킬 수 있다. 라미부딘을 이용한 예방적 치료가 이 경우에서도 필요한데,[12,32] 라미부딘 투여가 혈액학적으로 큰 부작용을 야기하지는 않는다. 자세한 방법에 대하여 정확한 가이드라인이 아직 제시되어 있지는 않지만, 현 시점에서는 앞에서 언급한 면역억제 시 혹은 항암화학요법 치료 시의 예방적 투여 방법을 따르는 것이 합당할 것이다. 예방적 치료의 대상은 HBsAg 양성인 경우인데, anti-HBs 양성, anti-HBc 양성 이식자에서도 예방적 치료를 해야 하느냐에 관해서는 아직 정설이 없으나 HBV의 재활성화는 보고 되어 있다.[33]

결 론

이상 정리한 내용이 실제 임상에서 환자 진료에 유용하게 활용되기를 희망하며, 앞으로 더 효과적인 항바이러스제제 혹은 치료 요법이 개발되고 또한 상기한 여러 조건에서의 B형 간염의 임상상이 더욱 명확히 규명되어서 보다 효율적인 B형 간염 관리 지침이 마련되기를 기대한다.

[참고문헌]

1. Liaw YF. Hepatitis viruses under immunosuppressive agents. J Gastroenterol Hepatol 1998;13:14-20.

2. Yavuz S, Paydas S, Disel U, Sahin B. Hepatitis B virus reactivation during fludarabine therapy in non-Hodgkin's lymphoma. Leuk Lymphoma 2003;44:1249-1250.

3. Ozguroglu M, Bilici A, Turna H, Serdengecti S. Reactivation of hepatitis B virus infection with cytotoxic therapy in non-Hodgkin's lymphoma. Med Oncol 2004;21:67-72.

4. Hoofnagle JH, Dusheiko GM, Schafer DF, Jones EA, Micetich KC, Young RC, Costa J. Reactivation of chronic hepatitis B virus infection by cancer chemotherapy. Ann Intern Med 1982;96:447-449.

5. Wong GC, Tan P, Goh YT, Ng HS, Chong R, Lee LH. Exacerbation of hepatitis in hepatitis B carriers following chemotherapy for haematological malignancies. Ann Acad Med Singapore 1996;25:500-503.

6. Tamori A, Nishiguchi S, Tanaka M, Kurooka H, Fujimoto S, Nakamura K, Shiomi S. Lamivudine therapy for hepatitis B virus reactivation in a patient receiving intra-arterial chemotherapy for advanced hepatocellular carcinoma. Hepatol Res 2003;26:77-80.

7. Oksuzoglu B, Kilickap S, Yalcin S. Reactivation of hepatitis B virus infection in pancreatic cancer: a case report. Jpn J Clin Oncol 2002;32:543-545.

8. Steinberg JL, Yeo W, Zhong S, Chan JY, Tam JS, Chan PK, Leung NW, et al. Hepatitis B virus reactivation in patients undergoing cytotoxic chemotherapy for solid tumours: precore/core mutations may play an important role. J Med Virol 2000;60:249-255.

9. Haanen JB, Bieger R, van't Wout JW. Acute hepatic injury after discontinuation of chemotherapy in a patient with non-Hodgkin's lymphoma and chronic hepatitis B virus infection. Neth J Med 1996;49:239-243.

10. Lau JY, Lai CL, Lin HJ, Lok AS, Liang RH, Wu PC, Chan TK, et al. Fatal reactivation of chronic hepatitis B virus infection following withdrawal of chemotherapy in lymphoma patients. Q J Med 1989;73:911-917.

11. Yeo W, Zee B, Zhong S, Chan PK, Wong WL, Ho WM, Lam KC, et al. Comprehensive analysis of risk factors associating with Hepatitis B virus (HBV) reactivation in cancer patients undergoing cytotoxic chemotherapy. Br J Cancer 2004;90:1306-1311.

12. Endo T, Sakai T, Fujimoto K, Yamamoto S, Takashima H, Haseyama Y, Nishio M, et al. A possible role for lamivudine as prophylaxis against hepatitis B reactivation in carriers of hepatitis B who undergo chemotherapy and autologous peripheral blood stem cell transplantation for non-Hodgkin's lymphoma. Bone Marrow Transplant 2001;27:433-436.

13. Rossi G, Pelizzari A, Motta M, Puoti M. Primary prophylaxis with lamivudine of hepatitis B virus reactivation in chronic HbsAg carriers with lymphoid malignancies treated with chemotherapy. Br J Haematol 2001;115:58-62.

14. Persico M, De Marino F, Russo GD, Morante A, Rotoli B, Torella R, De Renzo A. Efficacy of lamivudine to prevent hepatitis reactivation in hepatitis B virus-infected patients treated for non-Hodgkin lymphoma. Blood 2002;99:724-725.

15. Simpson ND, Simpson PW, Ahmed AM, Nguyen MH, Garcia G, Keeffe EB, Ahmed A. Prophylaxis against chemotherapy-induced reactivation of hepatitis B virus infection with Lamivudine. J Clin Gastroenterol 2003;37:68-71.

16. Mills SJ, Berenberg JL, Ramos F. Lamivudine prophylaxis for chemotherapy induced reactivation hepatitis B: a case report and review. Hawaii Med J 2003;62:220-222.

17. Idilman R, Arat M, Soydan E, Toruner M, Soykan I, Akbulut H, Arslan O, et al. Lamivudine prophylaxis for prevention of chemotherapy-induced hepatitis B virus reactivation in hepatitis B virus carriers with malignancies. J Viral Hepat 2004;11:141-147.

18. Leaw SJ, Yen CJ, Huang WT, Chen TY, Su WC, Tsao CJ. Preemptive use of interferon or lamivudine for hepatitis B reactivation in patients with aggressive lymphoma receiving chemotherapy. Ann Hematol 2004;83:270-275.

19. Duarte R, Huraib S, Said R, Abdel-Khadir A, Sullivan S, Chaballout A, Sbeih F, et al. Interferon-alpha facilitates renal transplantation in hemodialysis patients with chronic viral hepatitis. Am J Kidney Dis 1995;25:40-45.

20. Fabrizi F, Bunnapradist S, Martin P. HBV infection in patients with end-stage renal disease. Semin Liver Dis 2004;24 Suppl 1:63-70.

21. Mathurin P, Mouquet C, Poynard T, Sylla C, Benalia H, Fretz C, Thibault V, et al. Impact of hepatitis B and C virus on kidney transplantation outcome. Hepatology 1999;29:257-263.

22. Fornairon S, Pol S, Legendre C, Carnot F, Mamzer-Bruneel MF, Brechot C, Kreis H. The long-term virologic and pathologic impact of renal transplantation on chronic hepatitis B virus infection. Transplantation 1996;62:297-299.

23. Gane E, Pilmore H. Management of chronic viral hepatitis before and after renal transplantation. Transplantation 2002;74:427-437.

24. Locasciulli A, Alberti A, Bandini G, Polchi P, Arcese W, Alessandrino P, Bosi A, et al. Allogeneic bone marrow transplantation from HBsAg+ donors: a multicenter study from the Gruppo Italiano Trapianto

di Midollo Osseo (GITMO). Blood 1995;86:3236-3240.

25. Lau GK, Lie AK, Kwong YL, Lee CK, Hou J, Lau YL, Lim WL, et al. A case-controlled study on the use of HBsAg-positive donors for allogeneic hematopoietic cell transplantation. Blood 2000;96:452-458.

26. Fan FS, Tzeng CH, Yeh HM, Chen PM. Reverse seroconversion of hepatitis B virus infectious status after allogeneic bone marrow transplantation from a carrier donor. Bone Marrow Transplant 1992;10:189-191.

27. Brechot C, Thiers V, Kremsdorf D, Nalpas B, Pol S, Paterlini-Brechot P. Persistent hepatitis B virus infection in subjects without hepatitis B surface antigen: clinically significant or purely "occult"? Hepatology 2001;34:194-203.

28. Ilan Y, Nagler A, Adler R, Naparstek E, Or R, Slavin S, Brautbar C, et al. Adoptive transfer of immunity to hepatitis B virus after T cell-depleted allogeneic bone marrow transplantation. Hepatology 1993;18:246-252.

29. Ilan Y, Nagler A, Adler R, Tur-Kaspa R, Slavin S, Shouval D. Ablation of persistent hepatitis B by bone marrow transplantation from a hepatitis B-immune donor. Gastroenterology 1993;104:1818-1821.

30. Lau GK, Lok AS, Liang RH, Lai CL, Chiu EK, Lau YL, Lam SK. Clearance of hepatitis B surface antigen after bone marrow transplantation: role of adoptive immunity transfer. Hepatology 1997;25:1497-1501.

31. Locasciulli A, Alberti A, de Bock R, Cordonnier C, Einsele H, Engelhard D, Grundy J, et al. Impact of liver disease and hepatitis infections on allogeneic bone marrow transplantation in Europe: a survey from the European Bone Marrow Transplantation (EBMT) Group--Infectious Diseases Working Party. Bone Marrow Transplant 1994;14:833-837.

32. Shibolet O, Ilan Y, Gillis S, Hubert A, Shouval D, Safadi R. Lamivudine therapy for prevention of immunosuppressive-induced hepatitis B virus reactivation in hepatitis B surface antigen carriers. Blood 2002;100:391-396.

33. Nordbo SA, Skaug K, Holter E, Waage A, Brinch L. Reactivation of hepatitis B virus infection in an anti-HBc and anti-HBs positive patient after allogeneic bone marrow transplantation. Eur J Haematol 2000;65:86-87.

2-10

새로운 항바이러스 치료제와 향후 전망
New antiviral agents and future therapeutic options for chronic hepatitis B

조 몽

만성 B형 간염의 치료제로 기존의 알파인터페론 외에도 라미부딘과 아데포비어가 승인을 받음으로서 만성 B형 간염의 치료 가능성이 한층 높아졌다. 그러나 각 항바이러스제는 만성 B형 간염의 치료제로서 전반적인 유효성과 안전성 면에서 만족스럽지 못하다. 인터페론은 바이러스를 억제하고 숙주의 면역반응을 효과적으로 유도하여 반응을 유지시킨다. 인터페론은 치료기간이 한정적이며 내성 발현이 없고 치료 후 반응이 지속되지만, 부작용이 흔하며 반응이 일부 환자에 국한하여 나타난다. 라미부딘은 바이러스를 강력하게 억제하며 내약성이 좋고 안전하지만, 반응을 지속시키는 힘이 약하며 장기간 사용할 때 내성 바이러스의 출현을 빈번히 초래한다. 아데포비어는 야생형과 라미부딘 내성 HBV에 모두 효과적이며 내성 획득이 흔하지 않으나, 고가이며 혈청전환율이 낮고 장기간 사용할 때 안전성과 내성 획득의 위험성에 관한 지식이 아직 부족하다.

최근 이러한 간염 치료제의 약점을 극복하기 위해 새로운 치료제가 많이 연구 개발되고 있다. 보다 안전하고 항바이러스 작용이 강력한 뉴크레오사이드 유사체가 개발되고 있으며 면역제어 작용을 나타내는 새로운 약제나 치료방법이 연구되고 있다(표1, 2). 현재 임상 연구 중인 몇몇 뉴클레오사이드 유사체는 곧 만성 B형 간염의 치료제로 승인을 받을 전망이 밝다. 다른 한편으로는 약제의 효과를 높이고 약제에 대한 내성 발현을 억제하기 위해 뉴클레오사이드 유사체의 병합요법, 뉴클레오사이드 유사체와 인터페론의 병합요법이 꾸준히 연구되고 있다. 본문에서는 현재 연구가 활발히 진행되고 있는 항바이러스제와 면역제어 치료법을 간략히 소개하고자 한다.

표 1. 만성 HBV감염의 가능한 치료방법

항바이러스 치료

　IFNα, peg-IFNα

　Lamivudine, Adefovir, Entecavir, Clevudine, Emtricitabine,

　Telbivudine, Tenofovir, Remofovir, LB80380, Valtorcitabine, Amdoxovir, Elvucitabine, Racivir, etc.

면역제어 치료

　면역자극

　　Thymosin, GM-CSF, Polyadenur, IL-2, IL-12

　백신치료

　　HBV 백신, T 세포 백신, DNA 백신

　　면역의 수동전달(Passive transfer of immunity)

분자생물학적 치료

　antisense oligonucleotides, ribozymes, interfering RNA

표 2. 임상 연구 중인 새로운 항바이러스제

약제	임상연구단계
Entecavir	3상
Clevudine	3상
Telbivudine	3상
Emtricitabine	3상, HIV에 대해 승인
Remofovir	2상
LB80380	2상
Valtorcitabine	2상
Amdoxovir	2상
Tenofovir	HIV에 대해 승인
Elvucitabine	2상
Racivir	2상

뉴클레오사이드 유사체

　뉴클레오사이드 유사체는 자연의 뉴클레오사이드를 모방하도록 고안한 화학 합성 약물이다. 뉴클레오사이드 유사체의 주된 표적은 HBV 중합효소 유전자 산물이다(표 3). HBV 중합효소 유전자 산물은 역전사의 시동(priming), 역전사, RNAse H, DNA 중합효소, 뉴클레오캡시드(nucleocapsid) 조립 중 chaperone 유사작용과 같은 여러 효소작용을 나타낸다. 모든 뉴클레오사이드 유사체는 첫 번째 혹은 두 번째 HBV DNA 가닥이 합성될 때, 자연 뉴클레오사이드를 대체하여 삽입되어 사슬을 종료시킴으로써 DNA 중합효소와 역전사효소를 경쟁적으로 억제한다. 일부 약제는 HBV DNA의 시동을 억제한다. 현재 개발되고 있는 뉴클레오사이드 혹은 뉴클레오타이드 유사체는 이미 사용되고 있는 약제와 마찬가지로 경구로 투여할 수 있고 부작용이 적으며 비대상성 간질환에서도 사용이 가능할 것으로 생각한다. 하지만 장기간의 치료기간, 내성 획득(표 4), 치료 종료 후의 급성 악화 등의 문제점은 여전히 있을 것으로 보인다.

표 3. 항바이러스제의 특성과 작용 기전

약제	특성	작용
Lamivudine	deoxycytidine analog	termination of HBV DNA synthesis
Adefovir dipivoxil	nucleotide analog of adenosine monophosphate	termination of HBV DNA synthesis
Entecavir	carbocyclic 2'−deoxyguanosine analog	inhibition of priming, reverse transcription of viral (−) strand, and synthesis of viral (+) strand DNA
Clevudine(L−FMAU)	thymidine analog, unnatural −L configuration	iinhibition of DNA dependent viral (+) strand DNA synthesis
Telbivudine(LdT)	thymidine analog, natural −L configuration	termination of HBV DNA synthesis
Emtricitabine(FTC)	cytidine analog, 5−fluorinated derivative of lamivudine	termination of HBV DNA synthesis
Amdoxovir	dioxolane guanosine analog	inhibition of priming and termination of HBV DNA synthesis
Remofovir	synthetic nucleotide analog of adenosine monophosphate, liver−targeting oral prodrug of PMEA with phosphonate diester	termination of HBV DNA synthesis
Tenofovir disoproxil fumarate	acyclic nucleotide analog of adenosine monophosphate	termination of HBV DNA synthesis
Valtorcitabine	deoxycytidine analog	termination of HBV DNA synthesis
LB80380	nucleotide analog of guanosine phosphonate	

표 4. 항바이러스제의 내성과 YMDD에 대한 활성

약제	내성	YMDD 변이에 대한 활성
Lamivudine	있음	없음
Famciclovir	있음	거의 없음
Adefovir dipivoxil	있음	있음
Entecavir	있음	있음
Clevudine	?	없음
Telbivudine	있음	없음
Emtricitabine	있음	없음
Tenofovir disoproxil fumarate	?	있음

1. 엔테카비어 (Entecavir)

엔테카비어는 HBV에 대한 강력하고 선택적인 항바이러스제로서 현재 임상 3상 연구가 종결되고 미국과 유럽에서 등록을 기다리고 있는 약제이다. 엔테카비어는 2'-deoxyguanosine의 유사체이며 세포 내 활성형은 엔테카비어 삼인산으로서 HBV DNA 중합효소의 시동(priming), pregenomic RNA로부터 HBV DNA 음성가닥의 역전사, HBV DNA 양성가닥의 합성을 억제한다.[1] 엔테카비어는 경구로 투여할 때 신속히 흡수되고 생체이용률이 높으며 유효 $T_{1/2}$는 24시간에 이른다.

항바이러스제를 투여 받은 적이 없는 대상성 환자를 대상으로 엔테카비어와 라미부딘을 대조연구한 결과 혈청 HBV DNA치 감소는 엔테카비어 0.1 mg과 0.5 mg이 라미부딘 100 mg에 비해 우수하였다.[2,3] 라미부딘 내성 환자를 대상으로 한 연구에서도 엔테카비어 0.5 mg, 1.0 mg은 라미부딘을 계속 투여하는 경우에 비해 혈청 HBV DNA치를 현저히 감소시키고 ALT를 정상화시키는 비율이 월등히 높았다.[4] 임상 2상 연구 동안 엔테카비어에 대한 내성 획득은 드물었으며 내성이 발생한 경우는 라미부딘 내성 환자에게서 엔테카비어를 장기간 사용한 경우였다.[5] 2상 연구 중 심각한 부작용이나 치료 중단 예는 라미부딘 치료를 받은 환자와 차이가 없었다.[6] 이는 임상 3상 연구에서도 확인되었다.[7]

뉴클레오사이드를 복용하지 않았던 HBeAg 양성 환자를 대상으로 한 엔테카비어(0.5 mg)와 라미부딘(100 mg) 대조연구에서 48주 후 엔테카비어는 라미부딘에 비해 조직학적 호전(72% vs. 62%), HBV DNA의 감소 정도(6.98 $\log_{10}$ vs. 5.46 $\log_{10}$), HBV DNA 음성(<400 copies/mL)(69% vs. 38%), ALT의 정상화(78% vs. 70%)의 비율이 높았다. HBeAg 혈청전환율(21%)이나 부작용은 라미부딘과 차이가 없었다.[8] 이와 같은 결과는 라미부딘 내성 환자에서도 비슷하였다.[9]

엔테카비어는 라미부딘 내성 여부에 관계없이 강력한 항바이러스 작용을 나타내어 만성 B형 간염의 치료제로 전망이 밝다. 라미부딘과 비슷한 내약성과 안전성을 나타내며 내성 획득이 흔하지 않다. 안전성, 유효성, 내성 획득과 만성 B형 간염의 치료제로서의 역할에 대해서는 장기간의 연구가 필요하다.

2. 클레부딘 (Clevudine, L-FMAU)

클레부딘은 피리미딘유사체로 HBV DNA 중합효소 억제제이다. 클레부딘은 반감기가 평균 70시간으로 매우 길고 ccc DNA (covalently closed circular DNA)를 감소시킨다.[10] 이는 동물과 사람을 대상으로 한 연구에서 치료 종결 후 긴 항바이러스 작용과 관련이 있을 수 있다. 임상 2상 연구에서 클레부딘 10-200 mg을 매일 28일간 투여 하였을 때 혈청 HBV DNA는 2-3 $\log_{10}$ 감소하였으며 6개월 후에도 1-3 $\log_{10}$ 감소 상태를 유지하였다. 27명 중 6명에서 HBeAg이 소실되었으며 이 중 3명에서는 anti-HBe로 혈청 전환이 있었다.[11] 클레부딘 30 mg을 3개월 사용하였을 때 혈청 HBV DNA는 중앙값 4.47 $\log_{10}$ 감소하였으며 치료 종료 6개월 후에도 1.4 $\log_{10}$의 감소 상태를 유지하였다.[12]

치료를 24주간 하였을 때 12주간 치료에 비해 항바이러스 작용이 강하였으며 내성 획득이나 심각한 부작용이 없이 ALT 정상화율 뿐만 아니라 HBeAg 음전율도 높았다.[13]

클레부딘은 내약성이 좋고 중요한 부작용이 없으며 HBV에 대해 강력한 항바이러스 작용을 나타낼 뿐만 아니라 항바이러스 작용은 치료 종료 후에도 오랫동안 유지된다.

3. 엠트리시타빈 (Emtricitabine, FTC)

엠트리시타빈은 사이토신 뉴클레오사이드 유사체로서 HBV와 HIV에 대해 항바이러스 작용을 나타내며 HIV감염의 치료제로 이미 승인을 받은 약제이다. 핵산 5번에 플루오린(fluorine)이 붙어 있는 점이 라미부딘과 다르다. 48주간 엠트리시타빈 25 mg, 100 mg, 200 mg을 투여 했을 때 혈청 바이러스치는 각각 2-3 $\log_{10}$ 감소하였다. 엠트리시타빈 200 mg은 내약성이 좋고 바이러스 억제 능력이 가장 크며 내성률이 낮았다.[14]

48주간의 엠트리시타빈 200mg과 위약의 대조연구에서 엠트리시타빈은 ALT 정상화율(65% vs. 25%), HBV DNA 비검출률(<4,700 copies/mL)(56% vs 7%)에서 대조군에 비해 우수한 효과를 나타내었다. 엠트리시타빈으로 치료받은 군은 43%에서 ALT가 정상이 되었으며 동시에 HBV DNA가 검출되지 않았다(대조군 4%). 이와 같은 결과는 HBeAg 양성 환자와 음성환자에서 동일하였다. 엠트리시타빈 투여군은 대조군에 비해 48주 후 간조직의 염증과 섬유화가 유의하게 호전을 나타내었다. 엠트리시타빈 투여군의 12%에서 HBeAg의 혈청 전환이 있었으며 이 결과는 대조군과 비슷하였다. 엠트리시타빈 투여군의 12.6%에서 YMDD 변이가 발생하였다.[15]

현재까지의 연구 결과로 미루어 볼 때 엠트리시타빈은 항바이러스 작용이 강하며 내약성이 좋지만 라미부딘과 구조가 비슷하여 내성 획득률이 높고 라미부딘과 교차내성을 나타낼 수 있다는 문제점이 있다.

4. 텔비부딘 (Telbivudine, LdT)

β-L-nucleosides 중에서 β-L-thymidine (LdT), β-L-2-deoxycytidine (LdC)과 β-L-2-deoxyadenosine (LdA)이 B형 간염 치료제로 개발되고 있으며 이 중 LdT가 가장 앞서 연구되고 있다. 용량 결정 시험에서 텔비부딘은 25 mg에서 800 mg까지 모든 용량에서 내약성이 우수하고 용량 혹은 치료에 관련한 임상 및 검사소견은 이상이 없었다. 텔비부딘 혈청 약동학은 용량에 비례하였으며 400 mg/d 이상에서 강력한 항바이러스 작용을 나타내고, 고용량에서 치료 후 혈청 바이러스 농도의 복귀가 가장 지연되었다.[16] 임상 2상 연구에서 LdT 400 mg, 600 mg, LdT 400 mg과 라미부딘 100 mg을 비교하였으며 52주간의 치료 후 LdT는 라미부딘에 비해 평균 HBV DNA 감소율(6.09 $\log_{10}$ vs. 4.57 $\log_{10}$), PCR에 의한 HBV DNA 음성률(64% vs. 32%), ALT 정상화율(86% vs. 63%)에서 우수한 효과를 나타내었다. 약 5%정도의 내성획득률을 나타내었다.[17]

텔비부딘은 강력한 항바이러스 작용을 나타내며 안전하고 내약성이 우수하다. 현재 임상 3상 연구가 진행되고 있다.

5. 테노포비어 (Tenofovir)

Tenofovir disproxil fumarate는 뉴클레오타이드 유사체인 테노포비어의 전구약물로서 레트로바이러스(retorviruses)와 헤파드나바이러스(hepadnaviruses)에 대해 강력한 항바이러스 작용을 나타낸다. 테노포비어는 역전사효소억제제로서 HIV감염 치료제로 승인을 받았으며 야생형 HBV와 라미부딘 내성 HBV에 효과적이다.[18,19] 테노포비어는 주로 HIV와 HBV의 중복감염 환자에서 연구가 이루어졌으며 테노포비어 300 mg은 아데포비어 10 mg에 비해 바이러스 억제 능력이 크며 신독성의 위험성이 낮았다.

테노포비어는 현재까지의 연구결과에 의하면 HIV와 HBV 동시 감염자에서 효과적이나, 만성 B형 간염의 치료제로 사용하기 전에 유효성과 안전성에 관한 장기간의 연구가 필요하다.

6. 레모포비어 (Remofovir)

레모포비어는 아데포비어의 활성 대사산물인 PMEA 즉 9-(2-phosphonylmethoxyethyl)adenine의 경구용 전구약물이다. PMEA의 phosphonate 부분을 화학적으로 cyclic phosphonate diester유도체로 변환시킨 것으로 간세포의 CYP3A4에 의해 활성화된다. 따라서 항바이러스 작용 기전은 아데포비어와 비슷하지만 신독성이 적을 것으로 판단한다. 레모포비어를 HBV 환자를 대상으로 매일 5-30 mg을 28일간 투여하였을 때 빠르게 흡수되어 PMEA로 변환되었으며 모든 용량에서 안전하고 내약성이 좋았다. 4 주 후 HBV DNA 감소의 중앙값은 10 mg, 20 mg, 30 mg에서 각각 2.48, 2.72, 2.66 $\log_{10}$ 였다.[20] 현재 임상 2상 연구가 진행 중이다.

7. LB80380

LB80380은 guanosine phosphonate의 뉴클레오타이드 유사체로서 *in vitro*에서 라미부딘 내성을 포함한 HBV에 대한 항바이러스 작용을 나타낸다. LB80380은 28일간의 용량 증량 시험에서 200 mg까지 안전하고 내약성이 좋았으며 바이러스 농도는 3-4 $\log_{10}$ 정도 감소하였다.[21] 향후 더 많은 환자를 대상으로 한 장기간의 연구가 필요하다.

Pegylated interferon (Peg-IFN)

Peg-IFN은 peg-IFN α-2b (12kDa)와 peg-IFN α-2a (40kDa) 형태가 있다. 만성 C형 간염에서 peg-IFN은 기존의 인터페론에 비해 효과가 우수하고 부작용은 차이가 없기 때문에, 만성 B형 간염에서도 peg-IFN이 보다 우수한 효과를 보일 것으로 기대하고 있다. 아시아 - 태평양 지역의 환자를 대상으로 한 6

개월간의 peg-IFN (Peg-IFN α-2a 90, 180, 270 μg, 주1회)과 기존의 인터페론을 비교한 연구에서 Peg-IFN은 HBeAg 소실, ALT 정상화, 혈청 HBV DNA 음성(< 10^5copies/mL)을 치료 목표로 설정하였을 때 기존의 인터페론에 비해 높은 반응률을 나타내었다(24% vs. 12%).[22] HBeAg 양성 만성 간염 환자를 대상으로 한 임상 3상 연구에서 peg-IFN α-2a 180 μg, peg-IFN α-2a 180 μg과 라미부딘 병합치료, 라미부딘 단독치료군으로 나누어 48주간의 치료 종결 후 24주에 지속반응을 평가하였을 때 peg-IFN은 라미부딘에 비해 HBeAg의 혈청전환율이 높았으며(32% vs. 19%) 혈청 HBV DNA 음성(< 10^5copies/mL)을 유지하는 비율도 높았다(32% vs. 22%).[23] Peg-IFN은 기존의 인터페론이나 라미부딘보다 높은 치료 반응률을 나타낸다.

병합요법

대부분의 환자에게서 만성 B형 간염 치료의 효과적인 반응은 HBV DNA의 충분한 억제와 이에 따른 ALT의 정상화로 판단하며 지속적인 반응은 부가적인 숙주의 면역 유도에 기초하고 있다. 인터페론은 효과적인 면역반응을 야기하나 바이러스 억제력이 약하며 라미부딘은 바이러스 억제력이 현저하나 면역제어 능력이 미미하다. 더욱이 장기간 사용하면 내성획득이 흔하며 지속반응률이 감소한다. 따라서 라미부딘과 인터페론 병합요법을 통해 바이러스 억제능을 증가시키고 라미부딘 내성률을 낮추고 숙주의 면역력을 유도함으로써 효과를 높이기 위한 연구가 계속되고 있다.

1. 라미부딘과 인터페론의 병합요법

몇몇 대조연구가 인터페론과 라미부딘 병합요법에 대해 대단위로 이루어졌다. 이전에 치료한 적이 없는 HBeAg 양성인 대상성 만성 B형 간염 환자 226명을 대상으로 한 연구에서, 52주간의 라미부딘 단독요법과 16주간의 인터페론 단독요법, 8주간의 라미부딘 치료에 이어 인터페론과 라미부딘을 16주 더 사용한 병합요법군으로 무작위로 구분하였을 때, 52주에 HBeAg 혈청전환율은 각각 18%, 19%, 29%로서 세 군간에 차이가 없었다.[15] 인터페론 치료에 반응하지 않았던 238명의 HBeAg양성 환자를 대상으로 한 다른 연구에서도 비슷한 결과를 나타내었다.[16] 그러나 이 두 연구는 병합요법의 라미부딘 치료기간이 라미부딘 단독치료에 비해 짧다(24 vs. 52주)는 약점이 있으며, 전자의 연구에서 intention-to-treatment 분석에서는 유의한 차이가 없었지만 per protocol 분석에서는 HBeAg 혈청전환율은 병합요법군이 라미부딘 단독요법군에 비해 유의하게 높았다(36 vs. 19%). 50명의 HBeAg 음성 환자를 대상으로 12개월간 치료한 연구에서 라미부딘과 인터페론의 병합요법은 라미부딘 단독치료에 비해 라미부딘 내성 획득률이 낮았을 뿐 초기반응률이나 치료 종결 후 재발률과 지속반응률은 차이가 없었다.[17]

Peg-IFN α의 경우 8주간의 peg-IFN α-2b, 24주간의 peg-IFN α와 라미부딘의 병합치료, 그리고 28주간의 라미부딘 치료를 순차적으로 한 병합요법군은 라미부딘 단독요법에 비해 치료 종결 시점의 바이러스 반응(60% vs. 28%)과 지속 바이러스 반응(36% vs. 14%)이 높았으며 라미부딘 내성도 적게 발생하였다.[18] 그러나 HBeAg 음성 만성 간염 환자를 대상으로 한 연구에서 peg-IFN α-2a/라미부딘 병합치료는 peg-IFN α-2a 단독요법과 비슷한 효과를 보였다. HBeAg 양성 만성 간염 환자를 대상으로 하여 peg-IFN α-2a 180 μg, peg-IFN α-2a 180 μg과 라미부딘 병합치료, 라미부딘 단독치료군으로 나누어 48주간의 치료 종결 후 24주에 지속반응을 평가하였을 때 peg-IFN은 라미부딘에 비해 HBeAg의 혈청전환율(32% vs. 19%)과 혈청 HBV DNA 음성(< 10^5copies/mL)을 유지하는 비율(32% vs. 22%)이 높았으나 peg-IFN α-2a 단독 투여군과 peg-IFN α-2a와 라미부딘 병합투여군 사이에는 차이가 없었다.

인터페론 혹은 peg-IFN과 라미부딘의 병합치료는 라미부딘보다 지속반응이 우수한 경향을 보이나 병합요법은 peg-IFN 단독요법과 차이가 없었다.[19] 따라서 현재로서는 인터페론과 라미부딘 병합요법은 임상연구를 제외하고는 추천되지 않는다.

2. 뉴클레오사이드 유사체의 병합요법

한 가지 이상의 뉴클레오사이드 유사체의 병합 치료는 부가효과 혹은 상승효과, 약제 내성의 예방 혹은 지연, 빠른 바이러스 억제에 의한 임상적인 호전을 기대할 수 있다는 장점이 있지만, 비용과 독성을 증가시키고 다제 내성을 유발할 가능성도 있다. 현재까지 뉴클레오사이드 유사체의 병합요법에 관한 몇몇 연구결과 병합요법은 실망스러우며 그 원인은 분명하지 않다.

라미부딘 내성을 나타내는 만성 B형 간염에서 아데포비어의 병합요법은 바이러스 증식을 억제하고 간손상을 감소시킨다. 이는 면역결핍 환자나 비대상성 간염 환자에서도 같은 결과를 나타낸다.[29,30] 아데포비어에 대한 내성은 흔하지 않기 때문에 장기간의 치료에 지속적인 반응을 보일 것으로 예상되나 아데포비어와 라미부딘의 병합요법은 아데포비어 단독요법에 비해 장점이 없었다. 텔비부딘과 라미부딘의 병합요법도 텔비부딘의 단독요법과 차이가 없었다.[17]

아데포비어와 엠트리시타빈의 병합요법은 아데포비어 단독요법에 비해 HBV의 억제가 더 강하고 더 빠르게 이루어진다. 이러한 빠른 바이러스 억제는 바이러스 역동학의 2기에 영향을 주며 항바이러스 면역의 항진과 관련이 있다.[31]

LdC의 전구약물인 밸토르시타빈(valtorcitabine)은 텔비부딘과 병합하여 사용하면 *in vitro*와 우드척(woodchuck)에서 항바이러스 작용에 상승효과를 나타내어 임상연구가 계획되어 있다.[32]

이러한 연구들은 현재 임상적인 유용성을 예측하기 힘들지만 향후 새로운 항바이러스제가 많이 개발되어 병합치료에 대한 연구는 더욱 활기를 띠게 될 것으로 보인다.

면역제어와 백신치료

HBV는 세포독성이 없으며 간손상은 바이러스에 감염된 간세포에 대한 숙주의 면역반응과 염증성 사이토카인에 의해 발생한다. HBV의 제거에는 T세포 반응이 중요한 역할을 하는 것으로 알려져 있다. 급성 간염에서 HBV의 제거는 모든 HBV 단백의 항원결정기(epitope)에 대한 CD4(+) T세포와 CTL의 격렬한 반응과 다클론(polyclone)이 관여하며 다특이성(multispecificity)을 갖는 반응과 관련이 있다. 반면에 만성 간염에서는 HBV에 특이적인 T세포 반응이 좁은 영역을 겨냥하고 반응도 매우 약하다.[33] 면역치료법은 만성 B형 감염 환자에게서 결여된 T세포 반응을 증강시키거나 영역을 확대시키고자 하는 치료방법으로 특이한 HBV 면역의 수동 전이, 면역제어제, 백신치료 등이 있다.

1. 면역제어제

1) Thymosin α-1

Thymosin α-1은 28개의 아미노산으로 구성된 폴리펩타이드이며 몇몇 면역학적 활성을 갖는 펩타이드를 포함하고 있다. Thymosin α-1은 가슴샘세포(thymocyte)의 재저류와 성숙을 촉진하고 림프구의 분화와 활성 T세포로의 변환을 자극한다.[34] Thymosin α-1은 HBeAg 양성 만성 B형 간염 환자에서 심각한 합병증을 유발하지 않고 HBV의 증식을 억제하고 질병의 관해를 증진시킨다.[35] 작용기전은 잘 알려져 있지 않지만 간에서 NKT 세포와 CD8(+) 세포 독성 T 림프구를 강화하여 HBV에 감염된 간세포를 제거하는 것 같다.[36]

Thymosin α-1은 내약성이 좋으나 효과에 대해서는 여러 연구 결과가 일치하지 않는다.[37-40] 최근 353명의 환자를 포함하는 여러 연구의 메타분석(meta-analysis)에서 thymosin α-1 900 $\mu g/m^2$ 혹은 1.6 mg을 주 2회 24주간 피하주사 하였을 때 위약에 비해 생화학 반응은 차이가 없었으나 바이러스 반응은 치료종결 시점, 6개월 후 12개월 후에 교차비(odds ratio)가 0.56(0.2-1.52), 1.67(0.83-3.37), 2.67(1.25-5.68)로 thymosin은 바이러스 억제능력이 있으며 효과는 치료가 끝난 후 12개월까지 지연되어 나타난다.[41]

2) 사이토카인 (cytokines)

IL-2는 HBV에 대한 항바이러스 작용이 있다고 알려져 있지만, IL-2는 위약에 비해, IL-2와 인터페론의 병합요법은 인터페론 단독치료에 비해 HBV DNA 제거, HBeAg 혈청전환, ALT 정상화 면에서 차이가 없었으며 부작용이 더 심하여 만성 B형 간염의 치료제로서 적합하지 않다.[42,43]

IL-12는 항원전달세포에서 생산되며 TH1 세포의 발달, 세포매개성 세포독성, 감마인터페론 생산을 증진하고 항체생산을 억제한다. 이전의 치료에 반응을 보이지 않았던 만성 B형 간염 환자를 대상으로 한 연구에서 IL-12 투여로 HBV DNA와 HBeAg이 소실되었으며[44] 1상과 2상 연구에서 IL-12는 일반적으로 내약성이 좋았으며 용량에 따라 치료 종결 후 HBV DNA 제거율은 증가하였다.[45]

3) GM-CSF와 Polyadenylic-polyuridylic acid (polyadneur)

GM-CSF (Granulocyte-macrophage colony-stimulating factor)는 TNF-α와 IL-1의 생산을 증가시키고 혈청 HBV DNA치를 현저히 감소시킨다. 예비연구에서 인터페론과 GM-CSF의 병합요법은 인터페론

치료에 반응하지 않았던 환자에서 반응을 보였다.[46,47]

poly (A). poly (U)는 6개월 간 매주 100-150 mg을 투여했을 때 치료 종료 시점에서 ALT 정상화율, HBeAg 혈청전환, HBV DNA 소실은 각각 73.4%, 57.9%, 63.1%에 이르며 부작용도 없었다.[48] 6개월간의 polyadenur와 인터페론의 병합요법은 인터페론 단독요법에 비해 6개월 관찰기간 후 HBeAg 혈청전환율과 HBV DNA 소실률이 높았다.[49]

이와 같은 비특이적인 면역조절 치료는 상당히 긍정적인 결과를 나타내었지만 널리 사용하기 전에 효과에 대한 충분한 연구가 선행되어야 한다.

2. HBV에 대한 면역의 입양전달 (adoptive transfer)

HBV에 대한 면역의 입양전달은 골수이식이나 말초혈액 림프구를 통해 면역기억을 전달하는 것이다. 골수 이식 전 HBsAg이 양성이거나 혹은 HBsAg과 HBV DNA가 양성이었던 환자가 anti-HBc와 anti-HBs가 양성인 공여자로부터 골수이식을 받은 후 HBsAg이 소실상태가 지속되고 HBsAg이 anti-HBs로 혈청전환 된 예가 보고 되었다.[50-52] 그러나 입양전달은 위험성이 골수이식과 동일하며 면역반응이 제어되지 않아 전격성 간염을 야기할 수 있다.[53] 따라서 HBV에 대한 면역의 입양전달은 골수이식을 해야 하는 상황에서만 고려해 볼 수 있다.

3. 만성 B형 간염의 백신치료

다기관 대조 연구에서 PreS2/S 혹은 S백신을 5회 주사하면서 1년간 추적관찰 하였을 때 일반적인 B형 간염 백신은 위약에 비해 HBV DNA 소실이나 HBeAg 혈청전환율이 차이가 없었으나 6개월과 12개월 사이에 혈청 HBV DNA 치는 현저히 감소하였다.[54] 현 HBV 백신은 효과에 한계가 있으나 장차 항바이러스제나 면역조절제의 병합요법은 연구해 볼 가치가 있다.

T세포 백신은 건강인에서는 안전하고 핵심구조물(core)에 특이적인 CTL 반응을 유도하나[55] 만성 B형 간염 환자에서는 반응이 몹시 약해서 뚜렷한 생화학 변화와 바이러스 변화를 나타내지 않았다. 이와 같은 단일 항원 결정기 백신은 만성 B형 간염 환자에게서 CTL 반응을 야기하나 급성 간염에서 회복되는 환자에게서 보이는 반응에 비하면 매우 미약하였다.[56]

DNA 백신은 B형 간염에 대한 백신치료의 새로운 방법으로서 HBV 항원을 부호화하는 플라스미드(plasmid) DNA를 근육 내 주사하는 방법이다. 생쥐에서 강하고 지속적인 체액면역과 세포매개 면역 반응을 빠른 시간에 나타내었으며[57,58] 다른 작은 동물모델에서도 동일한 결과를 나타내었다. 그러나 이러한 결과가 침팬지나 인간에게 그대로 적용되지는 않을 것으로 생각된다. 현재 사람을 대상으로 한 연구는 없으며 임상연구 전에 효과와 안전성 문제, 제어되지 않는 강력한 CTL 반응의 가능성 등 풀어야 할 과제가 많이 남아 있다.

분자생물학적 치료

1. antisense oligonucleotides (ODN)

ODN은 합성 DNA 분자로서 세포 내에서 상보적인 mRNA서열에 결합함으로써 유전자의 발현을 억제하여 유전암호해독을 방해한다. 초기의 세포실험에서 HBV 단백 혹은 전 유전체를 부호화하는 플라스미드를 일시적 혹은 안정적으로 진핵형질전환(transfection)시켰을 때 ODN은 효과적으로 바이러스 단백의 발현과 증식을 억제하였다.[59] DHBV에 감염된 오리에서도 비슷한 결과를 보였다.[60] 그러나 생체에서 효율적으로 간으로 전달하여 충분한 농도로 집적시키는 데는 한계가 있을 것으로 보인다.

2. Ribozymes

리보자임(ribozyme)은 리보핵산(ribonucleic acid)효소로서 RNA염기서열에 특이적인 절단과 짜깁기(splicing)를 매개한다. RNA 절단의 특이성은 리보자임 서열에 의해 결정된다. 현재까지 이루어진 몇몇 진핵형질전환세포나 무세포체계를 이용한 시험관내 연구에 의하면 HBV mRNA의 효율적인 절단이 이루어진다.[61] 현재까지 pgRNA의 encapsidation signal, HBx RNA, poly(A) 신호부위를 포함하는 부위를 겨냥하는 리보자임 활성이 알려져 있다. 현재 임상 I/II상 연구가 진행되고 있다.

요 약

만성 B형 간염의 이상적인 치료는 치료제를 비교적 단기간 사용하여 환자의 면역력을 회복함으로써 더 이상의 약물을 투여하지 않고 HBV 감염을 제어하는 것이다. 이러한 점에서는 인터페론이나 다른 면역제어 치료가 뉴클레오사이드 유도체에 비해 유리하다. 그러나 대부분의 환자는 HBV 재출현을 제어할 수 있는 면역력이 회복되지 않으며 이러한 환자에게는 감염된 간세포가 제거되고 약물 내성 변이가 일어나지 않을 정도로 오랜 기간 충분히 바이러스의 증식을 억제시킬 수 있는 약제가 필요하다.

현재 사용 가능한 약제들은 장기간 효과 면에서 한계가 있으며 적응이 되는 환자군의 범위가 좁다. 향후 장기간의 치료에 있어서 peg-IFN의 유효성이 밝혀질 것으로 예상되며 보다 강력하고 다양한 특성을 지닌 항바이러스제가 개발되어 만성 B형 간염의 치료 영역이 더욱 넓어질 것으로 예상된다. 현재까지는 인터페론과 라미부딘, 뉴클레오사이드의 병합요법은 단독요법에 비해 뚜렷한 장점이 없었지만, peg-IFN과 같이 인터페론 효과의 개선, 작용기전이 보다 다양하고 강력한 항바이러스제의 개발, 임상연구 설계의 개선 등이 이루어지면 병합요법은 여전히 전망이 밝을 것으로 생각된다.

[참고문헌]

1. Seifer M, Hamatake RK, Colonno RJ, Standring DN. In vitro inhibition of hepadnavirus polymerases by the triphosphates of BMS-200475 and lobucavir. Antimicrob Agents Chemother 1998;42:3200-8.

2. de Man RA, Wolters LM, Nevens F, Chua D, Sherman M, Lai CL, Gadano A, et al. Safety and efficacy of oral entecavir given for 28 days in patients with chronic hepatitis B virus infection. Hepatology 2001;34:578-82.

3. Lai CL, Rosmawati M, Lao J, Van Vlierberghe H, Anderson FH, Thomas N, Dehertogh D. Entecavir is superior to lamivudine in reducing hepatitis B virus DNA in patients with chronic hepatitis B infection. Gastroenterology 2002;123:1831-8.

4. Chang T, Hadziyannis S, Cianciara J, Rizzetti M, Schiff E, Pastore G, Klesczewaski K, et al. Sustained viral load and ALT reduction following 48 weeks of entecavir treatment in subjects with chronic hepatitis B who have failed lamivudine.(abstract) Hepatol 2002;36:300A

5. Colono R, Infrequent emerging amino acid substitutions in lamivudine-resistant HBV that result in reduced susceptibility to entecavir. 43th annual meeting of the interscience conference on antimicrobial agents and chemotherapy, 2003, Chicago.

6. Schiff ER, Hindes R, O'Donnell A, et al. Summary of phase II clinical and laboratory safety experience with entecavir. 38th EASL, 2003, Geneva.

7. Sollano J, Schiff E, Carrilho F, Raptopoulou-Gigi M, Cooney E, Hindes R, et al. Entecavir is well-tolerated for treatment of chronic hepatitis B: phase III safely analysis in nucleoside-naive and lamivudine-refractory patients. Hepatology 2004;40(suppl 1):665A

8. Chang TT, Gish R, de Man R, Gadano A, Sollano J, Han KH, et al. Entecavir is superior to lamivudine for the treatment of HBeAg(+) chronic heaptitis B: results of phase III study ETV-022 in nucleoside-naive patients. Hepatology 2004;40(suppl 1):193A

9. Sherman M, Yurdaydin C, Sollano J, Silva M, Goodman Z, Chen L, Cross A, et al. Entecavir is superior to continued lamivudine for the treatment of lamivudine-refractory, HBeAg(+) chronic hepatitis B; results of phase III study ETV-026. Hepatology 2004;40(suppl 1):664A

10. Summers J, Mason WS. Residual integrated viral DNA after hepadnavirus clearance by nucleoside analog therapy. Proc Natl Acad Sci USA 2004;101:638-640

11. Marcellin P, Mommeja-Marin H, Sacks SL, Lau GK, Sereni D, Bronowicki JP, Conway B, et al. A phase II dose-escalating trial of clevudine in patients with chronic hepatitis B. Hepatology 2004;40:140-8.

12. Lee HS, Chung YH, Lee KS, Byun KS, Paik SW, Han JY, et al. A 12-week Clevudine therapy showed durable antiviral activity and normalization of alanine transaminase levels for 6 months after discontinuation of treatment in patients with chronic hepatitis B. Hepatology 2004;40(suppl 1):652A

13. Lee KS, Byun KS, Chung YH, Paik SW, Han JY, Yoo K, et al. Clevudine therapy for 24 weeks further reduced serum hepatitis B virus DNA levels and increased ALT normalization rates without emergence of viral breakthrough than 12-week Clevudine therapy. Hepatology 2004;40(suppl 1):657A

14. Leung N, Gish RG, Wang C, Sacks S, Fried M, Wright T, et al. A randomized, double blind comparison of 3 doses of emtricitabine in patients with chronic hepatitis B given 48 weeks of treatment. Hepatology 2001;34:349A.

15. Shiffman ML, Ng TM, Krastev Z, Kotzev IA, Mechkov G, Kung NNS, et al. A double-blind, placebo-

controlled trial of emtricitabine (FTC, Emtriva) administered once-daily for treatment of chronic hepatitis B virus (HBV) infection. Hepatology 2004;40(suppl 1):172A

16. Lai CL, Lim SG, Brown NA, Zhou XJ, Lloyd DM, Lee YM, et al. A dose-finding study of once-daily oral Telbivudine in HBeAg-positive patients with chronic hepatitis B virus infection. Hepatology 2003;40:719-726

17. Lai CL, Leung NWY, Teo EK, et al. Results of one-year international phase IIb comparative trial of telbivudine, lamivudine and the combination, in patients with chronic hepatitis B. Hepatology 2003;38 suppl 1:262A.

18. Benhamou Y, Tubiana R, Thibault V. Tenofovir disoproxil fumarate in patients with HIV and lamivudine-resistant hepatitis B virus. N Engl J Med 2003;348:177-8.

19. van Bommel F, Wunsche T, Schurmann D, Berg T. Tenofovir treatment in patients with lamivudine-resistant hepatitis B mutants strongly affects viral replication. Hepatology 2002;36:507-8.

20. Lin CC, Chao YC, Lai MY, Chang TT, Chuang WL, Yang SS, et al. Safty, tolerance, pharamacokinetics and pharmacodynamics of remofovir, a liver-targeting prodrug of PMEA in HBV patients following daily dosing for 28 days. Hepatology 2003;40(suppl 1):658A

21. Yuen MF, Kim J, Averett D, Wong DKH, Kim CR, Kerr B, et al. Phase I/II double-blind, placebo-controlled study of the novel anti-HBV agent LB80380/ANA380 in patients with chronic HBV infection. Hepatology 2004;40(suppl 1):172A

22. Cooksley WG, Piratvisuth T, Lee SD, Mahachai V, Chao YC, Tanwandee T, Chutaputti A, et al. Peginterferon alpha-2a (40 kDa): an advance in the treatment of hepatitis B e antigen-positive chronic hepatitis B. J Viral Hepat 2003;10:298-305.

23. Lau G, Piratvisuth T, Luo KX, Marcellin P, Thongasawat S, Cooksley G, et al. Peinterferon alfa-2a (40KD)(Pegasys[R]) monotherapy and in combination with lamivudine is more effective than lamivudine monotherapy in HBeAg-positive chronic hepatits B: result from a large, multinational study. Hepatology 2004;40(suppl 1):171A

24. Schalm SW, Heathcote J, Cianciara J, Farrell G, Sherman M, Willems B, Dhillon A, et al. Lamivudine and alpha interferon combination treatment of patients with chronic hepatitis B infection: a randomised trial. Gut 2000;46:562-8.

25. Schiff ER, Dienstag JL, Karayalcin S, Grimm IS, Perrillo RP, Husa P, de Man RA, et al. Lamivudine and 24 weeks of lamivudine/interferon combination therapy for hepatitis B e antigen-positive chronic hepatitis B in interferon nonresponders. J Hepatol 2003;38:818-26.

26. Santantonio T, Niro GA, Sinisi E, Leandro G, Insalata M, Guastadisegni A, Facciorusso D, et al. Lamivudine/interferon combination therapy in anti-HBe positive chronic hepatitis B patients: a controlled pilot study. J Hepatol 2002;36:799-804.

27. Chan HL, Leung NWY, Hui AY et al. A randomised trial of Peginterferon alfa 2b and lamivudine combination treatment versus lamivudine monotherapy in Chinese patients with HBeAg positive chronic hepatitits B. J Hepatol 2004;40(suppl 1):423.

28. Marcellin P, Lau GKK, Bonino F, et al. A phase 3, partially double - blinded study evaluating the efficacy of peginterferon alfa-2a(40KD)(PEGASYS) alone or in combination with lamivudine vs lamivudine in 546 patients with HBeAg negative/anti-HBe positive chronic hepatitis B. Hepatology 2003;38(suppl 1):724A.

29. Peters MG, Hann Hw H, Martin P, Heathcote EJ, Buggisch P, Rubin R, Bourliere M, et al. Adefovir dipivoxil alone or in combination with lamivudine in patients with lamivudine-resistant chronic hepatitis B. Gastroenterology 2004;126:91-101.

30. Perrillo R, Hann HW, Mutimer D, Willems B, Leung N, Lee WM, Moorat A, et al. Adefovir dipivoxil added to ongoing lamivudine in chronic hepatitis B with YMDD mutant hepatitis B virus. Gastroenterology 2004;126:81-90.

31. Lau G, Cooksley H, Ribeiro RM, Powers KA, Bowden S, Mommeja-Marin H, et al. Randomized, double-blind study comparing adefovir dipivoxil (ADV) plus emtricitabine combination therapy versus ADV alone in HBeAg(+) chronic hepatitis B: efficacy and mechanisms of treatment response. Hepatology 2004;40(suppl 1):272A

32. Lai CL, Brown NA, Myers M, Yuen MF, Wai CT, Lloyd D, et al. Valtorcitabine provides potent supression of hepatitis B virus in patients with chronic hepatitis B: results of a phase I/II clinical trial. Hepatology 2004;40(suppl 1): 173A

33. Chisari FV, Ferrari C. Hepatitis B virus immunopathogenesis. Annu Rev Immunol 1995;13:29-60.

34. Sztein MB, Goldstein AL. Thymic hormones--a clinical update. Springer Semin Immunopathol 1986;9:1-18.

35. Zhuang L, You J, Tang BZ, Ding SY, Yan KH, Peng D, Zhang YM, et al. Preliminary results of Thymosin-α1 versus interferon alpha treatment in patients with HBeAg negative and serum HBV DNA positive chronic hepatitis B. World J Gastroenterol 2001;7:407-10.

36. Sugahara S, Ichida T, Yamagiwa S, Ishikawa T, Uehara K, Yoshida Y, Yang XH, et al. Thymosin-alpha1 increases intrahepatic NKT cells and CTLs in patients with chronic hepatitis B. Hepatol Res 2002;24:346-54.

37. Andreone P, Cursaro C, Gramenzi A, Zavagliz C, Rezakovic I, Altomare E, Severini R, et al. A randomized controlled trial of thymosin-alpha1 versus interferon alfa treatment in patients with hepatitis B e antigen antibody--and hepatitis B virus DNA--positive chronic hepatitis B. Hepatology 1996;24:774-7.

38. Chien RN, Liaw YF, Chen TC, Yeh CT, Sheen IS. Efficacy of thymosin alpha1 in patients with chronic hepatitis B: a randomized, controlled trial. Hepatology 1998;27:1383-87.

39. Mutchnick MG, Lindsay KL, Schiff ER, Cummings GD, Appelman HD, Peleman RR, Silva M, et al. Thymosin alpha1 treatment of chronic hepatitis B: results of a phase III multicentre, randomized, double-blind and placebo-controlled study. J Viral Hepat 1999;6:397-403.

40. Zavaglia C, Severini R, Tinelli C, Franzone JS, Airoldi A, Tempini S, Bettale G, et al. A randomized, controlled study of thymosin-alpha1 therapy in patients with anti-HBe, HBV-DNA-positive chronic hepatitis B. Dig Dis Sci 2000;45:690-6.

41. Chan HL, Tang JL, Tam W, Sung JJ. The efficacy of thymosin in the treatment of chronic hepatitis B virus infection: a meta-analysis. Aliment Pharmacol Ther 2001;15:1899-1905.

42. Artillo S, Pastore G, Alberti A, Milella M, Santantonio T, Fattovich G, Giustina G, et al. Double-blind, randomized controlled trial of interleukin-2 treatment of chronic hepatitis B. J Med Virol 1998;54:167-72.

43. Bruch HR, Korn A, Klein H, Markus R, Malmus K, Baumgarten R, Muller R. Treatment of chronic hepatitis B with interferon alpha-2b and interleukin-2. J Hepatol 1993;17 Suppl 3:S52-55.

44. Barth H, Klein R, Berg PA, Wiedenmann B, Hopf U, Berg T. Induction of T helper cell type 1 response and elimination of HBeAg during treatment with IL-12 in a patient with therapy-refractory

chronic hepatitis B. Hepatogastroenterology 2001;48:553-5.

45. Carreno V, Zeuzem S, Hopf U, Marcellin P, Cooksley WG, Fevery J, Diago M, et al. A phase I/II study of recombinant human interleukin-12 in patients with chronic hepatitis B. J Hepatol 2000;32:317-24.

46. Van Thiel DH, Friedlander L, Kania RJ, Molloy PJ, Hassanein T, Faruki H. A preliminary experience with GM-CSF plus interferon in patients with HBV and HCV resistant to interferon therapy. J Viral Hepat 1997;4 Suppl 1:101-6.

47. Martin J, Bosch O, Moraleda G, Bartolome J, Quiroga JA, Carreno V. Pilot study of recombinant human granulocyte-macrophage colony-stimulating factor in the treatment of chronic hepatitis B. Hepatology 1993;18:775-80.

48. Hahm KB, Han KY, Kim WH, Yim DS, Chon CY, Moon YM, Kang JK, et al. Efficacy of polyadenylic.polyuridylic acid in the treatment of chronic active hepatitis B. Int J Immunopharmacol 1994;16:217-25.

49. Castelnau C, Zarski JP, Poupon R, Metreau JM, Hachemane S, Trepo C, et al. Randomized controlled trial of polyadenur(poly A-Poly U) followed by alpha interferon versus interferon alone in patients with chronic hepatitis B. Hepatology 1997;4:425A.

50. Ilan Y, Nagler A, Adler R, Tur-Kaspa R, Slavin S, Shouval D. Ablation of persistent hepatitis B by bone marrow transplantation from a hepatitis B-immune donor. Gastroenterology 1993;104:1818-21.

51. Lok AS, Liang RH, Chung HT. Recovery from chronic hepatitis B. Ann Intern Med 1992;116:957-8.

52. Lau GK, Lok AS, Liang RH, Lai CL, Chiu EK, Lau YL, Lam SK. Clearance of hepatitis B surface antigen after bone marrow transplantation: role of adoptive immunity transfer. Hepatology 1997;25:1497-501.

53. Caselitz M, Link H, Hein R, Maschek H, Boker K, Poliwoda H, Manns MP. Hepatitis B associated liver failure following bone marrow transplantation. J Hepatol 1997;27:572-7.

54. Pol S, Nalpas B, Driss F, Michel ML, Tiollais P, Denis J, Brecho C. Efficacy and limitations of a specific immunotherapy in chronic hepatitis B. J Hepatol 2001;34:917-21.

55. Vitiello A, Ishioka G, Grey HM, Rose R, Farness P, LaFond R, Yuan L, et al. Development of a lipopeptide-based therapeutic vaccine to treat chronic HBV infection. I. Induction of a primary cytotoxic T lymphocyte response in humans. J Clin Invest 1995;95:341-9.

56. Livingston BD, Crimi C, Grey H, Ishioka G, Chisari FV, Fikes J, Chesnut RW, et al. The hepatitis B virus-specific CTL responses induced in humans by lipopeptide vaccination are comparable to those elicited by acute viral infection. J Immunol 1997;159:1383-92.

57. Michel ML, Davis HL, Schleef M, Mancini M, Tiollais P, Whalen RG. DNA-mediated immunization to the hepatitis B surface antigen in mice: aspects of the humoral response mimic hepatitis B viral infection in humans. Proc Natl Acad Sci U S A 1995;92:5307-11.

58. Davis HL, Schirmbeck R, Reimann J, Whalen RG. DNA-mediated immunization in mice induces a potent MHC class I-restricted cytotoxic T lymphocyte response to the hepatitis B envelope protein. Hum Gene Ther 1995;6:1447-56.

59. Nakozono K, Ito Y, Wu CH, Wu GY. Inhibition of hepatitis B virus replication by targeted pretreatment of complexed antisense DNA in vitro. Hepatology 1966;23:1297-303.

60. Soni PN, Brown D, Saffie R, Savage K, Moore D, Greogoriadis G et al. Biodistribution, stability, and antiviral efficacy of liposome-entrapped phosphorothioate antisense oligodeoxynucleotides in ducks for the treatment of chronic duck hepatitis B virus infection. Hepatology 1998;28:1402-10.

61. Welch PJ, Tritz R, Yei S, Barber J, Yu m. Intracellular application of hairpin ribozyme genes against hepatitis B virus. Gene Therapy 1997;4:736-43.

3-1

HCV의 감염, 복제과정, 병태생리 및 그 임상적 이해

Pathophysiology of HCV

윤 승 규

C형 간염바이러스(hepatitis C virus, HCV)는 1989년 처음 클로닝되어[1] 효소면역법(enzyme immunoassay, EIA)에 의한 진단이 가능해짐에 따라[2] 전 세계적으로 1억 7천만명의 인구가 감염되어 있음이 보고 되었고,[3] 이것이 만성 간질환의 주요 원인이 되고 있어 심각한 세계 보건 문제로 인식되고 있다. HCV는 *Flaviviridae*과(family), *Hepacivirus*속(genus)에 속하는 바이러스로서, 55-65nm의 크기[4]를 가진 단쇄구조(single-stranded)의 RNA 바이러스이다. HCV는 유전자의 변이가 빠르게 일어나는 바이러스로, 임상경과나 치료반응에 영향을 미치는 유전자형은 유전자의 염기서열의 차이에 따라(일반적으로 31-34%의 차이를 보임) 세계적으로 크게 6개의 유전자형군으로 분류되며, 각 유전자형은 몇 개의 아형으로 다시 분류된다. HCV감염의 유일한 자연숙주는 사람으로 알려져 있다. HCV 감염은 주로 혈액으로 전파된다고 알려졌으나 최근에는 수혈에 의한 감염은 감소되고 있는 반면 정맥주사 약물 남용자들과 같이 오염된 주사를 공유함으로써 감염되는 것이 가장 흔한 원인이 되고 있다.[5] 현재까지 HCV는 실험실 내에서 효율적인 바이러스 배양이 안되므로 HCV 복제는 부분적으로만 알려져 있고, HCV의 명확한 구조나 기능이 완전히 규명되지 않아 백신이나 치료제 개발에 장애요인이 되고 있다.

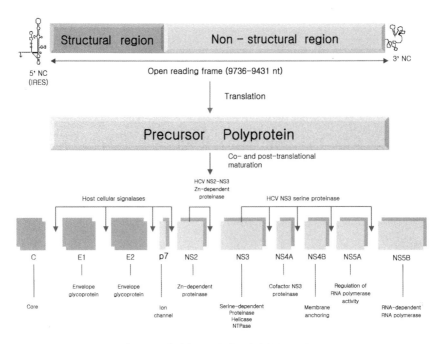

그림 1. HCV 유전자 구조와 전구 단백질의 분리과정

1. HCV 유전자 구조와 각 영역의 생물학적 특성

HCV 유전자의 길이는 약 9.4 kilobase (Kb)이고, 구성은 5'-untranslated region (5' UTR), 구조단백질영역(structural protein)과 비구조단백질영역(non-structural protein) 및 3'-untranslated region (3'UTR)으로 이루어져 있다. 구조단백질영역은 핵단백질(core protein)과 외피 당단백질(envelope glycoprotein, E1, E2)로 구성되어 있고, 비구조단백질은 NS2, NS3, NS4A, NS4B, NS5A 및 NS5B로 구성되어 있다.[6] HCV 단백은 한 개의 open reading frame (ORF)으로부터 약 3,030개의 아미노산으로 구성된 전구단백질(polyprotein)이 형성된 다음, 이것이 세포 내에 존재하거나 혹은 바이러스 자신으로부터 만들어진 proteinase에 의하여 절단됨으로써 각각의 바이러스를 구성하는 단백들이 발현된다. 즉 초기에는 세포질세망(endoplasmic reticulum)에서 숙주의 signal peptidase에 의해 구조성 단백질들이 절단되고(Core, E1, E2)[7] 이어 비구조단백질들이 바이러스성 protease에 의해 NS2는 NS2/NS3 이음부(junction)로 절단되고, NS3는 NS3/NS4 이음부로 절단된다. NS3에서 나머지 전구단백질이 절단되면 NS4A, NS4B, NS5A 및 NS5B가 분리되고 NS5A와 NS5B는 인산화된다(그림 1).

1) 5'-UTR

5'-UTR은 332-341 nucleotide (nt)로 구성되어 있고, 4개의 주요 영역(domain)을 보유하고 있어[8] 바이러스 단백질들의 유전암호 해독(translation)에 중요한 역할을 한다. 이곳에서 internal ribosome entry site (IRES)를 통해 리보소옴(ribosome)과 결합하여 cap-independent 양상으로 유전암호해독이

개시된다.[9,10] 5´-UTR은 전체 유전자 영역 중 유전자 염기서열의 변이가 가장 적어 유전자형 검사법을 개발하는데 중요한 목표 유전자영역으로 이용된다. 또한 5´-UTR은 HCV 단백질 형성, 바이러스 증식에 중요한 역할을 하는 부위이기 때문에 antisense oligonucleotide나 ribozyme을 이용한 유전자 치료의 표적이 되고 있다. 최근 전자현미경, 핵자기 공명 및 X-ray crystallography에 의해 IRES의 3차원적 구조가 규명되면서[11,12] IRES의 기전이 점차 밝혀지고 있어 HCV 감염치료로써 IRES 저해제를 개발하는데 큰 도움을 주고 있다.

2) 3'-UTR

3´-UTR은 길이가 매우 다양하고 세 부위로 구성되어 있다. 첫 번째 부위는 전구단백질의 3´-말단 직하방에 위치하고 길이는 28-40 nt로 구성되며, 염기서열의 변이가 심하다.[13] 두 번째 부위는 polypyrimidine이 뻗어있고 길이도 다양하다. 하지만 세 번째 부위는 염기서열이 매우 잘 보존되어 있고, 98 nt로 구성된 세 개의 stem-loop를 보유하고 있어 바이러스 복제에 중요 할 뿐 아니라[14] IRES를 통한 단백질들의 유전 암호 해독에 영향을 미친다.[15] 또한 3'-UTR은 RNA-dependent RNA polymerase와 결합하여 HCV RNA (-)가닥의 합성을 개시함으로 HCV 단백질 합성과 복제에 주요 역할을 한다.[16]

3) 핵단백질 (Core protein)

구조 단백질에 속하는 핵단백질은 22 kd의 분자량을 가지고 있고, 유전자 염기서열은 매우 잘 보존되어 있다.[17] 핵단백질은 세포질 내에 위치하고 있고 N-말단부위가 비특이적으로 RNA에 결합하고 있다. 핵단백질은 HCV의 nucleocapsid를 구성할 뿐 아니라, 바이러스로 하여금 숙주의 면역감시 혹은 공격으로부터 피할 수 있도록 해주고 바이러스 복제를 촉진시키는 역할을 한다. 또한 핵단백질은 숙주세포 유전자 전사, 세포증식 및 사멸, 세포신호전달, 지질대사 및 숙주의 면역반응에도 관여하는데, lymphotoxin-β 수용체의 세포질 내 영역과 결합하고 있어 세포의 apoptosis를 촉진시키고,[18] nuclear factor kappa B(NF-kB)를 활성화시키며,[19] fas-mediated apoptosis를 감작시켜 apoptosis를 촉진시킨다.[20]

4) 외피 당단백질 (Envelope glycoprotein)

E1과 E2 단백은 외피항원을 구성하는 당단백질로 분자량의 크기는 각각 31 kd과 70 kd이다. 이 부위에 항원결정인자(epitope)가 위치하고 있을 것으로 생각되고, 바이러스가 간세포에 부착하는 부위가 존재한다. E1과 E2는 동시에 단백질 해독이 되면서 서로 분리되고 세포질세망에 부착되어 N-linked glycosylation이 일어난다.[21] 이어 E1과 E2는 비공유 결합으로 매우 안정적인 이종이합체(heterodimer)를 형성하며, 바이러스의 assembly가 일어날 때까지 세포질세망 내에 존재한다. E2 단백질에는 두 곳의 매우 변이가 심한 부위가 존재하는데 (hypervariable regions, HVR1 & HVR2),[22] 이 곳이 바이러스의 주요 중화 항원결정인자에 대한 후보로 생각되고 있다. HVR1은 E2 중의 첫 아미노산 27개로 구성되어 있고, HVR1에 대한 항체가 바이러스의 재감염에 방어기능을 가지고 있는 것으로 보

고되고 있어, 이 부위에서 일어나는 자발성 돌연변이가 숙주의 면역 회피반응의 중요 원인이 되는 것으로 생각되고 있다.[23] E2는 인터페론에 의해 유도되는 효소인 protein kinase R (PKR)과 작용하는 PKR-eIF2alpha phosphorylation homology domain(PePHD)을 보유하고 있어 인터페론에 대한 저항성을 유도하는데 중요 역할을 하고 있다.[24]

5) NS2 단백질

NS2는 23 kd로 구성된 transmembrane 단백질로 기능을 위해 Zinc (Zn)가 요구되는 metalloprotease로서 작용하는 것으로 알려져 있다.[25] NS2는 NS3를 활동적으로 절단하고 NS5A의 인산화에도 중요 역할을 한다.[26]

6) NS3 단백질

NS3부위는 67 kd로 구성된 단백질로서 두개의 중요한 효소를 가지고 있다. 이는 N-말단부의 181개의 아미노산으로 구성된 protease와 C-말단부의 465개의 아미노산으로 구성된 helicase와 nucleotide triphosphatase (NTPase)영역이다.[27] 최근 protease와 helicase의 구체적인 구조와 기능이 X-ray crystallography와 functional assay로 점차 밝혀지고 있어 이 부위가 항바이러스 제제 개발의 중요한 목표부위가 되고 있다. Protease 영역은 전형적인 serine protease 아미노산인 serine, histidine및 aspartic acid를 가지고 있고 그의 중앙에 zinc 결합부위가 있어 folding을 교정하는데 중요 역할을 한다. NS3 protease는 HCV 전구단백질의 나머지를 절단하여 NS4A를 분리하나 NS4A는 결국 NS3와 결합하여 protease활성을 위한 조효소로 작용한다. NS3 helicase영역은 Y-모양의 분자를 형성하여 이중쇄(double stranded)로 된 바이러스 RNA를 푸는데(unwind) 중요역할을 하고 이때 NTPase는 반응에 필요한 에너지를 제공한다.[28] 또한 HCV 생활사에서 알려진 DNA 단계는 없으나 바이러스 NS3 helicase는 이중쇄의 DNA와 RNA-DNA 이중복합체를 풀 수 있는 기능을 가지고 있다. 따라서 helicase도 항바이러스 제제의 개발에 중요한 목표 부위가 되고 있다.

7) NS4 단백질

NS4 단백질이 절단되어 두개의 단백질인 NS4A (6 kd)와 NS4B (27 kd)로 분해된다. NS4A는 NS3 protease 활성을 위한 조효소이고 NS4B와 NS5A에 결합한다.[29,30] NS4B의 기능은 아직 잘 알려져 있지 않으나 NS5A의 인산화에 조효소 역할을 하는 것으로 보고 되었고, 총체적 막성 단백으로 복제 복합체(replication complex)를 형성하는데 중요한 역할을 하는 것으로 알려지고 있다.

8) NS5 단백질

NS5 영역은 절단되어 NS5A와 NS5B 두 부위로 나뉘어 진다. NS5A의 기능은 아직 잘 알려지지 않고 있으나 이 부위에 돌연변이가 있으면 복제가 증가한다고 보고된 바 있다. NS5A 부위 중 인터페론 치료반응을 결정하는데 중요 역할을 하는 영역은 codon 2209-2248로 이를 interferon sensitivity determing region (ISDR)이라고 하며[31] 인터페론에 의해 유도되는 PKR과 반응한다. 또한 NS5A는 이외에도 여러 기능을 가지고 있어 인터페론의 항바이러스 작용의 저해, 전사적 활성, 세포 성장 및 세포 신호전달체계에 관여한다. 또한, NS5B는 68 kd의 RNA-dependent RNA polymerase (RdRp)로서 HCV 복제에 중요 역할을 한다.[32] RdRp의 3차원적 구조의 규명은 새로운 항바이러스제제 개발의 중요한 목표 부위가 되고 있다.

2. HCV 복제

HCV의 생활사는 아직까지 완전히 규명되지 않아 다른 flavivirus의 생활사를 참고로 하여 기능이나 생활사가 연구 되고 있다. HCV는 주로 간에서 증식하는 것으로 생각되지만 그 이유는 아직 밝혀지지 않았다. 복제에서 첫 번째 단계는 HCV가 세포 수용체에 결합하여 간세포 안으로 들어가 바이러스 외피를 벗는 과정이다. HCV 입자 표면에서 발현되는 E1-E2는 세포 수용체에 대한 ligand역할을 하는 것으로 생각되며, 바이러스의 초기 glycosaminoglycans와 같은 세포 표면 분자와의 상호작용은 세포의 인지와 친세포성에 중요한 역할을 한다. HCV에 대한 여러 수용체 후보 물질이 보고되었는데, 이중 특히 low-density lipoprotein (LDL) 수용체가 제시되고 있다.[33] 즉, HCV가 LDL 수용체와 결합함으로써 세포 내로 들어간다고 생각되고 있다. 하지만 이외에도 HCV에 대한 후보 수용체들로 tetraspanin CD81,[34] scavenger receptor class B type I (SR-B1),[35] mannose binding lectins DC-SIGN과 L-SIGN,[36] asialglycoprotein receptor (ASGP-R)가 보고되고 있다.[37] 하지만 HCV가 어느 한 수용체에만 결합하여 세포 내로 들어가는 것으로 생각되지는 않으며, 여러 표면 분자들이 하나의 복합체를 형성하여 이것과 바이러스가 결합하여 세포 내로 들어갈 가능성도 제시되고 있다. 일단 수용체와 결합한 후 세포내로 들어간 HCV는 산성의 endosome에서 외피를 벗는 과정이 일어나는데 이는 pH변화가 endosomal membrane과 바이러스의 융합을 일으켜,[35] 바이러스는 외피와 핵껍질를 벗고 RNA가 분리된다. 이 HCV RNA는 바이러스 복제의 주형(template) 되어 mRNA가 합성되고 이후 단백질이 형성된다. 전구단백질의 유전암호 해독은 5'-UTR 앞의 stem-loop 형태를 띠고 있는 IRES에 ribosomal 40S subunit 가 결합함으로써 시작된다. 전구단백질의 유전암호 해독은 80S 기능적 리보소옴에 의해 확실하게 완성되고, 이 과정에서 3'-UTR은 조절 기능을 갖는다. 이어 전구단백질은 세포성 및 바이러스성 protease에 의해 10개의 성숙 단백질로 분리된다.[38] 구조성 단백질은 숙주세포의 signal peptidase에 의해 분비되고, 이들은 작은 p7이라는 polypeptide에 의해 비구조성 단백질과 분리된다. P7단백은 최근에 viroporin family에 속하는 것으로 밝혀졌고, 이는 이온 채널을 형성함으로써 바이러스 입자의 분비와 성숙에 중요한 역할을 하는 것으로 알려지고 있다. 비구조성 단백질 중 NS2-NS3 junction은 Zn-의존성으로 autocatalytic proteinase기능을 가지고 있어 NS2를 NS3의 N-terminal로부터 절단한다. NS3의 N-terminal 중 3분의 1은 serine proteinase로 이는 HCV 전구 단백질의 하향 절단에 주된 역할을 한다. NS3 protease의 C-terminal 중 2/3는 helicase와 NTPase 기능을 갖고 있고 이들의 3차원적 구조는 단독 혹은 DNA와 복합체를 형성하고 있는 것이 밝혀져 이 또한 항바이러스 제제 개발의 중요한 목표 부위

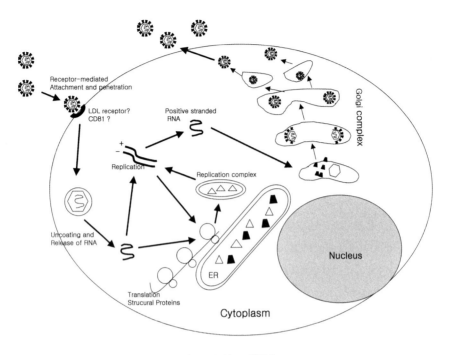

그림 2. HCV의 125생활사

가 되고 있다. HCV 비구조성 단백질 중 NS3-NS5B는 세포질세망으로부터 유래된 막성 web과 관련있는 복제복합체를 형성하고, 이 복합체 안에서 HCV RNA는 바이러스의 중합효소에 결합하여 negative strand RNA가 합성된다. 이것은 다시 HCV positive strand RNA의 합성을 위한 주형으로 이용된다. 새로이 합성된 positive strand RNA는 core단백질과 상호작용을 하여 바이러스 nucleocapsid를 형성한다. 이러한 바이러스 nucleocapsid는 세포질세망 내강으로 budding함으로 외피를 획득하고 숙주세포의 세포외 유출(exocytosis)을 통해 세포 밖으로 나간다(그림 2).

만성 C형 간염 환자에서 생성되고 소멸되는 바이러스의 수는 하루 10^{11}-10^{13}이다. 바이러스의 반감기는 2.7시간이며, 감염된 간세포의 반감기는 2-70일로 추정되고 있으며, 감염세포는 하루 13-25%가 전환(turnover) 된다. 간세포의 5-40%가 감염되었다고 가정하면 이중 1.2-10%는 치유되거나, 죽거나 혹은 재생된다.[39-41]

3. HCV 병태생리

1) 바이러스제거와 지속 기전

대부분 바이러스 감염에서 면역반응은 초기 내재면역(innate response)과 후기 획득면역(adaptive response)에 의해 일어난다. 초기 내재면역은 비특이성 면역학적 요인들(cytokine, neutrophil, macrphage, NK cell, NKT cell)에 의해 유도되고, 후기 획득 면역은 바이러스 특이 반응(B & T cell response), 항바이러스 항체 생성 및 항원특이 세포성 세포독성에 의해 이루어진다.

초기 면역반응은 2′ 5′ oligoadenylate synthetase와 RNA dependent PKR과 같은 인터페론 반응유전자(interferon response gene)가 증가되고, 이러한 제1형 인터페론의 유도는 NK세포나 CD8+ T cell을 자극하고, MHC 발현을 상향 조절(up-regulation)한다.[42,43] 이때 NK와 NKT세포가 간 내에서 증가되고 IL-6, interferon-γ와 TNF-α와 같은 cytokine이 탐지된다. 하지만 C형 간염에서 아직까지 내재면역의 역할, 특히 임상경과에서의 역할은 아직 완전히 규명되지 않았다.

C형 간염에서 임상 경과를 평가하는데 있어 항체의 역할은 매우 복잡하다. 항체의 생성이 질환의 완치를 의미하는 것은 아니며, 항체의 역가나 항체반응의 패턴이 임상적 중증도와 연관성도 없다. 침팬지 실험에서 anti-HCV가 형성된 침팬지에 HCV를 재감염 시켰을 때 감염이 진행되었다는 보고는 anti-HCV가 바이러스를 방어하거나 제거하는데 중요한 역할을 하지 못한다는 것을 시사한다.[44]

HCV에 의한 간염은 감염된 세포에서 세포성 면역반응(cellular immune response)에 의해 야기되는 것으로 알려져 있다. 자연 치유된 HCV 감염환자에서 CD4+ & CD8+ T cell의 강력하고 다발적인 특이적 면역반응으로 인해 바이러스가 제거되는 반면,[45] 만성 지속성 HCV 감염의 경우 세포성 면역이 불충분하여 HCV를 완전히 제거하지 못한다. 급성 간염에서 면역반응은 세포용해성(cytolytic) 과 비세포용해성(non-cytolytic)기전이 함께 일어나는 것으로 보고되었고[46] 비세포용해성 기전은 cytokine에 의해 일어나는 것으로 생각된다. 하지만 만성 C형 간염에서 바이러스가 제거되지 않고 지속되는 이유는 HCV에 대한 T세포 반응이 미약하게 일어나기 때문으로 생각되는데, 아직 정확한 기전은 밝혀지지 않았지만 몇 가지 가능성 있는 가설들이 제시 되고 있다. 첫째는 HCV의 한 항원(epitope)에 대한 강력한 면역반응이 일어날 때 HCV quasispecies가 더 많이 돌연변이를 일으켜 면역감시를 회피하는 기전,[47] 둘째는 어떤 HCV 변이종이 세포독성 T세포 반응을 억제하는 기전, 셋째는 항원의 agonist 와 antagonist의 출현이 T세포 활성화를 저해하는 기전, 그리고 넷째로는 HCV가 항원제시세포(APC)의 기능을 억제시키는 기전 등을 들 수 있다.

2) HCV의 간세포 손상기전

만성적으로 HCV 감염이 있는 경우 간 손상이 언제 일어나고, 어떻게 진행되는지 아직 확실히 규명되지 않았다. 최근 HCV 자체가 직접 간세포를 손상시키는가에(cytopathic) 대한 논란이 있는데, 직접 간세포를 손상시키지 않는다는 증거로는 바이러스 농도와 간 질환의 진행정도와 예후가 일치 하지 않는다는 점이고, 직접 손상시킨다는 유일한 증거는 HCV가 간세포 내에 지질을 축적시켜 지방간을 유도한다는 것이다. 하지만 이것은 바이러스의 유전자형에 따라 차이를 보이고 있어 향후 확실한 규명이 필요하다. 만성 C형 간염에서 간 손상의 특징은 문맥내 임파구 침착, 국소적 괴사 혹은 가교괴사(bridging necrosis), 간소엽의 변성 등을 들 수 있고 이들은 국소적 면역반응에 기인되는 것으로 생각되고 있다. 임파구 침착은 주로 문맥주변부에 CD4+ T세포, 특히 Th1형이 분포하고, 문맥 주변부와 소엽내에 CD8+ T세포가 분포한다. 최근 연구에 따르면 간 손상 정도는 Th1 cytokine의 국소적 발현과 관련이 있다고 보고 되고 있다. 세포독성 T세포(CTL)는 Fas, TNF-α및 perforin을 통한 세포사멸 기전으로 감염된 세포와 감염세포 주변의 정상세포를 파괴시킨다.[48,49] 하지만 간 손상 정도와 CTL의 간 내에 분포되는 양이 일치하지는 않아, CTL뿐 아니라 natural killer T (NKT)세포와 T세포 수용체도 간 손상에 관여할 가능성이 제시되고 있다.

3) HCV의 간섬유화 유도기전

만성 C형간염은 섬유화(fibrogenesis)를 거쳐 간경변으로 진행하는데, 간 섬유화가 되면 collagen과 세포외기질(extracellular matrix)이 증가되고, 이 과정이 진행되면서 주변부의 간질세포를 침범하여 섬유성 격막을 형성함으로 간세포의 결절이 이루어진다. 간내 만성 염증으로부터 섬유화로의 진행은 간세포의 만성적 파괴와 cytokine 및 성장인자의 국소적 생성의 복잡한 과정을 거쳐 이루어진다. 이 과정에서 중요한 역할을 하는 세포는 perisinusoidal space에 위치하는 성상세포(stellate cell)로 간 손상을 받으면 활성화되어 세포외기질 성분과 평활근육 α-actin (smooth muscle α-actin)을 분비하는 근육섬유 모세포(myofibroblast)의 합성을 유도한다.[50,51] 간 섬유화 과정에서 어떤 바이러스 구성성분이 주된 역할을 하는지는 아직 명확히 밝혀지지 않았고, 오히려 만성 알코올 섭취와 같은 외적인 요인이 간경변을 유발하는 중요한 인자로 인식되고 있다. 이외에 간 섬유화를 악화시키는 다른 요인들로는 human immunodeficiency virus(HIV) 혹은 다른 간염 바이러스의 중복감염, 비만, 당뇨병 및 면역억제를 유발하는 원인들이다. 따라서 항바이러스 제제에 의한 HCV의 제거는 활성화된 성상세포를 비활성화 시키거나 사멸시켜 간경변을 예방할 수 있을 것으로 생각되고 있다.

4) HCV와 간암발생

간세포암종은 만성 HCV 감염에서 최종적으로 생길 수 있는 합병증이다. 최근 HCV에 의한 간암발생률은 매년 1-4%로 보고되고 있고 간경변이 가장 중요한 요인으로 생각되고 있으며, 이외에 외적 요인으로는 만성 알코올 섭취, 바이러스 중복감염, 당뇨 및 비만 등이 관여한다. 바이러스 단백질 중 핵단백질, NS3, NS4B 및 NS5A가 단독 혹은 종양항원과 함께 간암의 발생기전에 중요한 역할을 하는 것으로 보고되고 있다. 특히 HCV 핵단백질이나 전 HCV 단백질을 발현하는 형질전환 마우스에서 간세포암종이 발생하는 것이 관찰되었으나,[52,53] 이것이 사람에서도 같은 기전으로 일어나는지에 대한 의문점이 남아있고 또한 어떻게 종양을 일으키는지에 대한 기전은 아직 확실히 규명되지 않고 있다.

요약

1989년 HCV가 발견된 이후 HCV 감염에 대한 이해와 병태생리의 연구가 많이 진전되었으나 in vitro 내에서 안정적이고 충분한 바이러스 입자를 생성할 수 있는 세포배양이 확립되어 있지 않아 HCV 복제기전을 연구하는데 많은 장애가 있다. 또한 모든 면역학적 연구는 간조직이 아닌 말초혈액 단핵구에서 이루어지므로 결과의 해석이 매우 모호할 수 있다는 것이 단점이다. HCV의 가장 좋은 모델은 침팬지인데 이것 또한 HCV에 대한 매우 다른 면역반응을 보이고 있어 항바이러스 제제의 개발이나 백신개발에 어려움을 겪고 있는 실정이다. 향후 HCV 연구 분야에서 가장 중요한 쟁점은 효율적인 HCV 배양 체계의 확립과 동물모델의 개발이라고 생각된다.

[참고문헌]

1. Choo QL, Kuo G, Weiner AJ, Overby LR, Bradley DW, Houghton M. Isolation of a cDNA clone derived from a blood-borne non-A, non-B viral hepatitis genome. Science 1989;244(4902):359-62

2. Kuo G, Choo QL, Alter HJ, Gitnick GL, Redeker AG, Purcell RH, Miyamura T, Dienstag JL, Alter MJ, Stevens CE, et al. An assay for circulating antibodies to a major etiologic virus of human non-A, non-B hepatitis. Science 1989;244(4902):362-4.

3. Alter MJ, Kruszon-Moran D, Nainan OV, McQuillan GM, Gao F, Moyer LA, Kaslow RA, Margolis HSThe prevalence of hepatitis C virus infection in the United States, 1988 through 1994. N Engl J Med 1999;341(8):556-62.

4. Kaito M, Watanabe S, Tsukiyama-Kohara K, Yamaguchi K, Kobayashi Y, Konishi M, Yokoi M, Ishida S, Suzuki S, Kohara M.Hepatitis C virus particle detected by immunoelectron microscopic study. J Gen Virol 1994;75(Pt7):1755-60.

5. Consensus Panel. National institutes of health consensus development conference statement: Management of hepatitis C. Hepatology 2002;36:S3-20

6. Houghton M, Han J, Kuo G, Choo Q-L, Weiner AJ. Structure and molecular virology. in: Zuckerman AJ, Thomas HC, eds. Viral hepatitis: scientific basis and clinical management. Edinburgh:Churchill Livingstone, 1993;229-240

7. Martire G, Viola A, Iodice L, Lotti LV, Gradini R, Bonatti S. Hepatitis C virus structural proteins reside in the endoplasmic reticulum as well as in the intermediate compartment/cis-Golgi complex region of stably transfected cells. Virology 2001;280(2):176-82.

8. Honda M, Beard MR, Ping LH, Lemon SM. A phylogenetically conserved stem-loop structure at the 5'border of the internal ribosome entry site of hepatitis C virus is required for cap-independent viral translation. J Virol 1999;73:1165-74

9. Pestova TV, Kolupaeva VG, Lomakin IB, et al., Molecular mechanism of translation initiation in eukaryotes. Proc Natl Acad Sci USA 2001;98:7029-36.

10. Fukushi S, Okada M, Kageyama T, et al., Specific interaction of a 25-kilodalton cellular protein, a 40S ribosomal subunit protein, with the internal ribosome entry site of hepatitis C virus genome. Virus Genes 1999;19:153-61.

11. Spahn CM, Kieft JS, Grassucci RA, Penczek PA, Zhou K, Doudna JA, Frank J. Hepatitis C virus IRES RNA-induced changes in the conformation of the 40s ribosomal subunit. Science 2001;291(5510):1959-62.

12. Kieft JS, Zhou K, Grech A, Jubin R, Doudna JA. Crystal structure of an RNA tertiary domain essential to HCV IRES-mediated translation initiation. Nat Struct Biol 2002;9(5):370-4.

13. Kolykhalov AA, Feinston SM, Rice CM. Identificaion of a highly conserved sequence element at the 3' terminus of hepatitis C virus genome RNA. J Virol 1996;70:3363-71.

14. Yangai M, St Claire M, Emerson SU, et al., In vivo analysis of the 3'untranslated region of the hepatitis C virus after in vitro mutagenesis of an infectious cDNA clone. Proc Natl Acad Sci USA 1999;96:2291-5.

15. Wood J, Frederickson RM, Fields S, Patel AH. Hepatitis C virus 3'X region interacts with human ribosomal proteins. J Virol 2001;75:1348-58.

16. Hong Z, Cameron CE, Walker MP, et al. A novel mechanism to ensure terminal initiation by hepatitis C virus NS5B polymerase. Virology 2001;285:6-11.

17. Hijikata M, Kato N, Ootsuyama Y, et al. Gene mapping of the putative structural region of the hepatitis C virus genome by in vitro processing analysis. Proc Natl Acad Sci USA 1991;88:5547-51

18. Matsumoto M, Hsieh TY, Zhu N, et al., Hepatitis C virus core protein interacts with the cytoplasmic tail of lymphotoxin-beta receptor. J Virol 1997;71(2):1301-9.

19. You LR, Chen CM, Lee YH. Hepatitis C virus core protein enhances NF-kappaB signal pathway triggering by lymphotoxin-beta receptor ligand and tumor necrosis factor alpha. J Virol 1999;73:1672-1681.

20. Ruggieri A, Harada T, Matsuura Y, Miyamura T.Sensitization to Fas-mediated apoptosis by hepatitis C virus core protein. Virology 1997;229:68-76.

21. Matsuura Y, Harada S, Suzuki R, et al., Expression of processed envelope protein of hepatitis C virus in mammalian and insect cells. J Virol 1992;66:1425-1431.

22. Weiner AJ, Brauer MJ, Rosenblatt J, Richman KH, Tung J, Crawford K, Bonino F, Saracco G, Choo QL, Houghton M, et al. Variable and hypervariable domains are found in the regions of HCV corresponding to the flavivirus envelope and NS1 proteins and the pestivirus envelope glycoproteins. Virology 1991;180(2):842-8.

23. Kato N, Sekiya H, Ootsuyama Y, Nakazawa T, Hijikata M, Ohkoshi S, Shimotohno K. Humoral immune response to hypervariable region 1 of the putative envelope glycoprotein (gp70) of hepatitis C virus. J Virol 1993;67:3923-30

24. Taylor DR, Shi ST, Romamo PR, et al. Inhibition of the interferon inducible protein kinase PKR by HCV E2 protein. Science 1999;285:107-110.

25. Santolini E, Pacini L, Fipaldini C, Migliaccio G and Monica N. The NS2 protein of hepatitis C virus is a transmembrane polypeptide. J Virol 1995;69:7461-71

26. Tanji Y, Kaneko T, Satoh S, and Shimotohno K. Phosphorylation of hepatitis C virus-encoded nonstructural protein NS5A. J Virol 1995;69:3980-6

27. Gallinari P, Brennan D, Nardi C, Brunetti M, Tomei L, Steinkhler C and Raffaele DF. Multiple Enzymatic Activities Associated with Recombinant NS3 Protein of Hepatitis C Virus. J Virol 1998;72:6758-69

28. Tai CL, Chi WK, Chen DS, and Hwang LH. The helicase activity associated with hepatitis C virus nonstructural protein 3 (NS3). J Virol 1996;70:8477-84

29. Failla C, Tomei L, and R De Francesco. Both NS3 and NS4A are required for proteolytic processing of hepatitis C virus nonstructural proteins. J Virol 1994;68:3753-60

30. Lin C, Wu JW, Hsiao K and Su MS. The hepatitis C virus NS4A protein: interactions with the NS4B and NS5A proteins. J Virol 1997;71:6465-71

31. Enomoto N, Sakuma I, Asahina Y, et al. Mutations in the nonstructural protein 5A gene and response to interferon in patients with chronic hepatitis C virus 1b infection. N Engl J Med 1996;334:77-81

32. Lohmann V, Korner F, Herian U, and Bartenschlager R. Biochemical properties of hepatitis C virus NS5B RNA-dependent RNA polymerase and identification of amino acid sequence motifs essential for enzymatic activity. J Virol 1997;71:8416-28

33. Wunschmann S, Medh JD, Klinzmann D, Schmidt WN, Stapleton JT. Characterization of Hepatitis C Virus (HCV) and HCV E2 Interactions with CD81 and the Low-Density Lipoprotein Receptor. J. Virol 2000;74:10055-62

34. Pileri P, Uematsu Y, Campagnoli S, Galli G, Falugi F, Petracca R, Weiner AJ, Houghton M, Rosa D, Grandi G, Abrignani S. Binding of hepatitis C virus to CD81. Science 1998;282(5390):938-41

35. Bartosch B, Vitelli A, Granier C, Goujon C, Dubuisson J, Pascale S, Scarselli E, Cortese R, Nicosia A, Cosset FL. Cell Entry of Hepatitis C Virus Requires a Set of Co-receptors that Include the CD81 Tetraspanin and the SR-B1 Scavenger Receptor. J Biol Chem 2003;278(43):41624-30

36. Lozach PY, Lortat-Jacob H, de Lacroix de Lavalette A, Staropoli I, Foung S, Amara A, Houles C, Fieschi F, Schwartz O, Virelizier JL, Arenzana-Seisdedos F, Altmeyer R. DC-SIGN and L-SIGN are high affinity binding receptors for hepatitis C virus glycoprotein E2. J Biol Chem 2003;278(22):20358-66

37. Saunier B, Triyatni M, Ulianich L, Maruvada P, Yen P, Kohn LD. Role of the asialoglycoprotein receptor in binding and entry of hepatitis C virus structural proteins in cultured human hepatocytes. J Virol 2003;77(1): 546-59

38. Grakoui A, Wychowski C, Lin C, Feinstone SM, Rice CM, Expression and identification of hepatitis C virus polyprotein cleavage products. J Virol 1993;67(3):1385-95

39. Zeuzem S, Schmidt JM, Lee JH, Ruster B, Roth WK. Effect of interferon alfa on the dynamics of hepatitis C virus turnover in vivo. Hepatology 1996;23(2):366-71.

40. Zeuzem S, Schmidt JM, Lee JH, von Wagner M, Teuber G, Roth WK. Hepatitis C virus dynamics in vivo: effect of ribavirin and interferon alfa on viral turnover. Hepatology. 1991;28(1):245-52.

41. Neumann AU, Lam NP, Dahari H, Gretch DR, Wiley TE, Layden TJ, Perelson AS. Hepatitis C viral dynamics in vivo and the antiviral efficacy of interferon-alpha therapy. Science 1998;82(5386):103-7.

42. Cella M, Jarrossay D, Facchetti F, Alebardi O, Nakajima H, Lanzavecchia A, Colonna M. Plasmacytoid monocytes migrate to inflamed lymph nodes and produce large amounts of type I interferon. Nat Med 1999;5(8):919-23.

43. Kadowaki N, Antonenko S, Lau JY, Liu YJ. Natural interferon alpha/beta-producing cells link innate and adaptive immunity. J Exp Med 2000;192(2):219-26.

44. Farci P, Alter HJ, Govindarajan S, Wong DC, Engle R, Lesniewski RR, Mushahwar IK, Desai SM, Miller RH, Ogata N, et al. Lack of protective immunity against reinfection with hepatitis C virus. Science 1992;258(5079):135-40.

45. Lechner F, Wong DK, Dunbar PR, Chapman R, Chung RT, Dohrenwend P, Robbins G, Phillips R, Klenerman P, Walker BD. Analysis of successful immune responses in persons infected with hepatitis C virus. J Exp Med 2000; 191(9): 1499-512.

46. Guidotti LG, Chisari FV. Noncytolytic control of viral infections by the innate and adaptive immune response. Annu Rev Immunol 2001;19:65-91.

47. Chang KM, Rehermann B, McHutchison JG, Pasquinelli C, Southwood S, Sette A, Chisari FV. Immunological significance of cytotoxic T lymphocyte epitope variants in patients chronically infected by the hepatitis C virus. J Clin Invest 1997;100(9):2376-85.

48. Ando K, Hiroishi K, Kaneko T, Moriyama T, Muto Y, Kayagaki N, Yagita H, Okumura K, Imawari M. Perforin, Fas/Fas ligand, and TNF-alpha pathways as specific and bystander killing mechanisms of hepatitis C virus-specific human CTL. Journal Of Immunology (Baltimore, Md.: 1950) 1999;158(11):5283-91

49. Kondo T, Suda T, Fukuyama H, Adachi M, Nagata S. Essential roles of the Fas ligand in the development of hepatitis. Nature Medicine. 1997l;3(4):409-13

50. Friedman SL. Molecular regulation of hepatic fibrosis, an integrated cellular response to tissue injury. J Biol Chem 2000;275(4):2247-50

51. Friedman SL. Liver fibrosis -- from bench to bedside J Hepatol 2003;38(1):S38-S53

52. Moriya K, Fujie H, Shintani Y, Yotsuyanagi H, Tsutsumi T, Ishibashi K, Matsuura Y, Kimura S, Miyamura T, Koike K. The core protein of hepatitis C virus induces hepatocellular carcinoma in transgenic mice. Nature Medicine 1998;4(9):1065-7

53. Lerat H, Honda M, Beard MR, Loesch K, Sun J, Yang Y, Okuda M, Gosert R, Xiao SY, Weinman SA, Lemon SM. Steatosis and liver cancer in transgenic mice expressing the structural and nonstructural proteins of hepatitis C virus. Gastroenterology 2002;122(2):352-5

3-2

HCV의 면역학 및 임상상과의 관계

Clinical significance immunology in HCV

정 숙 향

1. 병원체 감염에 대한 면역반응[1,2]

1) 개괄

간염 바이러스를 포함하여 어떤 병원체든지 특정 숙주에 감염을 일으키려면, 병원체와 숙주 간에 다양한 상호작용이 일어난다. 즉, 건강한 숙주는 감염을 피하려고 치밀한 방어체계를 갖추고 있고, 병원체는 성공적인 감염을 일으키려고 다양한 전술을 구비하고 있다. 병원체의 전술에 대응하는 숙주의 방어체계가 면역반응인데, 크게 선천성 면역반응과 후천성 면역반응으로 나눌 수 있다.

2) 선천성 면역반응

선천성 면역반응체계는 곤충에서 사람에 이르기까지 진화론적으로 오래전부터 유지되어온 방어체계이다. 선천성 면역반응은 숙주가 피부나 점막을 통해 들어온 낯선 병원체들을 분자패턴 인식방식에 의해 빠르게 인식하고 사이토카인이나 chemokine을 분비하여 직접 병원체를 죽이거나 불활성화시키면서, 한편으로 후천성 면역체계가 가동되도록 준비하는 역할을 한다. 즉 미성숙 수지상세포(dendritic cell)가 항원을 포식하고 국소림프절로 가서 그 곳에서 만나는 naive 림프구에게 항원제시를 하도록 준비한다. 선천성 면역반응계의 구성요소로는 대식세포, 보체계(complement system), defensin과 같은 간단한 펩타이드, 제1형 인터페론(인터페론 알파 혹은 베타) 등의 사이토카인, 자연살해세포(NK세포),

NK-T세포, 수지상세포, 호중구, 호산구, 호염구 등을 들 수 있다.

3) 후천성 면역반응

선천성 면역반응으로 감염을 종식시키지 못하여 병원체가 일단 숙주의 혈액 내로 침투되거나 무균 상태의 체내에 침입하게 되면 이들을 특이적으로 인식하고 맞서 싸우는 후천성 면역체계와 만나게 된다. 후천성 면역체계는 항원에 특이적인(antigen-specific) 반응이 특징적이고, 항원과 첫 번째 만남에 이어 (immunological priming: 초회 항원자극) 두 번째 만남은 면역반응의 속도가 엄청나게 빨라지고 반응의 강도도 높아지는 특징을 보인다 (immunological memory: 면역기억).

후천성 면역체계는 크게 세포면역과 체액면역(항체반응)으로 구분되고, 후천성 면역체계를 구성하는 세포들로는 T세포 (CD8$^+$ cytotoxic T-cell [CTL], CD4$^+$ helper T cell), B세포, 항원제시세포(Antigen presenting cell [APC]; 대식세포, 수지상세포, B세포) 등이다. T세포는 병원체를 직접 인식하지 못하고 항원제시세포가 병원체를 작은 펩타이드로 처리하여 숙주의 조직적합성항원 (Major histocompatibility antigen [MHC])과 함께 제시하여야 그 항원을 인식할 수 있다. 감염된 세포를 인식하게 된 세포독성 T세포(cytotoxic T-cell [CTL])는 그 세포를 직접 죽이거나, 사이토카인 분비를 통하여 감염을 억제한다. Helper T세포는 사이토카인 (IL-3, IL-4, IL-5, IL-6, IL-10, IL-13) 분비를 통해 B세포를 활성화시켜 항체를 만들게 도와주기도 하고(T$_H$2 response), 다른 종류의 사이토카인 (IL-2, IL-3, IFN γ, TNF α, GM-CSF, TNF β)을 분비하여 세포독성 T세포나 대식세포를 활성화시켜 세포면역반응을 도와준다 (T$_H$1 response).

표 1. HCV 감염에 관여하는 면역 세포들의 기능과 역할

세포 종류	기능	HCV 감염시 역할
CD4$^+$ T세포	★ B세포와 CD8$^+$ T세포 활성화를 도움 – T$_H$1 세포: IFNγ 분비 – T$_H$2 세포; IL-4, IL-5, IL-10 분비	★ 급성 간염 회복 때에 다양한 HCV 항원에 대해 강한 T$_H$1 반응이 지속됨 ★ 만성 간염시 약하고 단순한 반응
CD8$^+$ T세포	★ 세포독성 기능 ★ 사이토카인 분비 기능(IFNγ, TNFα)	★ 급성 간염 회복 때에 다양한 HCV 항원에 대해 강하게 반응함 ★ 만성 간염 때에 기능 부전, 간손상에 관여
자연살해세포 (NK cell)	★ 선천성 면역시 첫 번째 방어선 ★ 세포독성을 나타냄	★ 만성 간염 환자에서 HCV E2와 CD81이 결합하면 세포기능 억제함.
수지상세포 (Dendritic cell)	★ 전문적인 항원 제시 세포	★ 만성 간염시 기능 부전 혹은 정상(논란중)
B 세포	★ 항체 생산, 항체 의존적 세포독성	★ 지속적인 중화항체 생산 능력 결여됨 ★ 간외증상 (cryoglobolinemia, 자가항체 생산 등) 유발과 관련

T세포들은 사이토카인을 분비하여 병원체의 증식을 억제하고 사멸을 유도하여 감염종식에 도움이 되지만, 이 과정에서 유발되는 염증은 숙주에 해로운 결과를 미치기도 하는데 만성 바이러스성 간염도 그 한 예로 볼 수 있다. HCV 감염시 관여하는 다양한 면역 세포들과 그 역할을 표 1로 정리하였다.

2. HCV 감염의 자연 경과와 간질환의 병인론

1) HCV 감염의 자연 경과

HCV에 감염되면 질적으로 다른 두 가지 경과를 보이는데, 15-45%의 환자에서는 급성 간염을 앓고 회복되는 경과를 보이나, 85-55%의 환자에서는 만성 간염으로 이행되는 경과를 보인다. 만성 간염으로 이행되면 20-30년에 걸쳐 5-20%의 환자에서 간경변증으로 진행하며, 간경변증이 생기면 연간 1-5%의 비율로 간세포암이 발생한다.[3] 전체적으로 HCV 감염 후 경과는 개인에 따라 무척 차이가 크다.

2) HCV에 의한 간질환의 병인론

HCV에 의한 간질환의 자연 경과가 사람마다 다른 이유는 다양한 요인들이 바이러스와 숙주간의 상호작용에 영향을 주기 때문인데 그 요인을 크게 구분해보면 바이러스인자와 숙주인자로 나눌 수 있다. 바이러스인자로는 바이러스의 증식능, 유전자형과 변이 정도, 바이러스 항원의 항원성 등을 들 수 있다. 숙주인자로는 선천성 면역반응, 후천성 면역반응, 사이토카인 분비능 등으로 나누어 볼 수 있고, 알코올 섭취나 면역억제 여부 등의 환경적 요인도 크게 보면 숙주 요인으로 포함시킬 수 있다.[4] 본 장에서는 숙주측 인자, 주로 면역 반응에 대해 서술하고자 한다.

3) HCV의 면역학적 병인론의 근거

분류학적으로 HCV가 속해있는 Flaviviridae family에는 황열 바이러스를 포함하여 직접 세포독성을 가지는 바이러스들이 주로 포함되어 있고, 간이식 후나 면역억제 상태에 있는 환자들에서 HCV 증식이 극심하게 증가하면 간세포 파괴가 관찰되기도 한다. 하지만 대부분의 C형 간염 환자에서 혈청 혹은 간내 HCV 바이러스 농도와 생화학적 혹은 병리학적인 간손상의 정도 사이에는 상관관계가 없어서, 정상 간기능 수치와 정상 간조직 검사소견을 보이는 환자에서도 HCV RNA가 지속적으로 검출될 수 있다. HCV의 일부 혹은 전체 유전자를 과발현시킨 형질전환 쥐에서 장기간 관찰할 때 일부에서 간암이 발생하기는 하지만, 지방간 소견 이외에 간내 염증이나 다른 간손상의 증거를 찾지 못하였다. 따라서 일반적으로 HCV는 면역학적으로 건강한 사람에서 직접적인 세포독성을 일으키지 않는다고 인정되고 있다.[4,5] 바이러스에 직접적인 세포독성이 없다면 바이러스와 숙주간에 상호작용의 결과, 즉 바이러스를 없애려는 숙주의 면역반응이 간손상을 일으킨다고 이해할 수 있다. HCV와 숙주 면역반응의 상호작용은 매우 역동적이어서 바이러스는 면역체계의 감시를 피하여 숙주 체내에 살아남으려고 하고, 숙주 면역체계는 자체 손상을 줄이면서 바이러스를 억제하고 쫓아내려고 하는데, 두 요인의 균형은 결국 바이러스의 증식능과 면역반응의 적합성에 의해 결정된다.

4) HCV의 면역학적 병인론 연구의 제약점과 필요성

HCV의 면역학적 병인론에 관한 연구는 HCV를 많이 증식시킬 수 있는 세포배양 시스템이 없고, HCV에 감염되는 손쉬운 소동물 모델이 없다는 제약점으로 인하여 어려운 점이 많다. 따라서 그간에 보고된 대부분의 연구는 HCV 감염 후 급성 간염에서 회복된 사람들과 만성 간염으로 이행한 사람들 간에 면역반응의 어떤 차이가 있었는지 관찰한 내용들이거나, HCV에 감염되는 실험동물인 침팬지를 이용한 연구들이다. 그러나 사람에서 급성 C형 간염은 불현성 감염이 많아 급성 감염기의 면역반응을 연구하기가 어렵다. 또 바이러스 주증식 기관인 간에서의 면역반응을 이해하는 것이 중요한데 환자에서 간조직 검사를 시행하기 어려운 실정 등으로 연구가 제한된다. 그러나 병의 경과에 따른 면역학적인 이해를 갖는 것은 효과적인 백신개발의 근거가 되며, 아직은 불완전한 항바이러스 치료제 밖에 없는 현실에서 보다 더 나은 치료제를 개발하고, 좀더 개별화된 치료 적응증을 마련하는데 중요하다.

3. 급성 C형 간염에서 면역반응 (표 2)

표 2. 급성 C형 간염에서 회복된 경우의 면역 반응

	잠복기	급성기	바이러스 청소기 (clearance)	회복기
시간 (주)	0–8주	4–12주	10–14주	14주 이후
HCV RNA	+(1주 내)	++	+/−	−
ALT	정상	증가++	증가+	정상
간내 면역 세포 침윤	−	++	+	−
HCV–특이 $CD4^+T$ 세포	+	+++	+++	++
HCV–특이 $CD8^+$세포독성 T세포	−	+++	++	−/+
INFγ 생산 HCV–특이 $CD8^+$ T세포	−	−	+++	++
인터페론 알파 반응	++	++	+	−

1) 급성 C형 간염의 감염 초기 간내 유전자발현의 변화[6]

실험적으로 HCV를 감염시킨 침팬지 연구를 통하여 급성기에 일어나는 간내 유전자발현의 변화양상과 면역반응을 관찰하면, 바이러스감염 후 수일 이내에 혈청 HCV RNA는 양성이고, 아직 혈청 ALT치가 오르기 2-3달 전에 이미 간내 여러 유전자들의 발현에 변화가 나타난다. 주로 인터페론의 반응과 연관된 유전자와 지방대사에 관련된 유전자들의 발현이 변화한다. 감염 직후 제1형 인터페론인 인터페론 알파의 반응과 관련된 유전자 발현이 증가하지만 급성기에서 회복되는 침팬지와 만성 간염으로 이행한 침팬지 사이에 전혀 차이가 없어서, HCV는 인터페론 발현을 유도하지만 인터페론의 항바이러스 작용에 대해 저항성을 보임을 알 수 있었다.

감염 2-3개월 후에 혈청 ALT치가 오르며 간내에서 HCV에 특이적인 T세포가 나타난다. 이 무렵에 MHC class II 단백, 면역프로테아좀, 사이토카인 등과 관련된 유전자들의 발현이 유발된다. 인터페론 감마에 의해 유발되는 여러 유전자들의 발현과 간내 T세포 유전자의 발현증가는 급성기에서 회복되는 동물에서는 관찰되지만, 만성기로 이행한 동물에서는 관찰되지 않았다.

2) 급성 HCV 간염시 세포면역반응

실험적으로 HCV를 감염시킨 침팬지 실험에서 급성기에 간내 CD4⁺ T세포의 증식반응 (proliferation response)이 강한 침팬지는 HCV 감염으로부터 회복된 반면, 만성 간염으로 이행된 동물에서는 간내 CD4⁺ T세포의 증식반응을 관찰하지 못하였다. 반면 말초혈액 CD4⁺ T세포의 증식반응은 급성기에 회복된 동물이나 만성 간염으로 이행된 동물이나 큰 차이가 없었다. CD8⁺ T세포 반응도 급성기에 회복된 침팬지에서는 일찍부터 간내 및 말초혈액에서 관찰되지만, 만성 간염으로 이행한 동물에서는 간내 CD8⁺ T세포반응이 미약하고 말초혈액에서의 반응도 늦고 약하게 나타난다. 바이러스감염 전에 CD4⁺ T세포나 CD8⁺ T세포를 제거한 침팬지 실험결과도 HCV에 대한 방어면역반응은 CD4⁺ T세포와 CD8⁺ T세포가 공히 필요함을 보여주었다. 간내 HCV-특이 림프구반응은 감염의 경과에 직접적으로 연관되어 있다.[7, 8, 9, 10]

급성 C형 간염을 앓고 회복된 사람들을 대상으로 한 실험들에서 말초혈액 CD4⁺ T세포 증식반응이 강하고 HCV의 여러 항원에 특이적인 CD4⁺ T세포들이 존재하면 HCV 감염에서 회복되고 만성 간염으로 이행하지 않는다는 연구 결과가 일치되게 보고되고 있다. 이러한 사람들의 CD4⁺ T세포는 T$_{H}$1 사이토카인 양상을 보여 감염초기부터 인터페론 감마를 생산할 수 있다. 그러나 이러한 CD4⁺ T세포 반응이 감염 후 지속적으로 유지되지 않으면 바이러스는 빠르게 변이를 일으키면서 만성 감염상태로 진행하게 된다. 사람에서 HCV 급성 감염기에 CD8⁺ T세포는 아주 일찍부터 출현하지만 인터페론 감마 생산능은 감염 후 10주 후나 되어야 관찰된다. 따라서 감염초기에 CD4⁺ T$_{H}$1 세포가 활약하고, 뒤이어 CD8⁺ T세포가 조화롭게 반응을 잘 해야 급성기에 HCV 감염을 종식시키고 회복되는 것으로 생각된다.[11,12]

3) 급성 HCV 간염시 항체반응

급성기에 항체반응은 시기적으로 늦게, 즉 세포면역반응이 일어나고 혈청 ALT가 증가한 후에 (감염 2-8개월 후) 나타나며, 반응의 강도도 낮다. 실제 급성 간염에서 회복된 사람에서는 항체반응이 사라지고 만성 간염으로 진행된 사람에서는 지속적으로 항체반응이 유지된다. 따라서 급성 간염 후 회복된 사람들이 나중에는 항체반응으로 검출되지 않을 수 있다.[13] 침팬지실험에서도 HCV 감염 후 항체반응이 미약해도 세포면역반응이 충분하면 급성 간염에서 회복되는 것을 볼 수 있었다.[8] 또 hypogammaglobulinemia 환자에서 HCV 감염이 급성기에 회복된 증례가 있었다. 즉 HCV 감염시 사람이나 침팬지를 대상으로 한 연구에서 지속적인 방어항체반응은 관찰되지 않는다.[14]

그러나 HCV E2 단백 내 HVR1 부위에 대한 항체가 잠정적인 중화항체로 기능한다는 in vitro 실험 결과와 체외에서 환자의 혈청으로 중화시킨 바이러스를 침팬지에 감염시켰을 때 감염을 막을 수 있었다는 연구결과들이 있어 HCV 감염에서 항체반응의 정확한 의미는 아직 모르는 상태이다. 침팬지에서 HCV 감염원이 된 혈청과 동일한 환자의 2년 후 혈청은 바이러스에 대한 중화능력이 있지만, 11년 후 혈청은 중화능력이 없어서 HCV 감염을 막지 못하였다.[15] 따라서 체내에서 중화항체가 생기기는 하지만, 항체반응의 크기가 약하고, 빠르게 일어나는 바이러스변이에 대응하지 못해 바이러스가 중화항체 반응을 회피하는 것으로 생각된다.

4. 만성 C형 간염에서 면역 반응 (표 3)

표 3. 만성 C형 간염으로 진행한 경우의 면역 반응

잠복기	급성기	만성으로 이행기	회복기	
시간 (주)	0–8주	4–12주	10–14주	14주 이후
HCV RNA	+(1주 내)	++	+	+
ALT	정상	증가++	증가+	증가+
간내 면역 세포 침윤	−	+	+	+
HCV−특이 CD4+T 세포	−	+	+	+/−
HCV−특이 CD8+세포독성 T세포	−	+	+	+/−
INFγ 생산 HCV−특이 CD8+ T세포	−	−	+/−	+/−
인터페론 알파 반응	++	++	+	+

1) 만성 C형 간염에서 항체 반응

급성 간염에서 회복된 환자들에서는 항체 반응이 소실되는 반면, 만성 간염 환자들은 HCV에 특이적인 항체 역가가 높게 지속되는 특징을 가져 항체 반응은 간질환의 병인론과 잘 연결되지 않지만 다양한 간외 임상상과는 관련이 있는 것으로 보인다. HCV가 B림프구 표면의 CD81과 결합하면 B세포를 활성화시켜 항체 반응이 촉진되어 만성 C형 간염 환자에서는 다양한 자가항체들이 발견되고, cryoglobulinemia나 비호지킨 림프종의 발생과 관련되기도 한다.[16]

2) 만성 C형 간염에서 세포면역반응

급성 간염에서 회복된 환자들에 비하여 만성 간염 환자들에서는 CD4+ T세포나 CD8+ T세포 반응의 크기도 약하고 제한된 항원에만 반응하여 반응의 범위도 적으며, 인터페론 감마 분비능도 떨어져 있다.[12, 13, 17] 즉, 만성 간염 환자에서 관찰되는 세포 면역 반응은 질적으로나 양적으로나 부실하며, 말초 혈액에서의 반응의 크기보다 간내 반응의 크기가 10-30배 증가하여 compartmetalization 양상을 보인다.[18]

이러한 세포면역반응은 간내 바이러스의 증식을 억제하는 역할을 하지만 바이러스를 박멸시킬 정도에는 못 미치고 간손상을 초래하기에는 충분하다.[19] 간내 바이러스에 특이적인 CD8+ T세포들은 직접적으로 바이러스에 감염된 간세포를 죽이거나 사이토카인(IFN- γ, TNF- α)을 분비하여 바이러스 증식을 억제한다. 림프구가 지속적으로 간내로 침윤하면서 바이러스에 감염된 간세포가 죽어나가고, 활성화하여 기능을 다한 림프구들도 아포토시스에 빠지게 되며, 분비된 염증 유발 사이토카인들로 인해 간내 stellate cell이 활성화된다. 이들에 의해 간섬유화가 시작되고 진행되면 결국 간경변증이 초래된다.

3) 만성 C형 간염에서 사이토카인 분비 양상

사이토카인 반응은 T_H1, T_H2 반응으로 분류하는데, T_H1 반응은 IL-2, TNF-α, IFN-γ등을 분비하여 CTL반응과 NK 세포 활성화에 필요한 것이고, T_H2 반응은 IL-4, IL-10을 분비하여 항체 반응을 돕고 T_H1 반응에 길항적으로 작용한다. 만성 C형 간염 환자에서 얻은 T세포들을 HCV 항원으로 자극하면 주로 T_H1 사이토카인 반응을 보인다.[20] 그리고 만성 C형 간염 환자의 간조직 내에서 IFN-γ 와 IL-2 mRNA가 증가되어 있고 그 증가된 정도가 간 섬유화 및 문맥역내 염증 반응과 관련이 있어 T_H1 사이토카인은 간손상과 관련이 있음을 암시한다.[21] 만성 C형 간염 환자의 혈중 TNF-α농도가 대조군에 비해 유의하게 높다는 보고가 있는가 하면, 다른 연구에서는 혈중 IL-4나 IL-10치가 유의하게 높다는 보고도 있어 혼동스러운 점이 있다.[22,23] 아마도 간내에서는 T_H1 반응이 우세하고 그에 대한 조절 기전으로 T_H2 반응이 간외에서 발생하여 T_H1 반응이 전신적으로 파급되는 것을 억제하는 것으로 추정된다.

4) 만성 C형 간염 환자에서 유전자재조합 사이토카인 치료 성적

인터페론 알파와 리바비린에 반응하지 않는 225명의 만성 C형 간염 환자들을 대상으로 유전자재조합 인간 IL-12를 투여한 위약 대조 연구에서 1%의 환자에서만 sustained virologic response를 보였고 3%의 환자가 심한 부작용을 경험하여 IL-12 치료는 효과가 없음이 밝혀졌다.[24] 인터페론 알파와 리바비린에 반응하지 않는 만성 C형 간염 환자 30명을 대상으로 유전자재조합 인간 IL-10를 12개월간 투여한 연구에서, 혈청 ALT치와 간조직 검사상 섬유화 정도가 치료 후 유의하게 감소된 반면 HCV RNA치는 유의하게 증가하여 IL-10의 장기적인 치료 효과는 검증되지 않았다.[25] 33명의 치료하지 않은 만성 C형 간염 환자들에서 6개월간 유전자재조합 IL-2를 투여한 결과 치료 종료시 24%, 치료 종료 후 6개월에 8%의 환자에서 혈중 ALT치가 정상화되었고, HCV RNA치나 간조직 검사상 섬유화 정도는 변화가 없었다.[26] 따라서 아직 기존의 인터페론 알파와 리바비린 병합 요법에 비해 사이토카인 단독 치료는 그 효과가 낮고 부작용은 많은 상황이다.

5) 만성 C형 간염에서 수지상 세포(dendritic cell)의 기능

만성 C형 간염 환자에서 분리한 수지상 세포의 allostimulatoy 기능이 약화되어 있다는 보고가 있었다. 건강인에서 분리한 수지상 세포에 HCV 구조 단백을 발현시키면 CD4+ T세포에 항원 제시능이 떨어져서 T세포 활성화가 제대로 되지 않으며 이러한 기능 부전은 수지상 세포내 IL-12 또는 IL-2 발현 감소와 관련이 있었다.[27] 그러나 최근 연구에 의하면 만성 C형 간염 환자에서 얻은 수지상 세포의 기능이 정상인과 다르지 않다고 알려져,[28] 일반적으로 만성 C형 간염 환자들이 면역결핍 혹은 장애를 보이지 않는다는 점과 부합하였다. 따라서 만성 C형 간염에서 수지상 세포의 기능에 관한 추후 확인 연구가 필요하다.

6) 선천성 면역반응에 관여하는 세포들의 만성 C형 간염에서의 상태

최근 들어 감염 초기 선천성 면역반응의 역할이 성공적인 감염 극복에 중요함이 알려지고 있다. 특히 간은 NK세포나 NK-T세포가 풍부한 장기인데 정상인의 간내 림프구수에 비해 만성 C형 간염 환자나 간경변증 환자들의 간내 림프구수는 유의하게 증가한다 (2-3배). 전체 간내 림프구 중에서 T세포가 차지하는 비율이 증가하는 반면 NK-T세포나 NK세포가 차지하는 비율은 감소하면서 인터페론 감마 분비능도 감소한다고 알려졌다.[29] 그리고 HCV E2 단백이 NK세포 표면의 CD81에 결합하면 NK세포의 기능과 증식이 직접적으로 억제함이 보고되었다.[30] 이러한 소견은 감염 초기 아직 CD8$^+$ T세포가 출현하기 전에는 선천성 면역 반응에 관여하는 세포들의 역할이 중요한데, HCV가 직접적으로 선천성 면역 반응에 관여하는 세포를 저해하여 만성 감염으로 이행하는 한 전략으로 이해되고 있다.

5. 항바이러스 치료 전후의 면역 반응

1) 만성 C형 간염 환자의 혈중 사이토카인치

만성 C형 간염 환자의 인터페론 치료 전 혈청 내 IL-2, IL-4, IL-10, IFN-γ, soluble Fas, IP-10 (interferon inducible protein-10) 등이 정상인에 비해 증가되어 있다는 보고가 있고, 치료 후 IL-4, IL-10, IP-10 등이 HCV RNA 감소와 함께 떨어진다고 알려져 있다.[22,23]

2) 인터페론 단독 혹은 리바비린과 병합 치료시 관찰되는 면역 반응

만성 간염 환자 뿐 아니라[31] 급성 간염 환자에서도[32] pegylated interferon과 ribavirin 병합 치료 후에 HCV에 특이적인 CD4$^+$ T세포 반응이 증가하고, T$_H$1 사이토카인 반응을 보이면 완전 관해가 올 가능성이 높다고 보고 되었다. 치료 시작 전에 간 문맥역에 CD8$^+$ T 세포수가 많은 사람이나 치료 후 간내 HCV에 특이적인 CTL반응이 있었던 사람은 없었던 사람에 비해 완전 관해율이 높다고 알려졌다.[33] 이러한 CD4$^+$ 혹은 CD8$^+$ T세포 반응이 약제에 의한 항바이러스 효과의 원인인지 혹은 결과인지는 아직 확실치 않지만, T세포 반응이 사라지면 바이러스가 다시 출현하는 것으로 보아, 약제에 의해 사이토카인 환경이 변화하고 또, T세포의 반응성이 좋아져서 항바이러스 효과가 초래될 가능성이 높다.

6. 만성 감염의 기전: 바이러스의 면역회피기전[34]

1) 바이러스의 T세포 인지 회피

HCV의 증식능은 매우 높아 하루에 10^{10}~10^{12} virion을 생산하고 바이러스의 반감기는 3시간 정도, 바이러스에 감염된 세포의 반감기는 2-70일로 알려져 있다. 바이러스의 빠른 대량 증식은 면역 반응을 압도하여 급성 감염 때에 바이러스 역가가 최고치로 올라가고 수주일 후에야 세포 면역반응및 항체 반응이 시작된다. 게다가 초기에 나타나는 CD8$^+$ T세포는 "stunned phenotype"이라 하여 인터페론 감마를 생산하지 못한다.[12] 빠른 증식률과 HCV polymerase 내에 교정 기능이 없음으로 인해 바이러스 유전자에 변이가 빠르게 일어나면 항체나 T세포에 인지되는 항원성이 변한다. 심지어 변이된 HCV 펩타이드가 MHC 분자 또는 T세포 수용기와 결합하여 길항적인 작용을 하여 면역 반응을 억제시키기도 한다.[35] 한편 바이러스가 직접적인 세포독성이 거의 없음으로 인해 바이러스에 감염된 세포의 아포토시스가 드물게 일어나면 apoptotic body를 받아들인 수지상 세포에 의해 처리되는 항원의 양도 적으므로 이후 T세포가 바이러스 항원을 인지할 가능성도 감소한다. 그리고 일부 연구에서 제시되는 바와 같이 수지상 세포에 HCV가 감염되면 HCV-특이적인 T세포 인지에 영향을 줄 수도 있다.

2) 면역 반응에 대한 바이러스의 저항

일반적으로 RNA 바이러스가 감염되면 증식 매개물인 double strand RNA에 의해 IFN regulatory factor 3 (IRF3)의 전사가 증가하고, 제1형 인터페론이 유도되는데 인터페론은 protein kinase PKR을 활성화시켜 바이러스 증식을 억제한다. 실험적으로 감염된 침팬지의 초기 간내 유전자 발현 상황을 보면 HCV 감염이 인터페론에 의해 유도되는 여러 유전자들을 발현시키지만 바이러스 증식은 줄어들지 않아 HCV가 인터페론의 항바이러스 작용에 저항성을 보인다. 그 기전은 HCV NS3가 IFN regulatory factor 3 (IRF3)의 작용을 저해하거나, HCV E2 혹은 NS5A가 PKR(protein kinase) 작용을 방해하는 것으로 보고된 바 있다.[36]

3) 바이러스의 능동적인 면역 회피 (counterattack)

HCV E2가 CD81과 결합하면 NK세포 기능을 저해한다든가, 논란이 있지만 HCV 감염자의 수지상 세포의 allostimulatory 기능이 감소되어 있다는 점, 감염 초기 CD8[+] T세포가 "stunned phenotype"을 보인다는 점 등은 HCV가 적극적으로 면역 세포들을 공격하는 예들이다. HCV core 단백이 T세포의 complement receptor(C1q)와 결합하면 T세포의 증식과 IL-2, IFN-γ 생산능을 억제한다는 결과도[37] HCV에 의한 적극적인 면역 회피를 뒷받침하는 증거이다(표 4).

표 4. HCV의 면역 회피 기전

바이러스의 회피 작전	기전
선천성 면역반응 회피	
* 자연살해세포 기능 억제	* HCV E2가 CD81과 결합
* 인터페론 알파 반응 억제	* HCV E2, NS3/4A, NS5A
후천성 면역반응 회피	
* 수지상세포 기능 억제(?)	* HCV에 감염(?)
* 부적절한 항원 인식	* 빠른 HCV 변이종 출현
* T세포 기능 부전	* HCV core binding to C1qR, unknown mechanisms

7. HCV vaccine 개발의 현황 및 전망

1) HCV 백신 개발의 장애 요인

전통적으로 성공적인 백신의 개발은 감염이 급성으로 끝나는 방어 면역이 다수의 감염자에서 존재해야 하고, 바이러스의 항원성이 제한적이어야 한다. 그러나 HCV는 대다수의 감염자가 만성 감염으로 이행하고, 바이러스의 유전자형이 최소한 크게 6가지이며 심지어 감염된 한 개인에서도 바이러스 유전자형이 다양하게 혼재하는 quasispecies 소견을 보이므로 백신 개발의 전망은 밝지 않다. 그뿐 아니라 HCV를 다량으로 증식시킬 수 있는 세포 배양 시스템이 없고 손쉬운 실험동물도 없어서 그 어려움은 가중되고 있다.

2) HCV감염 후 재감염을 방어하는 면역반응은 존재하는가?

실제 환자나 침팬지에서 한번 HCV에 감염되고 회복되더라도 다른 유전자형의 HCV에 의해 재감염된다는 사실은 HCV 감염에 대한 방어면역이 과연 존재하는가하는 의문을 갖게 한다. 재감염을 방어할 수 있는 면역반응이 사람에서 존재하지 않는다면 백신개발은 불가능할 것이기 때문이다. 그러나 마약중독자들을 대상으로 한 연구에서 HCV에 감염되어 회복된 사람들은 한번도 감염되지 않은 사람들에 비해 재감염 가능성이 절반으로 줄어든다는 사실이 보고되었다.[38] 또한 침팬지 실험에서도 한번 감염된 후 회복된 침팬지를 2차, 3차 재감염 시키면 임상적으로 미약한 간염과 신속한 회복을 보인다.[39] 이들에서 관찰한 면역반응은 신속하고 강한 면역기억 T세포 반응이고 이러한 T세포 반응은 간염회복 후에도 수년간 지속되었다. 한편 항체반응은 바이러스억제에 중요한 역할을 하지 않았다. 이러한 실험으로 미루어 사람에서도 CD4+ T세포와 CD8+ T세포반응을 공히 충분히 증진시킬 수 있는 백신이 개발되어야 함을 제시하고 있다.

3) 기존에 시도된 백신 및 개발되는 백신

그간에 HCV 구조단백이나 virus like particle, 다양한 단백을 발현하는 DNA백신을 포함하여 여러 백신이 시도되었다.[40] 그러나 아직은 주로 실험동물에서 이루어지고 있고 소수가 침팬지 실험단계까지 진행하고 있으며 극소수가 임상시험단계에 있다. 백신의 효과를 높여주는 adjuvant들의 개발과 더불어 좀더 강력하고 안전한 HCV 백신의 개발이 지속되고 있으나, 감염자체를 완전히 차단할 수 있는 sterilizing immunity를 주는 백신보다는 재감염시 임상경과를 훨씬 약하게 만들 수 있는 방어면역을 줄 백신이 될 가능성이 높다.

[참고문헌]

1. Haynes BF, Fauci AS. Introduction to the immune system. In Kasper DL, et al, editors. Harrison's principles of internal medicine. 16th ed. U.S.A.(NY): Mcgraw-Hill Publishers;2005:1907-30

2. Janeway CA Jr, Travers P, Walport M, Shlomchik MJ, editors. Immunobiology: the immune system in health and disease. 5th ed. U.S.A.(NY): Garland Publisher;2001:1-91

3. Seeff LB. Natural history of chronic hepatitis C. Hepatology 2002;36:S35-46

4. Davis GL. Hepatitis C. In Schiff ER, Sorrel MF, Maddrey WC, editors. Schiff's diseases of the liver. 9th ed. U.S.A.(PA), Lippincott Williams & Wilkins Publisher; 2003:813-8

5. Koziel MJ. Immunopathogenesis of hepatitis C. In Tsuji T, Higashi T, Zeniya M, K-H. Meyer zum Buschenfelde, editors. Molecular biology and immunology in hepatology, 1st ed. Netherlands(Amsterdam), Elsevier Publisher;2002:41-60

6. Su AI, Pezachi JP, Wodicka L, Brideau AD, Supekovo L, Thimme R, et al. Genomic analysis of the host response to hepatitis C virus infection. PNAS 2002;99:15669-74

7. Thimme R, Bukh J, Spangenberg HS, Wieland S, Pemberton J, Steiger C, et al. Viral and immunological determinants of hepatitis C virus clearance, persistence and disease. PNAS 2002;99:15661-8

8. Cooper S, Erickson AL, Adams EJ, Kansopon J, Weiner AJ, Chien DY, et al. Analysis of a successful immune response against hepatitis C virus. Immunity 1999;10:439-49

9. Shoukry NH, Grakoui A, Houghton M, Chien DY, Ghrayeb J, Reimann KA, et al. Memory CD8+ T cells are required for protection from persistent hepatitis C infection. J Exp Med 2003;197:1645-55

10. Grakoui A, Shoukry NH, Woollard DJ, Han JW, Hanson HL, Ghrayeb J, et al. HCV persistence and immune evasion in the absence of memory T cell help. Science 2003;302:659-62

11. Gerlach JT, Diepolder HM, Jung MC, Gruner NH, Schraut WW, Zachoval R, et al. Recurrence of hepatitis C virus after loss of virus-specific CD4+ T cell-response in acute hepatitis C. Gastroenterology 1999;117:933-41

12. Lechner F, Wong DKH, Dunbar PR, Chapman R, Chung RT, Doherwend P, et al. Analysis of successful immune responses in persons infected with hepatitis C virus. J Exp Med 2000;191:1499-1512

13. Takaki A, Wiese M, Maertens G, Erik D, Seifert U, Liebetrau A, et al. Cellular immune responses persist and humoral responses decrease two decades after recovery from a single-source outbreak of hepatitis C. Nature Medicine 2000;6:578-82

14. Prince AM, Brotman B, Lee DH, Ren L, Moore BS, Scheffel JW. Significance of the anti-E2 response in self-limited and chronic hepatitis C virus infection in chimpanzees and humans. J Infect Dis 1999;180:987-91

15. Farci P, Shimoda A, Wong D, Cabezon T, De Gioannis D, Strazzera A, et al. Prevention of HCV infection in chimpanzees by hyperimmune serum against the hypervariable region 1 of the envelope 2 protein. PNAS 1996;93:15394-9

16. Zuckerman E, Zuckerman T. Hepatitis C and B-cell lymphoma: the hemato-hepatologist linkage. Blood Reviews 2002;16:119-25

17. Wedemeyer H, He XS, Nascimbani M, Davis AR, Greenberg HB, Hoofnagle JH, et al. Impaired effector function of hepatitis C virus-specific CD8+ T cells in chronic hepatitis C virus infection. J Immunol 2002;169:3447-58

18. Minutello MA, Pileri P, Unutmaz D, Censini S, Kuo G, Houghton M, et al. Compartmentalization of T lymphocytes to the site of disease: intrahepatic CD4+ T cells specific for the protein NS4 of hepatitis C virus in patients with chronic hepatitis C. J Exp Med 1993;178:17-25

19. Nelson DR, Marousis CG, Davis GL, Rice CM, Wong HJ, Houghton M, et al. The role of hepatitis virus-specific cytotoxic T lymphocytes in chronic hepatitis C. J Immunol 1997, 158:1473-81

20. 정숙향, 양민진, 이기호, 윤연숙, 최요한. 만성C형간염바이러스 감염에서 core단백과 NS3 단백에 대한 말초혈액단핵세포의 면역반응. 대한간학회지 2001;7:292-8

21. Napoli J, Bishop A, McGuinness PH, Painter DM, McCaughan GW. Progressive liver injury in chronic hepatitis C infection correlates with increased intrahepatic expression of T_H1-associated cytokines. Hepatology 1996;24:759-65

22. Cribier B, Schmitt C, Rey D, Lang JM, Kirn A, Stoll-Keller F. Production of cytokines in patients infected by hepatitis C virus. J Med Virol 1998;55:89-91

23. Cacciarelli TV, Martinez OM, Gish RG, Villanueva JC, Krams SM. Immunoregulatory cytokines in chronic hepatitis C virus infection: Pre-and Posttreatment with interferom alpha. Hepatology 1996;24:6-9

24. Pockros PJ, Patel K, O'Brien C, Tong M, Smith C, Rustgi V, et al. A multicenter study of recombinant human interleukin-12 for the treatment of chronic hepatitis C virus infection in patients nonresponsive to previous therapy. Hepatology 2003;37:1368-74

25. Nelson DR, Tu Z, Soldevila-Pico C, Abdelmalek M, Zhu H, Xu YL, et al. Long-term interleukin-10 therapy in chronic hepatitis C patients has a proviral and anti-inflammatory effect. Hepatology 2003;38:859-68

26. Pardo M, Castillo I, Oliva H, Fernandes-Flores A, Barcena R, Peuter MA, et al. A pilot study of recombinant interleukin-2 for treatment of chronic hepatitis C. Hepatology 1997;26:1318-21

27. Sarobe P, Lasarte JJ, Casares N, Cerio ALD, Baixers E, Labarga P, et al. Abnormal priming of CD4⁺ T cells by dendritic cells expressing hepatitis C virus core and E1 proteins. J Virol 2002;76:5062-70

28. Longman RS, Talai AH, Jacobson IM, Albert ML, Rice CM. Presence of functional dendritic cells in patients chronically infected with hepatitis C. Blood 2004;103:1026-9

29. Deignan T, Curry MP, Doherty DG, Golden-Mason L, Volkov Y, Norris S, et al. Decrease in hepatic CD56⁺ T cells and Vα24⁺ natural killer T cells in chronic hepatitis C viral infection. J Hepatol 2002;37:101-8

30. Tseng CT, Klimpel GR. Binding of the hepatitis C virus envelope protein E2 to CD81 inhibits natural killer cell functions. J Exp Med 2002;195:43-9

31. Kamal SM, Fehr J, Roesler B, Peters T, Rasenack JW. Peginterferon alone or with ribavirin enhances HCV-specific CD4⁺ T-helper 1 responses in patients with chronic hepatitis C. Gastroenterology 2002;123:1070-83

32. Kamal SM, Ismail A, Graham CS, He Q, Rasenack JW, Peters T, et al. Pegylated interferon αtherapy in acute hepatitis C: relation to hepatitis C virus-specific T cell response kinetics. Hepatology 2004;39:1721-31

33. Nelson DR, Marousis CG, Ohno T, Davis GL, Lau JYN. Intrahepatic hepatitis C virus-specific cytotoxic T lymphocyte activity and response to interferon alpha therapy in chronic hepatitis C. Hepatology 1998;28:225-30

34. Racanelli V, Rehermann B. Hepatitis C virus infection: when silence is deception. Trends in immunology 2003;24:456-464

35. Kaneko T, Moriyama T, Udaka K, Hiroishi K, Kita H, Okamoto H, et al. Impaired induction of cytotoxic T lymphocytes by antagonism of a weak agonist borne by a variant hepatitis C virus epitope. Eur J Immunol 1997;27:1782-87

36. Gao B, Ong F, Radaeva S. Host factors and failure of interferon-α treatment in hepatitis C virus. Hepatology 2004;39:880-90

37. Kittlesen DJ, Chianese-Bullock KA, Yao ZQ, Braciale TJ, Hahn YS. Interaction between complement receptor gC1qR and hepatitis C virus core protein inhibits T-lymphocyte proliferation. J Clin Invest 2000;106:1238-49

38. Mehta SH, Cox A, Hoover DR, Wang XH, Mao Q, Ray S. Protection against persistence of hepatitis C. Lancet 2002;359:1478-83

39. Bassett S, Guerra B, Brasky K, Midkovsky E, Houghton M, Klimpel GR, et al. Protective immune response to hepatitis C virus in chimpanzees rechallenged following clearance of primary infection. Hepatology 2001;33:1479-87

40. Lechmann M, Liang TJ. Vaccine development for hepatitis C. Seminar Liver Disease 2000;20:211-6

3-3

만성 C형 간염의 자연경과와 국내현황

Natural course and current status of chronic hepatitis C in Korea

김주현

서 론

WHO에 의하면 전세계 인구의 약 3%에 해당하는 1억7천명이 C형 간염 바이러스(HCV)에 감염되어 있으며 매년 3-4백만명이 새로 감염된다고 한다.[1] 만성 C형 간염은 현재 서구에서 가장 주요한 만성 간질환의 원인이며 미국에서는 간이식을 하는 원인 질환 중 첫 번째이다.[2] 우리나라에서 성인 검진자의 HCV 항체 양성율은 0.9-2.1%로 보고되었고[3-6] B형 간염 바이러스(HBV) 다음으로 HCV는 만성 간질환의 주요 원인 바이러스이다. 또한 HCV는 간경변증과 간세포암의 원인의 11-20% 정도를 차지한다.[7-9]

HCV에 일단 감염되면 바이러스가 지속적으로 증식하여 만성화로 되는 경향이 높지만 모든 환자들에서 간경변증이나 간세포암과 같은 심각한 합병증으로 진행되는 것은 아니다. 실제로 HCV 감염 후 20년 동안 2-42% 정도에서 간경변증이 발생하며 대부분의 환자들에서는 수십년동안 간염과 관련된 임상증상이 없이 지낼 수 있다.[10] 그러므로 C형 간염의 자연경과 및 예후를 이해하는 것이 HCV 감염환자를 진료할 때 중요하다.

본문에서는 만성 C형 간염의 자연경과에 대하여 HCV 역학과 최근까지 발표된 C형 간염 자연경과에 대한 통계적 조사, HCV에 의한 간경변증 및 간세포암 등에 대해 기술하고 국내에서의 C형 간염에 대한 현황을 소개한다.

HCV 역학

HCV는 혈액을 통해 전염되는 바이러스로서 수혈후성 간염의 가장 많은 원인이며 전세계적으로 HCV의 유병률은 3% 정도로 나타나지만 실제의 HCV 감염의 유병률은 0.1-12%로 지역 및 시기적으로 상당한 차이가 있다.[1] 이러한 HCV 유병률의 차이는 HCV 감염 경로에서 여러 가지의 다른 위험 요인들이 다양하게 관여하기 때문이다. 서구에서는 과거에 수혈이 C형 간염의 가장 주요한 감염경로이었지만 1989년 HCV가 발견되고 HCV 항체 검사가 개발된 후 정맥주사 약물남용이 HCV 감염의 65%를 차지한다(표 1).[11,12]

표 1. Risk Factors for HCV Infection

Strong Risk Factors
Injection drug use
Weak Risk Factors
History of cocaine or marijuana use
Early age at first sexual intercourse or a high number of lifetime sexual partners
Herpes simplex virus type 2 infection
Blood and blood−derivative transfusion
Organ transplant
Hemodialysis
Perinatal exposure
Divorced or separated
Below poverty level
≤12 years education

(From CDC[11] and Alter et al[12])

HCV 감염 환자들의 연령별 HCV 유병률은 세 가지 유형으로 분류할 수 있다(그림 1).[13] 첫 번째 형은 20세 이하에선 유병률이 낮고 중년이 되면 높아져 대부분의 감염 연령층이 30-49세로 50세 이상에서 급격히 유병률이 낮아진다. 미국과 호주에서 주로 나타나며 최근 10-30년 전에 젊은 층을 중심으로 HCV 감염이 일어났으리라 추측되는데 정맥 주사 약물 남용 등이 주요한 감염 경로이다.[12,14] 두 번째 형은 소아나 젊은 연령층에선 유병률이 낮으나 노령화 될수록 유병률이 높아진다. 일본과 이태리 등이 해당되며 30-50년 전에 비위생적인 의료행위나 오염된 의료기구 등이 주요한 HCV 감염 경로이다.[15-17] 오염된 유리 주사기의 재사용, 가정에서 주사기를 가족 혹은 이웃간에 공동 사용, 비의료인의 수술, 비공인된 침술행위, 민간요법 등이 과거에 성행되었다.[13,17,18] 젊은 연령층에서 HCV 유병률이 낮은 것은 최근에 이러한 행위들이 더 이상 HCV 감염원으로 작용하지 않기 때문이다. 세 번째 형은 연령이 증가함에 따라 HCV 유병률도 높아져 전 연령층에서 높은 HCV 유병률을 보이며 이집트[20]가 대표적인 예로서 오래전부터 최근까지 HCV 감염이 매우 높다. 1960년부터 1989년까지

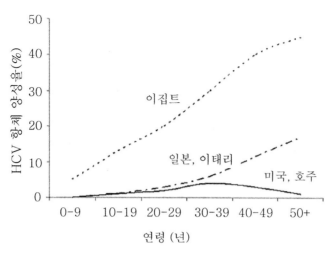

그림 1. HCV 감염 유형: 연령별 HCV 유병률

schistosomiasis를 박멸하고자 국가적으로 주사제 치료를 시행하였는데 이 때 유리 주사기의 비위생적인 재사용이 HCV 전염의 주요 경로이었다.[21] 루마니아, 리비아, 파키스탄과 같은 나라 등이 세 번째 형에 속하며 비위생적인 의료행위나 오염된 의료기구 등의 사용이 최근까지도 HCV 전염의 주요 원인이 되고 있다.[13]

전술한 연령과 관련된 HCV 유병률의 유형은 향후에 HCV 감염에 대한 역학이 어떻게 변할 수 있는가를 보여준다. 두 번째와 세 번째 유형에서 과거에 정맥 주사 약물 남용은 HCV 전염에 영향이 미비하였으나 최근에 젊은 연령층에서 주요 HCV 감염원이 되고 있다. 예를 들면 최근에 이태리에서 급성 C형 간염의 반 이상이 정맥 주사 약물 남용자들이며 40세 이하의 만성 C형 간염 환자들의 40%가 정맥 주사 약물 남용에서 비롯됐으며 이집트에서도 HCV 양성인 매혈자들의 2/3가 정맥 주사 약물 남용자들이라는 보고가 있다.[13,18] 특히 1990년대를 전후로 HCV 감염경로에 차이가 있는데, 이전에는 주로 수혈에 의해 80-90%가 감염되었으나 최근에는 정맥 주사 약물 남용자들의 오염된 주사기의 사용이 주된 감염 경로이다.[11] 향후 전세계적으로 HCV 감염이 점차 증가될 가능성이 있어 사회, 경제적인 측면에서도 심각한 부담이 되고 있다.

HCV 감염의 만성화

1. 급성 C형 간염의 경과

대부분의 급성 C형 간염 환자들은 병에 걸린 사실을 모르므로 HCV에 노출된 상황을 추정하여 발병시기를 알 수 밖에 없다. 수혈 후나 주사바늘에 찔려 HCV에 감염된 경우 임상적으로 급성 C형 간

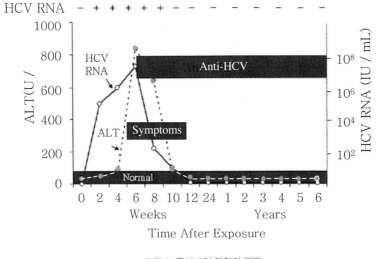

그림 2. 급성 C형 간염의 경과

염이 일어난다. HCV RNA가 HCV에 감염 후 1-2 주 내에 검출되고 수주 내에 빠르게 증가된 후 서서히 정점에 도달하여 10^5-10^7IU/ml의 HCV RNA 농도를 보인다(그림 2).[22] 이 때 아미노전이효소가 정점에 이르며 임상증상이 나타난다. 아미노전이효소는 HCV에 감염 후 2-8주째에 정상 상한치의 10배 정도로 증가된다. 급성 C형 간염의 25-30%에서 임상 증상 및 황달을 나타내며 감염 후 3-12주째(평균 7주째)에 보인다. 임상증상은 수주간 지속된 후 아미노전이효소가 정상이 되고 HCV RNA가 사라지고 간염이 회복된다. 급성 C형 간염이 심한 경우 임상경과가 길어질 수 있지만 전격성 간염은 극히 드물다.[23] Anti-HCV는 임상증상이 나타나는 시기에 검출되나 약 30%에서는 급성간염의 초기에는 음성으로 진단에 도움이 안 되며[39] 이 때 HCV RNA가 급성 간염의 유일한 표지자이다. 장기적 추적 연구에서 C형 간염에서 회복되는 경우 anti-HCV도 사라지며 이때는 과거 HCV 감염에 대한 표지자가 남지 않는다.[24] 급성에서 만성 간염으로의 진행은 아미노전이효소가 6개월 이상 증가되었거나 HCV가 지속적으로 혈중에서 검출되는 것을 말하며 급성 간염의 55%에서 85%까지 바이러스의 제거가 이루어지지 않는다.[25-30] 급성 간염에서 만성 간염으로 이행될 때 일부 환자들에서는 아미노전이효소가 정상이고 HCV RNA는 일시적으로 측정되지 않는 경우도 있다.[22] 그러므로 급성 C형 간염에서 회복되었어도 반드시 수주 후에 HCV RNA를 재검사 하여야 한다.

2. C형 간염의 만성화

급성 C형 간염에서 만성 간염으로 이행될 때 어떤 경우에 급성 간염에서 회복되는지 혹은 간염이 지속되어 만성화되는가에 대해서는 잘 알지 못한다. 급성 C형 간염의 만성화율은 잘 알려져 있지 않지만 많은 연구들에서 HCV 감염 환자들의 55-85%에서 만성 간염으로 진행된다. 만성화와 연관된 여러 요인들 중에서 젊은 연령, 여자, 비흑색인종, 황달 혹은 임상증상이 있는 경우에 만성화의 빈도가 낮으며 고령, 흑색인종, 무증상의 급성 간염 환자들에서 만성화의 빈도가 높다.

연령에 대하여는 B형 간염과 반대로 감염 연령이 낮을수록 만성화율이 낮다. 신생아에서 수직감염이 발생하면 대부분의 경우 일시적인 감염이 일어난 후 HCV RNA가 자연적으로 소실되는 예가 많다.[31] 소아에서 수혈후성 간염에 걸린 경우 성인이 되어 55-60%에서 만성 간염으로 발전되었으며[29,31] NHANES 연구에서 20세 이하에서 C형 간염의 만성화율은 30%, 20세 이상에서는 76%로 보고되었고,[12] Dionysos 연구에서도 12-25세의 만성화율은 56%, 25세 이상에선 87%로 보고하였다.[32] 그러므로 소아에서 C형 간염에 걸릴 경우 50-60% 정도에서 만성화된다.

여자에서 특히 젊은 여자인 경우 만성화율이 약 55% 정도로 남자보다 낮다.[28] 반면에 NHANES와 Dionysos 연구 등에서는 C형 간염 만성화율의 남녀차이는 없었다.

또한 흑인이 백인보다 만성화율이 높고 흑인 남자인 경우 95-98%의 높은 만성화율을 보이는데 이에 대한 이유는 확실치 않으며 이러한 흑인 남자들은 항바이러스 치료 효과도 낮다.[12,26,33]

황달이나 임상증상이 있는 경우 무증상인 환자들에 비해 만성화율이 낮다. HCV 감염자에서 황달이 있는 경우 50% 정도에서 만성화로 진행한 반면 무증상자는 100% 만성화로 진행되었다는 보고가 있다.[34] 이에 대한 설명으로 황달과 임상증상이 있는 경우 HCV에 대한 면역반응이 더 강하게 나타났을 가능성이 있다.

면역 결핍이 있다면 HCV 감염자에서 만성화율이 높아진다. HCV 항원에 대한 면역반응이 간염의 경과에 중요하며 급성 C형 간염에서 회복되는 경우 HCV 항원에 대한 T 세포 반응이 만성화되는 경우보다 매우 강력하다.[35,36] 즉, 간염에서 회복된 경우 HCV 항원에 대한 CD4+, CD8+ T 세포 반응이 잘 나타났지만 만성 간염으로 진행될 때 이러한 T 세포 반응이 미약하거나 없었다. 이러한 면역 반응의 차이가 개인에게 왜 일어나는가는 알지 못한다. 실제로 만성 C형 간염으로 진행된 환자들에서 면역 결핍의 증거가 없었다든지 반대로 면역결핍이 있는 환자들에게서 급성 C형 간염의 회복을 보이는 경우가 있다.[22,25] HIV 감염자에서 HCV 감염이 일어나면 정상인의 HCV 감염에 비해 만성화율이 높다.[25] 그러나 면역결핍이 있다고 항상 만성화로 진행되는 것은 아니다. Agammaglobulinemia 환자들에서 HCV 감염된 경우 90% 이상 만성으로 진행되나[37] 일부에서 C형 간염에서 회복될 수도 있다.

3. 만성 C형 간염의 경과

급성 간염에서 만성화로 진행을 예측할 수 있는 지표는 없으며 HCV RNA와 anti-HCV 역가 등은 매우 다양하게 나타난다. 급성 간염에서 만성으로 이행될 때 HCV RNA 검출과 함께 아미노전이효소가 심하게 오르내릴 수 있으나 일부 환자들에선 HCV RNA가 검출이 안 되고 아미노전이효소도 정상이 된다(그림 3).[22] 그러므로 급성 C형 간염의 회복기에서 HCV RNA가 음성이고 아미노전이효소가 정상이더라도 6-12개월 이상 정기적인 검사를 시행하여 C형 간염의 회복 여부를 판정하여야 한다.

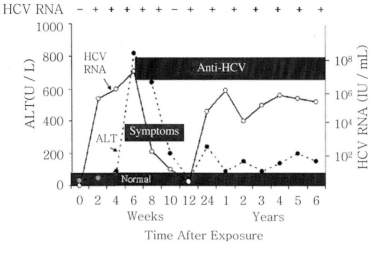

그림 3. 만성 C형 간염의 경과

　일단 만성 간염으로 진행되면 HCV RNA 농도는 비교적 일정하게 유지되며 HCV RNA의 자연적인 소멸은 매우 드물어 치료가 고려되지 않는다면 HCV RNA 반복적인 검사는 불필요하다.[22] 만성 C형 간염 환자들은 대부분 증상이 없으나 증상이 있을 경우, 피로감을 가장 많이 호소하며 우상복부 동통, 오심, 식욕부진 등이 나타날 수 있다. 아미노전이효소는 지속적 혹은 간헐적으로 증가되나 간염의 경과와 일치하여 변화되지 않는다. 만성 C형 간염 환자들의 1/3에서는 아미노전이효소가 정상이며 이런 경우에 간염의 진행이 느리다.[38,39]

　만성 C형 간염의 간조직 검사 소견은 간문맥에 단핵세포 침윤, 국소적인 간세포괴사, 다양한 정도의 섬유화 등이 보인다. 대부분의 만성 C형 간염 환자들에서는 간조직 검사에서 어느 정도의 괴사염증(necroinflammation)을 가지고 있는데 이는 간섬유화와 간경변증으로의 진행을 예견할 수 있는 중요한 소견이다.[40]

C형 간염의 자연경과에 대한 장기추적 연구

　C형 간염의 자연경과를 알 수 있는 가장 좋은 방법은 대규모 코호트(cohort) 연구를 통하여 다양한 부류의 급성 C형 간염 환자들을 전향적으로 치료 없이 말기의 간질환 혹은 사망에 이를 때까지를 관찰하는 것이다. 그러나 이는 실제로 매우 어렵다. 그러므로 후향적 혹은 전향적 연구와 전-후향적 코호트 연구 등을 이용하여 C형 간염의 자연경과를 알고자하는 시도가 있었다(그림 4).[23]

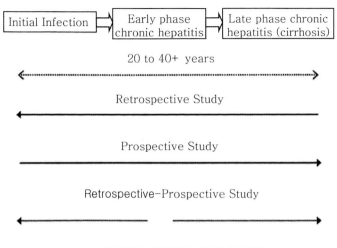

그림 4. C형 간염의 자연경과에 대한 통계적 연구

1. 후향적 연구

대부분 연구 대상 환자가 간질환 즉, C형 간염으로 3차 병원에 의뢰된 환자들을 후향적으로 조사하였다. 수혈 받은 시기 혹은 정맥주사 약물남용시기 등을 추적하여 HCV 감염 시기를 알수 있었다. 감염된 시기를 20에서 30년까지 추정할 수 있었다. 간염의 경과에 영향을 주는 여러 요인을 분석하였다. 만성 C형 간염 환자들에서 간경변증이 17-55%, 간세포암이 1-23%에서 그리고 간질환과 관련된 사망이 4-15%에서 발생하였다(표 2).[41-45] 이러한 후향적 연구에서 간경변증 및 간세포암의 발생빈도가 실제보다 높게 나올 수 있는데 대상 환자들 대부분이 뚜렷한 간질환을 가지고 있는 의뢰 환자들이었으며 경미한 간염 환자들이나 보균자들이 포함되지 않았다.

표 2. Early Retrospective and Prospective Studies of the Natural History of Hepatitis C

Retrospective studies[41-45]	
Intervals from exposure	9−29 yrs
Development of cirrhosis	17−55% (mean, 42%)
Development of HCC	1−23%
Liver−related death	4−15%
Prospective studies[46-49]	
Intervals from exposure	8−16 yrs
Development of cirrhosis	7−16% (mean, 11%)
Development of HCC	0.7−1.3%
Liver−related death	1.3−3.7%

2. 전향적 연구

대상 환자들은 급성 NANB형 혹은 C형 수혈후성 간염 환자들이었으며 C형 간염의 자연경과의 결과가 후향적 연구의 결과와 매우 상이하였다. 즉, 간경변증이 7-16%, 간세포암이 0.7-1.3%에서 발생하였고 간질환과 관련된 사망률은 1.3-3.7%로 후향적 연구들의 결과에 비해 낮은 간경변증 및 간세포암 발생률을 보였다(표 2).[46-49] 이 연구의 단점은 연구 기간이 8-16년으로 병의 경과를 정확히 판단하기에는 관찰기간이 상대적으로 짧았다는 것이다.

3. 후향적-전향적 코호트 연구

과거에 급성 C형 간염으로 확인된 환자들을 전향적으로 추적관찰을 함으로써 C형 간염의 자연경과에 대한 후향적 및 전향적 연구의 단점을 보완할 수 있었다(표 3).[25-30,50] 이러한 코호트 연구에서는 HCV에 처음으로 감염된 시기를 알 수 있고 최소한 15년 후의 임상경과를 관찰할 수 있으므로 만성 간염의 중증도 및 자연적인 바이러스 소멸 등의 양호한 자연경과 등을 평가할 수 있다.

표 3. Retrospective-Prospective Cohort Studies of the Natural History of Hepatitis C

Study	Group	Exposure Interval (yrs)	Cirrhosis %	HCC %	Liver Death %
Vogt[27]	Children	17	0.3	0	0
Kenny-Walsh[28]	Young women	17	2.0	0	0
Wiese[29]	Young women	20	0.4	0	0
Seeff[50]	Young men	45-50	5.9	0	5.9
Thomas[25]	IDU	9-15	1.0	0	2.1
Rodger[30]	Comm acq	25	5.3	0	1.0
Seeff[26]	PTH	23	15.0	1.9	2.8

(mean, 2.1% — Cirrhosis % 열의 Vogt부터 Rodger까지 평균)

Abbreviations: IDU, injection drug users; Comm acq, community acquired; PTH, post transfusion hepatitis.

심장수술을 받은 3세 이하의 소아들을 대상으로 한 독일의 연구에서 anti-HCV 양성이었던 67명을 20년 추적 조사한 결과 55%에서 HCV RNA가 양성이었으며 45%에서 HCV RNA가 자연적으로 소멸되었다. 바이러스 혈증이 있는 17명에서 간조직 검사를 시행하여 1명에서만 간경변증이 확인되었다.[27]

HCV에 오염된 글로블린 주사제를 맞았던 젊은 여자들을 대상으로 한 두 연구에서 HCV 감염 후 17-20년 후의 HCV RNA 양성율은 55%였으며 바이러스 혈증이 있는 환자들에서 간조직 검사를 시행하여 약 49-50%에서 간섬유화가 있었으나 간경변증은 각각 0.4-2%로 발견되어 다른 연구들의 결과에 비해 낮았다.[28,29]

정맥주사 약물 남용으로 급성 C형 간염에 걸렸던 95명의 환자들을 25년간 추적한 연구에서 54%에서 HCV RNA가 지속되었고 46%에서 바이러스가 자연적으로 소실되었다.[30] 지속적인 바이러스 혈증이 있던 환자들 중 69%에서 비정상적인 아미노전이효소를 보였고 8%에서 간경변증이 발생했다. 바

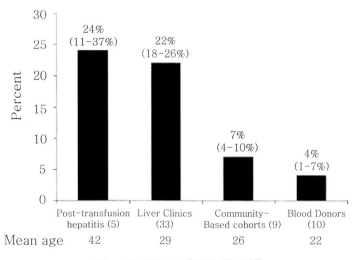

그림 5. HCV 감염 20년 후 간경변증 발생률

이러스 혈증이 없는 경우 86%에서 정상적인 아미노전이효소를 보였으나 6명의 비정상적인 아미노 전이효소를 보인 환자들 중 1명에서 간경변증이 발생하였고 다른 1명에서는 간이식을 받아 전체 95 명의 환자들에서 5.3%에서 간경변증이 발생하였다.

연구 대상 환자들이 주로 흑인이었던(94%), 919명의 정맥주사 약물남용자의 C형 간염 자연경과에 서 9-15년 추적 기간 중 바이러스 자연 소실률은 10%였고 대부분에서 지속적인 바이러스 혈증을 보 였다.[25] 그러나 간조직 검사에서 간경변증은 1%에 불과하였으며 간질환과 관련된 사망은 전체 사망 원인의 10%로 낮았다. 미 공군 부대에서 50년 이상 보관하였던 혈청에서 HCV 감염이 확인되었던 17 명의 젊은 남자에서 7명이 사망하였는데 간질환과 관련된 사망은 1명(5.9%)이었다. 생화학적인 검 사에서 간경변증 소견이 2명에서 보였으나 임상증상이 없었고 간세포암의 발생은 없었다.[50] 대상환 자수가 적으나 50년 이상 장기간의 추적 연구로서 간질환과 관련된 사망이 1명에 불과하고 간세포암 발생이 없어 C형 간염의 자연경과가 비교적 양호함을 시사한다.

3개의 대규모의 수혈에 관련된 연구에서 급성 C형 간염이 발생한 103명을 25년 이상 추적하였는 데 평균 연령은 49세였다.[26,51] 77%에서 바이러스 혈증이 있었고 17%에서 anti-HCV 양성이나 HCV RNA는 음성이고 7%에서 anti-HCV 및 HCV RNA 음성이었다. 대상 환자들의 반수에서 비정상 아미 노전이효소를 보이고 간조직 검사에서 간경변증이 15%로 다른 연구보다 높았다. 이러한 차이는 아 마도 처음 감염 연령이 다른 연구보다 고령이고, 바이러스 노출량이 주사바늘에 찔린 것보다 수혈인 경우에 많고, 수혈이 필요한 기저질환이 있었다는 것이다.

4. C형 간염 자연경과에 대한 장기추적연구의 해석

C형 간염에서 간경변증의 발생빈도가 후향적 연구에서 42%, 전향적 연구에서 11%, 그리고 전-후

향적 코호트 연구에서 2.1%로 상당한 차이가 있다. 이러한 차이는 조사방법, 추적기간, 대상 환자들의 특성 등에 의해 비롯된다. 후향적 연구에서는 대상 환자들이 중증의 간질환이 대부분으로 경증의 간염이나 불현성 감염이 포함되어 있지 않으며 전향적 연구는 수혈과 관련된 감염에 주로 연구되었으며 추적 기간이 완전한 결과를 알기에는 불충분하다. 반면에 후향적-전향적 코호트 연구는 나이와 성별이 다른 여러 부류의 대상 환자들을 간염의 급성기에서부터 충분한 기간을 조사할 수 있었다. 젊은 연령층 특히 여자에서 간경변증의 발생빈도가 낮아 감염 당시의 연령, 성별 등이 만성 C형 간염의 경과에 영향을 줄 수 있음을 알 수 있다.

최근까지 발표된 57개의 C형 간염의 자연경과에 대한 연구들에서 HCV 감염 20년 후 간경변증의 발생률은 수혈 후성 간염 24%(평균연령 42세), 3차 병원에 전원된 간염 환자(평균연령 29세) 22%, 일반대중 집단(평균연령 26세)에서의 간염 7%, 공혈자(평균연령 22세)에서 발견된 간염 4%였다(그림 5).[10]

3차 병원에 전원된 C형 간염 환자들과 수혈후성 간염 환자들에서 간경변증의 발생빈도가 높은 반면 일반대중 집단에서 발생된 C형 간염에서 20년 내에 간경변증 발생은 7% 정도로 낮았다. HCV 감염 당시 고령일수록, 남자, 음주량이 많을수록 간경변증으로 빠르게 진행하였다.

C형 간염의 경과에 영향을 주는 요인

C형 간염의 자연경과에 영향을 주는 것은 매우 다양하며 연구대상 환자들의 특성과 조사 방법에 따라 차이가 있다. 만성 C형 간염의 진행에 영향을 주는 요인들로는 바이러스, 감염 숙주, 외적인 요인 등이 있다(표 4).

표 4. Factors That Could Have an Impact on Progression of Chronic Hepatitis C

Virus	Host	External
Viral concentration	Age at infection; aging	Alcohol
Viral genotype	Sex	Smoking
Viral quasispecies	Race	Environmental contaminants
	Coinfection	
	HBV / HIV	
	Comorbidity	
	Hemochromatosis	
	NASH	
	Schistosomiasis	
	Genetic	
	HLA class II antigens	
	Disease expression	
	Normal enzymes	

Abbreviation: NASH, nonalcoholic steatohepatitis.

1. 바이러스 요인

바이러스 농도, 유전자형, quasispecies 등이 주요한 바이러스 요인들이다. 바이러스 농도나 바이러스 유전자형은 C형 간염의 치료에서 중요한 요소이나 임상경과에 영향은 알려져 있지 않다. quasispecies는 급성 C형 간염에서 만성화로 이행하는데 주요한 역할을 하지만 만성 간염의 자연경과에서의 영향은 확실치 않다.[10,22]

2. 감염 숙주 요인

연령은 간염의 경과에 주요한 요인이며 감염 연령이 어릴수록 병의 진행이 느려진다.[27-30] 반면에 환자의 연령이 많을수록 병의 진행 속도가 빨라진다. 여자가 남자보다 만성 간염의 진행이 더 느리다.[52] 미국에서 흑인이 백인보다 간경변의 진행률이 낮으나 HCV 감염률은 높으며 간세포암의 발생률도 높다.[10]

다른 바이러스와 중복 감염이 있으면 간염의 진행에 영향을 줄 수 있으며 HIV와 HCV의 중복 감염이 혈우병 환자나 정맥주사 약물 남용자에서 흔하며 이때 간염의 진행이 빨라진다. HBV와 중복감염 때에도 간섬유화가 가속화 될 수 있다.[53] Hemochromatosis, NASH, Schistosomiasis 등과 같은 질환이 C형 간염과 함께 있으면 간섬유화가 빨리 진행 될 수 있다. 특히 NASH와 관련하여 비만, 당뇨, steatosis 등은 간섬유화를 촉진시킨다.[10]

C형 간염에서 유전적 요인이 바이러스의 제거와 간염의 진행에 영향을 줄 수 있다. HCV 감염자에서 B54, DRB*0405, DQB1*0401 등은 간염의 진행과 관련이 있고 DRB1*1302, DRB1*1101, DQB1*0604 등이 있으면 간염의 활성도가 낮고 정상 아미노전이효소를 보인다.[54] 또한 TGF-β1과 angiotensin II 유전자의 다형성은 간섬유화의 진행과 관련이 있다.[55]

만성 HCV 감염자들에서 정상 아미노전이효소를 보이는 경우 비정상적인 아미노전이효소를 보이는 경우보다 조직학적으로 병변의 정도가 양호하며 드물게 간경변증 소견을 보이는 경우도 있지만 대부분에서 간섬유화의 진행이 느리거나 없다.[56]

3. 외적인 요인

C형 간염 환자들에서 만성적인 음주는 간경변증 및 간세포암의 진행속도를 증가시킨다. HCV 감염이 없는 비음주자에서 간경변증 발생률을 1이라 가정했을 때 HCV 감염자가 9배, 습관성 음주자는 15배이며 HCV에 감염된 습관성 음주자일 경우 147배로 간경변증 발생이 증가된다.[57] 흡연이 C형 간염환자에서 간경변증으로 진행하는데 영향을 줄 수 있으며 만성 간염에서 간세포암의 발생과도 관련될 수 있다는 보고가 있다.[58] C형 간염의 진행에서 식생활이나 오염물질과 같은 환경적인 요인이 관여할 수 있다. 일본에서 C형 간염 환자들의 주요 사망의 원인은 간세포암이며 미국에서 C형 간염 환

자들의 사망의 원인은 말기 간질환 특히 간경변증의 합병증으로 사망한다. 이러한 차이는 HCV 감염의 서구보다 몇십년 전에 시작되었으며 몇십년 후에는 서구에서도 일본과 비슷해 질 것이라는 견해가 있지만 확인되지 않은 여러 가지 외적인 요인들이 있을 것이다.[10]

간섬유화, 간경변증 및 간세포암의 진행기간

HCV 감염의 자연경과에 대하여 Kiyosawa 등은 만성 간염, 간경변증 및 간세포암의 진행이 HCV 감염 후 각각 10년, 22년, 29년이 소요된다고 하였고 Tong 등은 14년, 21년, 28년이 소요된다고 보고하여 이러한 후향적 조사를 근거로 HCV 감염 후 만성 간염, 간경변증과 간세포암의 경과에 10년, 20년과 30년이 소요됨을 알 수 있다.[41,42]

Poynard 등은 만성 C형 간염에서 간섬유화의 진행을 METAVIR(0-4) 점수제를 이용하여 5단계로 나누었을 때 섬유화의 진행속도(RFP: rate of fibrosis progression per year)는 0.133 units/년이며 1단계를 지나는데 약 7.5년이 걸려 간경변증으로 약 30년이 소요된다고 한다.[59] 그러나 여러 가지 상황에 따라 진행속도에 차이가 있어 매일 50 gm 이상의 알코올을 섭취하는 40세 이상의 남자들에서 간경변증으로 도달하는 기간은 13년에 불과하지만 40세 이하의 술을 먹지 않는 여자들에서는 간경변증으로 가는데 42년이 소요된다 하였다. 이러한 것들을 고려하면 섬유화의 진행을 빠른 섬유화(rapid fibrosis), 중간 섬유화(intermediate fibrosis), 느린 섬유화(slow fibrosis)로 분류할 수 있으며 만성 C형 간염의 1/3은 빠른 섬유화를 보여 간경변증으로 도달시간이 20년이 안되며 또 다른 1/3에서는 느린 섬유화로서 간경변증으로 가는데 50년 정도 이상이 소요되거나 간경변증이 안 생긴다.

섬유화의 진행속도를 판별하는데 간조직 검사가 가장 유용하나 2번 이상의 검사가 필요하므로 환자가 불편할 수 있고 검체 오류도 발생할 수 있다.[10] 최소한 4-5년 간격을 두고 간조직 검사를 하는 것이 섬유화 진행을 판정하는데 도움이 되며 2기 이상의 섬유화인 경우 주의 깊게 환자를 관찰해야 한다.[60] 최근 hyaluronic acid 등 혈청학적 표지자를 이용하여 간섬유화 정도를 알려는 시도가 있으나 아직은 실험단계이다.

HCV에 의한 간경변증의 자연경과

만성 C형 간염에서 간경변증으로 발전된 후에도 비대상성 간경변증이나 간세포암으로 이행하는데 오랜 시간이 걸린다. Fattovich 등은 HCV에 의한 간경변증 환자들에서 대상성일 경우 5년 생존율은 91%, 10년 생존율은 79%이며 비대상성인 경우 5년 생존율은 50%로 감소된다고 보고하였다.[61] 또한 간경변증 환자들에서 평균 61 개월간 추적한 동안 비대상성 간경변증으로 18%에서 이행하였으며 간세포암이 8.0%에서 발생하였고 연간 사망률은 1.9%이며 간세포암의 발생률은 연간 1.4%로 3년에 4%, 5년이 7%, 10년이 14%로 보고하였다. Serfaty 등은 HCV에 의한 간경변증 환자들에서 평균 40개월간 추적하여 비대상성 간경변증으로 14.5% 이행하였고, 간세포암이 10.6%에서 발생하여 연간 사망률은 5.5%, 간세포암 발생률은 연간 3.3%라 보고하였다(표 5).[62] 인터페론 등의 치료가 Serfaty 등의 연구에서 비대상성 간경변증과 간세포암의 위험을 줄이는 것처럼 보였으나 Fattovich 등의 연구에서 생존율에 영향이 없었다.

표 5. Outcome in HCV-infected Patients after the Development of Cirrhosis

Author	No. Patients	Mean Follow-up	Hepatic Decompensation	HCC	HCC Annual Rate	Liver Death	Annual Death Rate
Fattovich[61] (%)	384	61*	18.0	8.0	1.4	9.0	1.9
Serfaty[62] (%)	103	40*	14.5	10.6	3.3	16.0	5.5

*: month

HCV와 간세포암

HCV는 HBV와 같이 강력한 oncogenic 바이러스는 아닐지라도 간세포암의 발생에 주요한 역할을 하며 보통 간경변증이란 중간단계를 거쳐 일어난다. 간경변증이 간세포암이 발생하는데 반드시 필요한 단계는 아니지만 간세포암 환자들의 90% 이상에서 간경변증을 동반한다. HCV에 의한 암의 발생은 수많은 세포 분열의 산물로서 바이러스와 숙주의 면역체계와의 염증 반응을 통해 간세포의 파괴와 재생, 섬유화 등의 과정에서 간세포 유전자 변이의 가능성이 높아짐으로써 생겨난다. HCV와 간세포암과의 연관성은 지역에 따라 차이가 있으며 일본에서 HCV가 간세포암의 주요 원인이나 미국과 같은 서구에서 HCV가 주요한 만성 간염의 원인이나 간세포암과의 연관이 약하며 HBV가 만연된 지역인 중국이나 동남아에서도 HCV와 간세포암과의 관계가 확실치 않다.[24]

일본에서는 HBV 음성인 간세포암에서 anti-HCV의 유병률이 76-94%로 수혈후성 간염과 HCV가 간세포암 발생에 관여하였음을 보고하였다.[41,63] 또한 Kato 등은 HBV보다 HCV에 의한 간경변증 환자들에서 간세포암 발생이 높다고 보고하였고, Yoshida 등은 만성 C형 감염에서 인터페론 치료가 간섬유화의 진행 및 간세포암으로의 진행을 차단할 수 있다고 주장하였다.[64,65]

일본에서의 보고와 달리 미국에서 간세포암에서 HCV의 유병률은 13-17%로 매우 낮으며 대부분의 간세포암 예들의 원인으로 HBV나 HCV의 역할이 미약하였다. 그러나 Miami 지역의 연구들에서 간세포암에서 HCV의 유병률은 45-53%로 높아 미국에서도 일본과 같이 HCV가 간세포암 발생에 관여할 것임을 시사했다.[66,67] 실제로 미국과 일본에서의 HCV에 의한 간세포암 발생에 관한 차이는 병리적이기 보다는 시간적인 차이가 있으며 일본의 간세포암 환자들의 연령이 미국보다 10-20년 많아 HCV가 미국보다 일본에서 10-20년 먼저 유행했을 가능성이 있으며 수십년 후에는 미국에서도 일본과 같은 양상이 나타날 수도 있다. 반면에 일본에서는 간경변증을 가속화시켜 간세포암으로 이행케 하는 유전적 혹은 환경적 요소가 존재할 수도 있다.[24]

HCV 감염의 국내 현황

우리나라 헌혈자들에서 3세대 EIA로 측정한 anti-HCV 양성율은 0.34%로 보고되었고 지역에 따라 0.08%에서 0.74%까지 차이를 보이고 있다.[68] 우리나라 성인 검진자들에서 anti-HCV 양성율은 보고자에 따라 0.9-2.1%로 남자가 여자보다 높고 50대 및 60대에 가장 높은 양성율을 보여 연령이 많을수록 HCV 유병률이 증가한다.[3-6,69] 초등학생들에서 anti-HCV 양성율은 0.82%이며 최근에 군입영대상자들을 대상으로 0.18%의 매우 낮은 항체 양성율을 보고하였다.[70,71] HCV 감염 고위험군으로 알려진 혈우병 환자들에서는 40-60%, 혈액투석 환자들에서 5-20%, 정맥 주사 약물 남용자들에서 80% 내외, 나환자들에서 67.7%의 높은 anti-HCV 양성율을 보이고 있다.[72-77]

HCV 항체 양성율은 일반인에 비하여 만성 간질환 환자들에서 높다. 우리나라에서 만성 간질환에서 HCV 항체 양성율은 만성 간염, 간경변증, 간세포암 환자에서 각각 27%, 20%, 17%로 보고되었으며[78] 최근 이 등의 연구에서도 만성 간염 15%, 간경변증 11%, 간세포암 13%에서 HCV 항체 양성율을 보여 HBV 다음으로 HCV가 국내의 만성 간질환의 주요 원인임을 알 수 있다.[9] 우리나라와 같이 HBV 유병률이 높은 지역에서는 HBV와 HCV의 중복감염이 드물지 않게 나타나며 1세대 anti-HCV 검사로 anti-HCV 양성 간질환들 중 10~30%에서 HBsAg 양성으로 중복감염률이 높았으나 최근 이 등의 연구에서는 만성 B형 간질환의 4.5% 및 만성 C형 간질환의 2.5%에서 두 바이러스의 중복감염을 보였다.[9,79-80]

이 등은 간경변증 환자들에서 간세포암 발생에 대한 4개월부터 12년간의 (평균 3.4년) 전향적 연구를 통해 간경변증 환자들 중 18.2%에서 간세포암 발생을 관찰하였으며 간세포암의 연간 발생률은 5.4%였고, 누적 발생률은 1년 3.7%, 3년 15.8%, 5년 25.4%였다고 보고하였다.[81] 간세포암 발생에 HBsAg 양성군 72.1%, anti-HCV 양성군 17.6%로 우리나라에서 HBV가 HCV보다 간세포암 발생에 더 관련성이 높은 것처럼 보인다. 그러나 간세포암의 누적 발생률을 비교하면 3년 누적 발생률은 HBV군에서 18.3%, HCV군에서 22.0%, 6년 누적 발생률은 각각 34.7%, 54.8%로 3년 이후 시간이 경과할수록 HCV군이 HBV군보다 간세포암 발생률이 높아지는 경향을 보였다. 또한 HBV 양성 간경변증은 40대에 호발하지만 HCV 양성 간경변증은 50대에 호발하며, 5-6년 만에 절반 이상이 간세포암을 초래하여 HBV 양성 간경변증에서의 간세포암 발생률을 훨씬 상회한다고 보고하였다. 김 등은 823명의 간경변증 환자를 평균 4년간 후향적으로 추적하여 간세포암 발생을 관찰하였다. 간세포암 누적 발생률은 1년 3%, 5년 19% 였으며 HBV군과 HCV군의 5년 간세포암 누적 발생률은 각각 24%와 28% 였다.[82] 이와 같은 결과는 일본에서 HCV 감염 환자에서 간세포암 발생률이 HBV 감염 환자들보다 더 높다는 것과 부합된다.[64] 일본은 동남아시아에서 유일하게 서구의 여러 선진국들처럼

HBV보다 HCV 감염률이 더 높고 HCV가 만성 간질환의 주요 원인인 지역이며 HCV 양성 간경변증 환자들에서 연간 간세포암 발생률은 6-25% 정도로 높게 나타난다.[83] 우리나라는 일본과 HCV 역학에 차이는 있으나 HBV에 비해 높은 연령층에서 간경변증 및 간세포암 발생률이 증가하는 경향이 있음은 일본과 유사하다. 우리나라에서도 HBV 예방 접종 등으로 현재와 같이 HBV에 대한 감염률이 급격히 감소되면 상대적으로 예방이나 임상 관리가 미흡한 HCV 감염이 향후에 더 주요한 만성 간염의 원인이 될 수도 있을 것이다.

요 약

HCV에 일단 감염되면 55-85%에서 만성화되어 평생 동안 진행되는 질환으로 가장 기본적인 변화는 간섬유화의 과정으로 종국에는 간경변증으로 발전된다. 그러나 간섬유화의 진행은 매우 느려 수십년이 걸릴 수 있으며 HCV 감염 후 처음 20년동안 뚜렷한 임상증상을 동반한 간질환은 드물다. 40세 이하의 젊은 연령층에서 감염되면 진행이 매우 느려 급성 감염 20년 후에 2-8%에서 간경변증이 발생한다. 반면에 40세 이상에서 감염된 경우 발병 20년 후에 간경변증의 발생률이 약 20-42%로 높아진다. 만성 C형 간염에서 간섬유화가 어떤 방향으로 진행될 것인가에 대해 알 수 없으나 HCV 감염 당시의 연령, 성별, 음주력 등이 영향을 줄 수 있다(그림 6). 간섬유화의 진행속도는 매우 다양하지만 감염숙주의 특성, 외적인 요인, 다른 바이러스와 중복감염, 동반된 질환 등에 의해서 영향을 받는다. 만성 C형 간염에서 간섬유화의 진행 정도를 판별할 수 있는 간조직 검사 외에 혈청학적인 표지자의 개발이 필요하며 간섬유화의 진행에 대한 병태 생리를 이해하기 위한 더 많은 연구가 요망된다.

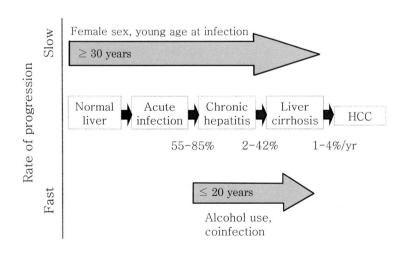

그림 6. HCV 감염의 자연경과

[참고문헌]

1. Global surveillance and control of hepatitis C. Report of a WHO Consultation organized in collaboration with the Viral Hepatitis Prevention Board, Antwerp, Belgium. J Viral Hepat 1999;6(1):35-47.

2. Seaberg EC, Belle SH, Beringer KC, Schivins JL, Detre KM. Liver transplantation in the United States from 1987-1998: updated results from the Pitt-UNOS Liver Transplant Registry. Clin Transpl 1998:17-37.

3. 나호영, 박민호, 박근수, 손용해, 주영은, 김세종. 광주, 전남지역 건강 검진자들에서 C형 간염 바이러스 항체 및 B형 간염 바이러스 항원 양성률의 지역적 특성. 대한소화기학회지 2001;38:177-84.

4. 박경식, 이영석, 이석근, 등. 대구, 경북 지역 성인의 바이러스성 간염 표지자 양성률에 관한 연구- 건강검진 수 진자를 대상으로. 대한소화기학회지 2003;41:473-9.

5. 권소영, 박이병, 박상훈 등. 한국 성인에서의 혈중 C형 간염 바이러스 항체의 발현율과 의의. 대한내과학회지 1995;48:361-8.

6. 한상우, 박용욱, 김신묵 등. 한국 성인에서의 C형 간염 바이러스 항체 양성률에 대한고찰. 대한내과학회지 1994;47:744-9.

7. 김주현, 김연수, 서동진. 한국인 간세포암 환자에서 HBsAg 및 anti-HCV의 발현상. 대한내과학회지 1994;46:181-90.

8. Kim CY, Lee H-S, Han CJ. Relative etiologic role of hepatitis B virus and hepatitis C virus in chronic liver disease and hepatocellular carcinoma among age-specific groups in korea: the possible presence of non-B, non-C agents. Seoul J Med 1993;34:27-33.

9. 이창홍. 국내 바이러스성 간염과 만성 간질환의 현황- 특히 B형 간염을 중심으로. 대한간학회지 2002;8(suppl 3):S53-4.

10. Seeff LB. Natural history of chronic hepatitis C. Hepatology 2002;36(5 Suppl 1):S35-46.

11. Centers for Disease Control and Prevention. Recommendations for prevention and control of hepatitis C virus (HCV) infection and HCV-related chronic disease. MMWR Morb Mortal Wkly Rep 1998;47:1-33.

12. Alter MJ, Kruszon-Moran D, Nainan OV, et al. The prevalence of hepatitis C virus infection in the United States, 1988 through 1994. N Engl J Med 1999;341(8):556-62.

13. Wasley A, Alter MJ. Epidemiology of hepatitis C: Geographic differences and temporal trends. Semin Liver Dis 2000;20(1):1-16.

14. Farrell GC, Weltman M, Dingley J, Lin R. Epidemiology of hepatitis C virus infection in Australia. Gastroenterol Jpn 1993;28 Suppl 5:32-6.

15. Tanaka E, Kiyosawa K, Sodeyama T, et al. Prevalence of antibody to hepatitis C virus in Japanese schoolchildren: comparison with adult blood donors. Am J Trop Med Hyg 1992;46(4):460-4.

16. Ishibashi M, Shinzawa H, Kuboki M, Tsuchida H, Takahashi T. Prevalence of inhabitants with anti-hepatitis C virus antibody in an area following an acute hepatitis C epidemic: age-and area-related features. J Epidemiol 1996;6(1):1-7.

17. Guadagnino V, Stroffolini T, Rapicetta M, et al. Prevalence, risk factors, and genotype distribution of hepatitis C virus infection in the general population: a community-based survey in southern Italy. Hepatology 1997;26(4):1006-11.

18. Mele A, Sagliocca L, Manzillo G, et al. Risk factors for acute non-A, non-B hepatitis and their relationship to antibodies for hepatitis C virus: a case-control study. Am J Public Health 1994;84(10):1640-3.

19. Kiyosawa K, Tanaka E, Sodeyama T, et al. Transmission of hepatitis C in an isolated area in Japan:

community-acquired infection. The South Kiso Hepatitis Study Group. Gastroenterology 1994;106(6):1596-602.

20. Abdel-Wahab MF, Zakaria S, Kamel M, et al. High seroprevalence of hepatitis C infection among risk groups in Egypt. Am J Trop Med Hyg 1994;51(5):563-7.

21. Frank C, Mohamed MK, Strickland GT, et al. The role of parenteral antischistosomal therapy in the spread of hepatitis C virus in Egypt. Lancet 2000;355(9207):887-91.

22. Hoofnagle JH. Course and outcome of hepatitis C. Hepatology 2002;36(5 Suppl 1):S21-9.

23. Farci P, Alter HJ, Shimoda A, et al. Hepatitis C virus-associated fulminant hepatic failure. N Engl J Med 1996;335(9):631-4.

24. Alter HJ, Seeff LB. Recovery, persistence, and sequelae in hepatitis C virus infection: a perspective on long-term outcome. Semin Liver Dis 2000;20(1):17-35.

25. Thomas DL, Astemborski J, Rai RM, et al. The natural history of hepatitis C virus infection: host, viral, and environmental factors. JAMA 2000;284:450-6.

26. Seeff LB, Hollinger FB, Alter HJ, et al. Long-term mortality and morbidity of transfusion-associated non-A, non-B, and type C hepatitis: A National Heart, Lung, and Blood Institute collaborative study. Hepatology 2001;33(2):455-63.

27. Vogt M, Lang T, Frosner G, et al. Prevalence and clinical outcome of hepatitis C infection in children who underwent cardiac surgery before the implementation of blood-donor screening. N Engl J Med 1999;341:866-70.

28. Kenny-Walsh E for the Irish Hepatology Research Group. Clinical outcomes after hepatitis C infection from contaminated anti-D immune globulin. N Engl J Med 1999;340:1228-33.

29. Wiese M, Berr F, Lafrenz M, Porst H, Olsen V. Low frequency of cirrhosis in a hepatitis C (genotype 1b) single-source outbreak in Germany: a 20-year multicenter study. Hepatology 2000;32:91-6.

30. Rodger AJ, Roberts S, Lanigan A, Bowden S, Brown T, Crofts N. Assessment of long-term outcomes of community-acquired hepatitis C infection in a cohort with sera stored from 1971-1975. Hepatology 2000;32:582-7.

31. Sasaki N, Matsui A, Momoi M, Tsuda F, Okamoto H. Loss of circulating hepatitis C virus in children who developed a persistent carrier state after mother-to-baby transmission. Pediatr Res 1997;42:263-7.

32. Bellentani S, Tiribelli C. The spectrum of liver disease in the general population: lesson from the Dionysos study. J Hepatol 2001;35:531-7.

33. Howell C, Jeffers L, Hoofnagle JH. Hepatitis C in African Americans. Summary of a workshop. Gastroenterology 2000;119:1385-96.

34. Gerlach JT, Diepolder HM, Zachoval R, et al. Acute hepatitis C: high rate of both spontaneous and treatment-induced viral clearance. Gastroenterology 2003;125(1):80-8.

35. Cerny A, Chisari FV. Pathogenesis of chronic hepatitis C: immunological features of hepatic injury and viral persistence. Hepatology 1999;30:595-601.

36. Gruner NH, Gerlach TJ, Jung MC, et al. Association of hepatitis C virus-specific CD8+ T cells with viral clearance in acute hepatitis C. J Infect Dis 2000;181:1528-36.

37. Christie JM, Healey CJ, Watson J, et al. Clinical outcome of hypogammaglobulinemic patients following an outbreak of acute hepatitis C: 2 year follow up. Clin Exp Immunol 1997;110:4-8.

38. Shakil AO, Conry-Cantilena C, Alter HJ, et al. Volunteer blood donors with antibody to hepatitis C virus:

clinical, biochemical, virologic, and histologic features. The Hepatitis C Study Group. Ann Intern Med 1995;123(5):330-7.

39. Martinot-Peignous X, Boyer N, Cazals-Hatem D, et al. Prospective study on anti-hepatitis C virus-positive patients with persistently normal serum alanine transaminase with or without detectable serum hepatitis C virus RNA. Hepatology 2001;34:1000-5.

40. Ghany MG, Kleiner DE, Alter H, et al. Progression of fibrosis in chronic hepatitis C. Gastroenterology 2003;124(1):97-104.

41. Kiyosawa K, Sodeyama T, Tanaka E, et al. Interrelationship of blood transfusion, NANB hepatitis and hepatocellular carcinoma: analysis by detection of antibody to hepatitis C virus. Hepatology 1996;12:671-5.

42. Tong MJ, El-Farra NS, Reikes AR, Co RL. Clinical outcomes after transfusion-associated hepatitis C. N Engl J Med 1995;332:1463-6.

43. Yano M, Kumada H, Kage M, et al. The long-term pathological evolution of chronic hepatitis C. Hepatology 1996;23:1334-40.

44. Niederau C, Lange S, Heintges T, et al. Prognosis of chronic hepatitis C: results of a large, prospective cohort study. Hepatology 1998;28:1687-95.

45. Gordon SC, Eloway RS, Long JC, Dumchowski CF. The pathology of hepatitis C as a function of mode of transmission: blood transfusion versus intravenous drug abuse. Hepatology 1993;18:1338-43.

46. Di Bisceglie AM, Goodman ZD, Ishak KG, Hoofnagle JH, Melpolder JJ, Alter HJ. Long-term clinical and histopathological follow-up of chronic post-transfusion hepatitis. Hepatology 1991;14:969-74.

47. Koretz RL, Abbey H, Coleman E, Gitnick G. NANB post-transfusion hepatitis: looking back on the second decade. Ann Intern Med 1993;119:110-5.

48. Mattson L, Sonnerborg A, Weiland O. Outcome of acute asymptomatic NANB hepatitis: a 13-year follow-up study of hepatitis C virus markers. Liver 1993;13:274-8.

49. Tremolada F, Cassin C, Alberti A, Drago C, Tagger A, Ribero ML, Realdi G. Long-term follow-up of NANB (type C) post-transfusion hepatitis. J Hepatol 1992;16:273-81.

50. Seeff LB, Miller RN, Rabkin CS, et al. 45-year follow-up of hepatitis C virus infection in healthy young adults. Ann Intern Med 2000;132:105-11.

51. Seeff LB, Buskell-Bales Z, Wright EC, et al. Long-term mortality after transfusion-associated non-A, non-B hepatitis. N Engl J Med 1992;327:1906-11.

52. Poynard T, Ratziu V, Charlotte F, Goodman Z, McHutchison J, Albrecht J. Rates and risk factors of liver fibrosis progression in patients with chronic hepatitis C. J Hepatol 2001;34:764-7.

53. Tsai JF, Jeng JE, Ho MS, Chang WY, Lin ZY, Tsai JH. Independent and additive effect modification of hepatitis B and C virus infection on the development of chronic hepatitis. J Hepatol 1996;24:271-6.

54. Minton EJ, Smillie D, Neil KR, Irving WL, Underwood JCE, James V. Association between MHC class II alleles and clearance of circulating hepatitis C virus. J Infect Dis 1998;178:39-44.

55. Kunzler S, Baumann M, Schirmacher F, et al. Prediction of progressive liver fibrosis in hepatitis C infection by serum and tissue levels of transforming growth factor-β. J Virol 2001;8:430-7.

56. Persico M, Persico E, Suozzo R, et al. Natural history of hepatitis C virus carriers with persistently normal aminotransferase levels. Gastroenterology 2000;118:760-4.

57. Corrao G, Arico S. Independent and combined action of hepatitis C virus infection and alcohol consumption on the risk of symptomatic liver cirrhosis. Hepatology 1998;27:914-9.

58. Mori M, Hari M, Wada I, et al. Prospective study of hepatitis B and C viral infections, cigarette smoking, alcohol consumption and other factors associated with hepatocellular carcinoma risk in Japan. Am J Epidemiol 2000;151:131-9.

59. Poynard T, Bedossa P, Opolon P. Natural history of liver fibrosis progression in patients with chronic hepatitis C. The OBSVIRC, METAVIR, CLINIVIR, and DOSVIRC groups. Lancet 1997;349:825-32.

60. Zarski JP, Mc Hutchison J, Bronowicki JP, et al. Rate of natural disease progression in patients with chronic hepatitis C. J Hepatol 2003;38(3):307-14.

61. Fattovich G, Giustina G, Degos F, et al. Morbidity and mortality in compensated cirrhosis type C: A retrospective follow-up study of 384 patients. Gastroenterology 1997;112:463-72.

62. Serfaty L, Aumaitre H, Chazouilleres O, et al. Determinants of outcome of compensated hepatitis C virus-related cirrhosis. Hepatology 1998;27:1435-40.

63. Nishioka K, Watanabe J, Furuta S, et al. A high prevalence of the antibody to hepatitis C virus with hepatocellular carcinoma in Japan. Cancer 1991;67:429-33.

64. Kato Y, Nakata K, Omagari K, et al. Risk of hepatocellular carcinoma in patients with cirrhosis in Japan: Analysis of infectious hepatitis viruses. Cancer 1994;74:2234-8.

65. Yoshida H, Shiratori Y, Moriyama M, et al. Interferon therapy reduces the risk for hepatocellular carcinoma: National Surveillance Program of cirrhotic and noncirrhotic patients with chronic hepatitis C in Japan. Ann Int Med 1999;131:174-81.

66. Hassan F, Jeffers LJ, Medina M, et al. Hepatitis C-associated hepatocellular carcinoma. Hepatology 1990;12:589-91.

67. Liang TJ, Jeffers LJ, Reddy KR, et al. Viral pathogenesis of hepatocellular carcinoma on the United States. Hepatology 1993;18:1326-33.

68. 오홍범, 황유성, 조연정, 김두성, 김상인. 국내 헌혈자에서의 항-HCV 항체 면역 블롯 검사 경험. 대한수혈학회지 1997;8:1-8.

69. 이헌주. 한국인 만성 간질환 환자에서 C형간염의 중요성. 대한간학회지 2004;10(Suppl 4):13-29.

70. 이재명, 이종민, 유희승, 등. 한국 어린이에서의 anti-HCV 양성률. 대한간학회지 1996;2:160-5.

71. 김록권, 안병민, 이동수 등. 군입영 대상자의 HBsAg 양성률과 anti-HCV 항체 양성률의 변화. 대한간학회지 2000;6:474-80.

72. 김소연, 국진화, 최익선, 김석주, 국훈, 황태주. 광주, 전남지역 혈우병 환자의 간염 바이러스 감염 및 면역 기능의 변화. 대한수혈학회 2002;13:43-51.

73. 강신혜, 문혜란. 혈우병 환자에서 HCV 항체 양성률에 관한 연구. 대한혈액학회지 1992;27:61-7.

74. 김향, 김기택, 유종현, 등. 혈액 투석 중인 만성 신부전 환자에서 C형 간염 바이러스 항체 양성률과 위험인자. 대한내과학회지 1997;52:833-40.

75. 신영호, 김양식, 김호규 등. 대구, 경북 지역 혈액투석환자에서 C형 간염의 유병률. 대한내과학회지 1998;54:640-6.

76. 김효석, 추동호. 우리나라 약물남용자와 만성음주자에서의 C형, B형 간염바이러스 및 HIV 유병률. 대한내과학회지 1997;52:754-62.

77. 최성호. 나환자에서 Hepatitis C virus의 감염 양상. 대한소화기학회지 1998;30:486-94.

78. Kim CY, Lee H-S, Han CJ, Relative etiologic role of hepatitis B virus and hepatitis C virus in chronic liver disease and hepatocellular carcinoma among age-specific groups in Korea: the possible presence of non-B, non-C agents. Seoul J Med 1993;34:27-33.

79. 박영민, 조철수, 한남익 등. 한국인의 각종 질환에서 anti-HCV의 검출 양상. 대한내과학회지 1991;41:153-163

80. 변관수, 서동진. 한국인의 급성 및 만성 간질환에서 C형 간염 바이러스 항체(anti-HCV)의 발현상. 대한내과학회지 1991;40:484-492

81. 이효석, 이준행, 최문석, 김정룡. 우리나라 B형 및 C형 간경변증 환자에서의 간세포암 발생률의 비교에 관한 전향적 연구. 대한간학회지 1996;2:21-8.

82. Kim YS, Um SH, Ryu HS, et al. The prognosis of liver cirrhosis in recent years in Korea. J Korean Med Sci 2003;18(6):833-41.

83. Oka H, Kurioka N, Kim K, et al. Prospective study of early detection of hepatocellular carcinoma in patients with cirrhosis. Hepatology 1990;12(4 Pt 1):680-7.

3-4

만성 C형 간염의 진단

Diagnosis of chronic hepatitis C

황 성 규

만성 C형 간염의 진단에서는 먼저 HCV가 실제 만성 간질환의 원인인지를 확인하고, 다음은 간질환이 얼마나 심한 지를 평가하는 것이 중요하다.[1-4] 또한 진단과정에서 예후와 치료 반응을 예측할 수 있는 인자를 찾고자 노력해야 한다.[5] 만성 간질환 환자에서 예후에 영향을 주는 잔여 간기능과 식도정맥류출혈, 간성혼수 등의 간경변 합병증과 간암의 발생에 대하여 평가하여야 한다.[1-6]

만성 C형 간염의 진단에 이용하는 검사는 HCV 감염여부를 알기위한 검사와 HCV 감염에 의한 간손상, 잔여간기능 및 합병증을 알기 위한 검사로 나뉜다.[1,2] HCV 감염여부를 알기위한 검사는 혈청 항체를 이용하여 간접적으로 추정하거나, 분자생물학적 방법으로 HCV를 직접 확인하는 것이다.[3] C형 간염의 바이러스 검사는 HCV 감염의 진단 뿐 아니라 치료방법을 결정하고, 치료에 대한 바이러스 반응을 평가하는데 중요한 역할을 한다.[4] 간질환의 심한 정도는 말초혈액검사, 생화학 간기능검사, 간조직검사 등으로 평가할 수 있다. 잔여 간기능 및 합병증은 CTP 점수나 영상진단, 상부위장관 내시경검사 등을 통하여 평가할 수 있다(표 1).[1,2,5-6]

표 1. C형 만성간염의 진단

1. HCV 감염여부를 알기위한 검사	
간접검사(HCV 항체검사)	anti−HCV (EIA, enzyme immunoassay)
	면역집적법(RIBA, recombinant immunoblot assay)
직접진단(분자생물학적 검사)	1) HCV 유전자형(genotype)
	2) HCV RNA 정성검사
	3) HCV RNA 정량검사
	4) HCV 핵항원(core antigen)
2. 간질환의 진행정도	
간질환의 심한 정도	진찰, 말초혈액검사, 생화학 간기능검사, 간조직검사
잔여간기능	CTP 점수, 잔여 간기능 정량검사
합병증	상부위장관내시경검사, 영상진단

1. HCV의 감염여부를 알기위한 진단검사

1) HCV 항체검사

HCV이 항체(anti-HCV)는 C형 간염의 진단에 가장 널리 쓰이는 HCV 표지자로 효소면역검사(EIA, enzyme immunoassay)로 검출한다. HCV 유전자에서 합성하는 항원을 이용한 검사로 실제 HCV 항체는 발견되지 않았다. HCV 항체 효소면역검사는 간편하고, 변이가 적으며, 경제적이며, 자동화가 용이한 장점이 있으며, HCV 감염의 진단검사로 FDA 승인을 받았다(표 2).[1,3-7]

표 2. HCV 항체 검사법

선별검사
제1세대 효소면역검사(EIA−1) C100(NS4)
제2세대 효소면역검사(EIA−2) C22(core),C33(NS3) C100(NS 4)
제3세대 효소면역검사(EIA−3) Core, NS 3, NS 4+NS 5
보완검사
제1세대 면역집적법(RIBA−1) C100(NS4), 5−1−1,
제2세대 면역집적법(RIBA−2) C−22(core), C33(NS3), C100(NS4), 5−1−1
제3세대 면역집적법(RIBA−3) C−22(core), C33(NS3), C100(NS4), 5−1−1+NS5

HCV에 감염된 후 항체가 검출되는데 혈청학적 창(serologic window)으로 7-8주가 소요된다.[8,9] Anti-HCV는 임상증상이 발현시에는 50-70%에서 검출된다.[4]

1세대 효소면역검사는 예민도가 70-80%로 낮아 2회 이상 시행할 것이 권유되었으나, 현재 사용되는 3세대 효소면역검사는 예민도와 특이도가 97% 이상으로 한번 검사로 충분하다. 3세대 효소면역검사는 HCV 감염을 일찍 진단할 수 있으나 위양성이 문제점으로 남아 있다.[10] 혈액투석 환자나 면역결핍 환자에서 위음성이 나올 수 있으며, 자가면역질환이나 알코올성 간질환 환자에서는 위양성으로 나올 수 있다.[4,5] HCV의 고위험군에 대해 HCV에 대한 선별검사나 혈액공여자, 임상적으로 간질환이 의심되는 환자의 일차적인 검사로 유용하다(표 3).[3-7] Anti-HCV 양성은 현재 감염 뿐 아니라 과거 감염의 흔적으로도 나타난다. 간기능 이상을 보이는 경우에 양성을 보이면 감염자일 가능성이 매우 높다.

표 3. HCV 감염여부에 대한 검사가 요하는 경우(*는 국내실정상 추가)

1. HCV 감염의 유병율이 높은 조건을 가지고 있는 경우
  – 원인이 설명되지 않는 간기능 이상을 보이는 경우
  – 혈액투석 환자
  – HIV 감염자
  – 혈액응고 인자를 수혈받은 혈우병 환자
2. 수혈 혹은 장기 이식을 받은 경우
  – 추후 HCV 감염에 양성 반응을 보인다고 판명된 공여자의 혈액을 수혈 받은 사람
  – 공여자 HCV 선별검사가 시행되기 이전에 혈액이나 혈액 제제를 수혈 받은 사람
  – 공여자 HCV 선별검사가 시행되기 이전에 장기이식을 받은 사람
3. 정맥주사 약물남용자 또는 그러한 과거력이 있는 경우
4. HCV에 감염된 산모에서 태어난 자녀와 HCV 감염자의 가족*
5. HCV 양성인 혈액에 오염된 바늘에 찔리거나 점막이 노출된 보건 의료 종사자
6. HCV 감염자와 성적 접촉을 한 경우
7. HBV와 HCV 중복감염이 의심되는 경우*

면역집적법(RIBA, recombinant immunoblot assay)은 EIA에 의한 anti-HCV 위양성인 경우를 감별하고 원인을 색출하는데 드물게 사용되었다. 면역집적법은 항원이 코팅된 nitrosecellulose strip을 이용하여 특이 항체를 검출하는 방법이다.[4] 면역기능이 정상인 만성 간질환 환자에서 3세대 EIA 항체검사에서 양성으로 나오면 면역집적법으로 확인할 필요는 없다. 간질환의 다른 증거가 없이 우연히 선별된 경우와 EIA검사에서 양성이고 HCV RNA가 음성인 경우 보완검사로 사용할 수 있다. HCV RNA가 매우 낮은 농도로 유지되는 만성 C형 간염에서 HCV RNA는 간헐적으로 검출되나 HCV 항체 역가는 비교적 안정된 양상을 보여 HCV 감염지표로 사용할 수 있다. 면역집적법에서 양성으로 나왔다고 항상 HCV복제가 일어나는 것을 의미하지는 않는다. 최근 항체 검사법의 정확도가 많이 향상되었고, 확진을 위한 PCR 검사가 발전되어 면역집적법의 이용은 점차 감소하고 있다.

[권장사항] 모든 환자를 대상으로 선별검사를 시행하는 것은 권장되지는 않으나 HCV 감염 고위험군에서 anti-HCV 선별검사를 시행할 것을 권장한다. 면역집적법은 일반적으로 추천되지 않는다.

2) HCV RNA 정성 검사

HCV 감염이 진행하는 것을 확인하려면 혈액 내 HCV RNA를 검출해야 한다. PCR로 HCV RNA를 검출하는 것이 HCV 진단에 있어 최선의 기준이다. 그러나 PCR 검사법마다 차이가 있어 문제점으로 지적되고 있다. HCV RNA 정성 검사는 PCR이나 TMA (transcription-mediated amplification)를 사용하여 표적부위를 증폭한다.[11,12] 검출의 한계는 50 IU/mL (Amplicor HCV Test v2.0; Cobas Amplicor HCV v2.0, Roche Molecular Systems, Branchburg, NJ) 혹은 9.6 IU/mL (Versant HCV RNA Qualitative Assay, Bayer Diagnostics, Tarrytown, NY)이며, 검사의 특이도는 98-99%에 이른다. HCV RNA 정성검사가 HCV RNA 정량검사보다 민감도가 높다. HCV RNA 검사가 한번 음성이 나오더라도 HCV 혈증을 완전히 배제할 수 없으며 추적 재검사가 필요하다.

   [권장사항] HCV RNA 정성검사는 ① HCV 항체 양성인 환자, ② 원인 미상의 간질환을 가진 HCV 항체 음성인 환자 중 혈액투석 중이거나 면역기능이 저하된 경우, ③ 급성 C형 간염이 의심되는 경우, ④ 항바이러스 치료 종료 시(ETR, end of treatment)와 종료 24주 후(SVR, sustained virologic response) 및 이후 추적 관찰 중 임상의가 필요하다고 판단되는 경우에 권장한다.[4]

3) HCV RNA 정량 검사

   혈청내 HCV RNA 정량검사로 여러 가지가 소개되고 있다(표 4, 그림 1).[4] HCV RNA 정량은 표적증폭(target amplification/PCR, TMA)과 신호증폭(signal amplification: branched DNA assay) 방법이 있다(표 4). 검사마다 HCV RNA를 정량하는 단위가 달라, 세계보건기구에서 HCV RNA 정량을 표준화하기 위해 국제 표준화 단위인 IU를 사용하고 있다.[13] HCV RNA의 IU는 바이러스 입자 수보다는 HCV RNA의 양을 표시한다. 최근 시판되는 HCV RNA 정량검사는 바이러스 양을 IU/mL로 표시하고 있다(표 4). 바이러스 혈중 농도는 C형 간염의 자연경과와 무관하므로 항바이러스 치료를 하지 않는 경우 HCV RNA 정량검사를 반드시 시행할 필요는 없다.

표 4. 혈청내 HCV RNA에 대한 정량검사

검사	1 IU/mL 환산	검사방법	진단범위(IU/mL)
Amplicor HCV Monitor v2.0	0.9 copies/mL	PCR, 수동, 경쟁적 역전사	600-500,000
Cobas Amplicor HCV Monitor v2.0	2.7 copies/mL	PCR, 반자동, 경쟁적 역전사	600-500,000
VERSANT® HCV RNA v3.0 정량검사	5.2 copies/mL	분지 DNA 검사(branched DNA assay), 반자동	615-7,700,000
SuperQuant	3.4 copies/mL	PCR, 반자동, 경쟁적 역전사	30-1,470,000
LCx HCV RNA 정량검사	3.8 copies/mL	PCR, 반자동, 경쟁적 역전사	25-2,630,000

Pawlotsky JM의 논문으로부터 변형[4]

   HCV RNA 정량검사는 간질환의 심한 정도와의 관련은 없지만 치료반응을 예측하고 항바이러스 요법에 대한 반응과 치료기간을 계획하는데 유용하다.[3,7] HCV 정량검사를 통해 항바이러스 치료 후 바이러스 반응을 초기에 추적하고 치료 경과를 예측할 수 있다.[4]

   [권장사항] HCV RNA 정량 검사는 유전자형 1형의 경우 항바이러스 치료 전과 항바이러스 치료 12주째 초기 바이러스 반응(EVR, early virologic response) 여부를 알아보기 위해 시행한다. 유전자형 2, 3형인 경우 치료 중 HCV RNA정량검사는 필수적이지는 않으나 항바이러스 치료 전에 가급적 시행할 것을 권고한다.[14-15]

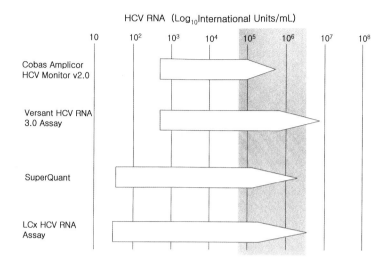

그림 1. HCV RNA 정량검사 진단범위의 비교. 정량검사의 상한선과 하한선이 표 4에 있으며 항바이러스 요법을 시행하지 않는 경우 만성 C형 간염 환자의 90%에서 바이러스 농도가 회색으로 표시된 영역에 있게 된다(Pawlotsky JM의 논문으로부터 변형[4]).

4) HCV 유전자형 검사

HCV는 다양한 변이를 보이며, HCV 유전자형은 6 가지 형이 알려져 있다.[16] 유전자형 1형, 2형 및 3형이 전세계에 걸쳐 분포해 있으며, 아시아지역에는 1형 및 2형이 가장 흔하다. HCV 유전자형 1a형은 유럽과 미주지역에 주로 많고, 1b형은 일본 및 중국에 더 흔하다. 3형은 동남아시아, 호주, 동유럽의 주요 유전자형이며, 4형은 아프리카, 지중해 연안 및 중동지역에, 5형은 남아프리카, 네덜란드 및 호주에서, 6형은 홍콩에서만 발견된다. HCV 유전자형 1b형과 2a/c형은 우리나라에서 가장 흔한 유전자형이다(표 5).[17,18]

표 5. 우리나라 HCV 유전자형의 분포

HCV 유전자형	분포(%)
1a	1－2
1b	49－71
2a/c	24－41
2b	1－3
기타	1－8

HCV 유전자형 결정에 최선의 기준은 NS5B나 E1 부위의 염기서열을 직접 확인하는 것이다. 유전자형 결정은 genotype-specific oligonucleotide probes에 대한 reverse hybridization, 또는 제한효소분절 길이다형성 (RFLP, restriction fragment length polymorphism)을 이용해서 할 수 있다. 현재 상업적으로 이용되는 방법으로 5' noncoding 영역을 PCR로 증폭하여 사용하는 두 가지 방법이 있다. (1) Trugene HCV 5'NC Genotyping Kit (Visible Genetics, Toronto, Canada)는 PCR로 증폭한 것을 직접염

기서열을 분석한 후 염기서열을 표준서열과 비교하여 유전자형을 결정하는 방법이고, (2) line-probe assay (Inno LiPA HCV II, Innogenetics, Ghent, Belgium)는 genotype-specific oligonucleotide probes 를 부착한 nitrocellulose strip에 반응시킨 후 복합체(hybrid)를 관찰하는 방법이다.[4,5] 최근 소개된 제한 효소분절질량다형성(RFMP, restriction fragment mass polymorphism)을 이용한 HCV 유전자형 검사 방법은 염기 변이에 따른 염기 분자량의 차이로 인해 유전자형 특이 변이들을 포함하는 제한효소 분절의 질량이 바뀌는 원리를 이용한 방법으로 혼합감염에서의 진단 민감도가 우수하고 바이러스 간의 상대적 양을 보여준다.[19]

C형 간염의 자연경과는 HCV의 유전자형에 따라 다양하게 나타난다. 유전자형으로 치료반응을 예측하고 치료기간을 결정할 수 있다.[20-22] HCV 유전자형 검사는 C형 간염의 자연경과 예측에는 도움이 되지 않으므로 항바이러스 요법을 고려하지 않는 환자에서는 반드시 시행할 필요는 없다.[4] 유전자형은 감염과정 동안 변하지 않으므로 한번만 검사하면 된다.

[권장사항] 유전자형 1형은 HCV RNA 역가가 높고, 2, 3, 4형보다 더 심한 간질환을 앓는 경우가 많으며, 항바이러스 요법에 대한 치료반응이 나쁘다. 반면 2형은 HCV-RNA 역가가 낮고, 항바이러스 요법에 대한 치료반응이 좋다. 치료를 받는 모든 C형 간염 환자는 HCV 유전자형 검사를 시행할 것을 권장하고 있다.

5) HCV 핵항원(core antigen)

HCV 핵항원을 EIA 검사로 정량할 수 있다. 정이십면체(icosahedral) HCV 껍질(capsid)은 HCV 핵단백(core protein)의 중합으로 이루어져 있는데, 21kd의 구조 인단백질(structural phosphoprotein)으로 191개의 아미노산으로 구성된 바이러스 단백질로 구성되어 있다.[4] HCV 핵항원 수치는 HCV RNA의 수치와 밀접하게 연관이 있어 바이러스 복제의 대리표지자(surrogate marker)로 사용할 수 있다. 1 pg/mL의 HCV 핵항원은 8,000 IU의 HCV RNA에 해당한다. 현재 사용하는 검사로는 HCV RNA가 20,000 IU/mL이하일 때 핵항원이 검출되지 않는다.

HCV 항원 검사는 혈액 내 역가가 낮아 검출이 힘들어 일반적으로 사용되지는 않지만, HCV 핵항원 농도가 HCV RNA 역가와 상관관계가 있다는 연구 결과가 있어 향후 HCV 복제 표지자로 이용될 전망이 있다.[23] 그러나 HCV 핵항원 검사는 아직 FDA의 공인을 받지 못하였다.

2. 간손상의 정도를 파악하는 검사(assessment of the severity of liver disease)

1) 병력청취와 진찰

만성 C형 간염환자에서 임상 증상은 없거나 전형적이지 않다. 증상과 진찰소견은 비대상성 간질환이 나타나기 전에는 간질환의 심한 정도를 파악하는데 크게 도움이 되지 않는다. 만성 C형 간염 환자에서 피로감, 가려움증, 우상복부 불쾌감, 삶의 질 저하 등의 증상을 관찰할 수 있다. 황달, 다리부종, 간비장종대, 복수 및 간성 혼수 같은 진찰소견은 비대상성 간경변증을 보인 후 나타난다.[1]

간섬유화와 관련된 독립된 인자로 40세 이상, 남자, 음주력(하루 50 g이상)이 거론되었으나,[24] 다른 연구에서는 위에서 언급한 독립인자와 조직소견과 연관성이 적은 것으로 나타났다.[25] HBV나 AIDS 중복감염과 오랜 기간 면역억제 치료를 받는 경우는 심하고 빠른 진행과 관련된 인자이다.

2) 혈청 생화학 검사 및 말초혈액검사

혈청 ALT 검사는 가장 싸고 간편하게 간손상을 반영하지만 괴사염증 및 섬유화 조직소견과 연관성은 별로 없다. 한번의 ALT 검사로 간손상의 정도를 파악하기는 어렵지만 시간 간격을 두고 연속적으로 ALT검사를 시행하면 간손상을 파악하는데 도움이 된다.

처음에 ALT가 정상이더라도 수개월 간격으로 추적검사를 시행하여 ALT가 계속 정상인 것을 확인하여야 한다. 6-12개월에 걸쳐 최소한 3회의 검사에서 ALT가 지속적으로 정상인 경우는 염증과 섬유화가 적고 섬유화 진행이 느린 소견을 보인다. 혈청 알부민, 빌리루빈, PT는 대상성 간경변증 환자에서 정상을 보인다. 통상 검사에서 혈소판 감소, AST/ALT 비율의 역전, PT 연장을 보이면 간경변증을 암시하는 소견이다.[26,27] 혈소판 감소, PT가 연장된 경우 내시경상 58%에서 식도정맥류를 보였다.[28,29]

ALT가 정상을 유지하던 환자에서 갑자기 악화되는 경우 C형 간염 바이러스 뿐 아니라 다른 간염 바이러스 중복감염, 간독성을 야기할 수 있는 약제나 건강식품 및 음주 등에 대하여 세심한 병력 청취가 필요하다. HCV RNA 소실이나 감소가 항바이러스 치료반응에 대한 일차적인 지표이지만, 상승된 ALT 수치의 감소도 치료 반응을 나타내는 중요한 지표가 된다. 그러나 페그인터페론(pegylated interferon)에 의한 치료 중 ALT의 경한 증가를 일으킬 수 있으며, ALT 수치는 간경변으로 진행하는 것을 감지하는데 감수성이 떨어진다.[3]

3) 간조직검사

만성 C형 간염 환자에서 조직검사는 환자관리와 치료지침을 설정하는 데 중요한 정보를 제공해 준다. 간조직검사를 통해 섬유화 및 염증 정도, 조직병리학적 특징에 대한 정보를 얻을 수 있다. 특히 치료효과가 좋지 않을 때 치료지침 설정에 중요한 변수이며, 환자나 담당의사로 하여금 질병의 자연경과와 치료 반응을 예측하여 치료가 얼마나 절실한가를 판단할 수 있도록 도와준다.[3,5,7,30,31] 섬유화나 간경변증은 가장 중요한 독립 예후인자로 섬유화가 심하거나 간경변이 동반한 경우 인터페론 치료반응이 떨어진다고 알려져 있다.

혈액검사만으로는 섬유화의 정도를 예측하기 힘들고 간조직검사를 통해 가능하며, 또한 간조직검사를 통해서만 철농도, 지방증, 알코올성 간질환의 동반여부를 확인하여 만성 C형 간염이 간경변증으로 진행하는 것을 예측할 수 있다. 치료 전 간조직검사 소견은 추적 조직검사를 시행할 경우 비교기준이 되는 소중한 자료이다.[3,5] 간생검은 원인적 진단이 불확실하거나 새로운 치료반응에 대한 병리학적 변화를 추적하여 검증하는데 도움을 준다.

만성 C형 간염 환자의 항바이러스 치료 반응이 좋아지면서 치료 반응이 낮았던 치료 초창기에 비해 조직생검의 위험성과 시료채취 오류가 부각되어 만성 C형 간염 환자에서 조직검사의 역할에 대하여 다소 논란이 있다.[5,32] 그렇지만 현재의 항바이러스 치료가 HCV를 효율적으로 제거하는데 한계가 있고 치료의 경비부담이 많고 부작용이 있으므로 많은 환자에서 조직검사 결과에 따라 치료시기를 미룰 수 있다. 만성 C형 간염 환자에서 간조직검사는 위험도, HCV 치료와 간조직검사의 이익과 비용을 고려하여 결정하여야 한다.

HCV 유전자형 1형을 나타내는 환자에서 치료결정을 위해 간조직검사를 권장한다. 그러나 HCV 유전자형 2형과 3형을 나타내는 환자들은 치료반응이 높기 때문에 간조직검사에 의존하여 치료결정을 하지 않으므로 간조직검사가 반드시 필요하지는 않다.

혈청 ALT가 정상이더라도 간조직생검 소견에서 광범위하게 간섬유화(bridging fibrosis) 또는 간경변을 나타내는 환자들에 있어서 치료가 고려되어야 하며, 이 결정을 내리는데 필요한 정보를 간조직검사를 통해서 얻을 수 있다. ALT가 지속적으로 상승한 경우 ALT가 정상으로 유지하는 경우보다 간 섬유화가 악화하는 경향이 있지만, 만성 C형 간염 진단 당시 30%의 환자가 ALT가 정상이며 ALT가 지속적으로 정상인 14-24%에서 간조직검사 소견에서 문맥 섬유화이상의 소견을 보인다. 이러한 환자에서 시간이 지나면서 ALT가 정상이더라도 간손상이 진행하며, ALT가 정상이더라도 가교양 섬유화(bridging fibrosis)나 간경변증과 같은 광범위한 간섬유화가 있으면 치료를 고려하여야 한다. ALT가 정상인 경우 치료를 결정하는데 지침을 주는 유일한 방법은 간조직검사이다(표 6).

표 6. 만성C형간염 환자에서 간조직검사에 대한 권장사항

미국간장학회 (2004)[5]	유럽간장학회 (1999)[7]	APASL (1999)[33]
ALT 수치와 관계없이, 치료 결정에 영향을 주는 경우 간조직검사는 반드시 행해 져야 하지만, 치료시작 전 필수검사는 아니다. 간조직검사는 예후에 대한 정보를 제공하기 위해 행해 진다.	치료시작 전에 간조직검사를 시행하는 것이 적절 하고 중요하다. 간조직검사를 통해 괴사염증 의 정도를 등급화하고 섬유화 진행을 단계화 하여 병의 기간, 임상상태, 생화학적 이상소견 과 연관지어 치료결정을 내린다. 조직검사로 개개의 환자에서 치료전 기준을 얻을 수 있다. 중등도나 중증 괴사염증이 있거나 섬 유화가 있으면 반드시 치료해야 한다.	섬유화 단계 F2와 F3에서 는 항바이러스요법을 강 력히 권유한다.

섬유화가 없거나 경미한 환자(예, Metavir score < 2 또는 Ishak score < 3)에서는 치료를 연기하는 경우가 흔하며, 간조직검사로 간질환의 진행을 감시할 수 있다. 조직소견 변화를 보기위해서 4-5년 간격으로 간조직검사를 시행하면 된다.[34]

만성 C형 간염에서 조직소견은 비교적 염증소견이 적고, 문맥주위에 follicle을 형성하며, 유동내피세포(sinusoidal lining cells)의 활성이 증가되어 있으며, 지방침윤과 때때로 담도병변이 동반되는 특징이 있다(그림 2).

염증 정도와 섬유화 단계를 진단하기 위해 3가지 점수 계산법이 고안되었으며, 이중 Metavir scoring system[35]과 Ishak grading system[36] 두 방법이 주로 쓰인다(표 7). 대한병리학회에서는 1997년 만성 간염 환자의 조직학적 염증 정도와 섬유화 단계에 대하여 지침을 제안하였다.[37]

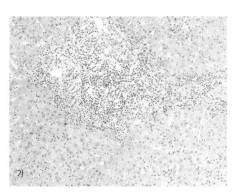
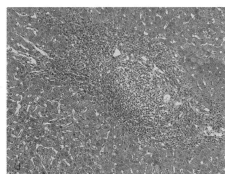
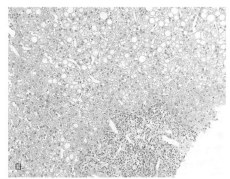

그림 2. 만성C형 간염의 조직소견. 가. 임파구 침윤이 심하며, 임프소절(lymph follicle)을 형성함 (H&E 염색, X200). 나. 문맥의 섬유화가 문맥 주변으로 확장됨(트라이크롬 염색, X400). 다. 문맥 주변 섬유화와 지방 침윤 소견을 보임 (H&E 염색, X200).

표 7. 조직학적 점수 계산법(Histological Scoring System)

병기	Metavir System[35]	Ishak System[36]
0	섬유화 없음	섬유화 없음
1	문맥 주변에 섬유화가 확장	일부의 문맥에서 섬유화가 진행되어 있으나 섬유격벽은 없으며 있어도 짧음
2	문맥에서 문맥에 걸쳐 격벽문맥주변 섬유화가 확장 (>1 septum)	대부분의 문맥에서 섬유화가 진행되어 있으나 섬유격벽은 없으며 있어도 짧음
3	문맥에서 중심정맥 격벽	섬유화가 대부분의 문맥에서 진행되어 있고 때때로 문맥에서 문맥에 걸쳐 가교양(bridging) 소견
4	간경변증	섬유화가 문맥에서 문맥, 문맥에서 중심정맥에 걸쳐 진행되며 가교양 소견이 현저
5	–	가교양 섬유화가 현저하고 결절을 가끔 동반(불완전 간경변증)
6	–	간경변증

4) 잔여 간기능의 정량 검사

간기능 정량 검사는 시료를 간에서 제거하는 능력을 보는 검사로, 간 대사를 보는 검사와 간 관류를 보는 검사가 있다. 간대사를 보는 방법으로는 aminipyrine 호기 검사와 galactose 제거능 검사이다(표 8).[38,39] 간 관류를 보는 검사는 ICG(indocyanine green)나 sorbitol 제거능을 본다.[38] 간 대사를 보는 검사는 경중이나 중등증 섬유화 환자에서도 심하게 저하되어 있으나 간 관류를 보는 검사는 심한 섬유화나 간경변증 환자에서만 저하되어 있다. 섬유화능을 알기 위해 간 대사를 보는 검사가 사용될 수 있다. 그러나 이러한 검사는 비용이 비싸 임상에서 널리 사용되지 않는다.

표 8. 잔여 간기능 정량 검사

간 대사를 보는 정량검사	aminipyrine 호기 검사
	galactose 제거능 검사
간 관류를 보는 정량검사	ICG (indocyanine green) clearance
	sorbitol clearance

5) 비침습적 섬유화 및 염증 표지자 검사

섬유화 및 염증 혈청표지자로 조직학적 염증정도나 섬유화를 예측하기 위해 개발되었다(표 9).[40-42] 섬유화 및 염증 표지자는 간편하고 값이 싸고 쉽게 시행할 수 있고 재현성이 뛰어나다. 섬유화 표지자로는 콜라겐(collagen) 합성과 분해, 기질(matrix)합성과 분해에 필요한 효소, 싸이토카인 등을 포함한다.

표 9. 혈청의 간섬유화 및 염증 표지자

표지자	제거기전	관찰
콜라겐(collagen) 합성과 분해 산물		
PIIINP	간, 신장	섬유화의 초기 표지자로 섬유형성(fibrogenesis) 보다는 염증과 초기 섬유형성의 표지자로 인터페론 치료 후 감소
Type IV collagen	간, 신장	섬유소용해능의 표지자로 인터페론 치료 후 감소
세포외 기질 효소(extrcellular matrix enzymes)		
TIMP-1	혈관내	섬유형성을 증가시키는 MMP 효소에 대한 순환억제물질로(TIMP-1), 혈청으로부터 빠르게 제거
MMP	혈관내	MMP는 세포외 기질을 분해하며 섬유화 병기와는 연관이 적음
세포외 성분 (extracellular components)		
Hyaluronic acid	간혈관 내피세포 및 신장	성상세포에 의해 형성되는 glycosaminoglycan으로 간경변증 환자에서 증가되며 인터페론치료를 하면 감소
Laminin	간/혈관내피세포	기저막(Basement membrane) glycoprotein으로 문맥압 항진증의 심한 정도를 반영함
기타		
TGF(Transforming growth factor)-beta	간/ 혈관내	섬유형성 표지자. 간 성상세포활성화와 증식에 관여하는 가장 중요한 cytokine으로 혈소판이 있으면 정확한 측정이 어렵고 인터페론치료 후 감소함
YKL-40	? 간	38 kd glycoprotein으로 성상세포에 의해 형성되며 중등도 섬유화가 있는 환자에서 증가. 시간경과에 따른 섬유화 진행에 민감한 표지자

이러한 표지자는 간 섬유형성과 섬유용해능을 반영하고 장기에 특이적이고, 반감기가 sinusoidal

uptake, 소변이나 담도배설 등에 의하여 영향을 받지 않아야 하는데 이러한 요건을 충족시키는 표지자는 아직까지 없다.[2]

6) 영상진단

복부 초음파검사, 복부 CT 및 복부 MRI 검사가 간경변증의 진단과 간암 진단에 사용되고 있다. 복부 초음파검사는 시술자에 따라 검사 결과가 좌우되고 CT나 MRI는 매우 비싸다는 단점이 있다.[43] ^{99m}technetium을 이용한 간 비장 주사로 간 기능, 특히 문맥압항진증의 파악을 위해 사용할 수 있으나, 초기 간경변증을 진단하는 데는 어려운 점이 있다.

3. 질병상태에 따른 HCV 표지자의 양상

1) 급성 C형 간염

급성 C형 간염에서는 anti-HCV 검사와 HCV RNA검사를 모두 시행하여여 한다. HCV RNA는 감염된 후 1-2주부터 관찰되나, anti-HCV가 7-8주의 window period를 지나 50-70%에서는 증상이 나타날 때 관찰되며, 나머지는 증상이 나타난 후 나타나기 때문이다. 급성 C형 간염 환자에서는 anti-HCV가 양성으로 나올 때까지는 HCV PCR 검사에서만 양성을 보인다.

HCV RNA가 양성이고 anti-HCV가 양성이면 급성 C형 간염을 강력히 시사한다(표 10). anti-HCV가 양성이고 HCV RNA가 음성이면 급성 간염이 아닐 가능성이 많고 대부분이 C형 간염으로부터 과거에 회복되고 다른 원인으로 간질환이 유발된 경우이다. 이 경우에 수주 후 HCV RNA 재검사가 필요하다. 급성에서 만성으로 이행할 때 약 1/4 환자에서 ALT가 정상이고 anti-HCV는 일시적으로 측정되지 않기 때문이다.

표 10. 급성 C형 간염에서 HCV 표지자 양상

HCV 표지자의 양상		해 석
anti-HCV	HCV RNA	
음성	양성	급성 C형 간염
		추적관찰 중에 anti-HCV가 양성이면 확진
음성	음성	급성 C형 간염의 가능성이 적음
양성	양성	만성 C형 간염의 급성악화
		만성 C형 간염 환자에서 다른 원인의 급성 간염
양성	음성	C형 간염에서 회복
		다른 원인에 의한 간질환

2) 만성 C형 간염

만성 C형 간염에서는 anti-HCV와 HCV PCR검사가 모두 양성을 보인다. HCV RNA가 양성이나, anti-HCV가 음성인 경우는 예외적으로 면역결핍 환자나 혈액투석 환자와 같은 특수 상황에서 드물게 볼 수 있다(표 11). 만성 C형 간염으로 완전히 진행하면 HCV RNA는 대체로 일정하게 유지하며 자연적으로 소실되는 경우는 드물기 때문에 치료를 고려할 때가 아니면 HCV RNA의 재검사는 필요가 없다.

표 11. 만성C형감염 환자에서 HCV 표지자 양상

Anti-HCV (EIA)	Anti-HCV(RIBA)	HCV RNA-PCR	ALT	해석
+	+	+	증가	만성 C형 간염
+	+	+	정상	만성 C형 간염
+	+	−	정상	C형 간염으로부터 회복
+	−	−	정상	위양성 EIA
−	+	+	증가	만성 C형 간염*

*면역결핍이나 혈액투석 환자

3) 산모-태아 감염

HCV 감염 산모에서 태어난 신생아에서 HCV 감염 진단에는 HCV RNA검사를 시행하여야 한다. HCV의 태아감염여부에 관계없이 임산부의 anti-HCV가 자궁내에서 태아로 넘어가 수개월에서 1년간 양성을 보이기 때문이다.[16] HCV 태아감염이 일어나면 분만 후 수일내로 HCV RNA가 양성을 보이며 지속적으로 양성을 보이거나 자연적으로 소실되기도 한다. HCV RNA를 검사하는 적기는 알려져 있지 않으나 6-12개월이 권장되고 있다. Anti-HCV가 분만 1년 후까지 높은 역가로 양성을 보이면 만성화를 의심하고 HCV-RNA로 확인하여야 한다.

4) C형 간염 바이러스에 사고로 노출된 경우

사고로 주사바늘에 찔려 HCV에 노출된 경우 1-2주안에 HCV RNA가 검출될 수 있으며, anti-HCV는 감염 후 7-8주가 지나 나타난다.[4] 따라서 HCV에 노출 후 1주가 경과하면 민감한 PCR 검사를 시행하여 진단할 수 있다. 항바이러스 요법은 증상이 있거나 혈청 ALT가 상승하면 시작한다.

수혈 후 발생한 C형 간염 환자의 경우 공혈자로부터 anti-HCV가 수동적으로 전달되어 수혈 직후부터 항체검사가 양성으로 나올 수 있으므로 일정한 시간이 경과한 뒤 추적검사를 하여 일시적 수동적 항체전달 또는 HCV 감염인지의 여부를 확인할 필요가 있다.[44]

5) ALT가 정상인 환자

헌혈이나 건강검진에서 anti-HCV가 양성인 경우 HCV-RNA가 6개월 간격으로 검출되지 않으면 과거에 HCV감염 후 자연 치유되거나 위양성인 경우이다. Optical density가 높으면 양성 가능성이 높으나, 자연치유 후에 항체의 역가가 낮아지므로 optical density가 낮으면 단정하기 어렵다. ALT가 정상이더라도 간조직검사에서 광범위한 간섬유화 소견을 보이면 치료를 고려하여야 한다.

6) 대사장애

대사장애가 만성 C형 간염의 경과를 악화시켜 간경변증을 유발할 수 있다. 간내 철분 침착, 당뇨병,

간내 지방증, 비만 및 당뇨병 등이 여기에 해당한다.

7) 만성 C형 간염의 간외 증상발현(extrahepatic manifestation)

만성 C형 간염은 면역성 원인으로 간주되는 류마치스양(rheumatoid) 증상, 본태성혼합저온형글로불린혈증(essential mixed cryoglobulinemia), 편평태선, 건성각결막염, 사구체신염, 임파종과 같은 간외 증상이 발현한다. 저온형글로불린이 만성 C형 간염 환자의 절반에서 발견되나, 저온형글로불린혈증은 실제로 드물다. 만성 C형 간염 환자에서 혼동되는 소견은 자가면역항체가 존재하는 것이다.

특히 자가 면역성 간염을 배제하는데 자가 면역항체검사가 필요하다. 드물게, 자가면역성 만성 간염과 고글로불린혈증을 가지고 있는 환자에서 anti-HCV의 효소면역검사가 위양성을 보인다. 반면에 혈청학적으로 확진된 만성 C형 간염 환자에서 드물게 간신마이크로솜에 대한 자가항체(anti-LKM)를 가지고 있다. 간신마이크로솜에 대한 자가항체(anti-LKM)의 epitope와 HCV polyprotein의 두 분절이 부분적으로 유사하여 교차반응을 초래하는 것으로 추정된다. 자가면역성 간염 환자와 만성 C형 간염 환자에서 자가면역항체의 소견은 만성 C형 간염의 병인론에 자가면역이 역할을 하고 있다는 것을 암시해주고 있다. 이러한 자가면역항체와의 관계는 HCV 감염이 자가면역질환을 유발하는지, 만성 자가면역성 간염 환자에서 이미 HCV에 감염되었음을 의미하는지, 교차반응이 초래하는 것인지에 대한 규명이 필요하다.

4. 만성 C형 간염 환자의 관리

1) 치료전 검사[1]

치료 전에 환자의 병력청취를 통해 음주력, 약물복용력, 위험인자, 감염시기, 동반감염(HBV) 및 간암의 가족력 등을 확인하고 진찰을 할 때 황달, 수장 홍반, 간종대, 비장종대, 복수 및 간성 혼수 등 만성 간질환의 소견의 유무를 확인하여야 한다. 간질환 관련 검사로 말초혈액검사, 생화학 간기능검사, prothrombin time을 시행하여야 한다. 만성 간염 환자에서 간염의 등급과 섬유화 단계를 결정하기 위해 조직검사를 시행 한다. 조기간암 진단을 위해 간암선별검사로 AFP과 복부 초음파검사를 정기적으로 시행한다. 항바이러스 약제 부작용과 관련하여 갑상선기능 검사와 갑상선항체 검사는 물론 심혈관 질환의 가능성이 있는 경우에 심장 검사, 우울증 등의 병력이 있는 경우에 정신과적 평가를 시행한다. 리바비린은 태아기형을 유발할 수 있으므로 가임여성에서는 투여 전 임신반응검사와 피임교육이 필요할 뿐 아니라 리바비린을 복용하는 남자에서도 피임교육을 실시해야 한다. 또한 HIV 등 다른 고위험군의 동반여부도 확인하여야 한다.

[권장사항] 항바이러스 치료 전에 CBC, 생화학 간기능검사, BUN/Cr, 소변검사, HCV RNA 정량검사, HCV 유전자형 검사, 갑상선 기능검사, 임신반응검사(가임여성), 심장검사(노년층) 및 간조직검사(선택권장사항)를 권장한다.

2) 항바이러스 요법 중 시행하는 검사

표 12. 치료 전 검사

병력 및 진찰	음주력, 약물복용력, 위험인자, 감염시기, 동반감염(HBV) 및 간암의 가족력
간질환관련 검사	말초혈액검사, 생화학 간기능검사, prothrombin time
다른 간질환 배제를 위한 검사	HBsAg, anti-HDV, 자가면역 표지자
간조직 검사	만성 간염 환자에서 등급 및 섬유화 단계결정
약제부작용과 관련된 검사	갑상선기능 검사, 갑상선항체 검사, 심혈관질환의 가능성이 있는 경우 심장 검사, 우울증 등의 병력이 있는 경우 정신과적 평가
간암선별검사	AFP, 복부초음파검사
임신반응검사	가임여성에서는 리바비린 투여전 임신반응검사와 피임교육이 필요
	리바비린을 복용하는 남자의 경우에도 피임교육이 필요
기타	HIV(고위험군)

치료 중 환자관리를 위한 검사는 항바이러스 치료에 대한 효과 판정 뿐 아니라 약제의 부작용을 알기 위한 것이다(표 12). 인터페론 치료를 할 때 골수기능저하, 갑상선기능항진증 및 자가면역성질환에 대한 관찰이 필요하다. 리바비린은 특히 용혈성 빈혈을 유발하므로 유의해야 한다. 만성 C형 간염 환자는 20-30%에서 우울증과 연관되어 있으므로 정신과적 증상이 발생하면 정신과적 평가를 한다. 흉통이 있는 경우 심장 검사를 시행한다. 기타 증상에 따라 흉부 X선, 안과 또는 청력 검사를 시행한다. 간암발생 고위험군에서는 간암 선별검사를 정기적으로 시행하여야 한다. 또한 특히 항바이러스 요법 후 효과판정을 위해 HCV RNA 검사를 시행한다(표 13).

표 13. 치료 중 필요한 추적검사

진찰	
혈색소, 백혈구수, 중성구, 혈소판	첫 1개월은 1-2주 간격, 이후로는 2-4주 간격
serum ALT, bilirubin	2-4주 간격
TSH, thyrosin	3-6개월 간격
HCV RNA	12주(유전자 1형인 경우 정량검사), 치료 종료시와 종료 6개월 후 (정성검사)
간암선별검사	매 6개월마다(간경변이 동반된 경우 3-6개월)
임신반응검사	가임기 여성(리바비린을 복용하는 남자의 경우에도 피임여부 확인)
정신과적 평가	정신과적 증상이 발생
심장검사	흉통이 있는 경우

[권장사항] 말초혈액검사는 치료 첫 한달은 1-2주 간격, 이후에는 2-4주 간격으로, 생화학 간기능 검사는 2-4주 간격으로, 갑상선기능검사는 3-6개월 간격으로, HCV RNA 정량검사는 12주째에 시행한다 (유전자형이 1형인 경우).

3) 종료 지표(end points)

치료 반응을 판정하기 위해 사용하는 종료 지표는 혈청 ALT 정상화, HCV RNA 음성이다. 치료 종료 후 1개월과 3개월 째에 ALT검사를 시행하여 상승하면 HCV RNA 검사를 시행해야 한다. 치료 후에도 3-6개월마다 ALT와 HCV RNA를 검사한다.[6]

[권장사항] 치료 후 HCV RNA 정량검사는 치료 종료 시와 종료 6개월 후에 실시한다. 생화학 간기능 검사와 갑상선기능검사 등은 임상양상에 따라 유동적으로 검사한다.

4) 항바이러스 요법 대상에서 제외된 환자

치료 받지 않은 만성 C형 간염 환자에서 임상적으로 간질환 진행을 평가하기 위해 진찰과 함께 말초 혈액검사와 생화학 간기능 검사, PT 등을 시행하고 문맥압항진증 소견에 대한 관찰이 필요하다. 추적 간격은 환자의 나이, 간질환의 단계, 동반된 질환 등에 의거하여 판단하여야 한다.[1] 치료 결정은 간질환이 진행하는 경우, 금기증의 해소, 호전 및 동반질환 안정화가 이루어진 경우 다시 내려야한다. 특히 ALT상승이 경미하고 경한 간질환으로 판단되어 항바이러스 요법을 미룬 경우 추적관리가 특히 중요하다. 진찰이나 통상 검사 및 복부 초음파 소견은 민감도와 특이도가 떨어지므로 임상적으로나 검사실 소견에서 진행되는 소견이 보이면 간조직검사를 시행하여 항바이러스 요법을 결정한다.[15] 추적 간조직검사를 시행하면 병의 진행을 파악하는데 가장 확실하지만 환자에게 부담을 준다.

ALT가 상승되어 있고 심한 간섬유화나 간경변증이 나타날 가능성이 높은 경우 보다 적극적으로 문맥압항진증 동반에 대한 징후를 찾고자 노력해야 한다. 간경변 초기 환자에서 내시경검사를 시행하여 (약 2년 간격) 식도정맥류나 다른 문맥압항진증 소견 여부를 확인하여야 한다(표 14).[1,28,29]

표 14. 만성 HCV 감염환자에서 장기간 추적관찰

	ALT가 지속적으로 정상	ALT가 상승	
		경한 간질환	심한 섬유화 및 간경변증
검사주기	6-12 개월	3-6 개월	2-3 개월
병력청취 및 진찰	+	+	+
통상 혈액검사	+	+	+
Alpha-fetoprotein	6 개월*	6 개월*	3-6 개월
복부초음파검사	6 개월*	6 개월*	3-6 개월
상부위장관내시경	−	−	+[†]

*남자 30세, 여자 40세 이상

[†] 매 2 년

HCV RNA 정량검사나 HCV유전자형 검사는 반복하여 시행할 필요없다. HCV RNA 정량검사나 유전자형 검사를 반복 시행하는 것은 병의 진행을 아는데 도움이 되지 않기 때문이다.

[참고문헌]

1. Lok AS, Gunaratnam NT. Diagnosis of hepatitis C. Hepatology 1997;26(Suppl 1):S48-56.

2. Fontana RJ, Lok AS. Noninvasive monitoring of patients with chronic hepatitis C. Hepatology 2002;36(Suppl 1):S57-64.

3. National Institutes of Health Consensus Development Conference Statement: Management of Hepatitis C: 2002 - June 10-12, 2002. Hepatology 2002;36(Suppl 1):S1-20.

4. Pawlotsky JM. Use and interpretation of virological tests for hepatitis C. Hepatology 2002;36(Suppl 1):S65-73.

5. Strader DB, Wright T, Thomas DL, Seeff LB. American Association for the Study of Liver Diseases. Diagnosis, management, and treatment of hepatitis C. Hepatology 2004;39:1147-71.

6. Wejstal R, Alaeus A, Fischler B, Reichard O, Uhnoo I, Weiland O. Chronic hepatitis C: updated Swedish consensus. Scand J Infect Dis 2003;35:445-51.

7. EASL international consensus conference on hepatitis C. J hepatol 1999;31;(Suppl 1):3-8.

8. Farci P, Alter HJ, Wong D, Miller RH, Shih JW, Jett B, Purcell RH. A long-term study of hepatitis C virus replication in non-A, non-B hepatitis. N Engl J Med 1991;32:98-104.

9. Puoti M, Zonaro A, Ravaggi A, Marin MG, Castelnuovo F, Cariani E. Hepatitis C virus RNA and antibody response in the clinical course of acute hepatitis C virus infection. Hepatology 1992;16:877-81.

10. Colin C, Lanoir D, Touzet S, Meyaud-Kraemer L, Bailly F, Trepo C; HEPATITIS Group. Sensitivity and specificity of third-generation hepatitis C virus antibody detection assays: an analysis of the literature. J Viral Hepat 2001;8:87-95.

11. Pawlotsky JM. Molecular diagnosis of viral hepatitis. Gastroenterology 2003;122:1554-68.

12. Sarrazin C, Teuber G, Kokka R, Rabenau H, Zeuzem S. Detection of residual hepatitis C virus RNA by transcription-mediated amplification in patients with complete virologic response according to polymerase chain reaction-based assays. Hepatology 2000;32:818-23.

13. Saldanha J, Lelie N, Heath A. Establishment of the first international standard for nucleic acid amplification technology (NAT) assays for HCV RNA. WHO Collaborative Study Group. Vox Sang 1999;76:149-58.

14. Davis GL. Monitoring of viral levels during therapy of hepatitis C. Hepatology 2002;36(Suppl 1):S145-51.

15. Davis GL, Wong JB, McHutchison JG, Manns MP, Harvey J, Albrecht J. Early virologic response to treatment with peginterferon alfa-2b plus ribavirin in patients with chronic hepatitis C. Hepatology 2003;38:645-52.

16. Simmonds P. Viral heterogeneity of the hepatitis C virus. J Hepatol 1999;31(Suppl 1):54-60.

17. 이철종, 신우원, 안현숙 등. C형 간염 바이러스로 인한 만성 간질환 환자에서 Hepatitis C Virus RNA의 유전자형에 관한 연구. 대한소화기학회지 2000;35:73-81.

18. 이근찬, 김형건, 박능화, 원선영, 정영화, 이영상 등. 만성 C형 간질환에서 line probe assay법에 의한 HCV genotype의 분포. 대한간학회지 1998;4:244-53.

19. Yeon JE, Kim KO, Lim HJ, Chang YJ, Kim JY, Park JJ, Kim JS, Bak YT, Chung HJ, Kim S, Hong SP, Kim SO, Yoo W, Byun KS, Lee CH. New Hepatitis C Virus Genotyping Assay as a Routine Method by

Novel Restriction Fragment Mass Polymorphism. Hepatology 2003;38(4S1):436A, 571.

20. Manns MP, McHutchison JG, Gordon SC, Rustgi VK, Shiffman M, Reindollar R, Goodman ZD, et al. Peginterferon alfa-2b plus ribavirin compared with interferon alfa-2b plus ribavirin for initial treatment of chronic hepatitis C: a randomised trial. Lancet 2001;358:958-65.

21. Fried MW, Shiffman ML, Reddy KR, Smith C, Marinos G, Goncales FL Jr, Haussinger D, et al. Peginterferon alfa-2a plus ribavirin for chronic hepatitis C virus infection. N Engl J Med 2002;347:975-82.

22. Hadziyannis SJ, Sette H, Morgan TR, Balan V, Diago M, Marcellin P, Ramadori G, et al. Peginterferon alfa-2a (40 kilodaltons) and ribavirin combination therapy in chronic hepatitis C: randomized study of the effect of treatment duration and ribavirin dose. Ann Intern Med 2004;140:346-55.

23. Bouvier-Alias M, Patel K, Dahari H, Beaucourt S, Larderie P, Blatt L,Hezode C, et al. Clinical utility of total hepatitis C virus (HCV) core antigen quantification, a new indirect marker of HCV replication. Hepatology 2002;36:211-18.

24. Poynard T, Bedossa P, Opolon P. Natural history of liver fibrosis progression in patients with chronic hepatitis C. The OBSVIRC, METAVIR, CLINIVIR, and DOSVIRC groups. Lancet 1997;349:825-32.

25. Myers RP, Hilsden RJ, Lee SS. Historical features are poor predictors of liver fibrosis in Canadian patients with chronic hepatitis C. J Viral Hepat 2001;8:249-55.

26. Pohl A, Behling C, Oliver D, Kilani M, Monson P, Hassanein T. Serum aminotransferase levels and platelet counts as predictors of degree of fibrosis in chronic hepatitis C virus infection. Am J Gastroenterol. 2001;96:3142-6.

27. Sheth SG, Flamm SL, Gordon FD, Chopra S. AST/ALT ratio predicts cirrhosis in patients with chronic hepatitis C virus infection. Am J Gastroenterol. 1998;93:44-8.

28. Pilette C, Oberti F, Aube C, Rousselet MC, Bedossa P, Gallois Y, Rifflet H, Cales P. Non-invasive diagnosis of esophageal varices in chronic liver diseases. J Hepatol. 1999;31:867-73.

29. Schepis F, Camma C, Niceforo D, Magnano A, Pallio S, Cinquegrani M, D'amico G, Pasta L, Craxi A, Saitta A, Raimondo G. Which patients with cirrhosis should undergo endoscopic screening for esophageal varices detection? Hepatology 2001;33:333-8.

30. Fontaine H, Nalpas B, Poulet B, Carnot F, Zylberberg H, Brechot C, Pol S. Hepatitis activity index is a key factor in determining the natural history of chronic hepatitis C. Hum Pathol 2001;32:904-9.

31. Marcellin P, Asselah T, Boyer N. Fibrosis and disease progression in hepatitis C. Hepatology 2002; 36(Suppl 1):S47-S56.

32. Regev A, Berho M, Jeffers LJ, Milikowski C, Molina EG, Pyrsopoulos NT, Feng ZZ, et al. Sampling error and intraobserver variation in liver biopsy in patients with chronic HCV infection. Am J Gastroenterol 2002;97:2614-8.

33. Consensus statements on the prevention and management of hepatitis B and hepatitis C in the Asia-Pacific region. Core Working Party for Asia-Pacific Consensus on Hepatitis B and C. J Gastroenterol Hepatol 2000;15:825-41.

34. Wong JB, Koff RS. Watchful waiting with periodic liver biopsy versus immediate empirical therapy for histologically mild chronic hepatitis C. A cost-effectiveness analysis. Ann Intern Med 2000;133:665-75.

35. Bedossa P, Poynard T. An algorithm for the grading of activity in chronic hepatitis C. The METAVIR

Cooperative Study Group. Hepatology 1996;24:289-93.

36. Ishak K, Baptista A, Bianchi L, Callea F, De Groote J, Gudat F, Denk H, et al. histological grading and staging of chronic hepatitis. J Hepatol 1995;22:696-9.

37. Park YN, Kim HG, Chon CY, Park JB, Sohn JH, Yang SH, Yu ES, Lee MS, Jang JJ, Chang HK, Jeong JJ, Kang DY, Kim YI, Park CI. Histological Grading and Staging of Chronic Hepatitis Standardized Guideline Proposed by the Korean Study Group for the Pathology of Digestive Diseases. Korean J Pathol 1999;33:337-46.

38. Merkel C, Bolognesi M, Finucci GF, Angeli P, Caregaro L, Rondana M, Gatta A. Indocyanine green intrinsic hepatic clearance as a prognostic index of survival in patients with cirrhosis. J Hepatol 1989;9:16-22.

39. Herold C, Heinz R, Niedobitek G, Schneider T, Hahn EG, Schuppan D. Quantitative testing of liver function in relation to fibrosis in patients with chronic hepatitis B and C. Liver 2001;21:260-5.

40. McHutchison JG, Blatt LM, de Medina M, Craig JR, Conrad A, Schiff ER, Tong MJ. Measurement of serum hyaluronic acid in patients with chronic hepatitis C and its relationship to liver histology. Consensus Interferon Study Group. J Gastroenterol Hepatol 2000;15:945-951.

41. Kamal SM, Turner B, Koziel MJ, Afdhal NH. YKL-40 and PIIINP correlate with the progression of fibrosis in chronic hepatitis C [Abstract]. Gastroenterology 2001;120:1895A.

42. Imbert-Bismut F, Ratziu V, Pieroni L, Charlotte F, Benhamou Y, Poynard T, for the MULTIVIRC group. Biochemical markers of liver fibrosis in patients with hepatitis C virus infection: a prospective study. Lancet 2001;357:1069-75.

43. Aube C, Oberti F, Korali N, Namour MA, Loisel D, Tanguy JY, Valsesia E, et al. Ultrasonographic diagnosis of hepatic fibrosis or cirrhosis. J Hepatol 1999;30:472-8.

44. 이진호. C형 간염의 진단. 대한간학회지 1997;1:9-28.

3-5

만성 C형 간염의 일반적 관리와
임상에서 흔히 마주치는 문제들

General principles and common clinical problems
in management of chronic hepatitis C

고 광 철

만성 C형 간염으로 진단받은 환자가 자신을 진료한 의사에 대해 어떻게 느끼고 있는가에 대하여 조사한 미국의 한 보고에 따르면 약 40%의 환자가 의사와의 면담에 불만을 토로하였다고 한다. 환자 불만의 구체적인 내용은 졸속진료를 받는다거나 무시당한다거나 오해를 받고 있는 것 같은 느낌 등이 가장 흔하였다. 또, 상당수의 환자는 담당의사가 자신의 간염을 어떻게 진단하고 치료하는지 잘 모르고 있는 것 같다고 불평하고 있었다. 일부의 환자는 의사에게 낙인이 찍힌 듯한 느낌을 호소하고 있었다.[1] 우리나라보다는 사정이 나은 나라에서 이 정도이니 우리나라 환자의 불만은 더 말할 필요가 없을 것이다.

만성 C형 간염을 진단받은 환자의 상당수는 낙인이 찍힌 듯한 느낌과 친구, 가족, 동료 등으로부터 고립된 느낌을 호소하고 있다. 매스컴에서는 C형 간염으로 간경화 및 간암이 발생한 비극적인 내용만을 보도하고 있고, 특별한 대중적인 교육프로그램이 없기 때문에, C형 간염에 대해 무지한 일반인이 C형 간염 바이러스에 감염되는 것을 우려한 나머지, 환자와의 접촉을 필요 이상으로 꺼리는 것도 한 이유가 될 수 있겠다.[2] 본 장에서는 임상에서 환자가 궁금해 하는 내용을 주로 다루도록 하겠다.

전염경로[3]

만성 C형 간염이라는 진단을 받은 환자는 대부분 "제가 어떻게 옮았을까요?"라는 질문을 던지게 된다. 또, 일상생활에서 타인에게 전염시키지 않을까하는 우려 때문에 매우 구체적인 질문을 하는 경우가 많다. 따라서 개업의도 전염경로에 대해 자세히 알고 있을 필요가 있다.

1. 수혈

과거 C형 간염의 정체를 모르고 있던 시절에는 수혈을 받는 환자의 1.5%, 혈액 5000단위 당 1건의 전염률을 보였으나, 예민한 C형 간염 진단 시약이 널리 사용되기 시작한 1992년 이래 최근에는 혈액 10만 단위 당 1건으로 전염률이 현저히 감소하였다.

2. 마약남용

수혈을 통한 전염이 현저히 줄은 현시점에서 C형 간염의 가장 흔한 전염경로는 경정맥 마약 남용이다. 주로 주사기와 바늘을 공유함으로써, 직접 전염되거나 약제를 조제하는데 오염된 기구를 사용하여 간접적으로 옮게 된다.

코카인같이 코 안으로 마약을 흡인하는 경우에도 C형 간염이 잘 전염되는 것으로 알려져 있다. 아마도 흡인기구를 공유함으로써 옮는 것으로 보인다.

3. 병원 내 감염

감염관리 기술이나 소독 방법이 부적절하고 오염된 기구를 여러 환자에게 사용하는 경우 병원 내에서도 간염이 전파될 수 있다. 실제로 병원 내에서 전염된 사례에 대한 보고가 있기는 하지만 혈액투석실 이외에서 감염된 사례는 매우 드물다. 혈액투석을 받는 환자에서 HCV 감염률은 평균 10% 정도이다. 이러한 감염률은 수혈과는 무관하게 투석기간에 따라 증가하는 경향이 보고되고 있다. 따라서 투석실에서 약병이나 소모품을 공유하는 등 감염관리가 부적절할 경우 간염이 전파될 수 있다고 생각된다.

보건직 종사자, 응급구조요원 등은 일상에서 혈액에 노출되기 쉬우므로 혈액을 통한 감염의 위험이 높다고 할 수 있다. 그러나 정형외과, 일반외과, 혹은 구강외과 의사를 포함한 보건직 종사자에서 C형 간염의 유병률은 1~2%로 일반인에서와 크게 차이 나지 않는다. 감염의 위험인자를 조사한 한 연구에 따르면 사고로 오염된 바늘에 찔리는 것만이 유일한 위험인자였다고 한다.

4. 경피적 전염경로

문신, 장신구, 피어싱 등을 통해 C형 간염이 전염된 사례가 보고되고 있으나, 이러한 경로로 C형 간염이 전염된다는 증거는 아직 충분하지 않은 상태이다. 침술이나 부황도 의심해 볼만한 경로라고 할 수 있으나 구체적인 증거는 없다. 그러나 이론적으로는 바이러스가 오염된 혈액을 통해 경피적으로 전파될 수 있으므로, 기구를 소독하지 않고 하는 시술은 피하는 것이 바람직하겠다.

5. 성행위

후향적 연구에 따르면 C형 간염 환자 혹은 다수 상대와의 성관계와 C형 간염의 전파와는 서로 연관이 있다고 한다. 급성 C형 간염 환자의 15~20%가 다른 감염의 위험인자 없이 C형 간염 환자와 성관계를 하였으며, 1/3은 발병 6개월 내에 2명 이상의 상대와 성관계를 하였다고 보고하고 있다. 이와는 대조적으로, 해로하는 부부간의 전염률은 1.5%(0~4.4%)로 매우 낮게 보고되고 있다. 고위험 성행위(성병클리닉 진료 환자 혹은 매춘부)를 하는 집단에서의 C형 간염 유병률은 6%(1~10%)로 보고되고 있다. 이상을 종합하면 성행위를 통해 C형 간염이 전파될 수는 있으나 그 효율은 낮은 것으로 보인다.

6. 가족 내 접촉

후향적 연구에 따르면 성행위를 제외한 가족 내 접촉과 C형 간염의 감염과는 상관관계가 있다고 한다. 일부 보고에 따르면 C형 간염 환자 가족에서의 C형 간염 유병률은 4%정도라고 한다. 그러나 이러한 연구가 시행된 나라의 대부분은 오염된 기구를 통해 가족 내 집단 발병을 일으킬 수 있는 전통 혹은 비전통 민간시술이 과거에 성행하였던 곳이므로, 실제로 가족 내 접촉을 통해 전염되는 경우는 드물다고 생각된다.

7. 주산기 감염

C형 간염 산모에게서 태어난 영아에서의 유병률은 5~6% 정도이다. HIV와 HCV에 동시 감염된 산모에게서 태어난 영아에서는 이보다 높아서 14~17%정도나 된다. 주산기 감염의 위험인자는 출산 당시에 산모의 혈중에 HCV RNA가 양성인 경우이다. 혈중 HCV RNA양에 따른 감염력의 차이에 대해서는 연구마다 상이한 결과를 보이고 있다. 출산 유형, 즉 자연분만이나 제왕절개를 통한 분만에 따른 전염률의 차이가 있다는 증거는 아직 없다. 모유수유를 통한 전염사례는 아직 보고된 바 없으며, C형 간염 산모의 모유를 수유하는 영아와 우유를 수유하는 영아간의 C형 간염 유병률은 차이가 없다. 따라서 모유수유를 제한할 필요는 없다.

노출 후 대처[3]

사고로 C형 간염 환자에게 사용했던 바늘 혹은 기구에 찔린 경우에 어찌 대처할 것인가는 참 난처한 문제이다. 현재까지 노출 후 감염을 예방할 수 있는 면역글로불린은 없다. 우리가 할 수 있는 것은 간염이 발병하는지, 만성으로 이행하는지 등을 감시하는 것이다. 먼저 그 주사기 혹은 기구를 사용하였던 환자의 anti-HCV검사 결과를 확인하고, 노출된 사람은 기초검사로 anti-HCV 및 혈청 ALT치를 검사해 놓고 4~6개월 후에 같은 검사를 추적해 본다. 확인이 빨리 필요한 경우에는 4~6주 뒤에 혈청 HCV RNA검사를 시행해 볼 수 있다. 간염이 발생한 경우, 급성 간염 때 치료를 하면 매우 높은 치료율을 보인다고 한다. 그러나 급성기에 치료하는 것과 만성으로 이행을 확인한 뒤 조기에 치료하는 것 중 어느 것이 더 효과가 좋으며 더 효율적인지에 대하여는 연구가 더 필요하다.

전염의 예방법[3]

1. 마약남용자

가장 이상적인 예방법은 더 이상의 마약남용을 중단하는 것이다. 그러나 계속 마약남용을 할 경우에는 전염 예방법에 대한 교육이 필요하다. 주사기, 바늘 및 조제기구는 절대로 다시 쓰거나 남과 공유하지 말아야 하며, 신뢰할 수 있는 곳에서 구입한 주사기만을 사용하고, 마약을 준비하고 주사할 때에는 멸균된 수액과 주사기만을 사용하며, 주사 전에 새 알코올 솜으로 주사부위를 소독하고, 주사한 뒤에는 안전하게 주사기를 버릴 것 등을 교육한다. A형 및 B형 간염도 전염될 위험이 높으므로, 확인 검사를 해 보고 필요하면 백신접종을 권한다.

2. 고위험 성행위자

다수 상대와 성행위를 하거나 성병에 걸린 병력이 있는 고위험 성행위자에 대한 교육 내용은 다음과 같다. 먼저, HIV 감염이나 다른 성병에 걸리지 않는 가장 확실한 방법은 감염되지 않은 한명의 배우자와만 부부관계를 하거나, 아니면 아예 성행위 자체를 하지 않는 것뿐임을 주지시키고, 자신뿐만 아니라 상대에게 성행위로 전파되는 것을 막으려면 항상 콘돔을 올바르게 사용해야 함을 알려 주며, A형 및 B형 간염에 대한 검사와 필요시 백신접종을 권장한다.

3. 기타

문신이나 장신구 피어싱을 하려는 사람에게는 혈액을 통해서도 전염병에 옮을 수 있음을 주지시킨다. 만약 소독이 되지 않은 장비를 사용하거나, 시술을 하는 사람이 손을 씻지 않고, 장갑을 끼지 않으며, 표면을 소독하지 않는 등의 감염관리를 제대로 하지 않을 경우 이러한 시술이 감염원이 될 수 있음을 설명해 준다.

어떤 사람에서 anti-HCV를 검사해야 하는가?[3]

1. Anti-HCV 검사를 권해야 하는 경우

1) C형 간염에 감염될 위험성이 높은 사람
  (1) 마약을 사용한 적이 있는 사람 - 과거에 한두 차례 해 본 사람도 포함
  (2) 다음의 조건을 가진 환자
      ① 1987년 이전에 혈액제제를 맞은 적이 있는 혈우병 등의 환자
      ② 장기간 혈액투석을 받고 있거나 받은 적이 있는 환자
      ③ 지속적으로 혈청 ALT치가 증가되어 있는 환자
  (3) 과거 수혈이나 장기이식을 받은 환자 중
      ① 혈액의 제공자가 anti-HCV 양성이었음이 밝혀진 경우
      ② 1992년 이전에 수혈이나 장기이식을 받은 경우

2) C형 간염에 노출된 사람
  (1) 바늘이나 기구에 찔리거나 점막이 C형 간염 환자의 혈액에 노출된 보건직 종사자 혹은 응급구조요원
  (2) C형 간염 산모에게서 태어난 소아

2. Anti-HCV검사를 권할 필요가 없는 경우

다음과 같은 경우에는 다른 감염요인이 없는 한 anti-HCV검사를 권할 필요가 없다.
1) 보건직 종사자, 응급구조요원
2) 산모
3) 성행위 이외의 가족 내 접촉자
4) 일반 대중

3. Anti-HCV검사의 필요성이 애매한 경우

1) 각막, 근골격, 피부, 난소, 정자 등을 이식받은 환자
2) 코카인의 코 안 흡인자 및 기타 주사하지 않는 마약남용자
3) 문신이나 장신구 피어싱을 했던 적이 있는 사람
4) 다수 상대 성행위자 및 성병 감염력이 있는 사람
5) C형 간염 환자의 배우자

환자교육[4]

만성 C형 간염이 진단된 환자에서는 간염의 상태를 파악하고 치료의 필요성을 평가하는 검사도 중요하지만, 병든 간에 더 이상의 손상을 주지 않기 위한 생활과 다른 사람에게 간염을 전파시키지 않기 위한 주의사항 등에 대한 교육 또한 마찬가지로 중요하다고 할 수 있다.

더 이상 간을 손상시키지 않기 위하여 환자에게 금주/금연하고, 민간요법, 한약재 등을 포함하는 약제의 복용을 함부로 하지 않으며, 비만을 피하고, 필요에 따라 A형 간염 백신을 맞을 것을 권한다.

다른 사람에게 전염되는 것을 막기 위해, 혈액, 장기 및 조직, 정액 등을 기증하지 말고, 자신의 칫솔이나 치아 관리도구, 면도기 및 혈액이 묻을 수 있는 기타 신변잡화를 다른 사람이 쓰지 못하게 하고, 상처는 전염성이 있는 혈액이나 분비물을 퍼뜨리지 않도록 잘 덮어 주어야 함 등을 교육한다.

C형 간염 환자와 해로해 온 배우자의 경우에는 부부관계를 그대로 해도 된다. 그러나 환자에게서 전염될 가능성이 낮기는 하지만 없는 것은 아니며, 그나마도 걱정이 된다면 콘돔 사용을 고려해 볼 수도 있음을 설명해 주어야 한다. 부부간에 전염될 가능성이 낮기 때문에 배우자가 C형 간염 환자라고 하더라도 꼭 anti-HCV검사를 할 필요는 없지만, 마음에 걸린다면 검사를 해 볼 수 있음을 설명한다.

C형 간염이 있는 여성의 경우 임신이나 모유수유를 피할 필요는 없다.

현재 혹은 장래에 부모가 될 예정인 환자에게는 다음의 사실을 교육하여야 한다.

1. C형 간염 산모에게서 출산한 영아 100명 중 5명 정도가 출산시에 감염되며, 이를 예방할 길이 아직은 없다.
2. 출생시 감염된 영아는 첫해동안 문제없이 잘 지내는 것으로 보인다. 물론, 그 이후에 감염으로 인해 아이가 영향을 받게 될지에 대해서는 좀 더 연구가 필요하다.
3. 자연분만 혹은 제왕절개 등 출산의 방법에 따른 감염률의 차이는 없는 것으로 보인다.
4. 모유수유로 C형 간염이 전염된다는 증거는 없다. 다만, 젖꼭지에 상처가 났거나 출혈이 있는 경우에는 수유를 중단하는 것이 바람직하다.
5. C형 간염 산모에게서 출산한 아이는 C형 간염에 대한 검사를 받아야 한다.

C형 간염은 기침, 재채기, 포옹, 물, 음식, 식기, 술잔, 혹은 일상적 접촉을 통해 옮지는 않는다. 따라서 일, 학교, 놀이, 혹은 보육 등에서 격리시킬 필요가 전혀 없다.

만성 C형 간염 환자의 군입대

2002년에 개정된 질병/심신장애의 정도 및 평가기준에 따르면 만성 C형 간염 환자도 만성 B형 간염 환자에 준하는 기준을 적용하고 있다. 즉, anti-HCV 혹은 HCV RNA가 양성이면서 혈청 AST 또는 ALT 치가 6개월 이상 동안 최소한 3회 이상 100 IU/L을 넘는 경우이거나 조직병리소견 상 간염의 활성도가 중등도 이상이거나 섬유화가 periportal fibrosis 이상인 경우에는 5급으로 판정하도록 되어 있다. 타당한 적응에 의해 항바이러스 치료를 받은 적이 있거나 치료 중인 경우는 4급으로 분류된다.

만성 C형 간염과 음주[5]

하루 50gm 이상의 과음은 만성 C형 간염의 섬유화 진행에 악영향을 미쳐 간경변으로의 진행 위험을 증가시키고 간암의 발생률도 증가시킨다고 증명되었다. 최근까지의 연구결과를 종합하면 하루 30gm 이상의 음주는 C형 간염 환자에게 해가 되는 것으로 보인다. 그러나 그 이하의 음주량이 C형 간염 환자에게 안전한 것인지에 대하여는 추가적인 연구가 필요하다. 여성에 있어서는 더 적은 양을 적용해야 할 것이라 추정된다. 과음은 또한 만성 C형 간염 환자의 인터페론 치료효과에도 악영향을 미치는 것으로 알려져 있다. 이 경우 치료 중 금주를 하게 되면 치료에 대한 반응률이 증가된다고 한다.

만성 C형 간염과 흡연

알코올성 간질환 및 만성 B형 간염에서와 마찬가지로 만성 C형 간염에서도 흡연이 간염의 중등도 및 섬유화에 악영향을 미칠 것을 시사하는 연구결과가 보고되어 있다.[6]

흔한 증상에 대한 약물치료[7]

1. 통증

만성 간질환 환자의 통증 치료에 있어 일차선택약은 아세트아미노펜이다. 비록 용량에 비해 간독성의 위험이 증가하기는 하지만, 1일 4 gm 이하의 일상적인 용량은 만성 간질환 환자에서도 안전한 것으로 보인다. 간경변이 동반된 환자에서도 2 gm 이내로 사용하면 된다. 그러나, 알코올중독자 및 다른 약제에 의한 독성 간질환 환자에서는 낮은 용량에서 간독성이 나타난 사례가 보고되고 있으므로 주의해야 한다. 만성 간질환으로 혈청 ALT치가 이미 상승되어 있는 환자에서 ALT치의 변화를 약제에 의한 간손상과 연관 짓는 것이 어려운 일이기는 하지만, 장기적으로 투약할 때에는 정기적인 혈청 ALT검사를 하는 것이 바람직하다.

아세트아미노펜을 대체하여 사용할 수 있는 약제로는 codein이 있다. Codein 30 mg을 단독으로, 혹은 아세트아미노펜 500 mg과 병합하여, 하루 3회 사용한다. 간경변이 동반되어 있는 환자에서는 부작용으로 과잉 진정이 나타날 수 있으므로 정기적으로 점검하면서 투약해야 한다.

아스피린은 간경변이 동반된 환자에서 위장출혈을 일으킬 수 있으므로 투약을 피하는 것이 좋다. 비스테로이드성 소염제도 간경변 환자에서 위장출혈을 일으킬 수 있을 뿐만 아니라 신장기능을 악화시킬 수 있으므로, 특히 과잉체액저류가 있는 환자에서는 사용을 금한다.

편두통의 치료에 사용되는 ergotamine이나 dihydroergotamine은 간에서의 일차통과대사율(first-pass metabolism)이 매우 높아 간경변으로 인한 문맥-전신순환연결이 있는 경우 약제의 생체이용률이 10~20배 높다. 따라서, 간경변 환자에서는 이들 약제를 정상의 1/10 용량으로 투약을 시작하고 적정량까지 점차 증량하는 것이 바람직하다.

2. 진정제/수면제

진행된 간경변 환자에서는 대뇌가 benzodiazepine계 진정제에 과민한 반응을 보임은 잘 알려져 있지만, 보다 광범위한 연구가 이루어져 있기 때문에 다른 계열보다 benzodiazepine계 진정제를 우선적으로 사용하는 것이 좋을 듯하다. 안전을 위해서 반감기가 짧은 약제를 소량으로 시작하여 투약을 해야 한다. Oxazepam, lorazepam, 및 lormetazepam 등은 질환에도 불구하고 비교적 기능이 잘 유지되어 있는 glucuronidation을 통해 제거되기 때문에 과잉진정 부작용이 적고 적정 유지용량을 맞추기가 쉬운 장점이 있다. 다른 benzodiazepine계 약물은 피하는 것이 좋겠다. 만약 과잉진정 부작용이 나타난 경우에는 길항제인 flumazenil을 정맥투여하면 된다.

3. 비타민제제

중증 간질환 환자에서는 무증상 비타민결핍증이 비교적 흔한 것으로 보인다. 비타민결핍증의 진단을 위해서는 상당히 고가의 검사가 필요하므로, 전혀 해가 되지 않는 값싼 수용성 비타민제제를 진단 없이 투약하는 것도 합리적인 방편이므로 생각된다. 그러나, 비타민A는 간독성을, 비타민D 및 K는 다른 문제를 일으킬 수 있으므로, 지용성 비타민이 포함된 종합비타민제제의 장기간 투여는 피하는 것이 좋겠다.

민간요법 및 한약재

치료의 목적으로 약초를 사용하는 것은 유구한 역사를 자랑할 뿐만 아니라, 현재 우리가 널리 사용하고 있는 약제의 상당수는 과거에 사용되었던 약초로부터 추출된 것이다(예를 들면, 아스피린, 디곡신, 몰핀, 와파린 등). 우리나라처럼 한의학이 발전되어 있는 나라에서 뿐만 아니라 서양의 선진국에서도 약초의 사용을 포함한 대체의학에 대한 관심이 널리 퍼져 있다.[8] 그러나 이러한 약초를 만성 C형 간염과 같은 질병의 치료에 사용함에 있어서는 짚고 넘어가야하는 여러가지 문제가 있다. 가장 큰 문제 중의 하나가 효능에 관한 것이다. 즉, 민간요법이나 한방에서 사용되는 약제의 거의 대부분이 효능에 대해 객관적으로 증명되어 있지 않다. 효능을 주장하는 방법으로 치유 사례의 소개가 흔히 이용된다는 것에 주목할 필요가 있다. 객관적인 효능의 증명을 위해서는 잘 고안된 무작위 대조연구가 필요하지만 아직까지 발표된 연구결과는 필자가 아는 한 전무하다. 더욱이 미국에서는 오래 전부터 법안까지 만들고 막대한 예산을 투입하여 민간약제의 효능을 확인해 왔지만, 특출한 효능이 증명된 민간약제는 아직 없는 것 같다. 다음 문제는 약제의 신뢰성에 관한 것이다. 즉, 사용한 약초가 의도한 바로 그 약초인가 하는 것이다. 약초의 효능은 자란 토양 및 계절에 따라 다르다고 하는데, 원산지가 어디인지, 언제 수확한 것인지를 구분하기가 여간 어려운 것이 아니다.

처방약제와는 달리 약초는 엄격한 기준에 따른 관리를 받고 있지 않다. 일전에 방영된 TV프로그램에 따르면, 중국산이 국산으로 둔갑하고 이물질이 묻은 채로 판매되는 등 우리나라의 한약제 유통에는 매우 심각한 문제가 있다고 한다. 한약제 사용의 세 번째 문제점은 안전성이 증명되어 있지 않다는 것이다. 수백 명의 환자를 대상으로 엄격한 임상시험을 통해 효능 및 안전성이 증명되어 시판되었던 troglitazone이라는 약제가, 수만 명의 환자에게 투여되면서 시행된 시판후 조사를 통해 치명적인 간독성을 일으킬 수 있음이 확인되어 시판이 금지되었던 사건은, 수천 년간 사용되어 왔다고 해서 안전성이 증명된다는 주장이 어불성설임을 단적으로 말해 준다고 할 수 있겠다. 한약재를 복용하고 간기능 이상이 심하게 악화된 환자는 병원을 찾기 마련이어서, 임상에서의 경험은 실제 문제를 과대평가할 수 있다는 단점이 있기는 하지만, 적지 않은 수의 환자가 한약재로 인한 약인성 간질환을 앓는 것으로 보고되고 있다.[9] 더욱이 기존에 만성 간염으로 고생하던 환자에서 약인성 간손상이 발생할 경우 치명적일 가능성이 높으리라 예상된다. 한약재의 신뢰성 문제는 한약재에 의한 간독성에도 영향을 미친다. 즉, 한약재 자체가 간독성을 일으키기도 하지만, 농약이나 방부제처럼 한약제에 오염된 물질 및 의도적으로 몰래 섞어 넣은 약제 등도 간독성의 원인이 될 수 있다. 오래전에 방영된 한 TV프로그램에서 보약을 짓는 한약방에서 커다란 자루에 들어 있는 부신피질호르몬제를 발견하고 고발한 화면은 과히 충격적이었다.

최근 인터넷을 통한 정보의 범람으로 많은 환자 및 가족이 잘못된 정보를 굳게 믿는 경우가 많은 것 같다. 따라서 우리 의사도 환자를 설득할 수 있는 이론적 무장이 필요하다. 앞에서 언급한 내용을 간단히 정리하면, 환자 및 보호자에게 "증명이 되지도 않은 효능을 바라고 관리도 제대로 되지 않고 자신의 간질환을 악화시킬지도 모르는 한약재를 사용하는 모험을 할 것인가?" 를 자문해 보도록 유도하면 되겠다.

식생활 / 운동

만성 C형 간염 환자의 식생활이나 안정/운동에 관한 것은 B형 간염 환자에서와 마찬가지이므로 만성 B형 간염의 일반적 관리 장을 참조하기 바란다.

수술위험도[10]

원인에 관계없이 만성 간염 환자의 수술위험도는 임상적, 생화학적, 그리고 병리학적 중증도에 비례한다. 과거에 만성 지속성 간염으로 불리던 경증 만성 간염 환자에서의 예정수술은 안전한 것으로 보고되고 있다. 반면에 증상이 있거나 병리학적으로 심한 만성 간염이 있는 환자에서는 수술위험도가 높다. 특히 간의 합성 혹은 배설 능력이 저하되어 있거나, 문맥고혈압의 소견이 있거나, 병리조직소견상 bridging 혹은 multilobular necrosis가 보일 경우 수술위험도가 높다. 간경변이 합병된 환자에서는 Child씨분류가 수술위험도를 가장 잘 예측하는 것으로 보고되고 있다. 즉, 복부수술을 받은 간경변환자의 치사율은 Child씨 분류에 따라 A등급 10%, B등급 30%, C등급 80%로 각각 보고되고 있다. 같은 간기능을 보이더라도 수술의 종류에 따라서 위험도에 차이가 있는데, 응급수술이 예정수술보다 위험도가 높고, 복부수술(특히 담관계수술) 및 간절제술의 수술위험도가 높다.

[참고문헌]

1. Zickmund S, Hillis SL, Barnett MJ, Ippolito L, LaBrecque DR. Hepatitis C virus-infected patients report communication problems with physicians. Hepatology 2004;39:999-1007.

2. Fontana RJ, Kronfol Z. The patient's perspective in hepatitis C. Hepatology 2004;39:903-905.

3. CDC. Hepatitis C: what clinicians and other health professionals need to know. Available from: URL: http://www.cdc.gov/ncidod/diseases/hepatitis/resource/training/training.htm

4. Strader DB, Wright T, Thomas DL, Seeff LB. AASLD practive guideline: diagnosis, management, and treatment of hepatitis C. Hepatology 2004;39:1147-1171.

5. Peters MG and Terrault NA. Alcohol use and hepatitis C. Hepatology 2002;36:S220-S225.

6. Pessione F, Ramond M-J, Njapoum C, et al. Cigarette smoking and hepatic lesions in patients with chronic hepatitis C. Hepatology 2001;34:121-125.

7. Bircher J and Sommer W. Drug treatment in patients with liver disease. In: Bircher J, Benhamou J-P, McIntyre N, Rizzetto M, Rodes J, ed. Oxford textbook of clinical hepatology. Volume 2. 2nd ed. Oxford New York: Oxford University Press, 1999:1983-1994.

8. Porter LK. Hepatitis C support project fact sheet: Herbs and hepatitis C. Available from: URL:

9. 김동준, 안병민, 최성규 등. 독성 간손상에 관한 다기관 예비연구. 대한간학회지 2004;10(1s):80-86.

10. Friedman LS. The risk of surgery in patients with liver disease. Hepatology 1999;29:1617-1623.

3-6

만성 C형 간염의 항바이러스 치료와 향후 전망

Current status and future prospect of antiviral therapy for chronic hepatitis C

변 관 수

서 론

C형 간염 바이러스(이하 HCV로 함) 감염자는 전 세계적으로 약 1억 7천만 명으로 추정되며 국내에서는 보고자에 따라 약간 차이가 있으나 약 1% 내외로 알려져 있다.[1-3] 초기 감염 시 대부분 증상이 없고 약 55-85%의 환자에서 만성 간염으로 지속되며 이중 약 5-20%의 환자에서 간경변증으로 진행하고, 간암의 발생률도 높다고 알려져 있다.[4,5] 국내에서도 만성 간염, 간경변증, 원발성 간암 환자의 약 10-15%가 C형 간염에 의한 것으로 추정되며 이는 B형 간염 다음으로 가장 흔한 원인이다. C형 간염의 치료 목표는 C형 간염에 의해 발생되는 각종 합병증을 예방하는 것이며 이를 위해서는 바이러스를 박멸하는 것이 무엇보다 중요하다. 최근까지 만성 C형 간염의 표준 치료는 인터페론(interferon)과 리바비린(ribavirin)을 병합하여 치료하는 것으로 지속적 반응률은 약 40% 내외로 보고되고 있다.[4,6,7] 그러나 최근 페그인터페론(pegylated interferon)이 출시되면서 만성 C형 간염의 표준 치료에도 변화를 맞이하게 되었다. 페그인터페론은 기존 인터페론에 polyethylene glycol (PEG)을 부착하여 인터페론의 반감기를 길게 하여 주 1회 주사함으로써 사용이 간편하고, 혈중 인터페론의 농도를 일정하게 유지하여 항바이러스 효과가 더욱 개선된 약제이다. 페그인터페론과 리바비린의 병합치료는 지속적 반응률이

54-56% 정도로 보고되고 있어 기존 인터페론을 사용한 병합치료보다 그 치료 성적이 우수함이 증명되었고 이제 만성 C형 간염의 표준 치료로 인정되고 있다.[8] 따라서 만성 C형 간염의 표준 치료로 자리잡고 있는 페그인터페론/리바비린 병합요법의 치료 적응증, 치료용법, 치료성적, 부작용 등에 관하여 환자 진료에 필요한 실제적인 면을 중심으로 간단히 기술하고자 한다. 또한 현재 개발 중에 있는 새로운 C형 간염의 치료제에 대해 간략히 소개하고자 한다.

1. 치료의 적응증

우선 치료 여부를 결정하는 데는 간질환의 중증도, 치료에 의한 심각한 부작용의 가능성, 치료에 대한 반응의 가능성, 그리고 환자의 연령 등을 고려하여 과연 대상 환자에서 항바이러스 치료를 하는 것이 얼마나 이점이 있는가를 면밀히 검토하는 것이 필요하다. 예를 들어 아무리 치료 반응이 좋을 것으로 기대되는 환자라 하더라도 간염이 경미하여 진행될 가능성이 적은 환자이거나 연령이 너무 고령이라 간질환 자체보다는 다른 건강상의 문제가 더 중요한 상황이라면 항바이러스 치료로 기대되는 효과는 적을 것으로 생각되기 때문이다. 현재 널리 받아들여지고 있는 만성 C형 간염의 치료 적응증을 요약하면 아직 소아에서의 임상 시험 결과가 부족하여 18세 이상의 성인이 주요 적응증이며, 혈청 ALT치가 상승되어 있고 혈청에서 HCV RNA가 검출되며, 간 조직검사에서 문맥 섬유화 이상의 섬유화가 있는 환자(Metavir score ≥ 2, Ishak score ≥ 3), 그리고 대상성 간질환 환자(혈청 총 빌리루빈 < 1.5 mg/dL; INR < 1.5; 알부민 > 3.4 g/dL; 혈소판수 > 75,000/mm^3)에서 치료를 고려하게 된다.[9] 페그인터페론과 리바비린의 혈액학적 부작용 때문에 치료 전에 빈혈이 없고 호중구수가 1,500/mm^3 이상인 환자에서 치료를 권하고 있고 혈청 creatinine치는 적어도 1.5 mg/dL 이하여야 한다.[9] 만성 C형 간염 환자에서 항바이러스 치료 전에 간 조직검사의 필요성은 과거보다 덜 강조되고 있는 느낌이다. 물론 간 조직검사가 치료의 필요성, 치료 반응의 평가에 유용한 정보를 제공하지만 많은 환자가 조직검사를 기피한다는 현실적인 면이 감안되고 있는 것으로 추정된다. 특히 치료 반응률이 높은 HCV 유전자형 2/3형의 경우 조직검사가 반드시 필요하지는 않을 것으로 판단되며 유전자형이 1형인 경우라도 조직검사 소견 유무가 치료의 전제 조건은 아니라 생각된다. 비대상성 간질환에서는 항바이러스 치료의 안전성에 관한 이유 때문에 일반적으로 치료의 대상이 되지 않는다. 과거에는 치료의 대상이 되지 않았던 혈청 ALT치가 정상으로 유지되는 환자 군에서 치료를 해야 하는가에 대해서 최근 논란이 많은 실정이다. 실제 정상 ALT치를 보이는 환자는 ALT치가 상승된 환자에 비해 간질환의 중증도가 경미하므로 치료를 하는 것이 큰 이점이 없다는 주장과 지속적으로 ALT치가 정상으로 유지되는 환자의 14-24%에서 간 조직검사상 중등도 이상의 섬유화를 보이고 간질환이 진행될 수 있으며 치료 반응이 양호하므로 조직검사로 이러한 환자를 선별하여 치료를 하자는 주장도 있다.[9-11] 그러나, 현실적으로 이러한 환자를 선별하기 위하여 ALT치가 정상인 모든 환자에서 조직검사를 시행하는 데는 많은 어려움이 있으므로 후자의 주장을 받아들이기는 어려울 것으로 판단된다.

2. 치료 효과의 판정과 치료 반응의 예측인자

치료 효과의 판정은 생화학적, 바이러스학적 및 조직학적 반응으로 분류된다. 생화학적 반응은 혈청 ALT치가 정상화되는 것을 말하며 바이러스학적 반응은 HCV RNA 정성검사에서 음성인 경우를 의미한다. 지속적 바이러스학적 반응(sustained virologic response, SVR)은 치료종료 후 24주에 정성검사에서 혈청 HCV RNA가 검출되지 않는 경우로 감염이 근치된 것으로 생각한다. 초기 바이러스학적 반응(early virologic response, EVR)은 치료 12주째에 혈청 HCV RNA가 검출되지 않거나 치료 전보다 2-log 이상 감소한 경우를 의미한다. 치료 종료시 반응(end of treatment response, ETR)은 치료 종료시 바이러스가 검출되지 않는 것을 말한다. 비 반응자는 항바이러스 치료 중에 HCV RNA가 감소하지 않는 것을 의미하는데 비록 바이러스가 치료 중에 검출은 되지만 2-log 이상 감소하는 경우를 부분적 반응자라고 한다. 조직학적 반응은 Knodell score상 조직학적 활성도가 치료 후 24주에 2점 이상 호전되는 경우로 정의하고 있다.[12]

치료 반응의 예측인자로는 HCV 유전자형이 가장 중요하기 때문에 치료 전 반드시 검사하여 유전자형을 확인하여야 한다.[9] 그 이외에도 치료 전 HCV RNA 역가가 낮을수록, 나이가 어릴수록, 체중이 적을수록, 간 조직검사에서 섬유화의 정도가 경미하고 간경변증이 동반되지 않은 경우 치료 반응이 좋은 것으로 알려져 있다.[13-15]

3. 페그인터페론/리바비린 병합치료의 효과

치료 효과는 페그인터페론 알파-2a로 병합치료할 경우 유전자형 1형의 SVR이 46%로 기존의 인터페론/리바비린의 36%보다 유의하게 높으며, 유전자형 2형 또는 3형은 76%로 기존의 인터페론/리바비린의 61%보다 유의하게 높아 유전형에 무관하게 기존의 치료보다 SVR의 확률이 높다.[8] 이러한 결과는 페그인터페론 알파-2b로 병합할 경우에도 유사한 결과를 보였고, 페그인터페론 알파-2a와 페그인터페론 알파-2b간의 유의한 차이는 거의 없는 것으로 생각된다.[9,14,15] 그림 1은 유전자형, 치료기간, HCV RNA 역가, 그리고 리바비린의 용량 등의 변수를 고려하여 치료 효과를 비교 관찰한 것으로 HCV 유전자형 1형의 경우 고용량의 리바비린을 병합하여 48주 치료한 경우 유의하게 지속적 반응률이 높아 이러한 방법의 치료가 권장되고 있다.[9] 그러나 유전자형 2형과 3형은 리바비린의 용량, 치료 기간에 따라 유의한 차이가 없어서 리바비린 800 mg을 병합하여 24주 병합 투여만으로도 충분한 효과를 얻을 수 있다.

4. 페그인터페론/리바비린의 치료용법 및 치료기간

페그인터페론은 인터페론에 polyethylene glycol (PEG)을 결합시켜 신장을 통한 제거율이 감소되고 반감기가 증가된 약제이다. 현재 2종류가 시판되고 있는데 Roche사의 페그인터페론 알파-2a (40-kd,

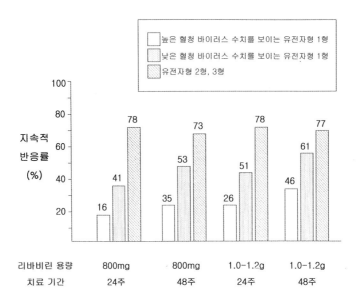

그림 1. 페그인터페론/리바비린 병합치료에서 리바비린 용량과 치료기간에 따른 지속적 반응률의 비교

Pegasys)와 Schering-Plough사의 페그인터페론 알파-2b (12-kd, Peg-Intron) 등이다. 투여용량은 페그인터페론 알파-2a는 180 μg을 주 1회, 페그인터페론 알파-2b는 1.5 μg/kg을 주 1회 피하주사한다. 치료기간은 앞서 언급한 바와 같이 환자의 HCV 유전자형에 의해 좌우되므로 치료 전에는 반드시 HCV 유전자형을 검사하여야 한다.

1) HCV 유전자형 1형인 경우

치료 대상 환자의 체중에 따라 병합치료하는 리바비린의 용량이 다른데, 75 kg이하는 1일 1000 mg, 75 kg 이상은 1일 1200 mg을 페그인터페론에 병합하여 48주간 투여한다.[9] 치료시작 시점과 치료 12주째에 혈청 HCV RNA 정량검사를 시행하여 12주째에 HCV RNA가 음전되거나 치료 전 HCV RNA 수치보다 2-log 이상 감소하는 경우 치료 반응이 있는 것으로 판단하여 36주 더 투약하여 총 48주간의 치료를 한다.[8,9] EVR이 있었던 환자의 약 65%에서 SVR를 기대할 수 있다.[9,15] 그러나 치료 12주에 이러한 EVR이 없는 환자에서는 치료를 계속하여도 SVR을 얻을 가능성은 거의 없으므로 치료를 중단하는 것이 바람직하다. 따라서 치료 전에 HCV RNA 정량검사를 반드시 시행하여 EVR을 평가하여야 한다. 48주의 치료 종료 시점에 HCV RNA 정성검사상 음전된 경우 SVR 여부를 판단하기 위하여 종료 후 24주에 HCV RNA 정성검사를 다시 시행한다(그림 2 참조).

2) HCV 유전자형 2형 또는 3형인 경우

리바비린 800 mg을 페그인터페론에 병합하여 24주간 치료한다.[8,9] 유전자형이 2형 또는 3형인 경우에는 EVR로 SVR을 예측하기 어려우므로 12주째에 HCV RNA 정량검사를 시행할 필요가 없다.[8,9] 24주

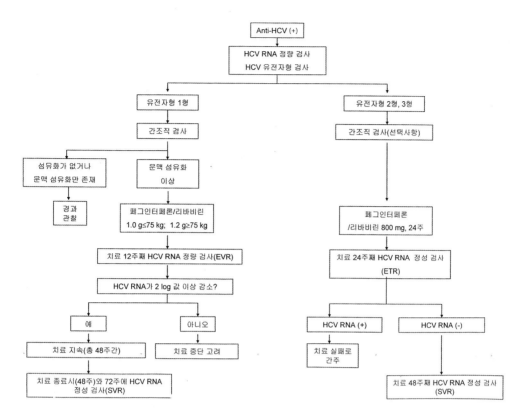

그림 2. HCV 유전자형에 따른 치료 및 치료 반응 평가

치료 종결시점에 HCV RNA가 음전된 경우 SVR 여부를 판단하기 위하여 치료 후 24주에 HCV RNA 정성검사를 다시 시행한다(그림 2 참조).

5. 이전 치료에 반응하지 않은 환자에 있어서의 재치료

기존의 인터페론 알파 단독치료에 반응하지 않았던 비 반응자의 25-40%, 인터페론 알파와 리바비린 병합치료에 반응하지 않았던 비 반응자의 10%정도가 페그인터페론 알파와 리바비린 병합치료로 재치료 시 SVR을 보인다고 보고되고 있다.[16] 한 연구에 의하면 재치료에 반응이 있는 경우는 초치료에서 부분적 반응을 보였던 환자들이며, 초치료 시 부분적 반응이 없었던 비 반응자군에서 재치료를 하였을 때 지속적 반응을 보이는 경우는 거의 없었다고 한다.[9,16] 따라서 재치료를 결정할 때에는 초치료시에 사용한 치료 방법, 초치료시 부분적 치료 반응 여부를 세심히 살펴본 후 결정하는 것이 바람직하겠다. 재치료에 반응이 좋을 것으로 생각되는 인자로는 유전자형이 1형이 아닌 경우, 낮은 혈청 HCV RNA 수치, 섬유화의 중증도가 낮은 경우 등이다.[16]

이전에 인터페론 단독치료를 받고 재발한 환자에서 24주간 인터페론 알파와 리바비린을 병합치료하는 경우 약 반수에서 SVR을 보인다고 보고된 바 있으나[17] 아직까지 재발한 환자에서 페그인터페론과 리바비린 병합치료의 효과에 대해서는 확립된 바는 없다. 그러나 그 효과가 더 우수할 것으로 예상된다.

만성 C형 간염의 표준 치료인 페그인터페론/리바비린 병합치료의 전반적인 SVR의 확률은 55% 내외이므로 결국 나머지 반수에 가까운 환자는 비 반응자이며 이들에게 효과적인 치료 방법은 아직 없는 실정이다. 이러한 비 반응자에서 SVR은 없더라도 인터페론을 유지해서 치료하면 조직학적 호전을 기대할 수 있으므로 간경변증으로의 진행이나 간암의 발생을 줄일 수 있을 것이라는 보고도 발표된 바 있다.[18-20] 그러나 현 시점에서 이 방법을 받아들이기에는 아직 뒷받침할 수 있는 자료가 부족한 실정이다.

6. 부작용

페그인터페론과 리바비린 병합치료의 부작용은 기존의 인터페론/리바비린 병합치료의 경우와 유사하지만 이중 인플루엔자양 증상과 우울증은 페그인터페론/리바비린 병합치료의 경우 더 빈도가 적은 것으로 알려져 있다.[5,9] 기존의 인터페론보다 페그인터페론에서 더 심하고 흔한 부작용으로는 호중구 감소, 주사부위 발적 및 피부발진 등이 있다.[5] 실제 치료 받는 환자의 약 75% 정도가 한 가지 이상의 크고 작은 부작용을 경험하는 것으로 보고되고 있다. 리바비린의 가장 중요한 부작용은 용혈성 빈혈이며 이는 용량 의존적이다. 또한 리바비린은 기형을 유발할 수 있어 가임기에 있는 환자는 철저하게 피임을 해야 하며 이는 남자와 여자의 구별이 없다. 부작용은 치료 첫 주에 가장 심하며 진통제 (acetaminophen, NSAIDs), 항우울제(serotonin uptake inhibitors), 성장인자(growth factor) 등으로 조절을 시도해 볼 수 있다.

7. 부작용에 대한 모니터링과 이에 따른 용량 조절

항바이러스 치료를 하는 동안 모니터링을 하는 목적은 부작용을 예방하거나 조기에 발견하고 순응도를 확인하며 치료 반응을 평가하여 치료를 지속하거나 중단할지 여부를 판단하기 위한 것이다. 유전자형이 1형인 경우, 처음 계획된 리바비린 용량의 80% 이상, 인터페론 알파 용량의 80% 이상을 계획된 치료기간의 80% 이상의 기간동안 유지해야 SVR에 도달할 가능성이 높다.[21] 일반적으로 치료 첫 6주간은 매 2주마다 환자의 상태를 평가하고 우울증과 인플루엔자양 증상의 심한 정도를 평가해야 한다. 통상적인 치료 용량의 조절은 절대 호중구수가 $750/mm^3$ 이하로 감소한 경우 페그인터페론 알파-2a를 사용할 때는 135 μg으로 감량하고 알파-2b를 사용할 때는 반으로 감량한다. 혈소판수가 $50,000/mm^3$ 이하로 감소하는 경우 페그인터페론의 용량은 1/2로 감량한다. 절대 호중구수가 $500/mm^3$ 이하, 또는 혈소판수가 $25,000/mm^3$ 이하로 감소하는 경우 페그인터페론은 중단해야 한다. 리바비린 용량의 감량은 심장질환이 없는 환자에서 혈색소수치가 10 g/dL이하로 감소하거나 심장질환이 있는 환자에서는 혈색소수치가 치료 전보다 2 g/dL 이상 감소하는 경우 1일 600 mg로 감량한다. 혈색소수치가 8.5 g/dL

이하로 감소 시 리바비린을 중단해야 한다. 따라서 리바비린의 용량을 그대로 유지하여 치료효과를 극대화하고 혈색소수치를 증가시켜 빈혈에 의한 증상을 호전시키기 위해 리바비린으로 인한 빈혈 환자에서 epoetin 알파 투여가 시도되고 있는데 epoetin 알파를 투여한 환자군에서 위약 대조군에 비하여 리바비린의 용량을 줄이지 않고 유지할 수 있었고 혈색소수치도 의미있는 상승을 보였다.[22] 그러나 현재 이러한 방법은 실제 임상에서 보편적으로 사용하기에는 약제가 너무 고가이고 충분한 연구 결과가 뒷받침되지 못하여 일반적으로 권장되고 있지는 않다. 심한 피부발진이나 신경정신학적 증상이 동반되면 페그인터페론이나 리바비린, 또는 두 약제 모두의 중단을 고려한다.[5] 가장 흔한 갑상선 합병증은 갑상선기능저하증이며 대개는 치료를 요하지 않는다.[5,23] 반면 갑상선기능항진증 발생시에는 항 갑상선 약제의 즉각적인 투여를 고려해야 한다. 한편 리바비린을 투약 받는 가임기 남자 또는 여자는 투약 기간은 물론 투약 중단 후 6개월까지 피임을 하여야 한다.

끝으로 드물게 나타나는 현상이지만 치료 전에 비해 ALT 상승이 계속되는 경우 일차적으로 페그인터페론 투여량을 반으로 감량하고 감량에도 불구하고 ALT 수치 상승이 계속되거나, 빌리루빈 증가 등 비대상성 변화의 증거가 동반되는 경우 투약을 중지한다.[24]

8. 만성 C형 간염에서 항바이러스 치료의 장기적 결과

1999년 이후 인터페론/리바비린 병합치료가 시작되었고 페그인터페론/리바비린 병합치료는 국내에서 올해부터 시판되었으므로 이에 대한 장기적 결과에 대한 연구는 없는 실정이다. 그러나 인터페론 단독치료가 장기적으로 간세포암 발생에 미치는 영향에 대한 범국가적 연구가 일본에서 발표된 바 있다.[20,25] 그 결과를 요약하면 첫째, 인터페론 단독치료를 받았던 만성 C형 간염 환자가 치료를 받지 않았던 환자에 비해 간세포암의 발생 빈도가 현격히 감소되며 둘째, 이러한 간세포암의 발생 감소 효과는 인터페론 치료에 지속적 반응을 보인 예에서 특히 두드러진다는 것이다. HCV RNA가 지속적으로 음성인 SVR 환자와 ALT치가 지속적으로 정상인 생화학적 반응자 사이에 간세포암의 발생감소 효과는 차이가 없었다. 그러나 인터페론 치료에 비 반응자는 인터페론 치료를 하지 않았던 환자와 간세포암 발생률에 차이가 없었다. 이러한 간세포암의 발생 감소 효과는 치료 전 간 조직검사에서 섬유화의 정도가 F2 또는 F3인 경우 매우 뚜렷하였으나, F0/F1의 경미한 섬유화가 있는 경우와 간경변증으로 이미 진행된 환자(F4)에서는 통계적으로 유의하지 않아 결국 F2 또는 F3 시기의 항바이러스 치료의 중요성이 강조되고 있다. 인터페론 단독치료보다 페그인터페론/리바비린 병합치료의 지속적 반응률이 월등히 높다는 점을 감안하면 페그인터페론/리바비린 병합치료의 간세포암 발생감소 효과는 더욱 크리라 예상된다.

9. C형 간염의 새로운 치료법

페그인터페론/리바비린 병합치료가 만성 C형 간염 치료의 표준 치료로 인정되면서 기존 인터페론/

리바비린 병합치료의 SVR 성적보다 약 10-15%가 향상된 SVR을 얻는 계기가 되었다. 하지만 부작용 측면에서는 큰 개선이 없다는 점, 비록 횟수는 줄었지만 역시 주사약이라 사용상 불편함이 있다는 점, 그리고 아직도 치료에 반응이 없는 환자가 45% 내외로 높고 이들에 대한 효과적인 치료법은 여전히 없다는 점 등이 문제점으로 지적되고 있다. 즉 현 치료법만으로는 아직도 만족할 수 없는 상황이라 할 수 있다. 이러한 문제점 때문에 현재 다양한 각도에서 C형 간염의 새로운 치료 약제가 개발되고 있는 바, 아직 대부분 초기 실험 단계이므로 현재로서는 이들의 성패 여부를 예측할 수는 없으며 설령 성과가 있다고 하더라도 임상에서 실제 사용되는 데는 상당한 시간이 걸리리라 추측된다. 이들을 간략히 소개하고자 한다.

1) 인터페론과 리바비린의 변형 제제

새로운 형태의 인터페론으로는 오메가 인터페론, consensus 페그인터페론, 페그인터페론 베타, albuferon, 경구용 인터페론 유도제 등이 있다.[26] 아직 이들 약제들에 관한 연구는 초기 상태로 효과를 기존의 페그인터페론 알파와 비교하여 평가할 만한 충분한 자료가 없는 바 앞으로의 연구 결과를 주목해 보아야 할 것으로 생각된다. 특히 albuferon은 알파 인터페론에 반감기가 긴 알부민을 결합시켜 만든 약제로 페그인터페론 보다도 반감기가 길어 2-4주 간격의 주사가 가능해 질 수도 있을 것으로 기대된다.[27]

리바비린 사용 시 가장 큰 문제는 용혈성 빈혈이 빈발한다는 것이며 결국 이 때문에 충분한 리바비린의 용량을 투약하지 못하는 경우 SVR의 확률은 그만큼 저하된다. 이러한 리바비린의 단점을 극복하기 위한 방법으로 리바비린의 항바이러스 작용 기전은 보전되면서 용혈의 빈도를 감소시킬 수 있는 차세대 약물이 개발되고 있다. Levovirin은 리바비린의 L-isomer로서 적혈구의 약물 축적을 줄일 뿐 아니라 기형을 일으키는 부작용도 현재까지는 보고되지 않고 있다.[28] Viramidine은 리바비린의 prodrug으로서 복용 후 빠르게 리바비린으로 전환되는 약제이다. 이 약제는 간에서 오랜 시간 작용하고 적혈구 내의 리바비린 농도를 감소시켜 용혈성 빈혈의 발생 빈도를 리바비린 사용 시보다 현저히 감소시키는 것으로 보고되고 있다.[29]

2) HCV 증식 억제제

최근 HCV의 유전자 구조, 증식과정, 이에 관여하는 효소들의 기능 등이 좀 더 명확히 알려지면서 증식 과정에 필수적인 부분을 억제하는 방법들이 시도되고 있다.

대표적인 약제로 BILN 2061, VX-950 등 NS3 serine protease 억제제, NS3 helicase 억제제, RNA dependent RNA polymerase 억제제 등이 개발 중에 있으며 이 중 일부는 이미 초기 임상시험 결과가 발표되고 있다.[26,30] 이러한 약제들은 경구 복용하여 사용하기 간편하다는 이점이 있지만 대규모 임상 연구로 효과가 입증되어야 할 것이며 약제에 대한 내성의 발생, HCV 유전자형에 따른 반응의 차이, 그리고 안전성의 문제 등도 앞으로 검증되어야 한다. 그 밖에 antisense oligonucleotides (ISIS 14803), siRNAs, ribozymes 등을 이용하여 바이러스의 증식을 억제하는 방법도 시도되고 있다.[26,30]

3) 면역조절제

우선 Histamine dihydrochloride와 thymosin 등 면역 증강제가 인터페론을 기초로 한 항바이러스 치료와 병합하여 기존의 항바이러스 치료보다 효과를 향상시킬 수 있는가에 대한 3상 다기관 임상시험이 현재 진행 중에 있는 바 그 결과를 주시해 보아야 하겠다.[30]

현재 문제시 되고 있는 간이식 후 C형 간염의 재발을 예방하기 위한 목적으로 anti-HCV 면역글로부린을 투여하는 방법도 현재 연구 중에 있다.[26]

다양한 HCV 항원으로 구성된 HCV 백신이 현재 개발되고 있는 바, C형 간염의 예방 목적 뿐만 아니라 치료 목적으로도 응용되고 있다.[26,30]

결 론

최근 페그인터페론이 출시되면서 페그인터페론/리바비린 병합치료가 만성 C형 간염 치료의 표준 치료로 인정되고 있다. 이 치료법의 전반적인 지속적 반응률은 약 55% 내외로 기존 인터페론/리바비린 병합치료의 성적보다 약 10-15%가 향상된 성적이다. 특히 치료 반응률이 낮다고 알려진 1형 HCV 유전자형의 치료 성적을 개선시켰다는 점, 치료 12주에 EVR로 최종 반응 여부를 예측할 수 있게 되었다는 점, 주 1회 주사함으로써 사용하기가 보다 용이해졌다는 점 등은 긍정적으로 평가되고 있다. 그러나 약제 가격의 상승으로 경제적인 부담이 더 가중된다는 점, 부작용 측면에서는 큰 개선이 없다는 점, 비록 횟수는 줄었지만 역시 주사약이라 사용상 불편함이 있다는 점, 그리고 아직도 치료에 반응이 없는 환자가 45% 내외로 높고 이들에 대한 효과적인 치료법은 여전히 없다는 점 등이 문제점으로 지적되고 있다. 결국 페그인터페론의 등장은 만성 C형 간염 치료의 큰 계기가 되었다고 평가할 수는 있지만 아직 이 약제만으로는 불충분한 실정이다. 따라서 앞으로 반응률이 보다 개선되고 부작용이 적으며 경구 복용함으로서 사용이 간편하고 좀 더 경제적인 C형 간염의 새로운 치료법의 등장이 절실히 요구된다. 다행히 최근에 새로운 형태의 인터페론 제제, 리바비린과 유사한 작용을 갖고 있지만 용혈성 빈혈의 발생 빈도가 개선된 약제, HCV의 증식 과정에 작용하는 효소를 억제함으로써 바이러스의 증식을 억제하는 약제, 면역조절제, 그리고 항섬유화제 등 다양한 각도에서 C형 간염의 새로운 치료제가 연구되고 있는 바, 그 성과가 기대된다.

[참고문헌]

1. Liang, T.J., et al., Pathogenesis, natural history, treatment, and prevention of hepatitis C. Ann Intern Med, 2000. 132(4): p. 296-305.

2. Kim, Y.S., et al., Prevalence of hepatitis C virus antibody among Korean adults. J Korean Med Sci, 1992. 7(4): p. 333-6.

3. Kim, B.S. and Y.M. Park, Prevalence of hepatitis C virus related to liver diseases in Korea. Gastroenterol Jpn, 1993. 28 Suppl 5: p. 17-22.

4. McHutchison, J.G., et al., Interferon alfa-2b alone or in combination with ribavirin as initial treatment for chronic hepatitis C. Hepatitis Interventional Therapy Group. N Engl J Med, 1998. 339(21): p. 1485-92.

5. Teoh, N.C. and G.C. Farrell, Management of chronic hepatitis C virus infection: a new era of disease control. Intern Med J, 2004. 34(6): p. 324-37.

6. Poynard, T., et al., Randomised trial of interferon alpha2b plus ribavirin for 48 weeks or for 24 weeks versus interferon alpha2b plus placebo for 48 weeks for treatment of chronic infection with hepatitis C virus. International Hepatitis Interventional Therapy Group (IHIT). Lancet, 1998. 352(9138): p. 1426-32.

7. Lai, M.Y., et al., Long-term efficacy of ribavirin plus interferon alfa in the treatment of chronic hepatitis C. Gastroenterology, 1996. 111(5): p. 1307-12.

8. Hadziyannis, S.J., et al., Peginterferon-alpha2a and ribavirin combination therapy in chronic hepatitis C: a randomized study of treatment duration and ribavirin dose. Ann Intern Med, 2004. 140(5): p. 346-55.

9. Strader, D.B., et al., Diagnosis, management, and treatment of hepatitis C. Hepatology, 2004. 39(4): p. 1147-71.

10. Ahmed, A. and E.B. Keeffe, Treatment strategies for chronic hepatitis C: update since the 1997 National Institutes of Health Consensus Development Conference.J Gastroenterol Hepatol, 1999. 14 Suppl: p. S12-8.

11. Ahmed, A. and E.B. Keeffe, Chronic hepatitis C with normal aminotransferase levels. Gastroenterology, 2004. 126(5): p. 1409-15.

12. Perry, C.M. and B. Jarvis, Peginterferon-alpha-2a (40 kD): a review of its use in the management of chronic hepatitis C. Drugs, 2001. 61(15): p. 2263-88.

13. Zeuzem, S., Heterogeneous virologic response rates to interferon-based therapy in patients with chronic hepatitis C: who responds less well? Ann Intern Med, 2004. 140(5): p. 370-81.

14. Manns, M.P., et al., Peginterferon alfa-2b plus ribavirin compared with interferon alfa-2b plus ribavirin for initial treatment of chronic hepatitis C: a randomised trial. Lancet, 2001. 358(9286): p. 958-65.

15. Fried, M.W., et al., Peginterferon alfa-2a plus ribavirin for chronic hepatitis C virus infection. N Engl J Med, 2002. 347(13): p. 975-82.

16. Shiffman, M.L., et al., Peginterferon alfa-2a and ribavirin in patients with chronic hepatitis C who have failed prior treatment. Gastroenterology, 2004. 126(4): p. 1015-23; discussion 947.

17. Davis, G.L., et al., Interferon alfa-2b alone or in combination with ribavirin for thetreatment of

relapse of chronic hepatitis C. International Hepatitis Interventional Therapy Group. N Engl J Med, 1998. 339(21): p. 1493-9.

18. Poynard, T., et al., Impact of interferon alfa-2b and ribavirin on progression of liver fibrosis in patients with chronic hepatitis C. Hepatology, 2000. 32(5): p. 1131-7.

19. Nishiguchi, S., et al., Randomised trial of effects of interferon-alpha on incidence of hepatocellular carcinoma in chronic active hepatitis C with cirrhosis. Lancet, 1995. 346(8982): p. 1051-5.

20. Yoshida, H., et al., Interferon therapy reduces the risk for hepatocellular carcinoma: national surveillance program of cirrhotic and noncirrhotic patients with chronic hepatitis C in Japan. IHIT Study Group. Inhibition of Hepatocarcinogenesis by Interferon Therapy. Ann Intern Med, 1999. 131(3): p. 174-81.

21. Salomon, J.A., et al., Cost-effectiveness of treatment for chronic hepatitis C infection in an evolving patient population. Jama, 2003. 290(2): p. 228-37.

22. Afdhal, N.H., et al., Epoetin alfa maintains ribavirin dose in HCV-infected patients: a prospective, double-blind, randomized controlled study.Gastroenterology, 2004. 126(5): p. 1302-11.

23. Wong, V., et al., Thyrotoxicosis induced by alpha-interferon therapy in chronic viral hepatitis. Clin Endocrinol (Oxf), 2002. 56(6): p. 793-8.

24. Baker, D.E., Pegylated interferon plus ribavirin for the treatment of chronic hepatitis C. Rev Gastroenterol Disord, 2003. 3(2): p. 93-109.

25. Ikeda, K., et al., Effect of interferon therapy on hepatocellular carcinogenesis in patients with chronic hepatitis type C: A long-term observation study of 1,643 patients using statistical bias correction with proportional hazard analysis. Hepatology, 1999. 29(4): p. 1124-30.

26. Pawlotsky, J.M. and J.G. McHutchison, Hepatitis C. Development of new drugs and clinical trials: promises and pitfalls. Summary of an AASLD hepatitis single topic conference, Chicago, IL, February 27-March 1, 2003. Hepatology, 2004. 39(2): p. 554-67.

27. Davis, G., Balan V, Sulkowski MS et al., A phase 1 study to evaluate the pharmacokinetics, safety, and tolerability of escalating doses of a novel recombinant human albumin-interferon alpha fusion protein (Albuferon) in subjects with chronic hepatitis C. Hepatology, 2002. 36: p. 285A.

28. Watson, J., Prospects for hepatitis C virus therapeutics: levovirin and viramidine as improved derivatives of ribavirin.Curr Opin Investig Drugs, 2002. 3(5): p. 680-3.

29. Gish R, N.D., Arora S, Braeckman R, Yu G, Hepatitis C combination therapy with viramidine and peginterferon alpha-2a reduces potential for ribavirin-related hemolytic anemia. Gastroenterology, 2004. 126(Suppl 2): p. A-84.

30. Papatheodoridis, G.V. and E. Cholongitas, Chronic hepatitis C and no response to antiviral therapy: potential current and future therapeutic options. J Viral Hepat, 2004. 11(4): p. 287-96.

3-7

만성 C형 간염의 특수조건에서 항바이러스 제제의 사용

Antiviral therapy in special groups of patients with chronic hepatitis C

김 병 익

정상 ALT 환자군

ALT가 6개월 이상 간격을 두고 2회 이상 정상 범위에 있는 환자의 치료에 대해 의견이 일치하지 않는다. 지속적으로 ALT 수치가 정상인 경우 비정상에 비해 일반적으로 간질환이 경미하며 간섬유화 및 간경변증으로 진행이 흔치 않아 치료의 부작용이 치료의 이익 보다 더 크다고 생각된다. 그러나 정상 ALT라 할지라도 간조직검사시 1% ~ 10%에서 가교상 섬유화(bridging fibrosis) 또는 간경변증이 관찰되고 많은 경우 경미한 간섬유화도 관찰된다.[1] 경미한 간섬유화를 가진 HCV 감염자에서 간질환이 진행되는 것은 드물다 하더라도, 지속적으로 정상 ALT를 가진 HCV 감염자에서 조직학적 그리고 임상적으로 진행되는 간질환이 있다는 것이 명백히 증명되었다.[2] 이런 환자군에서 인터페론과 리바비린 병합요법의 반응률이 비정상 ALT 환자군과 비슷하게 관찰되며[3] 만성 C형 간염 환자에서 ALT 검사가 질환의 중등도를 대변하는 데는 한계가 있다는 점이 정상 ALT 만으로 치료 고려대상에서 제외하는 것은 곤란하다. 정상 ALT 환자군에서 항바이러스 치료를 시행할 것인가의 결정은 간조직 검사를 기초로 간질환 중등도, 환자의 나이, 감염기간, 치료에 대한 환자의 동기, 치료 부작용과 치료반응률, 동반질환의 유무, HCV 유전자형, HCV RNA 수치, 간외 합병증 등을 고려하여 개개인별로 결정되어야 한다.

소아환자

현재 소아에서의 HCV 감염은 주로 주산기 감염에 의하고 이 경우 평생에 걸친 간질환의 경과에 대해 잘 알려지지 않았다. 소아의 만성 C형 간염은 성인에 비해 몇 가지 다른 점이 있는데 증상이 경미하고, 자연적 바이러스 소실이 더 자주 나타나고, ALT가 정상 또는 정상에 가까운 경우가 많으며, 말기 간질환으로의 진행이 느리다.[4] 대부분의 소아에서 간질환의 중증도가 경미하며, 향후 더 효율적인 치료방법이 개발될 가능성이 높으므로, 일률적인 치료를 반대하는 의견이 있는 반면, 평균적으로 C형 간염에 감염된 소아가 50년 이상을 감염된 상태로 지내야 하므로 치료가 필요하다는 의견도 있어 성인의 경우와 마찬가지로 적절한 치료대상을 가려내는 일이 중요하다. 소아에서 인터페론 단독 또는 리바비린과의 병합치료는 심각한 부작용 없이 성인과 대등하거나 더 효과적인 것으로 평가되었다.[5] 최근 미국 식품 의약청은 3세에서 17세의 소아에서 만성 C형 간염의 치료제로 rebetron (Intron+Ribavin)을 승인하였다. 이 승인은 인터페론 단독치료 그리고 인터페론과 리바비린의 병합치료의 효능과 부작용이 소아에서 성인과 차이가 없다는 몇몇 임상시험을 근거로 하고 있다. 첫 시험은 인터페론 단독치료의 효능을 평가한 것이며 SVR이 33% ~ 45%로 성인의 효능보다 우수하였다.[6,7] 그 외 발표된 자료를 종합하면, 전반적인 SVR은 35%였고 유전자형이 1형인 경우 25%, 다른 유전자형의 감염은 70%였다.[5] 소아는 심각한 부작용이 없이 인터페론 치료에 잘 견디었으며 일부에서 치료기간 중 체중의 변화가 없었지만, 치료가 끝난 후 체중 증가를 보였다.[8] 3세 이하의 소아에서 치료는 금기로 생각되고 있으며 3세 이상 소아로서 치료의 적절한 대상으로 판단되는 경우 소아 치료에 경험이 있는 의사에 의해 인터페론과 리바비린의 병합요법이 고려될 수 있겠다.

HIV 중복 감염 환자

HIV와 HCV는 서로 중복 감염될 빈도가 높고, 이런 경우 각각의 바이러스에 대한 치료가 다를 수 있어 HIV 감염자에서 반드시 C형 간염 검사가 필요하다. 중복 감염된 경우 치료의 필요성은 C형 간염 단독 감염자에 비해 크다. 중복 감염자에서 HCV에 의한 간질환의 진행 경과가 더 빠르며, 간경변의 위험도가 대략 2배 정도다.[9] 반면 C형 간염 바이러스 감염은 HIV 감염 환자에서 이루어지고 있는 highly active antiretroviral therapy(HAART)의 환자 순응도와 치료반응에 나쁜 영향을 미칠 수 있으며 HIV 감염의 자연경과를 악화시킬 수 있다는 점이 치료근거이다.[10] 치료에 대해 이견이 많고 아직까지 뚜렷한 치료지침은 없지만 최근 AIDS 임상시험 중 133명의 성인을 무작위로 나누어 한 군은 주3회 인터페론 3MU 단독치료를, 다른 한 군은 주1회 페그인터페론 알파-2a 180μg과 리바비린(초기에 매일 600mg, 그후 증량) 병합요법을 시행한 결과, SVR이 유전자형이 1형인 경우 병합요법 대 단독요법은 14% 대 6%, 다른 유전자형에서 73% 대 33%였다. HIV 증식을 조절할 때 부작용은 없었으며 치료 중단 예는 12%에 불과하였다.[11] 페그인터페론과 리바비린의 병합요법이 기존 인터페론 단독 또는 기존 인터페론 및 리바비린 병합요법보다 효과가 우수한 것으로 보고되고 있어 HIV/HCV 중복 감염자에서의 만성 C형 감염의 최적치료임을 시사하고 있으나 약물안정성 및 용량과 치료기간에 대해서는 규명되어야 한다. 만성 C형 간염 치료에 있어 CD4+ 임파구수에 따른 치료방침, 빈혈과 같은 부작용, 다른 항바이러스 제제와의 약물간 상호작용, 비대상성 간질환의 경우 등 치료와 연관된 문제에 대해 추후 연구가 필요하다.

신질환 환자

수혈 및 혈액투석 등에 의해 HCV에 감염될 위험이 높아진다. 혈액투석 환자에서 HCV의 유병률은 미국에서 8.6%, 국내에서는 14.7%로 보고 되었다.[12, 13] 투석을 받는 환자에서 C형 바이러스 감염은 사망의 위험을 증가시키며[14] 신이식 후 장기적인 생존율과 이식신 생존율에 나쁜 영향을 미친다.[15] 따라서 현재의 치료는 신이식의 대상이 되는 환자들에서 바이러스를 제거하는데 초점을 맞추고 있다. 신질환을 가진 환자에서 C형 바이러스 치료를 고려해야 할 대상은 1) 혈액 투석을 받지 않고 있으나 HCV에 의해 유발된 사구체 신염환자 2) 혈액투석을 받는 HCV 감염환자 3) 경한 신질환을 가지고 있으나 HCV에 감염된 환자 4) 신이식 전후에 감염된 환자가 해당이 된다.

신질환 환자에서 C형 간염을 치료하는 목표는 간질환의 진행을 억제시키고 신이식의 필요성이 있는 환자에서 HCV 감염을 제거시키는 것이다. 그러나 적절한 치료 대상자을 규명하는 일은 어렵고 자료도 부족한 실정이다. 리바비린은 혈액투석을 받고 있는 환자에서는 금기인데, 보통의 투석으로는 약물이 제거되지 않고 축적되어 용혈성 빈혈을 가져오기 때문이다.[16] 저용량의 리바비린을 사용한 한 연구에서도 심한 용혈이 발생하였다.[17] 리바비린 사용중의 용혈 발생은 치료 시작 전 신장 청소율과 상관관계가 있다.[18] 따라서 리바비린은 신부전 환자에서 금기이며 이 환자들에서의 치료는 인터페론 단독치료를 하여야 한다. 소수의 환자들이 참여한 많은 연구들에서 다양한 인터페론 제제가 사용 되었다. 이들 연구의 SVR은 낮게는 14%로부터 높게는 71%까지 다양하였다.[19,20] 리바비린 치료는 신장 청소율 50mL/min 이하인 경우 권고되지 않는다. 신부전 또는 말기 신질환 환자에서의 치료는 인터페론 단독치료가 권유되며 약물치료에 따른 부작용이 더 자주 발생하여 충분한 감시와 용량조절이 필요하다. 결론적으로 신부전을 가진 환자에서 치료대상의 결정은 부작용 및 효과를 고려하여 개별적으로 결정되어야 하며 치료의 대상이 되는 경우 인터페론 단독치료를 고려할 수 있다.

비대상성 간경변증 환자

복수, 간성혼수, 위식도정맥류 출혈, 간 합성능 장애와 같은 만성 간질환의 임상적 합병증이 동반되는 비대상성 간경변증 환자에서는 간이식이 우선적인 치료다. 간이식 후 C형 간염의 재감염을 피하기는 어려우며 이 경우 이식간의 진행성 간질환이 흔하게 관찰된다. 그러므로 이식 전의 항바이러스 치료는 이식 후 재 감염률 감소와 연관이 있기 때문에, 이식 전 항바이러스 치료가 여러 부작용 및 합병증 없이 성공적일 수 있다면 이식 전에 C형 바이러스 치료는 당연하다.[21] 그러나 진행된 비대상성 간경변증 환자의 항 바이러스 치료는 빈혈, 백혈구 및 혈소판 감소를 포함한 혈액학적 이상, 간성 혼수, 간부전 등의 치명적 부작용과 낮은 치료반응률이 보고 되었다.[22] 최근 비대상성 간경변증 환자를 대상으로 인터페론과 리바비린 병합요법을 저용량에서 시작하여 점차 용량을 증가시켜가는 low accelerating dosage regimen (LADR)이 소개 되었다. 처음 2주간은 인터페론과 리바비린을 절반의 용량으로 치료를 시작하고 부작용이 없으면 2주째부터 인터페론의 용량은 총용량으로, 리바비린은 2주 간격으로 200mg/d 씩 증가 시킨다. 102명의 비대상성 간경변증 환자에서 22%의 환자에서 SVR을 보였고 치료의 반응은 유전자형과 연관성을 보여 유전자형이 1형인 경우 11%, 유전자형이 2,3형인 경우 50%의 SVR을 보였다.[23]

최근 epoetin, G-CSF, GM-CSF와 같은 성장인자들을 투여하여 혈액학적 합병증과 항바이러스 치료의 한계를 극복하려는 시도가 있으며 그 결과가 기대되는 상황이다. 간이식 대상으로 고려된 비대상성 간경변증의 경우 항바이러스 치료는 일반적 치료용량보다 낮은 용량으로 부작용의 관찰과 함께 경험이 많은 의료진에 의해 시도될 수 있겠다.

장기 이식환자

장기 이식환자의 이식 전 HCV 바이러스혈증은 이식 후에도 지속되어 진행된 간섬유화를 가진 환자에서는 급격한 악화를 초래할 수 있다.[24] 이식 거부반응을 막기 위해 투여되는 면역 억제제는 이식 후 HCV 감염 환자의 간질환의 악화에 기여하고 간 및 신이식후 이식장기의 생존율을 감소시킨다.[25] 인터페론은 이식신의 거부반응을 일으킬 수 있다.[26] 그러므로 치료의 분명한 이점이 없는 경우 거부반응을 일으킬 수 있으므로 심장, 폐, 신이식 환자에서 인터페론을 이용한 항바이러스 치료를 하여서는 안 된다.

반면, 간이식 환자에서 인터페론으로 거부반응이 유발되는 위험은 낮지만 면역이 정상인 경우보다 HCV 에 의한 간질환이 빠르게 진행되기 때문에 항바이러스 치료를 시도하고 있으나 인터페론 기반의 치료 성적은 실망스럽다. 현재 이식 후 치료성적을 개선하기 위해 페그인터페론과 리바비린을 이용한 연구가 지속되고 있다. 간이식 후 HCV와 연관되어 간질환의 진행이 흔하게 나타나며, 불량한 재이식 성적, 부작용 위험이 높은 항 바이러스치료 때문에 치료에 주의를 요하며 간 이식 경험이 많은 의사의 지휘 하에 시행되어야 하겠다. 적절한 이식 후 치료를 개선하기 위해서 페그인터페론과 리바비린 병합요법의 연구가 진행 중이다.

급성 C형 간염 환자

급성 C형 간염이 흔히 만성화되고 만성화되면 치료반응이 떨어지므로, 급성 간염의 적극적인 치료는 만성화율을 낮추고자 하는 시도로 의의가 있고 치료 근거가 된다. 그러나 급성 감염 환자는 증상이 경미하고 진단이 쉽지 않은 점, 증상을 보이는 환자에서는 자연 관해 가능성이 더 높으며[27] 급성 C형 간염 환자를 초기에 진단할 수 있는 특이적인 진단방법이 없다는 점이 연구의 난점이라 할 수 있다. 또한 치료개시 시점, 적절한 치료방법, 치료 기간에 대해 규명되어야 한다.

다양한 형태의 치료 즉, 인터페론 단독, 인터페론과 리바비린 병합, 페그인터페론 단독, 페그인터페론과 리바비린 병합이 60명의 급성 C형 간염 환자들에게 시도되었는데, 대다수 환자들은(85%) 증상이 있었다. 인터페론 단독 치료나 리바비린과 병합 치료가 6명의 환자에서 진단 후 바로 투여되었다. 바로 치료 받지 않은 54명 중에서 37명은(68%) 진단 후 평균 8.4주 후에 자연적으로 HCV RNA가 소실되었다. 그들 중 13명은 재발하여 결국 24명이(44%) 지속적으로 HCV RNA 음성 상태였다. 무증상의 급성 C형 간염 환자에서는 자연적인 바이러스의 소실이 없었으며 반면에 증상이 있었던 환자의 52%에서 자연적인 바이러스의 소실이 주로 12주 내에 관찰되었다. 자연적으로 바이러스의 소실이 보이지 않았던 환자들에 대한 치료는 3-6개월에 시작하였고 SVR은 81%에서 보였다. 전반적으로 91%에서 자연적으로 또는 치료를 통해 바이러스가 소실되었다. 인터페론을 근간으로 한 치료에 성적이 비교적 좋으므로 급성 발병 이후 자연 관해를 2-4개월 기다린 이후에 항 바이러스 치료를 고려할 수 있다.[28] 앞으로 페그인터페론을 중심으로 하는 치료에 대한 연구가 이루어져야 하며 합리적인 투여용량과 기간이 요구되는 상황이다.

정맥주사 약물 남용자

정맥주사 약물 남용은 HCV 전파의 주요한 경로로 특히 서구사회에서 흔하며, 새로운 증례의 60%가 이 경로로 전파된다. 우리나라에서도 정맥주사 약물 남용자의 HCV 유병률이 80% 내외로 매우 높아 젊은 연령 중에서 HCV 감염의 주요 경로가 되고 있다.[29] 치료에 따른 위험과 효과에 대하여 개별적으로 고려되고 접근되어야 한다.[30] 50명의 헤로인 남용자를 대상으로 한 연구에 의하면, 인터페론 단독 또는 인터페론과 리바비린 병합요법으로 24-48주간 치료한 결과 36%의 SVR를 보였다.[31] SVR은 약물의 재남용 여부 및 methadone 유지요법 여부와는 연관성이 없었고, 의료진과 약속을 잘 지켜 지속적으로 치료 받는 경우가 SVR에 영향을 미치는 가장 중요한 인자였다.

자주 마약을 투여하는 사람들은 HCV 치료를 하고자 하는 의지가 적으며, 협조가 부족하고, 임신에 대하여 주의를 덜 기울이며, 지속적 추적 관찰하는 능력이 부족하다. HCV 치료 및 치료 결정의 복잡성으로 인해 주의 깊고 정기적인 치료와 부작용을 감시할 수 있는 전문의사 및 경험 있는 정신과의사, 전문상담가 등의 여러 의료진이 함께 치료하는 것이 중요하다.

HBV 와 HCV 중복감염자

B형과 C형 간염의 전파 경로는 서로 유사하여 HBV 감염이 토착성인 우리나라를 비롯한 극동, 동남 아시아, 남부 유럽 등지에서는 수많은 환자들이 B형과 C형 간염에 중복 감염되어 있다. 일반적으로 HBV에 의한 만성 간질환 환자의 7.7% ~ 20%에서 anti-HCV가 양성으로 알려져 있다. 이런 감염은 각 각에 단독 감염된 경우보다 간경변증이나 간암으로 진행할 위험성이 훨씬 높다.[32,33] 그러므로 중복 감염된 환자들이 단독 감염된 환자들보다 더욱 효과적인 치료를 받아야 하나 중복 감염된 환자들은 거의 대부분 B형이나 C형 간염에 대한 치료효과를 검증하기 위한 임상시험에 제외되어 있어 아직 효과적인 치료법이 제시되지 못하고 있다. 한편 B형과 C형 간염에 단독 감염된 환자들을 대상으로 인터페론 치료가 간경변증과 간암의 발생을 억제하여 생존율을 증가시키지만, 중복 감염이 있는 경우 인터페론 치료에 잘 반응하지 않아 단독 감염 때 사용하는 표준 용량보다 고용량의 인터페론 치료가 강력히 추천되며, 보다 강력한 인터페론 제제, 치료기간의 연장, 새로운 항바이러스 제제 등이 고려되어야 한다.[34] 또한 중복 감염에서 HCV가 우세한 감염에서 인터페론과 리바비린의 병합 요법을 1년 정도 충분한 기간을 사용하는 방법, 또 HBV가 우세한 감염에서 인터페론과 리바비린의 병합 요법과 함께 라미부딘을 추가로 사용하는 방법 혹은 처음에 강력한 항바이러스제제로 HBV 감염을 조절한 후 순차적으로 HCV를 치료하기 위한 인터페론과 리바비린의 병합요법을 사용하는 방법 등 향후 치료방법의 연구가 진행되어야 할 것이다.[35]

음주 환자

만성 C형 간염 환자에서 지나친 음주는 병의 경과나 회복을 악화시키거나 지연시킨다. 특히 하루에 50g 이상의 과량의 음주는 만성 C 형 간염 환자에서 나이와 유병기간에 상관없이 음주를 하지 않는 만성 C 형 간염 환자보다 섬유화의 진행이 34% 이상 증가하며[36] 간경변증이나 간암의 위험도를 증가시킨다.[37] 하지만 소량의 음주에 대한 만성 C형 간염 환자의 평가는 아직 없는 실정으로 일반적으로 하루에 30 g이상의 음주가 해로운 것으로 보고 되었다.[38] 음주하는 만성 C형 간염 여성 환자에서 동량의 음주 남성 환자에 비해 간경변증의 위험성이 높다.[38] 술과 혈청내 HCV RNA 농도의 비교에서 지속적으로 음주를 하는 C형 간염 환자에서 HCV RNA 농도가 더 높다는 연구[36]와 차이가 없다는 상반된 연구가 있으나,[38] HCV 변이성(quasispecies)의 증가는 과량의 음주(>70g/day)와 연관이 있었다.[39] 치료에 있어 그 기전은 확실하지는 않지만, 지속되는 음주는 만성 C형 간염의 면역 반응을 둔화시켜 인터페론의 효과를 낮추는 것으로 알려져 있으며, 금주는 만성 C형 간염 환자의 항 바이러스 치료 효과를 증가시키며 음주를 지속하는 C형 간염 환자에서 치료 동안 술을 끊지 않을 경우 낮은 치료 반응을 보였다.[40] 그러므로 술 남용 간염 환자에서 만성 C형 간염 치료는 치료의 시작 전후 적절한 상담과 금주 프로그램을 실시하여 음주량을 줄이거나 금주하여야 한다.

[참고문헌]

1. Pradat P, Alberti A, Poynard T, Esteban JI, Weiland O, Marcellin P, Badalamenti S, et al. Predictive value of ALT levels for histologic findings in chronic hepatitis C: a European collaborative study. Hepatology 2002;36(pt 1):973-977.

2. Hui CK, Belaye T, Montegrande K, Wright TL. A comparison in the progression of liver fibrosis in chronic hepatitis C between persistently normal and elevated transaminases. J Hepatol 2003;38:511-517.

3. Marcellin P, Levy S, Erlinger S. Therapy of hepatitis C: patients with normal aminotransferase levels. Hepatology 1997;26(suppl 1):133S-136S.

4. Bortolotti F, Resti M, Giacchino R, Crivellaro C, Zancan L, Azzari C, Gussetti N, et al. Changing epidemiologic pattern of chronic hepatitis C virus infection in Italian children. J Pediatr 1998;133:378-381.

5. Jacobson KR, Murray K, Zellos A, Schwarz KB. An analysis of published trials of interferon monotherapy in children with chronic hepatitis C. J Pediatr Gastroenterol Nutr 2002;34:52-58.

6. Bortolotti F, Giacchino R, Vajro P, Barbera C, Crivellaro C, Alberti A, Nebbia G, et al. Recombinant interferon-alfa therapy in children with chronic hepatitis C. Hepatology 1995;22:1623-1627.

7. Marcellini M, KondiliLA, Comparcola D, Spada E, Sartorelli MR, Palumbo M, Rapicetta M. High dosage alpha-interferon for treatment of children and young adults with chronic hepatitis C disease. Pediatr Infect Dis J 1997;16:1049-1053.

8. Comanor L, Minor J, Conjeevaram HS, Roberts EA, Alvarez F, Bern EM, Goyens P, et al. Impact of chronic hepatitis B and interferon-alpha therapy on growth of children. J Viral Hepat 2001;8:139-147.

9. Thomas DL. Hepatitis C and human immunodeficiency virus infection. Hepatology 2002;36(suppl 1):S201-S209.

10. Sulkowski MS, Thomas DL, Chaisson RE, Moore RD. Hepatotoxicity associated with antiretroviral therapy in adults infected with human immunodeficiency virus and the role of hepatitis C or B virus infection. JAMA 2000;283:74-80.

11. Chung R, Anderson J, Volberding P, Robbins G, Liu T, Sherman K, Peters M, Koziel M, et al. A Randomized, Controlled Trial of PEG-Interferon-alfa-2a plus Ribavirin vs Interferon-alfa-2a plus Ribavirin for Chronic Hepatitis C Virus Infection in HIV-co-infected Persons: Follow-up Results of ACTG A5071. Abstract 110. 11th Conference on Retroviruses and Opportunistic Infections. February 811, 2004. San Francisco, CA.

12. Tokars JI, Alter MJ, Miller E, Moyer LA, Favero MS. National surveillance of dialysis associated diseases in the Uited States1994. ASAIO J 1997;43:108-119.

13. Kim H, Kim KT, Yoo JH, Kim BI, Lee SJ, Lee EJ, Park SE, Suh SY, Koo JR, Kim SS, Cha DR, Kwon YJ, Cho WY, Kim HK. Prevalence and Risk Factors of Hepatitis C Virus Infection in Chronic Hamodialysis Patients (multi-center study). Korean J Med 1997;52:833-840

14. Stehman-Breen CO, Emerson S, Gretch D, Johnson RJ. Risk of death among chronic dialysis patients infected with hepatitis C virus. Am J Kidney Dis 1998;32:629-634.

15. Mathurin P, Mouquet C, Poynard T, Sylla C, Benalia H, Fretz C, Thibault V, et al. Impact of hepatitis B and C virus on kidney transplantation outcome. Hepatology 1999;29:257-263.

16. Glue P. The clinical pharmacology of ribavirin. Semin Liver Dis 1999;19(suppl 1):1724.

17. Tan AC, Brouwer JT, Glue P, van Leusen R, Kauffmann RH, Schalm SW, de Vries RA, et al. Safety of interferon and ribavirin therapy in haemodialysis patients with chronic hepatitis C: results of a pilot study. Nephrol Dial Transplant 2001;16:193-195.

18. Sulkowski M, Wasserman R, Brooks L, Ball, Gish R. Changes in hemoglobin during interferon alfa 2b plus ribavirin combination therapy for hepatitis C virus infection. J Viral Hepat 2004. In press.

19. Fernandez JL, Rendo P, del Pino N, Viola L. A double-blind controlled trial of recombinant interferon-alpha 2b in haemodialysis patients with chronic hepatitis C virus infection and abnormal aminotransferase levels. Nephrologists' Group for the Study of HCV infection. J Viral Hepat 1997;4:113-119.

20. Campistol JM, Esforzado N, Martinez J, Rosello L, Veciana L, Modol J, Casellas J, et al. Efficacy and tolerance of interferon-alpha(2b) in the treatment of chronic hepatitis C virus infection in haemodialysis patients. Pre- and post-renal transplantation assessment. Nephrol Dial Transplant 1999;14:2704-2709.

21. Everson GT, Trouillot T, Trotter J, Skilbred J, Halprin A, McKinley C, Fey B, et al. Treatment of decompensated cirrhotics with a low-accelerating dose regimen (LADR) of interferon-alfa-2b plus ribavirin: safety and efficacy [Abstract]. Hepatology 2000;32:308A.

22. Crippin JS, McCashland T, Terrault N, Sheiner P, Charlton MR. A pilot study of the tolerability and efficacy of antiviral therapy in hepatitis C virus-infected patients awaiting liver transplantation. Liver Transpl 2002;8:350-355.

23. Everson GT. Long-term outcome of patients with chronic hepatitis C and decompensated liver disease treated with the LADR protocol[low-accelerating-dose-regimen]. Hepatology 2002;36:297A

24. Pereira BJ, Natov SN, Bouthot BA, Murthy BV, Ruthazer R, Schmid CH, Levey AS. Effects of hepatitis C infection and renal transplantation on survival in end-stage renal disease. The New England Organ Bank Hepatitis C Study Group. Kidney Int 1998;53:1374-1381.

25. Berenguer M, Lopez-Labrador FX, Wright TL. Hepatitis C and liver transplantation. J Hepatol 2001;35:666-678.

26. Koenig P, Vogel W, Umlauft F, Weyrer K, Prommegger R, Lhotta K, Neyer U, et al. Interferon treatment for chronic hepatitis C virus infection in uremic patients. Kidney Int 1994;45:1507-1509.

27. Hoofnagle JH. Course and outcome of hepatitis C. Hepatology 2002; 36(suppl 1):S21-S29.

28. Gerlach JT, Diepolder HM, Zachoval R, Gruener NH, Jung MC, Ulsenheimer A, Schraut WW, et al. Acute hepatitis C: high rate of both spontaneous and treatment-induced viral clearance. Gastroenterology 2003;125:80-88.

29. Kim HS, Choo DH. Prevalence of Hepatitis C, B and Human Immunodeficiency Virus among Drug

Users and Chronic Alcoholic Patients in Korea. Korean J Med 1997;52:754-762

30. Edlin BR, Seal KH, Lorvick J, Kral AH, Ciccarone DH, Moore LD, Lo B. Is it justifiable to withhold treatment for hepatitis C from illicit-drug users? N Engl J Med 2001;345:211-215.

31. Backmund M, Meyer K, Von Zielonka M, Eichenlaub D. Treatment of hepatitis C infection in injection drug users. Hepatology 2001;34:188-193.

32. Liaw YF. Role of hepatitis C virus in dual and triple hepatitis virus infection. Hepatology 1995;22:1101-1108.

33. Gaeta GB, Stornaiuolo G, Precone DF, Lobello S, Chiaramonte M, Stroffolini T, Colucci G, Rizzeto M. Epidemiological and clinical burden of chronic hepatitis B virus/hepatitis C virus infection. A multicenter Italian study. J Hepatol 2003;39:1036-1041.

34. Villa E, Grottola A, Buttafoco P, Colantoni A, Bagni A, Ferretti I, Cremonini C, Bertani H, Manenti F. High doses of alfa-interferon are required in chronic hepatitis due to coinfection with hepatitis B virus and hepatitis C virus: Long term results of a prospective randomized trial. Am J Gastroenterol 2001;96:2973-2977.

35. Liu CJ, Chen PJ, Lai MY, Kao JH, Jeng YM, Chen DS. Ribavirin and interferon is effective for hepatitis C virus clearance in hepatitis B and C dually infected patients. Hepatology 2003;37:568-576.

36. Poynard T, Bedossa P, Opolon P. Natural history of liver fibrosis progression in patients with chronic hepatitis C. The OBSVIRC, METAVIR, CLINIVIR, and DOSVIRC groups. Lancet 1997; 349: 825-832

37. Kubo S, Kinoshita H, Hirohashi K, Tanaka H, Tsukamoto T, Shuto T, Kuroki T. High malignancy of hepatocellular carcinoma in alcoholic patients with hepatitis C virus. Surgery 1997; 121: 425-429

38. Bellentani S, Pozzato G, Saccoccio G, Crovatto M, Croce LS, Mazzoran L, Masutti F, et al. Clinical course and risk factors of hepatitis C virus related liver disease in the general population: report from the Dionysos study. Gut 1999; 44: 874-880.

39. Sherman KE, Rouster SD, Mendenhall C, Thee D. Hepatitis cRNA quasispecies complexity in patients with alcoholic liver disease. Hepatology 1999; 30: 265-270.

40. Tabone M, Sidoli L, Laudi C, Pellegrino S, Rocca G, Della Monica P, Fracchia M, et al. Alcohol abstinence does not offset the strong negative effect of lifetime alcohol consumption on the outcome of interferon therapy. J Viral Hepat 2002; 9: 288-294.

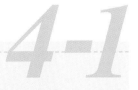

알코올성 간질환의 임상적 중요성 및 국내 실태

Clinical significance and current status of alcoholic liver disease in Korea

권 상 옥

알코올은 칼로리를 내기 때문에 음식이라고 할 수 있지만, 한편으로 기분을 고양시켜 주기 때문에 향정신성 약물이라고도 할 수 있다. 이러한 약물 효과 때문에, 술은 역사적으로 가장 인기 있는 기호품의 하나로 애용되어 왔다. 그러나 최근에는 음주의 긍정적인 면보다 부정적인 측면이 강조되면서, 각 나라는 음주로 발생하는 사회경제적 비용을 줄이고, 음주로 생기는 질병을 막기 위하여 국가적인 방안을 강구하여 추진하고 있다.

1994년 미국의 클린턴 대통령은 알코올을 마약의 일종으로 규정하고 주류 업계의 방송광고 금지를 법제화하여, 술과 전쟁을 선포하였다. 우리나라도 1996년 1월부터 주류에 대한 광고방송 제한시간을 정하고, 같은 해 3월부터 모든 주류에 과도한 음주는 건강에 해롭다는 과음 경고 문구를 반드시 표기하도록 법을 제정하였다. 음주 문제는 이제 흡연 문제와 함께 전 세계에서 가장 중요한 보건 문제 가운데 한 가지로 떠오르고 있다.

그럼에도 불구하고 우리나라는 대인 관계에서 음주 능력을 높이 평가할 뿐만 아니라 술로 생긴 문제에 관대하기 때문에, 음주 운전을 제외하고는 음주와 관련된 질병이나 문제들이 사회적인 문제로 부각되지 못하고 있다. 송년회를 앞두고 음주 관련 기사가 매년 신문 특집으로 나오지만, 이는 음주 문제에 대한 관심이라기보다는 회식 자리에서 몸을 상하지 않고 음주를 할 수 있는 기술적인 요령을 기사화한 것에 지나지 않는다.

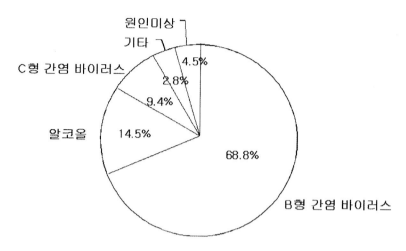

그림1. 만성 간질환의 원인별 빈도

1999년부터 2000년까지 일 년 동안 국내 18개 병원의 만성 간질환 환자 16,436명을 대상으로 원인을 분석한 결과[1] B형 바이러스는 68.8%, 알코올은 14.5%, C형 바이러스는 9.4%를 차지하여, 알코올성 간질환이 B형 간질환에 이어 2위를 차지하였다(그림 1). 간경변증 입원 환자를 대상으로 연구한 결과에서도 알코올성 간경변증의 빈도는 26-42.9%를 차지하여,[2,3] 역시 B형 간경변증에 이어 2위를 차지하고 있다.

알코올성 간질환은 매우 흔한 질환임에도 불구하고 바이러스성 간질환에 비하여 연구가 매우 부진한 편이다. 국내 간장 학자의 관심이 주로 바이러스성 간질환에 집중되어 있어, 알코올성 간질환은 관심 밖으로 밀려나 있다고 하는 것이 더 정확한 표현일지도 모른다. 필자는 이 글에서 우리나라 사람의 음주 현황과 알코올 대사 효소의 특성 그리고 알코올성 간질환의 손상 기전을 살펴본 후, 알코올성 간질환 환자의 진료에 따르는 문제를 검토하여 알코올성 간질환의 임상을 이해하기 위한 기본적인 내용을 소개하고자 한다.

음주 현황

술의 종류는 여러 가지가 있으나 빚는 방법에 따라 크게 양조주, 증류주 그리고 혼성주의 3 종류로 나눌 수 있다. 양조주에는 보리가 주원료인 맥주, 쌀이 주원료인 청주 그리고 포도가 주원료인 포도주가 있으며, 대부분의 곡주가 여기에 해당한다. 증류주는 양조주를 증류한 후 다시 냉각시킨 것을 말한다. 국내에는 안동 소주가 있으며, 서양에는 맥주를 증류한 꼬냑과 포도주를 증류한 브랜디가 있다. 술꾼들이 가장 애호하는 소주는 양조주와 증류주의 혼합 형태라고 할 수 있다. 혼성주에는 양조주나 증류주에 풀뿌리나 꽃을 침전시킨 것과 설탕 등을 첨가한 것이 있으며, 과실주나 약용주가 여기에 속한다(표 1).

표 1. 술의 종류와 알코올 함량

종류	용량(cc)	알코올 농도(%)	알코올 량(g)	순알코올 량(g)
맥주	작은병(334)	4.5	15.0	12.0
	큰 병(633)	4.5	28.5	22.5
와인	한 병(700)	13.0(9.3−14.0)	91.0(65.1−98.0)	72.8
청주	한 홉(180)	15.5(15.0−15.9)	27.8	22.2
막걸리	한 되(2L)	6.5(6−7)	130	100.4
소주	한 홉(180)	30.0(25.0−35.0)	54.0(45.0−63.0)	43.2
브랜디	한 병(700)	40.0	280.0	224.0
위스키	한 병(750)	43.0	323.0	258.0

술의 주성분은 물과 알코올이며, 실제로 인체에 영향을 주는 것은 알코올의 양이다. 술 속에 포함되어 있는 알코올의 %는 술의 도수와 같다고 알려져 있다. 그러나 알코올의 비중이 0.8이기 때문에, 엄밀하게 계산하면 순알코올의 양은 도수의 80%가 된다.[4]

평균 하루 음주량을 측정하기란 쉽지 않다. 가장 많이 쓰이는 방법은 술꾼들이 가장 즐기는 소주를 기준으로 음주량을 측정하는 것이다. 환자들이 말하는 일회 음주량에 일주일동안의 음주 횟수를 곱한 후 다시 7로 나누면 바로 평균 하루 음주량이 된다. 이런 식으로 환자 진술에 의존하는 계산 방법은 간편하다는 장점이 있지만, 주관적인 면이 많아 신뢰도에서 항상 논란이 되고 있다.[5] 또한 반주를 즐기는 노인들의 주량은 잔술로 계산할 수도 있다. 한 잔술의 기준을 미국은 12 gm, 영국은 8 gm 그리고 일본은 약 20 gm으로 잡고 있으나,[6] 우리나라는 10 gm으로 잡고 있다.[7] 따라서 우리나라의 소주 한잔, 맥주 한잔, 양주 한잔, 정종 1홉 그리고 막걸리 2홉에는 각각 10 gm의 알코올이 포함되어 있다고 할 수 있다.

지난 2000년 세계보건기구(WHO)는 우리나라를 세계 2위의 '술고래' 국가로 발표하여 모든 국민을 놀라게 한 적이 있다. 하지만 이는 통계처리를 잘 못하는 바람에 빚어진 오해로 밝혀졌으며, 실제로 음주량은 경제협력개발기구(OECD) 30개국 가운데 중위권에 불과한 것으로 드러났다. 한국 보건사회연구원에서 조사한 'OECD 국가의 2000년 15세 이상 인구 1인당 순수 알코올 소비량' 연구에 따르면 우리나라의 술 소비량은 8.9 L로 30개 국가 가운데 15위에 해당한다고 밝혔다. 이는 OECD 국가의 평균치인 9.5 L에도 이르지 못하는 양에 해당하는 것이다. 우리나라 1인당 술 소비량은 90년 이후 매년 8.6-9.2 L사이를 오가는 것으로 집계되었다.[8]

한국 보건 사회 연구원에서 실시한 '1989년 국민 건강 영양조사' 결과는 1989년 이후 20-59세의 성인 음주율이 1989년 45.8%에서 1998년 52.1%로 증가하였으나, 건강에 문제가 되는 고도 음주율(인구 백명당 한달에 21일 이상 음주하는 사람의 수)은 1989년 6.8%에서 1998년 6.0%로 감소하였으며, 고도 음주자 가운데 남자의 비율은 11.2%, 여자는 1.3%로 나타났다고 밝혔다. 특히 60세 이상 남자의 고도 음주율은 22.3%에 이른다고 보고하였다.[9]

한편 '정신 질환실태 역학조사 20001 보고 요약서' 에서는 "알코올 사용장애(alcohol use disorder)

가 1984년의 22%에서 2001년 16.3%로 감소하였다. 남자의 알코올 사용장애는 1984년의 42.8%에서 2001년 25.8%로 현저하게 줄어든 반면, 여자의 알코올 사용장애는 1984년의 2.2%에 비하여 6.6%로 크게 증가하였다. 알코올 남용(alcohol abuse)의 유병율 감소가 알코올 의존(alcohol dependence)의 감소에 비해 크게 두드러진 것은 자가 운전자의 증가, 음주 문화의 변화 등 사회 문화적 변화 때문인 것으로 추정된다." 라고 하였다.[10]

이러한 통계 결과를 근거로 할 때 최근 성인 음주 인구는 증가하였으나 일인당 평균 알코올 소비량 은 별로 증가하지 않았으며, 음주 문제를 일으킬 수 있는 고도 음주자나 알코올 남용 비율도 다소 감소 하고 있음을 알 수 있다. 주목하여야 할 점은 일부 계층, 즉 여성, 청소년 그리고 노인의 음주 인구가 늘고 있다는 것이다. 여성은 여권 신장과 함께 사회 활동의 기회가 많아지면서, 청소년은 성인세계에 대한 호기심으로 음주 시작 연령이 낮아지면서, 노인은 노인 인구가 증가하고 독거노인이 많아지면서 음주율이 높아지는 것으로 추정되고 있다.[11]

알코올 대사 효소의 특성

알코올은 섭취 후에 위와 소장에서 신속히 흡수된다. 흡수된 알코올 가운데 약 2-10%는 신장과 폐에 서 제거되고, 나머지 모두는 간에서 대사된다. 알코올의 특징은 몸에 저장되지 않을 뿐만 아니라, 대사 과정에서 피드백 통제(feedback control)를 받지 않는다는 점이다. 또한 알코올은 다른 물질보다 우 선적으로 산화 경로(oxidative pathway)를 이용하기 때문에, 만성적인 음주를 할 경우 지방, 탄수화물 그리고 단백질의 정상적인 산화 대사가 교란을 받게 된다.

알코올 대사 효소 가운데 가장 중요한 것은 사이토솔(cytosol)의 alcohol dehydrogenase와 소포체 (endoplasmic reticulum)의 cytochrome P-450IIE1이다. catalase도 알코올의 산화 과정에 참여하지만 역할은 크지 않다. acetaldehyde를 acetate로 대사시켜 주는 효소는 aldehyde dehydrogenase이다(그 림 2). 알코올 대사 효소 대부분은 유전적 다형성(genetic polymorphism)이 있으며, 유전적 다형성에

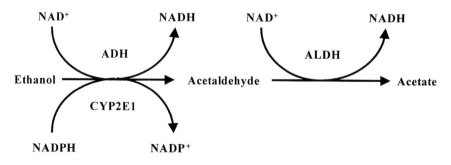

그림 2. 알코올 대사 경로
ADH=alcohol dehydrogenase; ALDH=aldehyde dehydrogenase; CYP2E1=cytochrome P450IIE1.

따라 효소의 활성도는 각기 달라진다. 개인이나 민족마다 알코올 대사 능력에 차이가 나는 것은 알코올 대사 효소의 유전적 다형성과 관련이 많다(표 2). 그 밖에도 유전적 다형성은 알코올성 간질환의 발생이나 진행과 연관이 있을 것으로 예상되어 많은 연구가 있었으나, 아직까지 뚜렷한 연관성은 발견하지 못하였다.

표 2. 건강한 남성의 알코올 대사 효소에 나타난 대립유전자 빈도

대상자수	대립유전자 빈도									참고문헌
	ADH2			ADH3		ALDH		CYP2E1		
	ADH2*1	ADH2*2	ADH2*3	ADH3*1	ADH3*2	ALDH2*1	ALDH2*2	CYP2E1 C1	CYP2E1 C2	
106	0.19	0.81		0.94	0.06	0.86	0.14	0.70	0.30	16
64	0.23	0.77		0.95	0.05			0.80	0.20	17
33								0.77	0.23	21
481						0.84	0.16	0.81	0.19	22
100	0.495	0.36	0.145	0.965	0.035	0.735	0.265	0.68	0.32	14
33						0.77	0.23			15

대부분의 알코올 산화과정은 alcohol dehydrogenase(ADH)를 통하여 진행된다. ADH 효소 가운데 가장 중요한 역할을 하는 class I ADH 효소는 ADH1, ADH2, ADH3 유전자에 의해 암호화(encode)되며, 이 유전자는 각각 α, β, γ peptide subunit을 전사(transcription)한다. 효소는 보통 homodimer($\alpha\alpha$, $\beta\beta$, $\gamma\gamma$)로 이루어지기는 하지만 가끔 heterodimer로 나타날 수 있다. ADH2와 ADH3는 유전적 다형성을 보이며, 각각은 알코올 대사 능력에 차이가 있다. ADH2 locus에서는 세 개의 대립 유전자(allele), 즉 ADH2*1(β1), ADH2*2(β2) 그리고 ADH2*3(β3)을 볼 수 있다. ADH3 locus에서 볼 수 있는 대립 유전자는 ADH3*1(γ1)과 ADH3*2(γ2)이다. ADH2와 ADH3의 유전자형(genotype)과 대립 유전자 분포는 민족에 따라 서로 다르다.

인종마다 알코올 대사 능력에 차이가 나는 것은 ADH 동위효소(isoenzyme) 때문으로 알려져 있다. ADH2*2 대립 유전자는 한국을 포함한 아시아에서 상대적으로 흔하고 유럽과 아프리카에서는 비교적 드물다. ADH2*3 대립 유전자는 미국 흑인의 15%에서 발견되지만 한국이나 아시아에서는 거의 발견되지 않는 것으로 알려져 있다.[12,13] 국내 연구에서는 ADH2*2 대립 유전자의 빈도가 36[14]-81%[15], ADH2*3 대립 유전자의 빈도가 0[16,17]-14.5%[14]로 다양하게 나타났다.

약물 대사에서 가장 중요한 역할을 하는 cytochrome P450IIE1(CYP2E1)은 만성적인 음주를 할 경우 효소 활동이 10배 정도 유도(induction)되기 때문에, 만성 음주자의 알코올 대사에 크게 기여하는 것으로 알려져 있다. CYP2E1의 유전적 다형성은 transcription-regulation region(대립 유전자 c1과 c2)과 intron 6(대립 유전자 C와 D)에서 발견된다. c2 혹은 C 대립 유전자가 있으면 효소 활성도는 증가하는 것으로 알려져 있다. CYP2E1 유전적 다형성과 알코올성 간경변증 발생 사이의 관계는 주로 일본을 중심으로 연구가 진행되었지만, 연관 관계는 아직 확인되지 않았다.[18] 국내 연구에서는 CYP2E1 c2 대립

유전자의 빈도가 19^{19}-32^{14}%를 보여 중국이나 일본과 비슷하였으나, 5% 정도의 빈도를 보이는 서구와는 차이가 있었다.[31]

이렇게 만들어진 acetaldehyde는 다시 aldehyde dehydrogenase(ALDH)에 의해서 acetate로 대사가 진행된다. mitochondrial form의 ALDH는 cytosolic form보다 acetaldehyde 대사에 중요한 역할을 한다. 역시 유전적 다형성이 ALDH2 locus에서 나타날 수 있다. ALDH 대립 유전자 가운데에는 exon 12에 단지 한 개의 염기서열만 치환되어도 촉매 효과를 잃는(catalytically inactive) 경우가 있다. 이런 유전자를 갖고 있는 사람은 acetaldehyde 대사 능력이 감소하거나(heterozygous ALDH2*1/*2), 대사 능력이 완전히 상실된다(homozygous ALDH2*2/*2). ALDH2*2 대립 유전자는 우성 유전을 하는 것으로 알려져 있다.

ALDH2*2 대립유전자의 빈도는 일본이나 중국의 경우 50% 이하로 동양인에게 비교적 흔하지만, 서양 사람이나 흑인에게는 거의 나타나지 않는 것으로 알려져 있다.[20] 국내 연구에서 ALDH2*2 대립유전자의 빈도는 14^{16}-27^{14}% 정도로 나타났다. 비활성적인(inactive) ALDH를 갖은 사람이 음주를 하면 홍조 반응(flushing response)-안면 홍조와 두통, 빈맥, 오심-을 보이게 된다. 이런 현상은 acetaldehyde가 제대로 대사되지 못하기 때문에 나타나는 현상으로 해석되고 있다. 동양 사람에게는 ALDH2*2 대립유전자의 빈도가 높아 만성 과음자나 알코올 의존이 서양보다 많지 않을 것으로 예측되어 왔다. 이런 이유로, ALDH2*2 대립유전자는 알코올성 간질환이나 알코올 의존의 발병에 부정적 위험 인자(negative risk factor)로 알려져 있다.

알코올성 간질환의 손상 기전

여러 가지 손상 기전이 발견되었으나 아직 완전히 규명되지 않은 상태이다. 그 가운데 알코올성 간염의 발병 기전에 대한 연구가 비교적 활발한 편이며, 사이토카인(cytokine)과 쿠퍼 세포(kupffer cell)의 역할이 특별히 강조되고 있다(그림 3).

서구의 알코올성 간질환의 조직병리 소견이 지방간, 알코올성 간염, 간경변증으로 분류되고 있다면, 우리나라는 서양과 달리 알코올성 간염 환자가 적고 대신 알코올성 간섬유증(alcoholic hepatic fibrosis)이 많다는 연구 발표가 있었다.[23] 일본도 역시 알코올성 간염 환자는 적고 알코올성 간섬유증과 알코올성 만성 간염이 많은 것으로 알려져 있다.[24] 이런 차이가 음주 문화의 차이 때문인지 아니면 유전적 배경의 차이 때문인지는 아직 알려져 있지 않다. 앞으로 더 많은 연구를 통하여 우리나라 알코올성 간질환의 조직 병리학적 특성이 확립되고, 서양과 다른 이유가 기전의 차원에서 규명되어야 할 것이다.

1. 유리 산소 잔기(free radical) 형성

알코올 대사에 관여하는 효소는 모두 산화 효소로서 산소를 소모하는 과정에서 hydroxy radical,

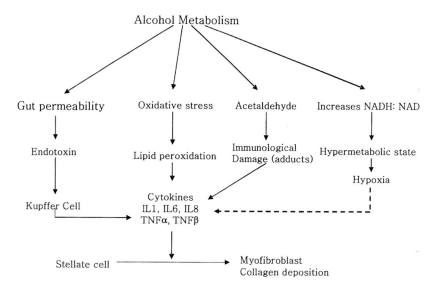

그림 3. Mechanism of alcohol—induced liver damage. IL, interleukin; NAD, nicotinamide adenine dinucleotide; TNF, tumour necrosis factor; TGF, transforming growth factor.

hydroxyethyl radical 그리고 superoxide anion같은 유리 산소 잔기를 만들어낸다. 이런 물질들은 대단히 불안정하여 주변의 단백질, 지질 그리고 DNA와 결합하여 간세포에 손상을 주게 된다. 유리 산소 잔기가 세포막의 불포화 지질(unsaturated lipid)과 결합하면 일련의 lipid radical이 형성되면서 지질 과산화(lipid peroxidation)가 일어난다. 간에서 일어나는 지질 과산화의 정도는 간손상의 정도와 비례하는 경향을 보인다.[25]

2. 저산소증(hypoxia)

혈액은 문맥(portal vein)을 통해 간에 들어가 동양 혈관(sinusoid)을 통해 중심 정맥(central vein)에 도달한다. 간세포는 동양 혈관의 피를 통해 산소를 얻기 때문에 중심 정맥 근처의 혈액은 문맥 혈보다 산소가 부족하게 된다. 정상적인 경우 중심 정맥 근처에서 간세포로 전달되는 산소의 양은 세포 대사를 감당하는데 문제가 되지 않는다. 그러나 만성 음주를 하면 간세포의 산소 소모량이 전반적으로 증가하기 때문에 저산소증이 나타나게 된다.

최근 연구는 알코올에 의해 유발된 pericentral hypoxia가 쿠퍼 세포에 의해 촉진된다는 것을 밝혀냈다. 쿠퍼 세포의 기능은 동양혈관을 수축시키고 혈류를 감소시키는 혈관 수축제의 분비와 관련이 있을 것으로 추측하고 있다.[26]

3. acetaldehyde 효과

알코올의 대사물인 acetaldehyde는 강한 반응성 물질(reactive substance)로 세포 단백질의 특정 아미노산 잔기(residue)와 공유 결합을 하여 acetaldehyde-protein adduct를 만든다. 세포의 미세 구조를 이루는 단백질과 결합하여 형성된 부가물(adduct)은 물질 흡수나 단백질 배출에 장애를 일으켜 간세포의 팽창(ballooning)이 나타날 수 있다.[27]

acetaldehyde는 분자량이 작아 불완전 항원(hapten) 역할밖에 하지 못하지만 acetaldehyde-protein adduct를 형성하면 면역원(immunogen)으로 반응하여 자가 면역성 반응(autoimmune reaction)을 보일 수 있다.

4. 사이토카인 효과

알코올성 간염 환자에서는 혈액의 사이토카인, 즉 interleukin-1(IL-1), interleukin-8(IL-8) 그리고 tumor necrosis factor-alpha(TNF-α) 농도가 높아지며, 특히 TNF-α의 상승은 예후와 관련을 보이는 것으로 알려져 있다.[28]

만성적인 음주는 내독소(endotoxin)에 대한 장의 투과성을 변화시켜 문맥을 통해 간으로 유입되는 내독소의 양을 증가시킨다. 내독소란 박테리아의 세포벽에서 발견되는 물질로 그람 음성균의 리포다당체(lipopolysaccharide)를 말한다. 간에 들어 온 내독소는 쿠퍼 세포에 의해서 탐식되면서, 세포내의 proinflammatory transcription factor인 nuclear factor kappa B(NF-κB)를 활성화시켜 TNF-α같은 사이토카인 생산을 촉진한다.[29] 사이토카인 생산을 자극하는 또 다른 요인으로는 산화 스트레스(oxidative stress)에 의해 생성된 reactive oxygen species(ROS)을 들 수 있다.

사이토카인은 알코올성 간염을 유발하는데 결정적인 역할을 하는 것으로 알려져 있다. 실제로 알코올성 간염에 나타나는 발열, 호중구(neutrophil)의 증가, 오심, muscle wasting이나 무기질 대사의 증가 현상은 사이토카인의 작용 효과와 일치한다.[30] TNF-α는 간세포에 직접 작용하여 세포독성 효과를 보이거나, 간세포를 자극하여 IL-8을 생성하도록 유도함으로서 간손상을 간접적으로 줄 수 있다. 강력한 화학주성인자(chemoattractant)이며 호중구 자극제인 IL-8은 호중구가 간의 실질로 이동하는데 관여한다. TNF-α는 백혈구가 동양 혈관의 내피 세포에 부착되는 것을 촉진하고, superoxide와 toxic proteinase의 분비를 자극하여 간손상을 가속화시킨다.[31]

알코올성 간염에서는 간세포의 세포 사멸(apoptosis)이 활발해지는 것으로 알려져 있다. 세포 사멸에 관여하는 인자로는 산화 스트레스와 TNF-α 그리고 Fas ligand 등이 알려져 있다. 산화 스트레스를 받는 미토콘드리아는 cytochrome c를 분비하고 caspase를 활성화시켜 세포 사멸 촉진에 중요한 역할을 한다.[32,33]

5. 간 성상세포(hepatic stellate cell)의 역할

장기간 알코올을 투여하면 간 성상세포가 활성화되어 교원질(collagen)을 만들어 섬유화를 촉진시킨다. 교원질 생성에 관여하는 요인을 요약하면 다음과 같다. 첫째, acetaldehyde-protein adduct가 실험연구에서 간 성상세포를 통해 교원질 유전자의 전사를 자극하여 교원질 합성을 촉진시키는 것이 확인되었다. 둘째, 지질 과산화의 산물도 교원질 합성을 촉진시킨다. 셋째, TGF-β는 간 성상세포를 통하여 교원질 합성을 강력하게 자극한다. 만성적으로 술을 먹으면 쿠퍼 세포는 물론이고 간 성상세포도 TGF-β를 생산한다.[34,35]

만성 음주 환자에 대한 진료 문제

내과 의사들은 알코올과 관련된 질환이 의심될 경우 음주 문제에 관심을 갖지만, 그렇지 않은 경우라면 음주 문제를 굳이 들추어 내지 않으려고 한다. 내과 의사가 음주 문제에 관여하지 않으려는 이유는 음주 문제에 개입하여 해결할 자신이 없다는 점이 가장 클 것이다. 또한 음주 문제로 진단받은 환자에 대한 사회의 부정적 시각도 음주 문제를 적극적으로 진단하지 못하는 이유가 되고 있다.

알코올성 간질환 환자를 치료할 때는 간질환의 평가와 함께 음주 문제의 심각성도 파악하여야 한다. 알코올성 간질환 환자에게는 알코올 남용이나 알코올 의존이 동반되는 경우가 대부분이다. 외국의 경우 알코올성 간질환에 보통 내지 심한 알코올 의존이 동반된 경우가 37[36]-76[37]% 정도로 나타났다. 알코올성 간염 환자에서 알코올 의존이 많기는 하였지만, 알코올성 간질환의 정도와 알코올성 의존의 정도는 비례하지 않는 것으로 밝혀졌다.[37]

만성적인 과음은 결국 알코올 남용이나 알코올 의존에 이르게 된다. 알코올 남용이란 지나친 음주 때문에 직장 생활이나 대인관계 같은 사회생활에 문제를 일으키지만, 알코올 의존에서 보이는 육체적 의존(physical dependence)은 나타나지 않는 것이 특징이다. 알코올 남용은 시간이 경과하면서 알코올 의존이 될 수 있지만 진행되지 않는 경우도 많다.[38] 알코올 의존 환자는 정신과 치료를 필요로 하지만, 알코올 남용 환자에게는 정신과 치료가 꼭 필요한 것은 아니다.

알코올성 간질환 환자는 내과 치료에 순응을 잘 하지만, 정신과 치료에는 대부분 거부감을 보인다. 그 이유는 자신의 병이 지나친 음주와 관련이 있음을 부정하고, 단주를 치료 목표로서 인정하지 못하며, 정신과 치료를 받을 경우 생길 수 있는 사회적 낙인을 우려하기 때문이다. 결국 내과 의사는 간질환에만 관심을 보일 뿐 환자의 음주 문제는 회피하여, 음주 문제는 본인과 가족이 알아서 해결해야 할 과제로 남는 경우가 많다.

거의 모든 알코올성 간질환 환자가 정신과 치료를 거부하는 현실을 감안할 때, 알코올성 간질환 환자를 효과적으로 치료하기 위해서는 내과 의사가 간질환 치료와 음주 문제의 해결을 동시에 추구할 수밖에 없다고 생각한다. 그러나 의학 교육 과정에서 알코올성 간질환은 내과에서 배우고 음주 문제는 정신과에서 따로 배웠기 때문에, 임상에서 두 가지 치료법을 유기적으로 연관지어 진료하기란 생각보다 쉽지 않다. 더욱이 음주 문제는 의학에서도 주변의 문제로 간주되어 의학 교육이 제대로 이루어지지 않고 있다는 점은 이미 세계적으로 잘 알려진 사실이다.[39] 이런 문제가 해결되기 위해서는 의과대학이나 연수 강좌에서 알코올 관련 질환이 통합적으로 교육되어야 한다고 생각한다.

알코올성 간질환의 치료에 대해서는 타 저자에 의해 기술되겠지만, 먼저 간단히 언급해 보면 다음과 같다. 전통적으로 알코올 환자에게 의사가 해 온 일은 술의 폐해를 교육하고 단주나 조절 음주(controlled drinking)를 충고(advice) 하거나, 음주 문제의 해결 방안을 찾기 위하여 간단한 상담(counselling)을 하는 것이었다. 그럼에도 불구하고 의사 스스로가 치료 효과를 확신하지 못하였기 때문에 충고와 상담은 음주 문제에 대한 해결책으로 인정받지 못하였다. 그러나 의사가 음주 문제에 우려를 표시하거나 위험성을 경고만 하여도 음주량이 상당히 감소한다는 연구 결과[40]가 연달아 발표되면서 알코올 환자에 대한 전통적인 의사의 역할은 어느 정도 객관적인 근거를 갖게 되었다. 최근에는 이러한 충고나 상담을 더욱 조직화하고 발전시킨 단기 중재(brief intervention) 방법이 개발되어 임상에 활용되고 있으며,[41] 이를 통해 단주 동기를 구체화하여 의지를 강화하고, 행동을 교정함으로써 단주 및 조절 음주를 실천할 수 있도록 유도한다.

간질환이 있는 알코올 환자에게 최선의 치료 목표는 단주이지만 차선책으로 조절 음주도 고려되어야 한다고 생각한다. 단주만을 치료 성공으로 간주할 경우, 술을 조금만 먹어도 치료가 실패로 평가되기 때문에 환자는 심리적인 좌절감을 자주 느끼게 되고, 이로 인해 치료를 포기하는 경우가 많다. 조절 음주만으로도 간기능이나 전신 상태가 호전되는 경우가 많기 때문에, 단주가 가능하지 않다면 조절 음주도 차선책으로 인정되어야 한다.

조절 음주의 목표는 궁극적으로 적정 음주(moderate drinking)[6]에 두어야 한다. 적정 음주란 몸에 부담을 주지 않는 한도에서 음주하는 방식을 말하며, 일종의 안전 음주(safe or low-risk drinking)라고 할 수 있다. 적정 음주의 기준은 나라마다 다르지만 우리나라 보건 복지부는 하루 30 gm(소주 3잔)이내를 기준으로 잡고 있다.[7] 이에 비하여 미국은 적정 음주의 양을 남성의 경우 하루 24 gm(양주 2잔), 여성은 하루 12 gm(양주 한잔)으로 한정하고 있다.

최근에는 알코올성 간질환 환자 가운데 하루 50 gm 이내의 음주를 하는 사람들을 2년간 관찰하여, 음주가 간질환의 진행에 아무런 영향을 미치지 않았다는 연구 결과가 발표되었다[42]. 이런 연구 결과는 조절 음주가 알코올성 간질환 환자에게 허용될 가능성을 보여주는 것이지만, 조절 음주의 허용량에 대해서는 앞으로 더 많은 연구가 필요하리라 생각한다.

맺음말

음주 현황에 대한 여러 가지 역학적 연구 결과는 최근 우리나라 사람의 평균 음주량이 별로 늘고 있지 않음을 보여 주고 있다. 그러나 일부 계층, 즉 여성, 청소년, 노인의 음주 인구는 증가하는 것이 밝혀졌다. 국내 만성 간질환에서 알코올이 원인인 경우는 약 14.5%로서, B형 간염 바이러스 다음으로 흔하였다.

우리나라는 대인 관계에서 음주 능력을 높이 평가할 뿐만 아니라 술로 생긴 문제에 관대하기 때문에 음주와 관련된 질병들이 사회적인 문제로 부각되지 못하고 있다. 의사들 스스로도 음주 문제에 개입하여 해결할 자신이 없기 때문에 필요한 경우가 아니라면 음주 문제를 굳이 들추어 내지 않으려고 한다.

우리나라 사람의 알코올 대사 효소의 유전적 다형성은 일본이나 중국과 비슷한 특성을 보였으며, ALDH2*2 대립유전자의 빈도는 약 14-27%를 보였다. 알코올성 간질환의 손상 기전은 여러 가지가 발견되었으나, 아직 충분히 규명되지 않은 상태이다. 그 가운데에서도 알코올성 간염의 발병 기전에 대한 연구가 비교적 활발한 편이며, 사이토카인과 쿠퍼 세포의 역할이 특별히 강조되고 있다. 알코올성 간질환에 대한 우리나라의 조직 병리학적 소견은 서양과 달리 알코올성 간염 환자가 적고 알코올성 간섬유증이 많아 일본과 유사하다는 연구들이 있었다. 앞으로 더 많은 연구를 통하여 국내 알코올성 간질환의 조직 병리적 특성이 확립되고, 서양과 다른 이유가 기전의 차원에서 규명되기를 기대해 본다.

알코올성 간질환 환자를 치료할 때는 간질환의 평가와 음주 문제의 심각성을 동시에 파악하여야 한다. 환자가 내과 치료에 순응하더라도 정신과 치료는 거부하는 경우가 워낙 많기 때문에, 이런 경우에는 차선책으로 최근 개발된 단기 중재를 환자에게 시도해 볼 필요가 있다고 생각한다.

[참고문헌]

1. 이창홍. 만성 간질환. 2002년도 제 14회 대한소화기학회 세미나 56-62.

2. Kim Y-S, Um S-H, Ryu H-S, et al. The prognosis of liver cirrhosis in recent years in korea. J Korean Med Sci 2003;18:833-41.

3. 서광식, 이병석, 성재규 등. 최근 5년간 간경변의 원인과 합병증에 관한 고찰. 대한간학회지 1997;3:202-9.

4. 대한예방의학회. 건강통계자료 수집 및 측정의 표준화. 계축문화사 2000:366-77.

5. Orrego H, Blake JE, Blendis LM, Kapur BM, Israel Y. Reliability of assessment of alcohol intake based on personal interviews in a liver clinic. Lancet 1979;22-29:1354-6.

6. Dufour MC. What is moderate drinking? defining "drinks" and drinking levels. Alcohol Res Health 1999;23:5-14

7. 보건복지부. '과음을 피합시다' 팜플렛 1997

8. 조선일보, 2003년 12월 23일 기사

9. 후생일보 4955호, 200년 12월 14일 기사

10. 의협신보 3590호, 2002년 2월 21일 기사

11. 한국 보건 사회 연구원. 음주의 사회 경제적 비용과 정책과제. 서울 1997

12. Bosron WF, Li T-K. Genetic polymorphism of human liver alcohol and aldehyde dehydrogenase, and their relationship to alcohol metabolism and alcoholism. Hepatology 1986;6:502-10.

13. Higuchi S. Polymorphisms of ethanol metabolizing enzyme genes and alcoholism. Alcohol Alcoholism 1994;28(suppl 2):29-34.

14. 김명식, 이돈행, 강효승 등. 알코올성 췌장염과 간경변 환자에서 알코올대사효소와 시토카인의 유전자 다형

성. 대한소화기학회지 2004;43:355-63.

15. 변관수, 권소영, 박상훈 등. 한국인에서 Mitochondrial aldehyde dehydrogenase (ALDH$_2$)의 유전적 결핍이 알 코올성 간질환 발생에 미치는 영향. 대한내과학회지 1993;45:328-36.

16. 정숙향, 이한주, 윤정한, 이효석, 김정룡. 알코올 대사 효소들의 유전적 다형성이 알코올성 간경변증의 발생 에 미치는 영향. 대한간학회지 1998;4:1-11.

17. Lee H-C, Lee H-S, Jung S-H, Yi S-Y, Jung H-K, Yoon J-H, Kim C-Y. Association between polymorphisms of ethanol=metabolizing enzymes and susceptibility to alcoholic cirrhosis in a korean male population. J Korean Med Sci 2001;16:745-50.

18. Verlaan M, Te Morsche RH, Roelofs HM, Laheij RJ, Jansen JB, Peters WH, Drenth JP. Genetic polymorphisms in alcohol-metabolizing enzymes and chronic pancreatitis. Alcohol Alcohol 2004;39:20-4

19. 기주영, 김민옥, 유일영 등. 알코올 대사 효소들의 유전적 다형성이 음주 행태 및 간경변증 발생에 미치는 영 향. 대한간학회지 2003;9:89-97.

20. Arnon R, Esposti SD, Zern MA. Molecular biological aspects of alcohol-induced liver disease. Alcohol Clin Exp Res 1995;19:247-56.

21. 권소영, 연종은, 박영태, 김진호, 변관수, 이창홍. Cytochrome P4502E1 유전자의 다양성과 알코올성 간질환 발생과의 관련성에 관한 연구. 대한소화기학회지 1997;29:645-50.

22. Lee K-H, Kwak B-Y, Kim J-H, Yoo S-K, Yum S-K, Jeong H-S. Genetic polymorphism of cytochrome P-4502E1 and mitochondrial aldehyde dehydrogenase in a Korean population. Alcohol Clin Exp Res 1997;21:953-6.

23. 김남동, 권상옥, 김현수 등. 알콜성 간질환의 임상적 고찰. 대한내과학회지 1992;43:161-6.

24. Takada A, Galambos JT. Diagnosis of alcoholic liver disease: An international conference. Gastroenterol Jpn 1990;25(suppl 1):1

25. Nanji AA, Zhao S, Lamb RG, Dannenberg AJ, Sadrzadeh SM, Waxman DJ. Changes in cytochromes P-450, 2E1, 2B1, and 4A, and phospholipases A and C in the intragastric feeding rat model for alcoholic liver disease: Relationship to dietary fats and pathologic liver injury. Alcohol Clin Exp Res 1994;18:902-8.

26. Adachi Y, Bradford BU, Gao W, Bojes HK, Thurman RG. Inactivation of Kupffer cells prevents early alcohol-induced liver injury. Hepatology 1994;20:453-60.

27. Tuma DJ, Smith SL, Sorrell MF. Acetaldehyde and microtubules. Ann NY Acad Sci 1991;625:786-92.

28. Rodriguez-Rodriguez E, Gonzalez-Reimers E, Santolaria-Fernandez F, Milena-Abril A, Rodriguez-Moreno F, Oramas-Rodriguez J, Martinez-Riera A. Cytokine levels in acute alcoholic hepatitis: A sequential study. Drug Alcohol Depend 1995;39:23-7.

29. Schreck R, Albermann K, Baeuerle PA. Nuclear factor kappa B: An oxidative stress-responsive transcription factor of eukaryotic cells[Review]. Free Radic Res Commun 1992;17:221-37.

30. McClain C, Hill D, Schmidt J, Diehl AM. Cytokines and alcoholic liver disease[Review]. Semin Liver Dis 1993;13:170-82.

31. Komatsu Y, Shiratori Y, Kawase T, et al. Role of polymorphonuclear leukocytes in galactosamine hepatitis: Mechanism of adherence to hepatic endothelial cells. Hepatology 1994;20:1548-56.

32. Ishii H, Adachi M, Fernandez-Checa JC, Cederbaum AI, Deaciuc IV, Nanji AA. Role of apoptosis in alcoholic liver injury. Alcohol Clin Exp Res 2003;27:1207-12.

33. Feldstein A, Gores GJ. Steatohepatitis and apoptosis: Therapeutic Implications. Am J Gastroenterol 2004;99:1718-9.

34. Tsukamoto H. Oxidative stress, antioxidants, and alcoholic liver fibrogenesis. Alcohol 1993;10:465-7.

35. Tsukamoto H, Matsuoka M, French SW. Experimental models of hepatic fibrosis: A review. Semin Liver Dis 1990;10:56-65.

36. Wodak AD, Saunders JB, Ewusi-Mensah I, Davis M, Williams R. Severity of alcohol dependence in patients with alcoholic liver disease. Br Med J 1983 12;287:1420-2.

37. Sarin SK, Sachdev G, Jiloha RC, Bhatt A, Munjal GC. Pattern of psychiatric morbidity and alcohol dependence in patients with alcoholic liver disease. Dig Dis Sci 1988;33:443-8.

38. Vaillant GE. A long-term follow-up of male alcohol abuse. Arch Gen Psychiatry 1996;53:243-9.

39. Miller NS, Sheppard LM, Colenda CC, Magen J. Why physicians are unprepared to treat patients who have alcohol- and drug-related disorders. Acad Med 2001;76:410-8.

40. WHO Brief Intervention Study Group. A cross-national trial of brief interventions with heavy drinkers. Am J Public Health 1996;86:948-55.

41. Fleming M, Manwell LB. Brief intervention in primary care settings: A primary treatment method for at-risk, problem, and dependent drinkers. Alcohol Res Health 1999;23:128-37.

42. Bulter TJ, James OFW. Moderate alcohol intake is not deleterious in patients with alcoholic liver disease. Hepatology 1996;24:443A

4-2

알코올성 간질환의 진단, 치료와 관리
Diagnosis and management of alcoholic liver disease

권 소 영

서 론

과도한 음주에 의해서 발병하는 알코올성 간질환은 지방간이나 간염, 진행되어 간경변에 이르는 다양한 형태의 간 손상으로 나타난다. 알코올성 간질환의 여러 유형은 임상 소견이나 검사로서 구분하기 어려우며 조직학적 검사에서도 서로 혼재된 모습을 보이기 때문에 명확하게 구별하기는 어렵다. 습관성 음주자에서 알코올성 간질환의 발병은 유전적, 환경적 요인이나 영양상태에 따라서 개인적인 차이를 보이며 진행 경과 또한 다르다. 알코올성 간질환이 어떠한 유형으로 나타나든지 금주를 함으로써 호전되고 생존율도 향상된다는 것은 잘 알고 있는 사실이다. 그럼에도 불구하고 예방 백신의 보급과 약물 치료의 발달로 인해서 바이러스성 간염이 감소하고 있는 우리나라에서 알코올성 간질환의 비중은 더욱 커지고 있다.

본문에서는 알코올성 간질환의 진단과 질병의 유형에 따른 치료 방법들을 기술하고, 알코올성 간질환 환자를 일선에서 다루게 되는 의료진이 간과하기 쉬운 금주 교육과 알코올 금단증상의 조절에 대해서도 간단히 소개한다.

알코올성 간질환의 진단

알코올성 간질환은 임상적, 조직학적 분류상 지방간에서부터 알코올성 간염, 간경변을 총 망라한 다양한 질환군이다. 간질환의 중증도는 음주량이나 유전적 특성과 성별 등의 개인적인 특성에 따라서 결정된다. 이러한 관점에서 알코올성 간질환의 진단은 음주력과 간질환과의 관련성을 확인하고 간질환의 중증도를 평가하는 데에 있다. 습관성 음주자의 경우 간질환 뿐만 아니라 알코올 중독의 정신과적 문제와 다른 장기들의 손상을 흔하게 동반하므로 임상적인 다각적 검토와 정확한 평가가 중요하다.

1. 병력청취와 신체검사

알코올성 간질환의 여부를 확인하는 데에 있어서 가장 중요한 것은 음주력이다. 음주력은 환자 자신이나 가족들로부터 음주량이나 음주 형태에 관한 문진을 통해서 알 수 있는데 실제로 정확한 정보를 얻기란 그리 쉽지 않다. 알코올성 간질환 환자는 내원하여 내과 의사 또는 정신과 의사와 첫 면담을 하게 되는데 이들 대부분이 본인의 음주 습관에 관하여 수치심을 느끼거나, 환자가 자발적으로 병원을 찾지 않고 가족들에 의해서 내원한 경우에는 면담 자체에 거부감을 보여서 음주 습관을 부정하거나 대답을 회피하는 태도를 보인다. 따라서 진료에 임하는 의사는 환자의 이러한 심리 상태를 이해하고, 정확한 병력 청취를 위해서는 강압적인 자세나 혼내는 태도를 피하고 친근감 있게 접근할 수 있어야 한다. 환자 상태가 불량하거나 정신과적 문제로 인해서 병력 청취가 불가능한 경우에는 가까운 가족으로부터 정보를 얻어야 하는데 가족들로부터 소외되는 환자들이 많고 가족 구성원 간의 불화나 적대감, 불신 등의 요인에 의해 문진이 어려운 경우가 많다.

빠른 시간 내에 문제성 음주 여부를 객관적으로 평가하기 위해서 설문방식이 효과적이다. 설문 방법으로는 여러 가지가 있는데 그 중 간단하고 외래 면담을 통해서도 쉽게 사용하는 방법이 CAGE 설문이다(표 1).[1] CAGE 설문 방법은 항목들 중 두개 이상이 해당될 때 음주 문제가 있는 것으로 평가하며, 문제성 음주를 진단하는 데에 80%의 정확도를 보인다. 이밖에도 MAST(Michigan Alcoholism Screening Test)나 AUDIT(Alcohol Use Disorders Identification Test) 설문 방법이 있다.[2,3] 문제성 음주 경향과 함께 음주량이나 음주 행태에 관한 정보를 얻는 것도 중요하다. 습관성 음주자는 아침이나 낮 시간에도 술을 마시는 경우가 흔하므로, 하루 음주량은 낮시간의 음주량을 모두 포함한 양으로 한다.

표 1. CAGE Questionaire for Alcoholism

C	Have you felt the need to cut down on your drinking?
A	Have people annyoed you by criticizing your drinking?
G	Have you felt guilty about your drinking?
E	Have you had a drink (eye opener) in the morning?

알코올성 지방간은 대부분 증상이 없는 경우가 많으나 지방 침착이 심한 경우에는 쇠약감, 구역, 간 부위의 압통을 호소기도 하며 드물지만 문맥압 항진증에 의한 위장 출혈을 보이기도 한다. 신체검 사 상 간비대로 인해서 간이 만져질 수 있다. 장기간의 과음에 의해서 알코올성 간염이 발병하는데 급 격한 간기능 장애로 인해서 피로감, 구역, 복통, 발열 증상을 보이고 우상복부 통증과 고열을 동반할 수 있어서 담도계 염증이나 급성 복증과 감별하기가 어렵다. 심한 경우 복수나 위장관 출혈, 간성 혼수 와 같은 간기능 부전을 동반한다. 신체 검사상 발열, 황달, 간비대, 부종이나 피부의 거미상 혈관을 관 찰할 수 있다. 간경변으로 진행하면 다른 원인에 의한 간경변에서와 마찬가지로 문맥압 항진 소견과 간기능 장애를 보인다. 음주력이나 혈청 검사로 감별할 수 있으며 금주 후 호전되는 경과를 관찰 할 수 있다.

이 밖에 알코올에 의한 영양결핍, 말초신경병변에 의한 이상 감각, 치매나 중추신경 장애, 심장 기능 이상에 의한 다양한 합병증 소견을 동반하며, 심한 알코올 중독자의 경우 입원 후 금주에 의한 금단 증 상을 보이기도 한다.

2. 검사 소견

혈액 검사나 혈청학적 검사는 알코올성 간질환을 진단할 수는 없으나, 간손상의 정도를 평가하고 예 후를 예측할 뿐만 아니라 금주 여부를 평가하는 간접적인 지표로 이용할 수 있다. 알코올성 간질환을 진단하는데 유용한 혈청학적 지표는 AST, ALT치와 γ-GT, MCV가 있다.[4] 혈청 transaminase치는 정상 의 10배 이내로 증가하는데 AST치가 ALT치에 비해서 높은 것이(AST/ALT비 증가) 특징적이다.[5] 혈청 transaminase치가 매우 높은 경우에는 바이러스성 간염이나 아세트아미노펜에 의한 간 손상 등의 다 른 원인들을 감별해야 한다. 알코올은 골수 조직에 영향을 미쳐서 말초혈액 검사 상 MCV가 증가한다. Transaminase나 γ-GT는 간손상 정도를 간접적으로 평가할 수 있는 지표로서 유용하지만 음주 습관을 평가하는 데에 있어서는 예민도와 특이도가 낮은 것이 단점이다.

음주 여부를 정확하게 평가하기 위해 CDT(Carbohydrate deficient transferrin)나 mitochondrial AST 를 이용해 볼 수 있다.[6,7] CDT는 transferrin의 desialylation을 반영하는데 과음 후에 증가하고 금주 후 곧 감소하여, 음주력를 파악하는 데에 예민도와 특이도가 높은 검사이다.[8] CDT는 간질환의 중증도나 약제에 의해서 영향을 받지 않으나, 체내의 철분 상태에 따라서 예민도와 특이도의 차이를 보이므로 만성 간질환 환자에서는 해석에 주의를 요한다.[9] 현실적으로 실제 임상에서 CDT 검사는 검사 방법이 까다롭기 때문에 쉽게 이용하기 어려우며, AST/ALT, γ-GTP, MCV가 알코올 남용을 확인하는 데에 가 장 손쉽게 사용할 수 있는 지표이다.

알코올성 간염은 심한 간기능 장애를 초래하여 PT가 연장되고 bilirubin이 상승하며 말초혈액 백혈 구증가, 빈혈, 저칼륨혈증, 저인산혈증, 저마그네슘혈증 등을 나타낸다. PT나 bilirubin은 환자의 예후 와 직접적인 관련이 있고, 이를 이용한 Maddrey's discriminant function [DF=4.6 (PT(sec.)-control) + bilirubin(mg/dl)] 수치는 알코올성 간염 환자에서 예후를 예측하는 데에 간단하면서도 유용한 지표이다. DF가 32 이상이면 사망률이 50%를 넘는 것으로 알려져 있다.[10] 이밖에 알코올성 간염의 중증도를 평가할 수 있는 혈청 지표로 laminin과 type IV collagen이 유용하다.[11] 혈청 예후 지표들은 간조직 검사를 대신해서 빠른 시간에 간염의 중증도를 파악하고 약물 치료 여부를 결정하는 데에 도움을 준다.

초음파 검사상 간실질의 에코 증가 소견인 "bright liver"를 보이며 이로 인하여 간문맥이나 간정맥을 잘 관찰하기 어렵다. 간의 지방 침착이 국소적인 경우에는 간 종양을 감별해야 한다. 방사선학적 검사는 담도질환이나 담낭염, 간정맥 혈전과 같이 임상적으로 알코올성 간염과 구별하기 어려운 환자들의 감별 진단에 도움을 준다.

3. 간조직 검사

일반적으로 알코올성 지방간은 임상적 의의가 적고 금주 후 회복되므로 간생검이 필요하지 않으나, 알코올성 간염 환자에서 진단이 불확실 하거나 간경변 동반 여부를 확인할 필요가 있는 경우에는 간생검을 해 볼 수 있다. 간조직을 확인함으로써 알코올성 간질환의 중증도와 병기에 관한 정확한 평가가 가능하며, 특히 C형 간염이나 대사성 간질환을 감별하는데 유용하다. 알코올성 간염의 특징적인 조직 소견으로 다핵구 침윤, 간세포 비대와 지방 침착, central hyalin sclerosis, Mallory body, 중심정맥이나 동양혈관 주위의 섬유화의 소견을 보인다.[12] 이러한 조직학적 소견들은 알코올성 간질환 이외에도 비알코올성 간염(NASH)이나 부신피질 호르몬, amiodarone에 의한 간 손상에서도 흔히 관찰되기 때문에 병력 청취를 통한 감별이 중요하다.[13] 알코올성 간염 환자에서 간 생검 결과 약 50%에서는 간경변을 동반하였다는 보고가 있으며 간경변의 조직 소견을 보이는 경우에 그 예후가 나쁜 것으로 알려져 있다.[14] 실제 임상에서 알코올성 간염의 경우 간기능 장애와 복수, PT 연장으로 인한 출혈 경향을 보이기 때문에 간생검을 시행 할 수 있는 예는 드물다.

4. 알코올성 간질환과 C형 간염

알코올성 간질환에서 C형 간염의 빈도는 일반 인구에 비해서 높으며, C형 간염 항체 양성율이 15~65% 정도로 보고 되고 있다.[15] C형 간염의 빈도는 간질환의 정도가 심할수록 높은데, 알코올과 C형 간염바이러스는 간경변으로의 진행이나 간암 발생에 있어서 서로 상승 작용을 한다.[16] 알코올성 간질환에서 C형 간염의 진단은 혈청 anti-HCV 검사로 하는데, 간혹 혈청 글로블린 치의 상승으로 인한 위양성 결과를 보이기 때문에 확진을 위해서는 혈중 HCV-RNA를 확인해야 한다. 우리나라의 알코올성 간경변 예들에서 10.7%정도가 anti-HCV 양성으로 외국의 보고보다 낮은 것으로 보고 되었다.[17] 알코올성 간질환이나 C형 간염이 만성 간질환의 주종을 차지하는 서구와 달리 우리나라는 B형 간염이 간질환의 절반 이상을 차지하는 실정으로 질환 분포에 따르는 차이가 있을 수 있으며, 이러한 차이점을 규명하기 위해서는 알코올성 간질환에 대한 대규모의 역학 조사가 필요하다.

알코올성 간질환의 치료

알코올성 간질환의 치료에 있어서 가장 중요한 것은 술을 끊는 것이다. 약물 치료는 금주를 유지하는 데에 도움을 주거나 손상된 간의 회복을 촉진시킬 수 있으나, 알코올성 간질환 환자에 모든 치료는 금주를 전제로 한다. 알코올성 간질환의 치료에 발병 기전을 억제시키는 여러 가지 약제들이 시도되고 있으나 아직까지 효과적이고 정형화된 약물 치료법은 없는 실정이므로, 본문에서는 현재까지 비교적 많이 연구되어 그 결과가 축적된 약물 치료를 중심으로 소개한다.

1. 금주

알코올성 간질환 환자가 술을 끊거나 또는 음주량을 줄이기만 하여도 간 기능과 조직 소견이 호전되고 장기적으로 사망률을 낮출 수 있다.[18,19] 그러나 금주의 필요성을 잘 인지한다 하여도 실제 지속적으로 술을 끊기는 매우 어렵다. 환자에게 금주로 인한 괴로움을 덜어주고 장기간 금주를 유지하기 위해서는 내과 의사 뿐 만 아니라 정신과 의사, 알코올 중독 특수 간호사와 사회사업가나 상담원들의 협진이 필요하다.

금주 치료는 정신과적 치료와 약물 치료가 있다. 일반 의사들이 쉽게 할 수 있는 정신과적 치료는 단기 중재(brief intervention)이다. 단기 중재는 5~10분 정도의 면담을 통해서 시행할 수 있으며 환자에게 알코올에 의한 신체적, 정신적 문제들을 알리고 금주 또는 절주의 목표와 방법을 제시해줄 수 있다.[20] 단기 중재는 가장 간단한 형태의 정신과적 치료이면서 금주를 유도하는 데에 효과적이고 외래에서 시행 가능한 방법이기 때문에 비용-효율 면에 있어서 가장 좋은 치료법이다. 필요한 경우에는 여러 번의 방문을 통해서 효과적으로 금주를 유도해야 하며, 금주를 지속적으로 유지시키기 위해서 환자나 보호자에게 알코올 치료 모임에 대한 상담과 가입을 권유한다.[21]

단기 중재를 통해서 금주 동기가 부여되면 정신과 의사와 협진을 시도하고, 인지 행동 치료(cognitive-behavioral treatment)나 동기 강화 치료(motivational enhancement treatment)와 같은 정신과적 치료를 통해서 금주를 지속적으로 유지할 수 있게 한다. 치료에도 불구하고 술을 끊지 못하거나 재발한 환자에서는 음주량을 줄여 보는 것을 하나의 치료 목표로 제시해볼 수 있다. 절주가 환자의 생존율을 향상 시키는지 또는 어느 정도 양을 절주의 범위로 생각해야 하는지는 앞으로 해결해야 할 문제이다.

약물치료는 glutamate neurotransmission을 억제시켜서 음주 욕구를 줄이는 acamprosate나 naltrexone이 있고,[22] 아세트알데하이드 탈수소효소 억제제로 음주 후 불쾌감을 조장시키는 disulfiram 등을 사용할 수 있으나, 약제 순응도가 낮고 간독성이 있어서 실제로는 잘 사용하지 않는다.[23]

2. 알코올성 지방간의 치료

알코올성 지방간은 금주에 의해서 회복이 가능하며 금주 후 1~4주 사이에 간내 지방 침착도 소실된다. 그러나 계속 음주를 하면 알코올성 간염이나 간경변으로 진행할 수 있다.[24]

따라서 치료는 금주 교육이 필수적이며 필요에 따라서 엽산을 포함한 비타민을 공급한다. 비만은 알코올성 간질환을 악화시키며 간내 지방 침착을 더욱 조장하는 중요한 요인이다.[25] 비만한 환자에게는 금주와 함께 식이 요법이나 운동을 통한 체중 감량을 권장해야 한다.

3. 알코올성 간염의 치료

임상에서 관찰되는 알코올성 간염은 매우 다양한 영역의 질병 상태를 포함한다. 알코올성 간염환자들의 간생검 소견에 간경변을 보이는 경우가 50%정도이고, 간경변을 동반한 경우에는 예후가 불량하다.[14] 장기 추적 검사 하였을 때 호전되는 경우는 매우 적고 대부분의 환자에서 알코올성 간염을 지속적으로 보이거나 간경변으로 진행한다.[12]

알코올성 간염은 과도한 음주에 의해서 체내의 산화성 스트레스와 사이토카인 반응이 증가하여서 심한 간기능 장애와 전신 증상을 나타내는 급성 질환이다. 알코올성 간염은 예후가 불량하여 발병 4주 이내의 단기 사망률이 40%에 이른다.[26] 특히 혈중 빌리루빈치가 높거나 응고장애가 있는 경우(Maddrey's discriminant function > 32), 간성 혼수를 보이는 경우에 사망률이 높을 것으로 예측할 수 있다.[27] 따라서 알코올성 간염 환자의 치료는 단기(4주) 생존율을 향상시키는 것을 지표로 평가한다. 중증의 알코올성 간염은 발병 후 금주를 하여도 간기능 장애가 심해지는 경우가 흔하기 때문에, 초기 치료를 위한 많은 치료제들이 시도되고 있으나 아직 효과적인 치료 약제는 없는 실정이다. 치료제들 중 임상 연구에서 비교적 좋은 성적을 보인 것은 corticosteroid, pentoxifylline, enteral nutrition이다 (표 2).

표 2. Therapeutic Agents for Alcoholic Hepatitis

	Biochemical improvement	Survival improvement
Corticosteroid	+	+
Pentoxifylline	+	+
Nutritional supplement	+	+
Anti-TNFα	+	−
Propylthiouracil	−	−
Insulin/glucagon	−	−
Anabolic steriods	−	−
Colchicine	−	−

1) Corticosteroid

Corticosteroid는 염증 반응에 관여하는 사이토카인, chemokine과 adhesion molecule들의 전사를 촉진시키는 NF-κB(nuclear factor-kappa B)의 전사과정을 억제시켜서 염증 반응을 억제한다.[28,29] 알코올성 간염 환자들을 대상으로 시행한 임상 연구들에서 corticosteroid 치료 효과는 뚜렷하지 않은 것으로 보고 되고 있으나,[30] DF가 32 이상이거나 간성 뇌증을 보이는 중증 알코올성 간염 환자들에서는 위약군에 비하여 간기능을 호전시키고 높은 단기 생존율을 보였다.[31] 치료 용량은 prednisolone 40mg/day를 4주간 투여 후 감량하는데, 치료 후 bilirubin치가 빨리 감소할수록 예후가 좋다.[32] 그러나 감염의 가능성을 높이고 상처 치유를 더디게 하는 부작용으로 인하여 감염이 있는 환자나 위장관 출혈이 있는 환자에서는 사용하기 어려운 것이 단점이다.[33] corticosteroid치료와 enteral nutrition을 비교한 연구에서 두 치료군의 사망률은 큰 차이를 보이지 않았으며,[34] corticosteroid와 enteral nutrition의 병용 치료에 대한 연구는 아직 없다.

2) Pentoxifylline

알코올성 간염에서 간 손상의 주요 기전은 세포 사멸이며 실험 동물 모델에서 TNF-α (tumor necrosis factor-alpha)가 병리기전에 있어서 중요한 역할을 하는 것으로 알려져 있다(그림 1).[35] 알코올성 간질환 환자는 장의 투과성이 증가하여 장내의 내독소가 쉽게 문맥 혈류로 유입되고 간의 쿠퍼 세포(Kupffer cell)에 의해서 탐식되면 TNF-α가 활성화 된다. TNF-α는 세포의 TNF-α수용체와 결합하여 caspase를 활성화 시키고 세포 사멸을 촉진시킨다.[36] 알코올성 간염에서 혈청 TNF-α치의 증가는 간질환의 중증도에 비례하는 것으로 알려져 있다.[37] 비 선택적 phosphodiesterase inhibitor인 pentoxifylline은 TNF-α나 사이토카인들의 분비를 억제시킨다.[38] 심한 알코올성 간염 환자를 대상으로 한 연구에서 pentoxifylline은 사망률을 40% 감소시키고 간신증후군 발생을 65% 감소시킨 것으로 보고하였다.[39]

3) 영양 공급

알코올은 1g당 7 kcal을 만들 수 있으나 영양소는 없는 빈 열량일 뿐이다. 몸에 필요한 칼로리의 상당 부분을 알코올에 의존하는 알코올 의존 환자의 경우 영양 결핍 현상을 필연적으로 초래한다. 대부분의 알코올성 간염 환자는 단백질과 칼로리 결핍 상태이다. 과거에는 알코올성 간질환의 주 요인을 영양 결핍으로 생각하였는데 영양 상태가 양호한 환자에서도 알코올성 간질환이 발생하므로 이러한 인과 관계는 성립되지 않으나, 영양 결핍은 알코올성 간질환 환자의 사망률과 밀접한 관련이 있다.[40] 알코올성 간염이나 간경변 환자에서 enteral nutrition은 간기능을 호전시키고 면역력을 강화시키지만 사망율을 낮출 수 있는지에 대해서는 아직 논란이 있다.[41] 알코올성 간질환에서 영양 공급의 원칙은 충분한 단백질과 칼로리 공급이다(표 3).

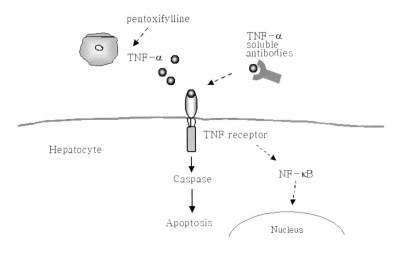

그림 1. 알코올성 간염에서 TNF-α의 작용기전

표 3. 알코올성 간질환 환자의 영양 요법 지침 (1일 요구량)

단백질 공급 : 체중 1 Kg당 1.0~1.5g

칼로리 공급 : 체중(Kg) X 35~40kcal

탄수화물 50~55%

지방 30~35%

정맥내 주입 보다 위장관을 통한 영양 공급을 우선으로 한다.

수분과 염분 공급은 환자의 상태에 따라서 조절한다.

엽산을 포함한 비타민을 충분히 공급한다.

일반적인 아미노산 (필수 아미노산) 공급을 원칙으로 하며

간성 혼수가 심해지는 경우에는 분지성 아미노산으로 공급한다.

또한 알코올성 간염에서 기존의 영양 결핍 상태를 호전시키고 간세포 재생에 필요한 영양분을 공급하기 위해서 충분한 아미노산을 공급해야 한다. 경구 섭취가 가능한 환자에서는 간성 혼수가 있다하더라도 단백질 섭취를 제한할 필요가 없으며 단백질 섭취 후에 간성 혼수가 심해지는 경우에는 분지성 아미노산(branched chain amino acid)를 공급한다.[42] 영양 공급 방법은 total enteral nutrition이 totoal parenteral nutrition보다 효과적이다. corticosteroid 또는 pentoxifylline과의 병합 치료는 현재 시도 되고 있으나 효과는 아직 불확실하다.

4) 기타 치료

인슐린-글루카곤 투여는 간세포 재생을 촉진시켜서 알코올성 간염의 치료에 시도되었으나 저혈당의 위험성이 많아서 현재는 사용되지 않는다.[43] 알코올성 간질환의 유발 기전인 산화성 스트레스를 억제시키는 항산화제인 비타민 E, 셀레니움, 아연 등을 알코올성 간염 환자에 투여 하였을 때 생존율을

높이지는 않는 것으로 보고 되었다.[44] 대사항진 상태를 경감시키는 propylthiouracil는 간기능 검사 수치를 호전 시킨다는 보고가 있으나 사망율이나 합병증을 낮추지는 않았다.[45] Colchine은 collagenase 활성도를 증가시켜서 콜라겐 생성을 억제하고 ferritin침착을 감소시키는 효과가 있으나 임상 연구에서는 효과가 없었다.[46] Testosterone이나 oxandrolone과 같은 anabolic steroids는 지방간에서 간 조직 소견을 호전시키지만, 심한 알코올성 간염에서는 효과가 없는 것으로 보고 되었다.[47] 동물 실험에서 anti-TNF-α antibody(Infliximab)가 간 세포 괴사와 염증을 감소시킨 것으로 보고하였으나,[48] 알코올성 간염 환자에 투여한 임상 연구에서 감염 합병증에 의한 사망이 많아서 향후 용량이나 환자 선정에 대한 연구가 필요하다.[49]

3. 알코올성 간경변의 치료

알코올성 간경변 환자는 술을 끊으면 다른 원인들에 의한 간경변 환자에 비하여 좋은 예후를 보인다.[18,19,24] 금주를 하면 간 섬유화가 감소될 뿐만 아니라 문맥압이 감소하여 정맥류 출혈과 같은 합병증의 빈도를 줄일 수 있다.[19,50] 간경변증의 치료는 충분한 영양 공급과 함께 문맥압 항진증에 의한 합병증의 예방과 치료가 우선이며 금주 의지가 확고한 비대상성 간경변 환자에서는 간이식을 고려해 볼 수 있다.

1) 약물 치료

Propylthiouracil은 알코올성 간경변 환자에서 장기 생존율을 향상 시킨다.[51] 그러나 환자의 약물 복용 순응도가 낮은 것이 단점이다. Phosphatidyl choline은 세포막의 구성 성분으로 알코올에 의한 간내 phospholipid의 결핍을 교정하고 간 성상세포의 활성화를 억제시켜서 간조직의 섬유화를 감소시키는 것으로 동물 실험에서 입증되었고, 앞으로 임상 연구 결과가 기대된다.[52] 알코올성 간경변 환자는 호르몬 불균형을 보이고 혈중 testosterone치가 낮기 때문에 anabolic-androgenic steroid를 투여해 볼 수 있는데 임상 연구에서 사망률이나 합병증 발생을 낮추지 못한 것으로 보고하였다.[53]

알코올 대사 과정에 관여하는 NADPH oxidase와 cytochrome P4502E1에 의해서 만들어지는 산화물은 oxidative stress를 유발하고 간 손상과 섬유화를 유발한다. 알코올성 간질환 환자에서는 체내의 항산화 물질인 S-adenosyl-L-methionine(SAMe)와 glutathione이 감소하고 따라서 oxidative stress에 의한 간 손상이 심해진다. 항산화 물질인 SAMe는 간내 GSH를 보충하고 메틸기를 공여함으로써 세포막의 안정성을 유지시킨다. SAMe는 알코올성 간염에서는 그 효과가 뚜렷하지 않으나 알코올성 간경변에서는 사망률을 감소시키는 것으로 보고 되었다.[54] Ursodeoxycholic acid (UDCA)는 알코올성 간경변 환자에서 원발성 담즙성 간경변에서와 같은 용량으로 투여했을 때 효과를 보이지 않았다.[55]

MARS(molecular adsorbents recirculating system)는 알부민 투석액을 이용하여 알부민에 흡착된 물질을 선택적으로 제거하는 혈액 여과 시스템이다. MARS는 간신증후군에 동반하는 혈역학적 변화나 간성 뇌증을 호전시키는데 효과적이며 간신증후군을 동반한 알코올성 간염이나 이식을 대기하는 간

경변 환자에서 단기 치료로서 유용하다.[56]

2) 간이식

이식 후 예후는 1년 생존율이 85%, 5년 생존율이 70%로 다른 원인들에 의한 간경변에서와 비슷하다.[57] 일반적으로 비대상성 간경변의 궁극적인 치료는 간이식이지만 알코올 의존 환자에서의 간이식은 간기능 상태 이외에도 이식 후 금주를 계속 유지할 수 있는지 여부를 고려해서 신중하게 결정해야한다. 이식 전 금주를 유지한 기간이 6개월 이상인 환자를 이식 대상으로 선정하지만, 실제로 이식 후다시 술을 마시게 되는 경우가 49%에 이른다는 연구 결과에서 알 수 있듯이 금주를 유지하기는 매우어렵다.[58] 따라서 공여자가 부족한 현 시점에서 알코올성 간경변 환자에서 이식 여부를 결정하는 데에는 정확한 평가와 선별이 중요하다.

알코올성 간염은 현재의 기준으로는 간이식 대상으로 적합하지 않으나, 간경변을 동반한 예들이 많으며 MELD score를 적용하였을 때 신기능 장애를 동반한 알코올성 간염은 이식의 우선 순위에 더 가까아지기 때문에 앞으로 뇌사 공여자가 증가한다면 이식 결정에 있어서 새롭게 평가될 수 있다.

4. 알코올 금단 증상의 치료

자의 또는 타의로 음주를 중단한 후에 나타나는 금단 초기 증상은 불안, 동요, 수지 진전, 발한과 불면으로 시작하며 심한 경우에는 환각, 경련 발작과 진전성 섬망(derilium tremens)을 보인다. 이러한증상들은 간성 혼수에서도 흔하게 관찰되는 것으로 간성 혼수와 구별이 되지 않아서 치료를 결정하는데에 있어서 어려움이 있다. 금단 증상은 금주 후 5~10시간에 시작하여 2~3일에 최고에 달하며 4~5일에 호전된다. 낮에 비하여 밤에 증상이 악화되는 경향이 있고 자율신경 증상을 동반하는 것이 간성 혼수와는 다소 다른 점이다.[59]

진전성 섬망은 금단 증상의 심한 형태로 지남력 장애와 환각, 발열, 발한이나 과호흡, 빈맥을 보인다. 진전성 섬망은 사망률이 1~5%에 이르는 매우 심한 형태의 금단 증상이므로 반드시 입원 치료와집중 관리가 필요하다. 금단 증상을 보이는 환자의 2~5%는 전신 경련을 보이는데 대부분 진정제 투여로 호전되며, 항경련제로 carbamazepine을 투여할 수 있다.[60]

금단 증상의 치료는 안정과 진정제 투여이다. 진정제는 간내 glucuronidation 과정을 거치지 않고 대사되는 oxazepam이나 lorazepam을 주로 사용하는데 용량은 동요(agitation)가 없어질 때까지 증량한다.[61] 정신 증상이 심한 환자에게는 haloperidol을 병용 투여한다. 체액 손실이 심하므로 수분과 전해질과 포도당을 충분히 공급하고 thiamine은 100mg 근육 주사하고 엽산을 포함한 비타민을 투여한다.

요 약

알코올성 간질환의 치료는 금주에서 시작해서 금주로 끝난다 해도 과언이 아니다. 발병 초기의 사망률이 높은 중증 알코올성 간염의 치료 약제로 corticosteroid나 pentoxyphylline 등이 효과적이나 좀 더 큰 규모의 무작위 대조 연구가 필요하다. 앞으로 알코올성 간질환의 병리 기전을 바탕으로 한 새로운 치료제들의 개발과 기존 약제들의 병용치료에 대한 연구가 진행되어야 할 것이며, 진행된 알코올성 간경변 환자에서는 간이식 선정에 대한 현실적인 임상 지침이 마련되어야 하겠다.

[참고문헌]

1. Buchsbaum DG, Buchanan RG, Centor RM, Schnoll SH, Lawton MJ. Screening for alcohol abuse using CAGE scores and likelihood ratios. Ann Intern Med 1991;115:774-7.

2. Storgaard H, Nielsen SD, Gluud C. The validity of the Michigan Alcoholism Screening Test(MAST). Alcohol Alcohol 1994;29:493-502.

3. Babor TF, de la Fuente JR, Saunders J. AUDIT: the alcohol use disorders identification test: guidelines for use in primary health care. Geneva, Switzerland: World Health Organization. 1992.

4. Sillanaukee P. Laboratory markers of alcohol abuse. Alcohol Alcohol 1996;31:613-6.

5. Cohen JA, Kaplan MM. The SGOT/SGPT ratio: an indicator of alcoholic liver disease. Dig Dis Sci 1979;24:835-8.

6. Bell H, Tallaksen C, Sjaheim T, et al. Serum carbohydrate-deficient transferrin as a marker of alcohol consumption in patients with chronic liver diseases. Alcohol Clin Exp Res 1993;17:246-52.

7. Nalpas B, Vassault A, Charpin S, Lacour B, Berthelot P. Serum mitochondrial aspartate aminotransferase as a marker of chronic alcoholism: diagnostic value and interpretation in a liver unit. Hepatology 1986;6:608-14.

8. Rosman AS, Basu P, Galvin K, Lieber CS. Utility of carbohydrate-deficient transferrin as a marker of relapse in alcoholic patients. Alcohol Clin Exp Res 1995;19:611-6.

9. De Feo TM, Fargion S, Duca L, et al. Carbohydrate-deficient transferrin, a sensitive marker of chronic alcohol abuse, is highly influenced by body iron. Hepatology 1999;29:658-63.

10. Maddrey WC. Alcoholic hepatitis: clinicopathologic features and therapy. Semin Liver Dis 1988;8:91-102.

11. Castera L, Hartmann DJ, Chapel F, et al. Serum laminin and type IV collagen are accurate markers of histologically severe alcoholic hepatitis in patients with cirrhosis. J Hepatol 2000;32:412-8.

12. Desmet VJ. Alcoholic liver disease: histological features and evolution. Acta Med Scan suppl 1985;703:111-26.

13. Diehl AM, Goodman Z, Ishak KG. Alcoholike liver disease in nonalcoholics: a clinical and histologic comparison with alcohol-induced liver injury. Gastroenterology 1988;95:1056-62.

14. Orrego H, Blake JE, Blendis LM, Medline A. Prognosis of alcoholic cirrhosis in the presence and

absence of alcoholic hepatitis. Gastroenterology 1987;92:208-14.

15. Grellier LF, Dusheiko GM. The role of hepatitis C virus in alcoholic liver disease. Alcohol Alcohol 1997;32:103-11.

16. Fong TL, Kanel GC, Conrad A, et al. Clinical significance of concomitant hepatitis C infection in patients with alcoholic liver disease. Hepatology 1994;19:554-7.

17. Kwon SY, Ahn MS, Chang HJ. Clinical significance of hepatitis C virus infection to alcoholics with cirrhosis in Korea. J Gastroenterol Hepatol 2000;15:1282-6.

18. Borowsky SA, Strome S, Lott E. Continued heavy drinking and survival in alcoholic cirrhotics. Gastroenterology 1981;80:1405-9.

19. Merkel C, Marchesini G, Fabbri A, et al. The course of galactose elimination capacity in patients with alcoholic cirrhosis: possible use as a surrogate marker for death. Hepatology 1996;24:820-3.

20. Fleming M, Manwell LB. Brief intervention in primary care settings: A primary treatment method for at-risk problem, and dependent drinkers. Alcohol Res Health 1999;23:128-37.

21. http://www.aaakorea.co.kr

22. Palmer AJ, Neeser K, Weiss C, et al. The long-term cost-effectiveness of improving alcohol abstinence with adjuvant acamprosate. Alcohol Alcohol 2000;35:478-92.

23. McNichol RW, Sowell JM, Logsdon SA, Delgado MH, McNichol J. Disulfiram: a guide to clinical use in alcoholism treatment. Am Fam Physician 1991;44:481-4.

24. Galambos JT. Natural history of alcoholic hepatitis. 3. Histological changes. Gastroenterology 1972;63:1026-35.

25. aynard B, Balian A, Fallik D, et al. Risk factors of fibrosis in alcohol-induced liver disease. Hepatology 2002;35:635-8.

26. Carithers RL Jr, Herlong HF, Diehl AM, et al. Methylprednisolone therapy in patients with severe alcoholic hepatitis. A randomized multicenter trial. Ann Intern Med 1989;110:685-90.

27. Ramond MJ, Poynard T, Rueff B, et al. A randomized trial of prednisolone in patients with severe alcoholic hepatitis. N Engl J Med 1992;326:507-12.

28. Elenkov IJ, Papanicolaou DA, Wilder RL, Chrousos GP. Modulatory effects of glucocorticoids and catecholamines on human interleukin-12 and interleukin-10 production: clinical implications. Proc Assoc Am Physicians 1996;108:374-81.

29. Spahr L, Rubbia-Brandt L, Pugin J, et al. Rapid changes in alcoholic hepatitis histology under steroids: correlation with soluble intercellular adhesion molecule-1 in hepatic venous blood. J Hepatol 2001;35:582-9.

30. Imperiale TF, McCullough AJ. Do corticosteroids reduce mortality from alcoholic hepatitis? A meta-analysis of the randomized trials. Ann Intern Med 1990;113:299-307.

31. Mathurin P, Mendenhall CL, Carithers RL Jr, et al. Corticosteroids improve short-term survival in patients with severe alcoholic hepatitis(AH): individual data analysis of the last three randomized placebo controlled double blind trials of corticosteroids in severe alcoholic hepatitis. J Hepatol 2002;36:480-7.

32. Mathurin P, abdelnour M, Ramond MJ, et al. Early change in bilirubin levels is an important prognostic factor in severe alcoholic hepatitis treated with prednisolone. Hepatology 2003;38:1363-9.

33. Depew W, Boyer T, Omata M, Redeker A, Reynolds T. Double-blind controlled trial of prednisolone

therapy in patients with severe acute alcoholic hepatitis and spontaneous encephalopathy. Gastroenterology 1980;78:524-9.

34. Cabre E, Rodriguez_Iglesias P, Caballeria J, et al. Short-and long-term outcome of severe alcohol-induced hepatitis treated with steroids or enteral nutrition: a multicenter randomized trial. Hepatology 2000;32:36-42.

35. Nanji AA. Apoptosis and alcoholic liver disease. Semin Liver Dis 1998;18:187-90.

36. McClain CJ, Barve S, Barve S, Deaciuc I, Hill DB. Tumor necrosis factor and alcoholic liver disease. Alcohol Clin Exp Res 1998;22(suppl 5):248S-252S.

37. Bird GL, Sheron N, Goka AK, Alexander GJ, Williams RS. Increased plasma tumor necrosis factor in severe alcoholic hepatitis. Ann Intern Med 1990;112:917-20.

38. Strieter RM, Remick DG, Ward PA, et al. Cellular and molecular regulation of tumor necrosis factor-alpha production by pentoxifylline. Biochem Biophys Res Commun 1988;155:1230-6.

39. Akriviadis E, Botla R, Briggs W, et al. Pentoxifylline improves short-term survival in severe acute alcoholic hepatitis: a double-blind, placebo-controlled trial. Gastroenterology 2000;119:1637-48.

40. Mendenhall CL, Tosch T, Weesner RE, et al. VA cooperative study on alcoholic hepatitis. II. Prognostic significance of protein-calorie malnutrition. Am J Clin Nutr 1986;43:213-8.

41. Schenker S, Halff GA. Nutritional therapy in alcoholic liver disease. Semin Liver Dis 1993;13:196-209.

42. Stickel F, Hoehn B, Schuppan D, Seitz HK. Nutritional therapy in alcoholic liver disease. Aliment Pharmacol Ther 2003;18:357-73.

43. Bird G, Lau JY, Koskinas J, Wicks C, Williams R. Insulin and glucagon infusion in acute alcoholic hepatitis: a prospective randomized controlled trial. Hepatology 1991;14:1097-101.

44. Mezey E, Potter JJ, Rennie-Tankersley L, Caballeria J, Pares A. A randomized placebo controlled trial of vitamin E for alcoholic hepatitis. J Hepatol 2004;40:40-6.

45. Rambaldi A, Gluud C. Meta-analysis of propylthiouracil for alcoholic liver disease-a Cochrane hepato-biliary group review. Liver 2001;21:398-404.

46. Akriviadis EA, Steindel H, Pinto PC, et al. Failure of colchicine to improve short-term survival in patients with alcoholic hepatitis. Gastroenterology 1990;99:811-8.

47. Mendenhall CL. Augmented release of hepatic triglycerides with anabolic steroids in patients with fatty liver. Am J Dig Dis 1974;19:122-6.

48. Iimuro Y, Gallucci RM, Luster MI, Kono H, Thurman RG. Antibodies to tumor necrosis factor alfa attenuate hepatic necrosis and inflammation caused by chronic exposure to ethanol in the rat. Hepatology 1997;26:1530-7.

49. Naveau S, Chollet-Martin S, Dharancy S, et al. A double-blind randomized controlled trial of Infliximab associated with prednisolone in acute alcholoic hepatitis. Hepatology 2004;39:1390-7.

50. Luca A, Garcia-Pagan JC, Bosch J, et al. Effects of ethanol consumption on hepatic hemodynamics in patients with alcoholic cirrhosis. Gastrenterology 1997;12:1284-9.

51. Orrego H, Blake JE, Blendis LM, Compton KV, Israel Y. Long-term treatment of alcoholic liver disease with propylthiouracil. N Engl J Med 1987;317:1421-7.

52. Lieber CS, Robins SJ, Li J. Phosphatidylcholine protects against fibrosis and cirrhosis in the baboon. Gastroenterology 1994;106:152-9.

53. Rambaldi A, Iaquinto G, Gluud C. Anabolic-androgenic steroids for alcoholic liver disease: a

Cochrane review. Am J Gastroenterol 2002;97:1674-81.

54. Mato JN, Camara J, Fernandez de Paz J. S-adenosylmethionine in alcoholic liver cirrhosis: a randomized, placebo-controlled, double-blind, multicenter clinical trial. J Hepatol 1999;30:1081-9.

55. Pelletier G, Roulot D, Davion T, et al. A randomized controlled trial of ursodeoxycholic acid in patients with alcohol-induced cirrhosis and jaundice. Hepatology 2003;37:887-92.

56. Heemann U, Treichel V, Loock J. Albumin dialysis in cirrhosis with superimposed acute liver injury: a prospective, controlled study. Hepatology 2002;36:949-58.

57. Neuberger J, Schulz KH, Day C, et al. Transplantation for alcoholic liver disease. J Hepatol 2002;36 :130-7.

58. Lucey MR, Carr K, Beresford TP, et al. Alcohol use after liver transplantation in alcoholics: a clinical cohort follow-up study. Hepatology 1997;25;1223-7.

59. Bayard M, Mclntyre J, Hill KR, Woodside J Jr. Alcohol withdrawal syndrome. Am Fam Physician 2004;69:1443-50.

60. Kosten TR, O'Connor PG. Management of drug and alcohol withdrawal. N Engl J Med 2003;348 :1786-95.

61. Mayo-Smith MF. Pharmacological management of alcohol withdrawal. A meta-analysis and evidence-based practice guideline. American society of addiction medicine working group on pharmacological management of alcohol withdrawal. JAMA 1997;278:144-51.

5-1

비알코올성 지방간 질환의 원인 및 병태생리

Etiology and pathophysiology of non-alcoholic fatty liver disease

김 동 준

비알코올성 지방간 질환

1. 정의 및 의의

알코올을 과다 섭취하지 않으면서도(⟨140 g ethanol/week) 알코올성 간염과 유사한 조직소견을 보이는 비알코올성 지방간 질환(non-alcoholic fatty liver disease, NAFLD)은 임상적 특징과 조직학적 특징으로 정의되는 질환[1,2] 으로서 간경변증과 같은 만성 간질환으로 진행할 수 있다는 사실이 밝혀지면서 점차 이에 대한 관심이 늘고 있다.[3-5] NAFLD는 단순한 지방증(steatosis)에서부터 지방간염(non-alcoholic steatohepatitis, 이하 NASH), 간섬유증(fibrosis), 간경변증(cirrhosis)에 이르는 광범위한 범주를 포함한다(그림 1). NAFLD는 첫째, 임상적으로 부딪히는 매우 흔한 질환이며, 둘째, 심한 조직학적 손상 및 섬유화를 보이는 경우 단순한 지방증과 달리 간경변증이나 간부전 등으로 진행할 수 있다는 점에서 임상적 중요성을 갖는다.[5,6]

NAFLD

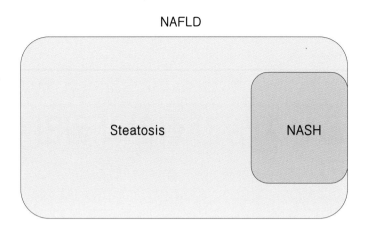

그림1. Non-Alcoholic Fatty Liver Disease

2. 원인 및 위험인자

NAFLD는 약물을 포함한 다양한 원인으로 발생할 수 있으나[3,4] 본 논고에서는 인슐린 저항성과 비만이 연관된 일차성 NAFLD에 국한하여 기술하고자 한다. 비만(30-100%), 제2형 당뇨병(10-75%), 고지혈증(20-92%)은 흔히 NAFLD와 동반된다.[2,8] 체질량지수(Body Mass Index, BMI)가 30 이상인 비만에서 NAFLD의 유병율은 4.6배 증가하며, 특히 복부비만(truncal obesity)은 BMI가 정상이라 하더라도 NAFLD의 중요한 위험인자이다.[9] 제2형 당뇨병은 BMI와 관계없이 NAFLD의 독립적인 위험인자이며, 고지혈증 중에서 고중성지방혈증은 고콜레스테롤혈증에 비해 더 큰 위험인자이다. 또 원인미상의 지방간염 가족력도 NAFLD의 한 위험인자이다.[10]

3. 유병율 및 자연사(自然史)

현재 미국에서 NAFLD와 NASH의 유병율은 대략 전체인구의 20%와 3%로 각각 추산되고 있으며,[3,4,11,12] NAFLD는 공혈자의 간기능검사 이상의 흔한 원인이고, 다른 원인이 배제된 상태에서 무증상 아미노전이효소(aminotransferase) 상승의 90%의 원인이다. NASH는 이상 체중(ideal body weight)의 110% 이하인 정상인의 3%, 비만인의 19%, 병적 비만인의 50% 이상에서 발견된다.[13] 그러므로 미국에서는 C형 간염 바이러스 감염의 유병율인 1.8%보다 NASH의 유병율이 더 높아 NASH가 가장 흔한 간질환의 원인이다.[4,12] 이러한 NAFLD 또는 NASH의 유병율은 현재 미국 인구의 54.9%가 과체중이며, 22.5%가 비만이고 2025년에는 비만의 유병율이 40%에 이를 것으로 추산[14,15]되는 점을 생각하면 그 중요성은 더 커지리라 여겨진다. 한편 우리나라에서 NAFLD의 유병율을 추산할 수 있는 자료는 많지 않지만[7] B형 간염 유병율의 감소 및 현재 과체중 및 비만 인구의 증가가 전세계적인 현상임을 고려할 때 향후 우리나라에서도 NAFLD가 중요한 간질환의 하나가 되리라는 것을 예상할 수 있다.[2]

NAFLD 환자를 3.5-11년 동안 추적검사하여 재조직검사를 시행한 연구들에서 28%는 간손상이 진행되었고, 59%는 변화가 없었으며, 13%에서는 호전되었다.[6,16-19] 그러므로, 많은 NAFLD 환자들은 비교적 경한 임상경과를 밟는다. 그러나 15-20%의 환자들만 단순 지방증에서 NASH로 진행하는데, 왜 일부의 환자들만 NASH로 진행하는지는 아직 이유를 모르고 있다.[4] 반면에 NASH가 되면 10년에 걸쳐 20%-25%가 간경변증으로 진행되며, 8%-10%가 간과 연관되어 사망한다고 추산된다.[5] NAFLD의 자연사를 다룬 연구들이 조직학적 기준(strict vs. expanded)과 알코올 섭취량의 기준(0-140 g/wk)에서 차이가 있는데[4] 이는 곧 NAFLD의 진단기준에 해당하므로 앞으로 이에 대한 기준마련이 절실히 필요한 실정이며, 이를 바탕으로 NAFLD의 자연사를 규명하기 위한 전향적인 연구가 시급하다. NASH의 생존율은 알코올성 간염에 비해 양호하지만 일반인에 비해서는 낮다.

4. 잠복성 간경변증과의 연관성

전체 간경변의 5%-30%가 뚜렷한 원인을 밝힐 수 없는 잠복성 간경변인데, 지금까지 잠복성 간경변의 원인으로 occult hepatitis B (isolated anti-HBc 양성), occult alcohol abuse, 원인미상의 바이러스 간염 (non-A, non-B, non-C), silent autoimmune hepatitis 등의 가능성이 제시되었었다. 그러나 NAFLD는 "cryptogenic chronic hepatitis"의 70%에서 원인질환이며, 그 비율은 비만환자나 당뇨병이 있는 환자에서 더 높아 90%에 이른다.[11] 또한 간기능 검사에서 이상이 있는 과체중 환자(BMI≧25 kg/m2)의 30%가 간섬유증을 가지고 있으며 이중 1/3은 잠복성 간경변이었다는 보고가 있다.[17] 뿐만 아니라 잠복성 간경변에서 비만, 제2형 당뇨병, 고지혈증 등 NASH의 위험인자가 뚜렷하게 증가되어 있고, NASH 환자에서 반복적인 간조직검사를 시행한 연구들에서 NASH의 약 50%에서 시간이 지남에 따라(9년까지의 추적결과) 간섬유화가 진행되며 약 20%에서 간경변증이 새로이 발생되는 것[5,16,18,19,26-29]이 밝혀지면서, 현재 NASH를 잠복성 간경변의 가장 흔한 원인으로 추정하고 있다.[30] 곧, 잠복성 간경변은 "burned-out NASH"라 간주된다.[12,30] 그러나 NASH로부터 잠복성 간경변이 발생하는 것을 직접적으로 증명하기 위해서는 장기간에 걸쳐 많은 수의 환자에서 반복적인 간조직 검사를 시행하는 전향적인 연구가 필요하다.[17]

NASH가 잠복성 간경변으로 진행되면, 체중감소가 동반되지 않은 상태에서도 간내 지방함량이 급속히 감소한다.[19] 간경변으로 진행되면 음식 섭취의 저하, 문맥-전신 단락에 의해 문맥으로부터 간으로 들어오는 혈류의 감소와 간섬유화가 진행됨에 따라 sinusoidal capillarization에 의해 혈류 속의 지방이나 단백질이 간실질세포 내로의 이입이 감소되는 등의 원인으로 간조직에서 과도한 지방 축적(steatosis)이 소실되어 NASH의 조직학적인 특징이 소실된다.[30]

NASH 환자에서 간경변증의 발생빈도(2/12)는 알코올성 간염의 38%-50%가 간경변으로 진행하는 것에 비하면 매우 낮은데,[18] NASH는 근본적으로 양호한 질환이나 소량의 알코올 섭취, 식이 단백의 부족, 정상인에서는 문제되지 않는 약물의 복용 등 2차적인 악화 요인을 가지면 간섬유화와 간경변으로 진행한다는 가설이 제안되었다.[18]

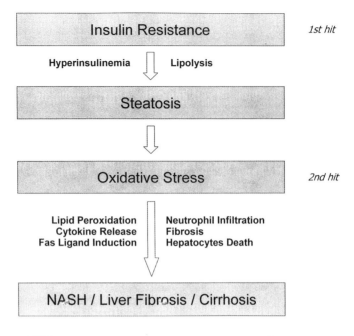

그림 2. A pathogenetic flow for the development of NASH[7]

NASH와 연관되어 발생하는 잠복성 간경변 환자들이 간이식을 받은 후의 자연사를 보면, 간이식 후 5년이 지나면 거의 100%에서 이식된 간의 지방증이 발생하며 일부는 지방간염, 간섬유증으로 진행[31] 하므로 잠복성 간경변이 "burned-out" NASH임을 간접적으로 증명해 준다. 또 미국에서 간이식을 받는 환자의 7%가 심한 또는 병적인 비만(BMI ≥ 35 kg/m²) 상태로 이들의 5년 생존율은 의미 있게 낮으며, 간이식 후에도 체중증가가 계속되기도 하므로 이런 점들은 비만이 간이식이 필요한 정도의 간부전을 초래하는 원인이라는 것을 시사한다.

5. 병인

인슐린 저항성으로 인해 지방증(steatosis)이 초래되고(1st hit), 여기에 다양한 원인에 의해 산화스트레스(oxidative stress)가 발생하여 지방 과산화와 염증성 시토카인이 생성되면서(2nd hit) NASH가 발생하는 것으로 추정된다 (그림 2).[23] 그러나 왜 어떤 사람에서는 단순한 지방증으로 머물러 있고, 어떤 사람에서는 NASH나 간섬유화로 발전하는지 명확치 않으며, 체지방 분포의 차이, 항산화 시스템이나 유전적 소인의 차이 등이 거론되고 있다.

정상적으로 중성지방은 주로 지방세포에 저장되어 있다가 지질분해효소(hormone-sensitive lipase)에 의해 유리지방산의 형태로 혈중으로 방출된다. NAFLD의 형성에는 중성지방의 간 내 축적이 전제조건인데, 지방산이 간세포에서 산화되거나 재에스테르화(re-esterification)되어 중성지방으로 합성된 후 다시 초저밀도 콜레스테롤(VLDL)의 형태로 방출되는 정상적인 대사과정에 장애가 생기는 것이다.[3] 인슐린 저항성은 고인슐린혈증(초기)과 지방분해촉진(후기)의 두가지 주된 기전을 통해 사립체(mitochondria)의 지방산 산화를 차단함(초기)으로써 간 내 중성지방과 초저밀도 콜레스테롤의 축적 및 고중성지방혈증을 유발한다.[3] 바꿔 말하면 인슐린 저항성이 심하지 않고 인슐린 분비가 충분한 경우에는 간세포 내 지방합성이 증가하는 것이 주 기전이고, 인슐린 저항성이 심하고 인슐린 분비가 불충분해지면 지방세포에서의 지질분해증가로 인한 간 내 글리세롤과 유리지방산 유입증가가 고중성지방혈증의 주 기전이다. 이와 함께 말초지방조직의 지단백 분해효소(lipoprotein lipase)의 활성이 감소하여 혈액 내 중성지방 분해능력이 감소하는 것도 고중성지방혈증의 중요한 원인이다. 세포독성을 갖는 dicarboxylic acids의 과잉생산은 microsomal ω-oxidation에 의하며, 이는 mitochondrial β-oxidation과 peroxisomal β-oxidation과 밀접히 연관되어 있다. 증가된 간 내의 지방산은 산화스트레스의 한 원인이 되어 사립체에서 reactive oxygen species가 과다하게 형성되고 이로 인해 지방 과산화(lipid peroxidation), 시토카인 분비, Fas 리간드 유도의 세 가지 기전에 의해 지방간염과 간섬유화를 초래한다.[3,24] 한편 지방간염이 발생하면 정상인이나 지방간 때는 보이지 않던 cristae의 소실과 multilamellar membrane의 출현 등 매우 비정상적인 형태를 나타내는 megamitochondria와 그 속의 linear paracrystalline inclusion body 들이 관찰된다.[25]

1) 인슐린, 인슐린 저항성, 그리고 대사성 증후군(metabolic syndrome)

고인슐린혈증과 인슐린 저항성을 특징으로 하는 대사성 증후군은 복부비만, 혈중 중성지방의 증가, 고밀도 콜레스테롤의 감소, 고혈압, 고혈당을 특징으로 하는 물질대사 이상 증후군[32]을 일컫는 용어이다. 정상인에서는 식후에 증가된 혈중 지방산이 인슐린 분비를 자극하고 이 분비된 인슐린은 지질분해효소(hormone-sensitive lipase)의 작용을 억제하여 지방세포로부터 지방산이 유리되는 것을 막는다. 그러나 인슐린 저항성이 있으면 포도당으로의 글리코겐 분해가 촉진됨과 동시에 인슐린의 지질분해 억제효과가 감소하여 혈액 내 지방산의 방출이 증가하는데 그 결과 비만인에서는 인슐린 저항성으로 인한 고인슐린혈증에도 불구하고 지방세포의 인슐린 감수성 감소와 지방세포 수의 증가로 인해 혈액 내 유리 지방산의 농도가 의미 있게 높다. 만일 췌장에서 충분한 양의 인슐린이 분비된다면 내당능(glucose tolerance)은 유지되므로 말초 조직에서 간 내로 유입되는 증가된 지방산으로 인해 비만환자에서 지방간이 초래된다.[15] 지방세포는 지방의 저장을 위해 지단백 분해효소(lipoprotein lipase)를 통해 혈액 내 존재하는 초저밀도 콜레스테롤의 중성지방을 가수분해하여 유리지방산을 만든 후 지방세포 내로 끌어들인다. 만약 비만, 당뇨병, 인슐린 저항성이 있는 경우에는 지방세포의 지단백 분해효소 기능이 감소하므로 초저밀도 콜레스테롤의 제거능이 감소하여 특징적인 고중성지방혈증이 나타나게 된다.[15]

2) 인슐린 저항성과 NASH

Euglycemic-hyperinsulinemic clamp study, HOMA(homeostasis model assessment) 또는 FSIGT(frequently sampled intravenous glucose tolerance test) 등의 인슐린 저항성 진단 방법을 이용한

Insulin Resistance Syndrome

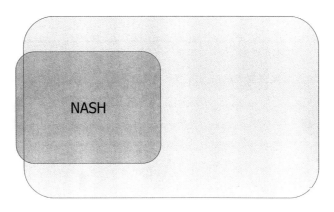

그림 3. A correlation between Insulin Resistance Syndrome and Non-Alcoholic Steatohepatitis

연구들에서 NAFLD의 거의 모든 환자(>98%)에서 내당능장애와 비만의 동반 유무에 관계없이 간과 말초 조직의 인슐린 저항성이 존재하며,[2,33] 고혈압, 고중성지방혈증, 복부비만, 당뇨병과 고혈압의 가족력이 NAFLD의 위험인자이다. 이 연구들은 NASH가 왜 마르고 당뇨가 없는 사람에서도 일어나는지에 대해 이해를 도와, "대사적으로 비만이지만 체중은 정상(metabolically obese, normal weight)"인 사람, 혹은 중심형 비만이 인슐린 저항성 증후군의 범주의 한 끝일 가능성을 시사하며[38] NASH 환자에서 인슐린 저항성을 개선시키기 위해 metformin이나 thiazolidinedione 등을 사용하는 치료 근거를 제공한다. 이런 사실을 바탕으로 NAFLD를 간에 국한된 질환이라기보다는 인슐린 저항성 증후군(또는 대사성 증후군)이 간에서 나타나는 현상으로 보는[25,33,34] 것이 더 타당하다는 의견이 제안되었으며(그림 3) NASH 대신 MSSH(metabolic syndrome steatohepatitis)라는 용어를 사용하기도 한다.[35] 한편 간내 지방증 자체가 인슐린 제거율을 감소시켜 인슐린 저항성을 초래하여 간내 지방증과 인슐린 저항성 사이에는 악순환이 나타난다.[36-37]

　한편, 유럽인종을 기준으로 하였던 WHO의 비만의 정의는 BMI $\geq$ 30 kg/m^2 이상이며, 이를 세분하여 과체중(BMI 25.0-29.9 kg/m2), 경도의 비만(BMI 30.0-34.9 kg/m^2), 심한 비만(BMI 35.0-39.9 kg/m^2), 병적인 비만(BMI $\geq$ 40 kg/m2)으로 나누고 있다. 그러나 이 기준이 아시아인에게 적합하지 않아 새로운 기준을 마련하였는데,[40] 아시아인에서의 과체중은 BMI 23-24.9 kg/m^2, 비만(obese I)은 BMI $\geq$ 25 kg/m^{2}이며, 고도비만(obese II)은 BMI $\geq$ 30 kg/m^{2}다. 복부 비만(abdominal 또는 central obesity)은 허리둘레(waist circumference) $\geq$ 90 cm(남자) 또는 80 cm(여자)로 정의한다.[40]

　미국에서의 비만 유병율은 1980년까지 약 12%로 안정적이었으나 그후 급속히 증가하여 1994년에 23%에 이르렀으며, 이렇게 비만의 유병율이 증가하는 것은 개발도상국을 포함하여 전세계적으로 나타나는 현상(obesity epidemic)이다. 현재 미국에서는 남자의 59.4%, 여자의 50.7%가 과체중이며, 비만은 22.5%에 이른다.[15] 지방간은 흔히 비만한 사람에게서 발견되며, 특히 복부 비만(visceral to

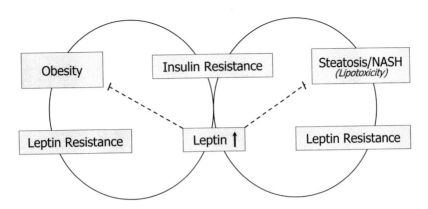

그림 4. Significance of leptin in obesity, insulun resistance, and lipotoxicity

subcutaneous adipose tissue ratio, V/S ratio $\geq$ 0.4)과 연관성이 더욱 깊다.[41,42]

3) 지방세포와 "adipokines"

지방세포는 단지 지방을 저장하는 공간이 아니며, 렙틴(leptin), adipsin, resistin, adiponectin (Acrp30, adipoQ), TNF-α 등의 "adipokines"를 분비함으로써 지질대사, 식이 섭취, 에너지 평형, 인슐린 감수성 등 여러 대사반응에 관여하는 내분비기관이다.[43] 그러므로 이런 adipokine에 관한 연구는 고혈압, 복부 비만, 내당능장애 등의 발생을 이해하는데 매우 중요하다.

4) 렙틴, 지방독성(lipotoxicity)과 비만

렙틴은 설치류의 *ob* 유전자(사람의 경우에는 *LEP* 유전자)에서 생성되는 호르몬으로서 음성 되먹이기 기전을 통해 에너지 균형, 음식의 섭취 및 몸의 조성을 조절(afferent signal)하는데 관여하며, 비만의 병태생리에 핵심적인 역할을 하는데, 지방세포 뿐 아니라 체내의 여러 기관(폐, 신장 등)에서 생성된다.[44,46] 렙틴은 visceral adiposity를 감소시키며 간 내의 인슐린 작용을 증가시키고, PPAR γ RXR, SREBP-1 등을 통해 lipopenic effect를 나타낸다.[7] 이 lipopenic effect는 간 내에서 지방산의 산화를 촉진시키며 지방생성을 억제시키는 sterol regulatory element-binding protein 1 (SREBP-1)의 발현을 선택적으로 낮추어 나타낸다. 혈장 렙틴 농도는 체질량지수, 체지방량과 혈장 인슐린 농도와 상관관계를 보이는데, 인슐린 감수성과 렙틴의 음의 상관 관계는 체중 조절을 위한 기전으로 여겨진다. 그러나 인류의 진화과정에서 음식의 과다섭취는 극히 최근의 일이고 인류 역사의 대부분이 굶주림과의 투쟁이었던 점을 생각하면 렙틴의 주된 작용이 비만을 억제하기 위한 것이라고 생각하는 것은 부자연스러운 것이다.[41] 고지방식이를 준 설치류에서 간내 지방축적은 전체 체내 지방 축적에 비해 미미한데, 렙틴이 부족(*ob/ob* mice)하거나 렙틴 수용체(Ob-R)의 이상으로 렙틴에 불응성(*db/db* mice, Zucker *fa/fa* rat)인 경우 매우 높은 간내 지방 침착이 있었다는 동물실험[46]의 결과는 렙틴의 주된 생리적인 작용이 심근, 근육, 췌장, 간 등 지방 조직이 아닌 곳에 지방이 침착되어 발생하는 지방독성을 방지(anti-

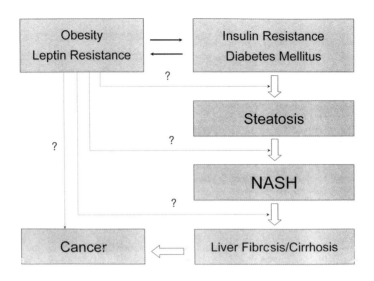

그림 5. A pathogenetic concept for the development of Non−Alcoholic Fatty Liver Disease[7]

lipotoxicity)하기 위한 것 임을 추측하게 한다.[41,46]

반면 비만인에서 렙틴은 인슐린 저항성을 증가시키고 간세포에서의 인슐린 신호전달을 변화시켜 간의 지방증을 초래한다. 또한 최근의 C57Bl/6 mice, *ob/ob* mice, Zucker *fa/fa* rat를 이용한 동물실험을 보면 렙틴은 간의 내독소에 의한 손상을 증폭시켜 지방간염으로 진행하는 데에도 작용하며, 간성상세포가 활성화되면 렙틴 분비가 증가하여 간섬유화의 발생과 진행에 직접적인 작용을 할 가능성이 높은 것을 추론 할 수 있다.[7]

그러나 렙틴의 생물학적인 작용은 단백질과의 결합(렙틴의 free form level), 국소적 작용(autocrine 또는 paracrine effect), 렙틴 수용체의 기능과 수 등에 의해 결정될 수 있으므로, 혈액의 렙틴 level과 간 내에서의 렙틴의 생물학적인 작용과는 연관이 없을 수도 있음을 염두에 두어야 한다.[41] 그러므로 렙틴과 간질환과의 연관성에서 렙틴이 "hits" 중 하나인지, 단순히 톱니바퀴의 한 톱니인지는 추후 연구가 더 필요하다(그림 5).[48]

[참고문헌]

1. Ludwig J, Viggiano TR, McGill DB, Oh BJ. *Nonalcoholic steatohepatitis: Mayo Clinic experiences with a hitherto unnamed disease.* Mayo Clin Proc 1980;55:434-8.

2. Farrell GC. *Nonalcoholic steatohepatitis: What is it, and why is it important in the Asia-Pacific region?* J Gastroenterol Hepatol 2003;18:124-138.

3. Angulo P. *Nonalcoholic fatty liver disease.* N Engl J Med 2002;346:1221-31.

4. McCullough AJ. *Update on nonalcoholic fatty liver disease.* J Clin Gastroenterol 2002;34:255-62.

5. Matteoni CA, Younossi ZM, Gramlich T, Boparai N, Liu YC, McCullough AJ. *Nonalcoholic fatty liver disease: a spectrum of clinical and pathological severity.* Gastroenterology 1999;116:1413-9.

6. Teli MR, James OF, Burt AD, Bennett MK, Day CP. *The natural history of nonalcoholic fatty liver: a follow-up study.* Hepatology 1995;22:1714-9.

7. 김동준. 비만-인슐린 저항성-비알코올성 지방간염-잠복성 간경변-암. 대한내과학회지 2002;63;S374-S388.

8. Diehl AM. *Nonalcoholic steatohepatitis.* Semin Liver Dis 1999;19:221-9.

9. Ruderman N, Chisholm D, Pi-Sunyer X, Schneider S. *The metabolically obese, normal-weight individual revisited.* Diabetes 1998;47:699-713.

10. Struben VM, Hespenheide EE, Caldwell SH. *Nonalcoholic steatohepatitis and cryptogenic cirrhosis within kindreds.* Am J Med 2000;108:9-13.

11. Clark JM, Brancati FL, Diehl AM. *Nonalcoholic fatty liver disease.* Gastroenterology 2002;122:1649-57.

12. Younossi ZM, Diehl AM, Ong JP. *Nonalcoholic fatty liver disease: an agenda for clinical research.* Hepatology 2002;35:746-52.

13. Wanless IR, Lentz JS. *Fatty liver hepatitis (steatohepatitis) and obesity: an autopsy study with analysis of risk factors.* Hepatology 1999;12:1106-10.

14. Kopelman PG. *Obesity as a medical problem.* Nature 2000;404:635-43.

15. Fong DG, Nehra V, Lindor KD, Buchman AL. *Metabolic and nutritional considerations in nonalcoholic fatty liver.* Hepatology 2000;32:3-10.

16. Bacon BR, Farahvash MJ, Janney CG, Neuschwander-Tetri BA. *Nonalcoholic steatohepatitis: an expanded clinical entity.* Gastroenterology 1994;107:1103-9.

17. Ratziu V, Giral P, Charlotte F, Bruckert E, Thibault V, Theodorou I, Khalil L, Turpin G, Opolon P, Poynard T. *Liver fibrosis in overweight patients.* Gastroenterology 2000;118:1117-23.

18. Lee RG. *Nonalcoholic steatohepatitis: a study of 49 patients.* Hum Pathol 1989;20:594-8.

19. Powell EE, Cooksley WG, Hanson R, Searle J, Halliday JW, Powell LW. *The natural history of nonalcoholic steatohepatitis: a follow-up study of forty-two patients for up to 21 years.* Hepatology 1990;11:74-80.

20. Reid AE. *Nonalcoholic steatohepatitis.* Gastroenterology 2001;121:710-23.

21. Brunt EM, Janney CG, Di Bisceglie AM, Neuschwander-Tetri BA, Bacon BR. *Nonalcoholic steatohepatitis: a proposal for grading and staging the histological lesions.* Am J Gastroenterol 1999;94:2467-74.

22. Dixon JB, Bhathal PS, O'Brien PE. *Nonalcoholic fatty liver disease: predictors of nonalcoholic steatohepatitis and liver fibrosis in the severely obese.* Gastroenterology 121:91-100, 2001

23. Day CP, James OF. *Steatohepatitis: a tale of two "hits"?* Gastroenterology 1998;114:842-5.

24. Chitturi S, Farrell GC. *Etiopathogenesis of nonalcoholic steatohepatitis.* Semin Liver Dis 2001;21:27-41, 2001

25. Sanyal AJ, Campbell-Sargent C, Mirshahi F, Rizzo WB, Contos MJ, Sterling RK, Luketic VA, Shiffman ML, Clore

JN. *Nonalcoholic steatohepatitis: association of insulin resistance and mitochondrial abnormalities.* Gastroenterology 2001;120:1183-92.

26. Abdelmalek M, Ludwig J, Lindor KD. *Two cases from the spectrum of nonalcoholic steatohepatitis.* J Clin Gastroenterol 1995;20:127-30.

27. Bugianesi E, Leone N, Vanni E, Marchesini G, Brunello F, Carucci P, Musso A, De Paolis P, Capussotti L, Salizzoni M, Rizzetto M. *Expanding the natural history of nonalcoholic steatohepatitis: from cryptogenic cirrhosis to hepatocellular carcinoma.* Gastroenterology 2002;123:134-40.

28. Ong JP, Younossi ZM. *Is hepatocellular carcinoma part of the natural history of nonalcoholic steatohepatitis?* Gastroenterology 2002;123:375-8.

29. Ratziu V, Bonyhay L, Di Martino V, Charlotte F, Cavallaro L, Sayegh-Tainturier MH, Giral P, Grimaldi A, Opolon P, Poynard T. *Survival, liver failure, and hepatocellular carcinoma in obesity-related cryptogenic cirrhosis.* Hepatology 2002;35:1485-93.

30. Poonawala A, Nair SP, Thuluvath PJ. *Prevalence of obesity and diabetes in patients with cryptogenic cirrhosis: a case-control study.* Hepatology 2000;32(4 Pt 1):689-92.

31. Ong J, Younossi ZM, Reddy V, Price LL, Gramlich T, Mayes J, Boparai N. *Cryptogenic cirrhosis and posttransplantation nonalcoholic fatty liver disease.* Liver Transpl 2001;7:797-801.

32. *Executive Summary of The Third Report of The National Cholesterol Education Program (NCEP) Expert Panel on Detection, Evaluation, And Treatment of High Blood Cholesterol In Adults (Adult Treatment Panel III).* JAMA 2001;16;285:2486-97.

33. Marchesini G, Brizi M, Bianchi G, Tomassetti S, Bugianesi E, Lenzi M, McCullough AJ, Natale S, Forlani G, Melchionda N. *Nonalcoholic fatty liver disease: a feature of the metabolic syndrome.* Diabetes 2001;50:1844-50.

34. Angulo P, Lindor KD. *Insulin resistance and mitochondrial abnormalities in NASH: a cool look into a burning issue.* Gastroenterology 2001;120:1281-5.

35. Garcia-Monzon C, Fernandez-Bermejo M. *A wider view on diagnostic criteria of nonalcoholic steatohepatitis.* Gastroenterology 2002;122:840-2.

36. Day CP. *Non-alcoholic steatohepatitis (NASH): where are we now and where are we going?* Gut 2002;50:585-8.

37. Chitturi S, Abeygunasekera S, Farrell GC, Holmes-Walker J, Hui JM, Fung C, Karim R, Lin R, Samarasinghe D, Liddle C, Weltman M, George J. *NASH and insulin resistance: Insulin hypersecretion and specific association with the insulin resistance syndrome.* Hepatology 2002;35:373-9.

38. Marchesini G, Forlani G. *NASH: from liver diseases to metabolic disorders and back to clinical hepatology.* Hepatology 2002;35:497-9.

39. Pagano G, Pacini G, Musso G, Gambino R, Mecca F, Depetris N, Cassader M, David E, Cavallo-Perin P, Rizzetto M. *Nonalcoholic steatohepatitis, insulin resistance, and metabolic syndrome: further evidence for an etiologic association.* Hepatology 2002;35:367-72.

40. International Obesity Taskforce. *The Asia-Pacific perspective: redefining obesity and its treatment.* Health Communications Australia 2000:54;1-56. http://www.vepachedu.org/TSJ/BMI-Guideline.pdf

41. Chitturi S, Farrell G, Frost L, Kriketos A, Lin R, Liddle C, Samarasinghe D, George J. *Serum leptin in NASH correlates with hepatic steatosis but not fibrosis: a manifestation of lipotoxicity?* Hepatology 2002;36:403-9.

42. Nakao K, Nakata K, Ohtsubo N, Maeda M, Moriuchi T, Ichikawa T, Hamasaki K, Kato Y, Eguchi K, Yukawa

K, Ishii N. *Association between nonalcoholic fatty liver, markers of obesity, and serum leptin level in young adults. Am J Gastroenterol 2002;97:1796-801.*

43. Saltiel AR. *You are what you secrete. Nat Med 2001;7:887-8.*

44. Anania FA. *Leptin, liver, and obese mice--fibrosis in the fat lane. Hepatology 2002;36:246-8.*

45. Marra F. *Leptin and liver fibrosis: a matter of fat. Gastroenterology 2002;122:1529-32.*

46. Unger RH, Orci L. *Diseases of liporegulation: new perspective on obesity and related disorders. FASEB J 2001;15:312-21.*

47. Uygun A, Kadayifci A, Yesilova Z, Erdil A, Yaman H, Saka M, Deveci MS, Bagci S, Gulsen M, Karaeren N, Dagalp K. *Serum leptin levels in patients with nonalcoholic steatohepatitis. Am J Gastroenterol 2000;95:3584-9.*

48. Giannini E, Barreca T, Testa R. *Leptin in nonalcoholic steatohepatitis: is it one of the "hits"? Am J Gastroenterol 2001;96:2519-20.*

5-2

비알코올성 지방간 질환의 진단 및 치료

Diagnosis and management of non-alcoholic fatty liver disease

연 종 은

진단

1. 병력 청취

최근 체중증가가 있거나 생활 패턴의 변화가 있으며 (해고, 은퇴, 결혼, 신체적 장애), 당뇨, 비만, 고지혈증, 고혈압 등 대사성 증후군을 보이는 환자에서 원인 미상의 간 기능의 이상을 보이거나 초음파상 지방침착이 관찰되는 경우 의심할 수 있다. 정상체중을 가진 환자에서도 비 알코올성 지방간 질환이 발생할 수 있는데 이는 중심성 비만과 연관된 인슐린 저항성 발현으로 생각된다. 비알코올성 지방간 질환 (이하 NAFLD) 을 진단하기에 앞서 약물에 의한 이상, 알코올성 간질환, 간염바이러스 감염, 자가 면역 질환이나 철분 또는 구리에 의한 대사질환, 갑상선 질환 및 동반질환 등을 감별하려는 노력이 필요하다.[1]

알코올성 지방간과의 감별은 현재까지도 음주력 청취만큼 도움이 되는 것은 없으며 특히 이러한 정보가 환자뿐 아니라 가족에게서 여러 번에 걸쳐 확인된 것이라면 더욱 도움이 된다. Carbohydrate-deficient transferrinn, AST/ALT의 비율, γ-GT의 상승 정도 등이 일부 도움을 줄 수 있다. 현재로선 알코올성 간 질환을 일으키지 않을 정도의 알코올의 양에 대한 경계가 모호한 상황으로 남자에서는 하

루 30-40g, 여자에서는 하루 20g 미만 정도로 기준하고 있지만 알코올성 간질환을 일으키는 정도는 개
개인에 따라 정도의 차가 심하며 이미 지방증이 존재하는 경우 소량으로도 간 손상을 일으킬 수 있으
므로 추후 이에 대한 연구가 있어야 할 것으로 생각된다.

2. 증상과 징후

대부분은 증상이 없다. 극히 일부에서 우상복부 동통, 피곤함 등이 나타나며 복부 진찰상 간 비대가
있을 수 있다 (표 1). 서양에서는 BMI 30 kg/m² 이상 허리둘레102cm(남성), 88cm(여성) 이상인 경우
미만으로 정의하지만 동양에서는 BMI 25 kg/m²이상, 허리둘레 90cm(남성), 80cm(여성) 이상을 비만
으로 기준한다.

3. 검사실 소견 (표 1)

검사실 소견으로 가장 흔한 것은 AST/ALT가 정상의 2-5배 정도 상승한 것이다. Alkaline
phosphatase 와 γ- GT는 절반 이하의 환자에서 2-5배 정도 증가하며 혈청 빌리루빈, 알부민, 프로트롬
빈 시간 등은 거의 정상 범위이지만 말기 간경변에 도달한 경우는 이상소견을 동반할 수 있다. 6-11%
의 환자에서는 Serum ferritin, transferrin saturation 증가가 관찰되지만 hepatic iron index 및 hepatic
iron 은 정상이다.[2]

표 1. 증상 및 검사실 소견

증상	징후 및 검사실 소견
없음 (48-100%)	AST/ALT의 상승 또는 정상
피곤 (-70%)	γ-GTT 상승
우상복부 동통(50%)	ALP 상승
간 비대	FANA 양성(30%)
Acanthosisnigricans	IgA 증가
Palmar erythema	Iron 20-60% 상승
거미상 혈관	혈소판 감소증

4. 방사선학적 진단

복부 초음파, CT, MRI 등의 영상학적 진단은 담도계 질환이나 공간점유 종양 등을 감별하는데 의의
가 있다. 현재까지의 방사선학적 진단 장비는 다수의 환자를 비교적 쉽게 진단할 수 있다는 장점은 있
으나 간의 지방침착이 미미하거나 또는 염증 및 섬유화를 동반하는 정도의 심각한 손상이 있어도 이
를 감별파악 할 수 없다는 단점이 있다.

1) 복부초음파

비 침습적인 검사인 복부 초음파는 가장 많이 이용되는 방법으로 간의 음영이 신장에 비하여 증가된 양상을 관찰할 수 있다. 지방간은 정의상 전체 간 무게의 6-10% 이상을 지방이 차지하는 경우를 일컫지만 복부 초음파는 전체 간의 상당부분을(20%~) 지방이 차지해야 영상학적으로 관찰이 가능하다. 복부 초음파의 단순 지방증 진단의 민감도와 특이도는 89%, 93%, 섬유화 진단의 민감도와 특이도는 각각 77%, 89% 이다.[3]

2) 복부 전산화 단층촬영

비조영증강 CT상 간의 ROI (region of interest) 를 정하고 간과 비장의 평균 attenuation 차이로 Liver Attenuation Index (LAI) 를 구할 수 있다. 간이식 공여자를 대상으로 LAI 를 측정한 연구를 보면[4,5] 전체 42예 중 90%인 38명의 환자에서 지방증을 예측할 수 있었다. 또한LAI 값에 따라 조직학적 검사상 지방 침착의 정도와 상관관계를 살펴보았는데 -10HU 일 경우 30% 이상의 지방 침착을 진단할 수 있었으며 -10~5 사이인 경우 6-30% 지방침착이 있음 을 진단할 수 있었다. 다만 지방 침착이 없어도 간 내 hemosiderin 의 침착이 있어 LAI 가 정상에 가깝거나 방사선학적으로 간질환을 의심할 수 없었던 4예에서 괴사와 염증소견을 보였다고 보고하여 모든 예에서 LAI 가 간 조직 소견을 대치할 수는 없을 것으로 생각된다.

3) 복부 MRI

지방 침착이 국소적으로 발생하거나 전이암과 감별이 되지 않는 경우 MR in-phase (IP), opposed-phase (OP) gradient echo image 가 이를 감별하는데 도움이 된다.[4,5] 간 내 지방의 정량화를 위해 hepatic fat fraction (FF)을 다음과 같은 공식에 의해 산출할 수 있다.[6] FF= (Signal in-phase-Signal out-of-phase)/(2×Signal in-phase). MR spectroscopy 는 간 내 ATP 함량 및 회복속도를 정량화 할 수 있다.[7]

5. 간조직 생검

1) 간조직 생검의 필요성

현재로선 간 손상의 정도를 정확히 반영하는 방법으로 조직 검사를 대치할 만한 비 침습적 혈청학적 표지자 및 영상학적 진단방법은 없다. 따라서 침습적인 검사법인 간 조직 생검의 유용성 및 타당성에 찬성하는 의견은 생검 결과로 환자에게 진단과 예후에 정보를 제공하고 추적 및 적극적인 치료에 대한 지침을 마련해 준다는 점을 들고 있으며 이에 반하는 의견은 현재로선 효과가 입증된 약물치료가 없다는 것과 미미하기는 하지만 간 조직 생검에 따른 위험도 및 생검 부위 선택에 따른 결과해석을 들어 불필요하다는 것이다.

2) 섬유화 진행의 고 위험군

단순 지방증과 같은 경한 간 손상에서도 질환이 진행했다는 보고가 있지만 대부분 임상적으로 문제가 되는 것은 NASH 와 같이 염증 및 섬유화 진행의 고 위험군이다. 간조직 생검은 동반질환에 대한 치료 후에도 반응이 없거나 고 위험군을 대상으로 고려될 수 있으며 45세 이상, 비만, 제 2형 당뇨, AST/ALT 〉1 이상인 경우 등이 위험 인자로 알려져 있다.[8,9] 이외에 ALT 치가 높은 경우, 중성지방이 높은 경우 등의 인자도 보고된 바 있다(표 2).

표 2. NAFLD에서 섬유화 진행의 위험인자

위험요소*	Odds ratio (95% CI)
연령>45세	5.6 (1.5−21.7)
비만 (BMI > 30)	4.3 (1.4−13.8)
AST/ALT > 1	4.3 (1.5−12)
Type 2 DM	3.5 (1.2−9.8)

* 기타 여성, 고혈압, 중성 지방혈증, IgA의 상승도 원인으로 제시되고 있음

3) 조직학적 손상의 정도

표 3. NAFLD의 Grade & Stage

Grading

    Grade 0 : Macrovesicular steatosis−None

    Grade 1 : Up to 33%

    Grade 2 : 33%−66%

    Grade 3 : > 66%

Necroinflammatory activity

    Grade 1(mild) : Steatosis up to 66%, occasional ballooned hepatocyte (mainly zone3), scatteredintra−acinar neutrophils(PMN) ± lymphocytes, no or mild portal inflammation

    Grade 2 (moderate) : Steatosis of any degree, obvious zone III ballooning de generation, intra−acinar PMNs, zone III perisinusoidal fibrosis may be present, mild to moderate, portal and intra−acinar inflammation

    Grade 3 (severe) : Panacinar steatosis, widespread ballooning intra−acinar inflammation on PMNs associated with ballooned hepatocytes, mild to moderate portal inflammation

Stage

    Stage 1 : Zone III perisinusoidal/pericellular fibrosis, focally or extensively present

    Stage 2 : Zone III persinusoidal/pericellular fibrosis with focal or extensive periportal fibrosis

    Stage 3 : Zone III persinusoidal/pericellular fibrosis and portal fibrosis with focal or extensive bridging fibrosis

    Stage 4 : Cirrhosis

간조직 소견은 병리학적으로 염증 및 간세포의 사멸, 섬유화를 동반하지 않는 단순한 지방증

(steatosis) 및 지방간염 (NASH)을 모두 포괄하며 단순 지방증은 비 알코올성 지방간(염)의 스펙트럼 중 가장 양호한 임상 경과를 보이는 소견이다. NASH는 국소적인 간의 염증세포의 침윤과 지방 축적, 그리고 간세포의 괴사를 보이며 염증세포들은 중성구와 단핵 세포구들로 이루어져 있고 간세포는 풍선양 변성을 보이기도 한다. Mallory 소체가 보이기도 하며 대게는 'zone 3' 부위에 가장 심하다. 동양 구조 주위, 정맥 주변부 또는 가교상 섬유화 등 다양한 정도의 섬유화를 동반하는 경우 임상적으로도 만성 간질환으로의 진행 가능성이 매우 높다. 조직학적 진단기준이 통일되어 있진 않으나 지방증 및 염증의 정도를 grade로, 섬유화의 정도를 stage로 나누어 분류한다(표 3).[2]

6. 인슐린 저항성의 측정

NAFLD 는 인슐린 저항성이 기본 병인으로 간주되는 대사성 질환으로 추후 Oral glucose tolerance test, HOMA (homeostasis model assessment), QUICK, Stimulated glucose and insulin level과 같은 인슐린 저항성에 대한 측정이 필요할 것으로 생각되며[10] 이들 중 일부를 예시해 놓았다 (표 4).

표 4. 인슐린 저항성 측정

- QUICKI (Quantitative Insulin Check Index)
  1/(log fasting insulin [μU/ml]+log fasting glucose[mg/dl])
- HOMA (Homeostasis Model assessment of Insulin Resistance)
  HOMA-B(%) : 20 fasting insulin (μU/ml)/fasting glucose(mmol/L)-3.5
  HOMA-IR : fasting insulin (μU/ml) fasting glucose(mmol/L)/22.5
- Hyperinsulin sensitivity = M/(G×△I), corrected for body weight
  M=steady state glucose infusion rate(mg/min)
  G=steady state blood glucose concentration (mg/dl)
  △I=difference between basal and steady state insulin concentration (mU/L)

- FSIGT (Frequently Sampled Intravenous Glucose Tolerance test)
- C-peptide/insulin
- OGTT(oral glucose tolerance test)

비알콜성 지방간 질환의 치료

1. 적극적 치료의 필요성

1) 질환이 차지하는 높은 유병율
서구에서는 원인 미상의 간기능 이상의 20% 정도가 NAFLD에 기인하는 것으로 생각될 만큼 흔한 질환이다. NASH 환자의 25%는 심각한 정도의 섬유화가 동반되며, 원인 불명의 간경변증의 상당수는

NASH 에서 기인한 'burn out cirrhosis' 로 생각된다. 장기적으로 NAFLD는 간질환과 관련된 사망률 증가와 간세포암 발생에 기여할 것으로 생각되고 있다.[11-13] 서구와는 달리 동양인에서의 NAFLD에 대한 보고는 적지만 일본인의 15%, 인도네시아아인의 30% 정도가 초음파상 지방간을 보인다는 보고가 있다. 동반질환의 하나인 당뇨와 비만을 예로 들어 가정하면 아시아에서도 추후 20년간 당뇨 발생이 1억에 달할 것으로 생각되고 이들 중 3% 정도가 NASH라고 가정할 때 180 만명의 NASH가 발생할 것으로 예측할 수 있다.[14]

2) 만성화 및 섬유화

257명의NAFLD환자를 3-11년간 추적한 연구를 보면 28%에서는 조직손상이 진행되었고 59%는 변화가 없었으며 13%에서 호전되었다. 또 다른 연구에서도 NASH 환자 22명을 중앙값 4.3 년 간격으로 간조직 생검을 시행하여 질환의 진행을 비교해 보았는데 역시 31.8%의 환자에서 섬유화의 진행을 관찰할 수 있었다.[15]

2. 치료방법 (표 5)

섬유화를 동반되지 않은 단순한 지방증인 경우도 극히 일부에서 조직손상이 진행되지만 상대적으로 예후는 양호하므로 동반되는 전신적 질환 (당뇨 및 비만 등)을 조절하며 관찰하는 것이 적절할 것으로 생각된다. 간 조직 생검상 섬유화가 보이거나 심한 조직 손상을 동반하는 경우 좀더 적극적인 보존적 치료 및 약물치료가 요구된다. 다만 소개되는 현재 대부분의 치료 약제와 효과들은 이중 맹검 대조 연구를 시행하지 못하였거나 대조군이 없거나 소수의 환자에서 진행된 치료 결과들로 추후 이에 대한 적극적인 연구가 기다려지는 상황이다.[16]

표 5. NAFLD 약물치료

기 전	약 물	ALT	Steatosis	Inflammation	Fibrosis	단점
Lipase inhibitor	Orlistat 120mg, tid, 6-12M	+	+	+	+	small
Cytoptotective	UDA 13-15mg/kg/d, 48wks	−	−	−	−	dose, duration
	UDA 13-15mg/kg/d, 48wks	+	+(S)	+(S)	−	small, poilot
Lipid lowering	Clofibrate 2g/d, 12M	−	−	−	−	small
	Gemfibrozil 600mg/d, 4wks	+	NA	NA	NA	small
	Atorvastatin	+	+	+	+	small
Antioxidant	Vitamin E 400-1200IU/d,	+	NA	NA	NA	small
	Betaine 20g/d, 12M	+	+	+	+	small
Antidiabetic	Metformin 1500mg/d, 4M	+	NA	NA	NA	small
	Troglitazone 400mg/d, 6M	+	+	+	+	small
	Rosiglitazone 8mg/d, 48wks	+	+	+	+	weight gain
	Pioglitazone 30mg/d, 48wks	+	+	+	+	no control

S : steatosis, I : inflammation, F : fibrosis, + : 호전, − : 호전없음, NA : 자료없음

1) 체중 감량

(1) 운동 및 식이요법

가장 흔히 제안되는 치료법으로 운동과 식이요법 그리고 체중감량이 있다. 운동을 함으로서 근육에서의 인슐린 민감도를 개선하는 효과가 있지만 체중감량의 목표를 실제적으로 달성하는 환자는 전체 환자의 30%에 불과하다. 체중감량 후 생화학적 간기능의 개선을 가져오는 것으로 보고되어 있지만[17] 조직학적 개선에 대한 효과는 다양하며 보고된 연구의 반수 정도는 조직학적 변화를 관찰하지 못하거나 방사선학적 변화만을 관찰하여 보고하였다.[18-20] 체중 감량은 서서히 이루어져야 하겠으며 (소아: 0.5kg/주, 성인: 0.45-1.6kg/주) 급격한 체중 감량은 많은 수의 환자에서 염증 및 섬유화의 악화를 가져온다. 일차적으로 현 체중의 10%정도를 서서히 감량하는 것이 바람직하겠으며 체중 감량으로 인한 효과는 인슐린 생산능의 회복을 가져오는데 있다.[21]

(2) 식이 요법

NAFLD 환자를 대상으로 식이 효과에 대한 전향적 이중 맹검시험은 시행된 바 없으나 일반적으로 미국 심장학회가 권유하는 저열량 식이가 권장된다. 불포화지방은 UCP-2 발현, 지방산 peroxidation 을 유발하여 인슐린 저항성 및 NAFLD 발생을 유발 혹은 촉진 시킬 수 있으나 ob/ob mice 에서는 SREBP-1의 발현을 감소시켜 지방증을 개선시켰다는 보고가 있으므로 식이에 포함되는 지방형태에 대한 추가적인 연구가 필요하다.[22]

(3) 체중 감량제

orlistat 는 lipoprotein lipase inhibitor로서 소수의 환자에서 지방증과 염증, 섬유화를 개선시키는 효과를 보고하였으나 대상환자수가 극소수로 결론을 내리기는 어렵다.[23]

(4) 체중 감량 수술

jejunoileal bypass수술이 대표적인 방법이었으나 수술자체로 인한 간기능 부전을 가져올 수 있어 현재로선 권유되지 않는다. BMI 평균 47이상의 고도 비만 환자 689명을 대상으로 bilio-pancreatic diversion 시행을 시행한 연구에서는 평균 38kg의 체중감량 효과 및 간 섬유화, 염증 및 말로리 소체 등의 조직학적 호전이 있음을 보고 하였다.[24] 최근에는 bariatric surgery에 대한 관심이 늘고 있으며 시술은 jejunoileal bypass, biliopancreatic diversion 및 duodenal switch 와 같은 intestinal malabsorption 을 기본으로 하는 술식과 gastroplasty, gastric banding, gastric bypass 등의 gastric restriction 을 기본으로 하는 방법이 있다.[25] gastric bypass는 perioperative mortality 1%, postoperative complication 10% 로 보고되어 있으며 각 시술에 따른 체중 감량 효과 및 수술 전후의 다양한 정도의 합병증으로 술식의 선택은 개인의 특성을 고려하여 적용해야 할 것으로 생각된다. 일반적으로 체중 감량 수술 대상 환자는 BMI 40이거나 35이상이면서 동반 질환이 있는 경우가 해당할 것으로 생각되며 수술방법의 선택, 수술 전 후의 상태, 영양 공급 등의 요인 및 실제 수술 전 후 간 조직의 변화에 대한 대규모 연구가 필요하다.

2) Ursodeoxycholic acid (UDA) and cytoprotective agents

Laurin 등[26]은 NASH환자에서1년간 UDA (13-15mg/kg/d) 투약 후 ALT및 지방 침착의 호전을 보고한 바 있으나, 최근 Lindor 등[27]은 166명의 NASH환자를 대상으로 하루 13-15mg/kg UDA, 48주간 투약 군에서도 위약 대조 군에 비하여 생화학적 조직학적 개선 효과의 차이가 없었다고 보고하였다. 그러나 Lindor[27] 등의 연구도 상대적으로 적은 수의 환자를 대상으로 했다는 점, 연구진행 동안의 높은 탈락율, ALT 치의 평균으로의 회귀, 용량 및 투약기간 등의 문제점을 안고 있어서 UDA 의 투약효과에 대한 결론은 추가적인 연구가 필요할 것으로 생각된다.

3) antihyperlidemic agent

clofibrate는 1년 투약 후 간기능의 개선이나 조직학적 호전이 없었으며,[26] gemfibrozil 은 4주 투약 후 간기능의 호전을 보고하였고[28] bezafibrate 투약 후 지방침착의 호전을 보고한 바 있다. atorvastatin는 28예의 환자에서 투약 후 ALT 치 및 초음파상 지방간 소견의 개선을 보였다.

4) antidaibetic agents

인슐린 저항성을 개선해 보고자 하는 시도로 thiazolidinedione (이하 TZD) 투여가 시도되고 있다. PPAR-γligand인 TDZ는 근육에서의 glucose transporter(GLUT4) 발현 증가, mitochondrial mass 증가, 지방세포 분화 촉진, uncoupling protein-2 발현, cytokine, nitric oxide synthase, fatty acid-induced apoptosis 에 영향을 미쳐 인슐린 저항성을 개선하는 효과가 있다.[29] 부작용으로 체중의 증가는 있지만 중심지방은 감소한다. 실제로 비알콜성 지방간 환자 10명을 대상으로 1세대 TZD인 troglitazone을 투약한 효과를 보면 7명의 환자에서 간기능의 개선을 보였으며 4명의 환자에서는 염증소견의 개선을 가져왔다.[30] 그러나 섬유화가 개선되었다는 보고는 없었으며 드물기는 하지만 약제로 인한 치명적인 간독성으로 인하여 시장에서 제거되었다.[31] metformin(biguanide)은 동물 모델에서 TNF-α발현을 감소시켜 간의 지방증을 개선하는 효과가 있으며, 20예의 환자에서 투약한 후 간기능 수치 및 인슐린 민감성의 개선, 간용적 감소 등을 보고하였다.[32,33] 30여명의 NASH 환자를 대상으로 48주간 2세대 TZD인 rosiglitazone 투약군에서는 생화학적 간기능, 조직학적 소견 (necroinflammation, hepatocyte ballooning, zone 3 perisinusoidal fibrosis) 및 인슐린 저항성을 개선하는 효과가 있었다.[34] 이중 간조직 생검의 비교가 가능했던 환자의 45%는 치료 후 더 이상 NASH 의 조직학적 범주에 속하지 않았다. Pioglitazone도 18명의 NASH환자에서 48주 투약한 후 72%에서 생화학적 간기능 및 지방증, 세포 손상, 실질의 염증, 말로리 소체와 섬유화 소견을 개선시키는 효과를 보였다.[35] 그러나 PPAR-γagonist 투약은 투약 중지 후 추적 관찰 시 대부분의 환자에서 생화학적 간기능 개선 효과가 상실되며 67%의 환자에서 평균 7.3% 정도의 체중 증가를 가져오므로 장기간 투약시의 효과 및 문제점에 대해서는 추가적인 연구가 필요하다. 기타 추후 효과에 대한 결과가 기대되는 다른 약제로 acarbose (α-glucosidase inhibitor) 와 acipimox (lipolysis inhibitor) 등이 있다.

5) antioxidant

vitamine E 치료는 lipid peroxidation, TNF, collagen gene expression을 감소시키는 효과가 있다.[36] 다량의 vitamine E를 투약한 군에 있어 항산화계의 회복이 보고되었으며[37] vit C와 vit E의 병용 투여 후 비록 소수이긴 하나 간 섬유화의 개선을 보였고 N-acetylcystein도 투약 후 섬유화의 호전을 가져왔다. Betaine은 methyl donor로 10예의 NASH환자에서 1년 투약 후 생화학적 간기능 검사 및 섬유화의 개선을 가져왔다.[36]

6) 간이식

비대상성 간질환의 경우에는 간이식이 필요하다. 질환의 자연 병력상 간 조직 내 심한 섬유화, 'Mallory' 소체, 세포 주변부 섬유화, balloon degeneration이 동반되는 경우 간경변증과 같은 만성 간질환으로 진행하는 비율이 20-30%에 달한다. NAFLD가 잠복성 간경변으로 진행되면 간 내 지방 함량이 급격히 감소되고 조직학적 특성도 소실되어 burned-out NASH로 간주하기도 한다. 간이식을 시행한 원인불명의 간 경변증 환자에서 비 알코올성 지방간(염)의 임상적인 특징인 비만과 당뇨를 지니고 있어 NAFLD로 인한 잠복성 간경변증이 원인이었을 것으로 추정되고, 이로 인한 간이식을 시행한 이후에도 47%에서 NAFLD, 7-16%에서 NASH가 재발한다는 보고가 있다.[38]

결 론

현재 비알코올성 지방간 질환의 임상적인 중요성은 질환의 유병율이 매우 높아 성인인구의 상당수가 이환되어 있을 것으로 추정된다는 점과 일부가 만성 간질환으로 진행 할 수 있다는 것이다. 우리나라에서도 유병율이 증가될 것으로 생각되며 원인미상의 생화학적 간기능 이상 예의 상당수가 이로 인한 것으로 생각될 수 있다. 질환의 진단 및 손상정도를 파악하는데 조직생검과 같은 침습적인 방법을 대치할 만한 것이 아직은 없다는 점, 자연 병력이 잘 알려져 있지 않다는 점, 인슐린 저항성이 가장 중요한 병인으로 생각됨에도 불구하고 효과적인 약물 치료가 없다는 점, 그리고 일부에서 만성 간 질환으로 진행 가능하지만 적극적인 선별 및 치료 대상군을 설정하는데 아직도 기준이 미약하다는 점 등은 해결해야 할 과제이다.

[참고문헌]

1. Angulo P. Nonalcoholic fatty liver disease. N Engl J Med 2002;346:1221-1231.

2. Neuschwander-Tetri BA, Caldwell SH. Nonalcoholic steatohepatitis: summary of an AASLD Single Topic Conference. Hepatology 2003;37:1202-1219.

3. Saadeh S, Younossi ZM, Remer EM, et al. The utility of radiological imaging in nonalcoholic fatty liver disease. Gastroenterology 2002;123:745-750.

4. Kroncke TJ, Taupitz M, Kivelitz D, et al. Multifocal nodular fatty infiltration of the liver mimicking metastatic disease on CT: imaging findings and diagnosis using MR imaging. Eur Radiol 2000;10:1095-1100.

5. Limanond P, Raman SS, Lassman C, et al. Macrovesicular hepatic steatosis in living related liver donors: correlation between CT and histologic findings. Radiology 2004;230:276-280.

6. Fishbein MH, Gardner KG, Potter CJ, Schmalbrock P, Smith MA. Introduction of fast MR imaging in the assessment of hepatic steatosis. Magn Reson Imaging 1997;15: 287-293.

7. Cortez-Pinto H, Chatham J, Chacko VP, Arnold C, Rashid A, Diehl AM. Alterations in liver ATP homeostasis in human nonalcoholic steatohepatitis: a pilot study. Jama 1999;282:1659-1664.

8. Dixon JB, Bhathal PS, O'Brien PE. Nonalcoholic fatty liver disease: predictors of nonalcoholic steatohepatitis and liver fibrosis in the severely obese. Gastroenterology 2001;121:91-100.

9. Ratziu V, Giral P, Charlotte F, et al. Liver fibrosis in overweight patients. Gastroenterology 2000;118:1117-1123.

10. Katz A, Nambi SS, Mather K, et al. Quantitative insulin sensitivity check index: a simple, accurate method for assessing insulin sensitivity in humans. J Clin Endocrinol Metab 2000;85:2402-2410.

11. Marrero JA, Fontana RJ, Su GL, Conjeevaram HS, Emick DM, Lok AS. NAFLD may be a common underlying liver disease in patients with hepatocellular carcinoma in the United States. Hepatology 2002;36:1349-1354.

12. Shimada M, Hashimoto E, Taniai M, et al. Hepatocellular carcinoma in patients with non-alcoholic steatohepatitis. J Hepatol 2002;37:154-160.

13. Ratziu V, Bonyhay L, Di Martino V, et al. Survival, liver failure, and hepatocellular carcinoma in obesity-related cryptogenic cirrhosis. Hepatology 2002;35:1485-1493.

14. Chitturi S, Farrell GC, George J. Non-alcoholic steatohepatitis in the Asia-Pacific region: future shock? J Gastroenterol Hepatol 2004;19:368-374.

15. Fassio E, Alvarez E, Dominguez N, Landeira G, Longo C. Natural history of nonalcoholic steatohepatitis: a longitudinal study of repeat liver biopsies. Hepatology 2004;40:820-826.

16. Clark JM, Brancati FL, Diehl AM. Nonalcoholic fatty liver disease. Gastroenterology 2002;122:1649-1657.

17. Hickman IJ, Jonsson JR, Prins JB, et al. Modest weight loss and physical activity in overweight patients with chronic liver disease results in sustained improvements in alanine aminotransferase, fasting insulin, and quality of life. Gut 2004;53:413-419.

18. Luyckx FH, Lefebvre PJ, Scheen AJ. Non-alcoholic steatohepatitis: association with obesity and insulin resistance, and influence of weight loss. Diabetes Metab 2000;26:98-106.

19. Wang RT, Koretz RL, Yee HF, Jr. Is weight reduction an effective therapy for nonalcoholic fatty liver?

A systematic review. Am J Med 2003;115:554-559.

20. Palmer M, Schaffner F. Effect of weight reduction on hepatic abnormalities in overweight patients. Gastroenterology 1990;99:1408-1413.

21. Ueno T, Sugawara H, Sujaku K, et al. Therapeutic effects of restricted diet and exercise in obese patients with fatty liver. J Hepatol 1997;27:103-107.

22. Sekiya M, Yahagi N, Matsuzaka T, et al. Polyunsaturated fatty acids ameliorate hepatic steatosis in obese mice by SREBP-1 suppression. Hepatology 2003;38:1529-1539.

23. Harrison SA, Ramrakhiani S, Brunt EM, Anbari MA, Cortese C, Bacon BR. Orlistat in the treatment of NASH: a case series. Am J Gastroenterol 2003;98:926-930.

24. Kral JG, Thung SN, Biron S, et al. Effects of surgical treatment of the metabolic syndrome on liver fibrosis and cirrhosis. Surgery 2004;135:48-58.

25. Mun EC, Blackburn GL, Matthews JB. Current status of medical and surgical therapy for obesity. Gastroenterology 2001;120:669-681.

26. Laurin J, Lindor KD, Crippin JS, et al. Ursodeoxycholic acid or clofibrate in the treatment of non-alcohol-induced steatohepatitis: a pilot study. Hepatology 1996;23:1464-1467.

27. Lindor KD, Kowdley KV, Heathcote EJ, et al. Ursodeoxycholic acid for treatment of nonalcoholic steatohepatitis: results of a randomized trial. Hepatology 2004;39:770-778.

28. Basaranoglu M, Acbay O, Sonsuz A. A controlled trial of gemfibrozil in the treatment of patients with nonalcoholic steatohepatitis. J Hepatol 1999;31:384.

29. Yki-Jarvinen H. Thiazolidinediones. N Engl J Med 2004;351:1106-1118.

30. Caldwell SH, Hespenheide EE, Redick JA, Iezzoni JC, Battle EH, Sheppard BL. A pilot study of a thiazolidinedione, troglitazone, in nonalcoholic steatohepatitis. Am J Gastroenterol 2001;96:519-525.

31. Booth AM, Caldwell SH, Iezzoni JC. Troglitazone-associated hepatic failure. Am J Gastroenterol 2000;95:557-558.

32. Lin HZ, Yang SQ, Chuckaree C, Kuhajda F, Ronnet G, Diehl AM. Metformin reverses fatty liver disease in obese, leptin-deficient mice. Nat Med 2000;6:998-1003.

33. Marchesini G, Brizi M, Bianchi G, Tomassetti S, Zoli M, Melchionda N. Metformin in non-alcoholic steatohepatitis. Lancet 2001;358:893-894.

34. Neuschwander-Tetri BA, Brunt EM, Wehmeier KR, Oliver D, Bacon BR. Improved nonalcoholic steatohepatitis after 48 weeks of treatment with the PPAR-gamma ligand rosiglitazone. Hepatology 2003;38:1008-1017.

35. Promrat K, Lutchman G, Uwaifo GI, et al. A pilot study of pioglitazone treatment for nonalcoholic steatohepatitis. Hepatology 2004;39:188-196.

36. Abdelmalek MF, Angulo P, Jorgensen RA, Sylvestre PB, Lindor KD. Betaine, a promising new agent for patients with nonalcoholic steatohepatitis: results of a pilot study. Am J Gastroenterol 2001;96:2711-2717.

37. Lavine JE. Vitamin E treatment of nonalcoholic steatohepatitis in children: a pilot study. J Pediatr 2000;136:734-738.

38. Ong J, Younossi ZM, Reddy V, et al. Cryptogenic cirrhosis and posttransplantation nonalcoholic fatty liver disease. Liver Transpl 2001;7:797-801.

표 1. 자가항체를 나타내는 만성 간질환들

Type	DNA	SMA	LKM-I	LKM-II	LKM-III	AMA
I('lupoid')	+++	+++	−	−	−	−
IIa	−	−	+++	−	−	−
IIb(HCV)	−	−	+	−	−	−
Tienilic acid	−	−	−	+	−	−
Hepatitis D	−	−	−	−	+	−
Autoimmune cholangiopathy	+++	+	−	−	−	−
Primary biliary cirrhosis	−	+/−	−	−	−	+++

면역병인기전

특발성/자가면역성 간염 환자에서의 점진적인 간손상은 간세포에 대한 직접적인 세포매개성 면역학적 공격의 결과임을 시사하는 신빙성있는 증거들이 있다. 십중팔구, 이들 손상의 간 특이성은 환경적 (예를 들면, 화학적 혹은 바이러스) 인자들에 의해 유발되는 반면, 자가면역에 대한 경향은 유전적이다. 예를 들면, 급성 A형 또는 급성 B형 간염 등 분명한 자가 제한적인 과정이 유전적 민감성 또는 경향 때문에 자가면역성 간염으로 되는 환자의 증례들이 보고되고 있다. 이 형태의 간염에서 자가면역 병인기전을 지지하는 증거는 다음과 같다: (1) 간에서 조직병리학적 병변은 주로 세포독성 T세포와 형질세포로 구성되어 있다. (2) 순환하는 자가항체들 (핵, 평활근, 갑상선 등. 아래참조), 류마티스성 인자와 고글로불린혈증이 흔하다. (3) 다른 자가면역성 질환, 예컨대 갑상선염, 류마티스성 관절염, 자가면역성 용혈성 빈혈, 궤양성 대장염, 증식성 사구체 신염, 연소성 당뇨병과 Sjoegren증후군 등의 발생빈도가 자가면역성 간염 환자와 그들의 가족들에서 증가한다. (4) 자가면역성 질환과 연관된 조직적합성 즉 HLA-B1, -B8, -DR3와 -DR4 들이 백인 자가면역성 간염 환자에서 흔히 나타난다. (5) 이런 형태의 만성 간염은 여러 종류의 자가면역성 질환에 효과가 있는 glucocorticoid 및 면역억제제 치료에 반응한다.

세포성 면역기전이 자가면역성 간염의 병인에서 중요하다. 실험실적 연구 결과들은 이 질환을 가지고 있는 환자에서 임파구가 간세포막 단백질을 감작시켜서 간세포를 파괴할 수 있음을 암시하고 있다. 또한 세포독성 임파구의 면역조절 제어 이상(억제세포영향의 손상)이 역할을 한다. 자가면역성 간염의 유전적 경향에 대한 연구는 위에서 열거한 어떤 유전자와 관련되어 있음을 암시한다. 백인과 달리 일본인에서는 HLA DR4와 주로 연관되어 있다. MHC II의 hypervariable region의 71번 lysine이 백인에서는 문제가 되나, 일본인에서는 13번 아미노산이 관련되어 있다고 한다. 또한 보체관련 유전자인 HLA C4A-QO (MHC III) 역시 관련되어 있다. 이런 형태의 간손상에 관련되는 자세한 촉발인자, 유전적 영향, 세포독성과 면역조절기전은 아직 알려져 있지 않다. 그러나 앞으로 이러한 발병에 관련된 유전자를 파악하게 된다면, 이를 통해 질병의 원초적인 발병을 예방하는 길을 열 수 있을 것이다.

자가면역성 간염의 병인에서 흥미를 끄는 것은 이 질환의 환자에서 순환하는 자가항체가 일반적이라는 점이다. 이들 환자에서 기술되는 자가항체 중에는 세포핵에 대한 항체 (antinuclear antibodies; ANA, 주로 동질형으로), 평활근항체 (anti-smooth-muscle antibodies; SMA, actin에 대한), liver-kidney microsomal antibody (anti-LKM), "용해성 간 항원" (soluble liver antigen; SLA, 많은 glutathione S-transferase 유전자족에 대한), 간 특이성 asialoglycoprotein 수용체 (또는 "hepatic lectin")와 다른 간세포막 단백질에 대한 항체들이 있다. 비록 이들 중 몇몇이 진단적 표지자로서 도움이 되지만, 자가면역성 간염의 병인에서 이들의 역할은 확립되어 있지 않다.

체액성 면역기전은 자가면역성/특발성 간염의 간외 증상들의 발생에 중요한 역할을 하는 것으로 보인다. 자가면역성 간염 환자에서 발생하는 관절통, 관절염, 피부혈관염과 사구체신염은 이환된 조직의 혈관에 순환하는 면역복합체의 침착에 의하여 매개되어, 보체활성화, 염증과 조직손상이 뒤따르게 된다. 급성과 만성 바이러스 간염에서 특이성 바이러스 항원-항체 복합체가 확인되고 있으나, 자가면역성 간염에서 면역복합체의 성질은 아직 알려져 있지 않다.

표 2. 간질환에 동반되는 주요 자가항체들

자가항체	항원	관련 질환 및 특성
항핵항체 (ANA)	매우 다양 ds-DNA; 모든 AIH형에서 관찰, steroid 치료후 소실, 비특이적 염증활동 산물	AIH(80%, diffuse or speckled (younger, higher TA) pattern), PBC, PSC, viral hepatitis, drug hepatitis
간신소포체 항체		
anti-LKM-I	cytochrome P450 2D6	AIH IIa,
anti-LKM-II	cytochrome P450 2C9	tienilic acid, hepatitis C, AIH IIb
anti-LKM-III	UDP-glucuronyl transferase	Hepatitis D, AIH II
anti-LM	cytochrome P450 1A2	dihydralazine, APS-1
평활근 항체		
anti-SMA	S-actin (세포막 및 세포골격)	AIH(70%, >1:40), PBC(50%), AVH-A or B(low titer)
세포질 항원에 대한 항체		
anti-SLA(soluble liver ag)	cytokeratins 8, 18	AIH III
anti-LP	? (liver/pancreas protein)	AIH III
anti-LC1(liver cytosol)	?	AIH II
anti-LC2	?	AIH II
간세포막 항원에 대한 항체		
anti-ASGPR	asialoglycoprotein receptor	AIH(염증활동과 밀접)
항마이토콘드리아항체(AMA)	acyltransferase(PDH-E2)	PBC
ANCAs	(antineutrophilic cytoplasmic Ab)	PBC, AIH

임상 양상

1. 임상 소견

발병은 천천히 혹은 급격히 오기도 하며, 급격히 발병한 경우 급성 바이러스 간염과 혼동될 수 있다. 자가면역성 간염 환자들 중 특징적 유형은 젊은 여자 혹은 중년 여자에서 현저한 고글로불린혈증과 고역가의 순환 ANA가 나타나는 형태로, 이러한 경우 다른 자가면역성 소견이 흔히 나타나며, LE preparations에 대하여 양성을 보여 처음에는 "lupoid" hepatitis로 명명되었었다. 피로, 권태, 식욕부진, 무월경, 여드름, 관절통과 황달이 흔히 나타난다. 때때로 관절염, 반점, 구진성 발진 (피부혈관염을 포함하여), 결절성 홍반, 대장염, 늑막염, 심낭염, 빈혈, 요독증과 건조증후군 (각결막염, 구각건조증)이 발생한다. 어떤 환자에서는 복수와 부종 (저알부민혈증과 연관되어), 간성 뇌증, 비기능항진증, 혈액응고장애 또는 정맥류출혈과 같은 간경변증의 합병증으로 인해 처음으로 병원에 오게 된다.

반수 이상의 환자에서 매우 서서히 발병하며, 만성 간질환의 임상소견이 보편적이다. 피로감이 가장 흔한 증상이며, 메스꺼움, 식욕 부진, 체중 감소, 복통, 발진, 관절통, 근육통, 비출혈 및 월경 감소 등의 증상도 흔하다. 간종대, 비종대, 복수 및 간경변증 없이도 부종이 관찰되며 간혹 뇌증이 나타나기도 한다. 약 반수의 환자에서 황달이 발생하지만, 황달이 없다고 진단을 배제할 수는 없다.

약 30%의 환자는 이미 간경변증이 발병하였고, 40%는 면역학적 질환을 동반하며, 그 중 갑상선질환 혹은 류마티스 관절염이 흔하며, 이러한 소견은 진단에 도움이 된다.

환자 중 30~40%는 급성 간질환 형태로 나타나며, 황달이 매우 심한 경우가 많다. 이런 경우 조기 진단이 매우 중요하며, 이를 통해 아급성 간실조와 간이식을 피할 수 있다. 국내의 연구에서는 12.8%에서 급성 간염 형태로 발병하였다.

표 3. 자가면역성간염과 동반된 간외 소견들 (81례 연구결과, Read AE. Gut 1963;4:378)

Purpura	2
Erythema	4
Arthralgia	9
Lymphadenopathy	2
Pulmonary infiltrates	7
Pleurisy	2
Rheumatic heart diseases	4
Ulcerative colitis	5
Diabetes	3
Hashimoto's thyroiditis	2
Renal tubular defects	3
Lupus kidney	3
Hemolytic anemia	1

나머지 10~20%의 환자는 분명한 증상이나 징후 없이 생화학적 검사에서 우연히 발견된다. 흔히 건강검진이나, 내분비 질환이나 류마티스 질환을 진단하는 중 발견되거나, 피부발진으로 피부과에서 먼저 발견되기도 한다. 이러한 무증상 환자들은 만성 혹은 급성 발병 환자보다 경한 경과를 나타내며, 면역억제치료에 더 잘 반응한다. 간혹 이런 무증상 환자 중 임신이나 출산 후 자가면역성 간염이 발생하는 경우도 있다. 이런 경우 신속한 진단과 치료는 태아에 대한 영향을 줄일 수 있다. 하지만 다른 역학적 특성이나 간경변증 및 면역질환의 동반 여부는 만성 혹은 급성 발병환자와 차이가 없다. 국내 연구 결과 28%에서 다른 면역질환이 동반되었고, 그 중 갑상선 질환이 가장 흔하였다(표 3).

2. 생화학적 소견

자가면역성 간염의 검사실 소견들은 만성 바이러스간염의 경우와 유사하다. 생화학검사들은 항상 비정상이나, 환자 개개인에서의 검사치가 임상적 중증도 및 조직병리학적 소견들과 그대로 일치하지 않는다. 자가면역성 간염 환자들은 단지 경한 aminotransferase 증가와 정상적인 혈청 빌리루빈, alkaline phosphatase(ALP)와 글로불린치를 보인다. 혈청 AST와 ALT치는 증가하며, 100-1000단위의 범위에서 변동한다. 심한 경우에는 혈청 빌리루빈치는 중등도로 증가한다(51-171 μmol/L, 3-10mg/dL). 저알부민혈증은 매우 활동성이거나 진행된 질환의 환자에서 나타난다. 혈청 ALP는 중등도로 증가해 있거나 거의 정상이다. 일부의 환자에서 ALP가 현저히 증가하며, 그런 환자에서 임상적, 검사실 소견들은 일차성 담도경화증에서와 중첩된다. r-GTP치는 상승하지만, 임상적 의미는 아직 밝혀지지 않았으며, 프로트롬빈 시간은 특히 질환의 후기나 활동기에 자주 연장된다. 고감마글로불린혈증(〉2.5g/dL)은 자가면역성 간염에서 흔히 관찰된다. IgG가 주로 증가하며, IgM은 제법 상승하나, IgA는 정상이다. 류마토이드 인자 역시 흔하게 관찰된다. 일부 환자에서는 혈청 글로불린이 높아서, 종종 anti-HCV 검사법 중 가장 흔하게 사용되는 방법인 바이러스 항체에 대한 고형부착 면역검사(solid-phase binding immunoassays)에서 비특이적 반응을 야기한다. 혈청 알파1 안티트립신, ceruloplasmin 및 구리농도는 정상이다. 하지만 개인간의 편차가 심하기 때문에, AST, ALT, 빌리루빈 혹은 IgG가 낮더라도 질병이 경하다고 판단하거나 진단을 배제할 수는 없다.

3. 면역학적 소견

한 가지 이상의 다양한 자가항체가 나타난다. 역가는 질병의 경과에 따라 변화하며 치료에 반응하면서 역가가 감소 혹은 음전되기도 하지만, 일반적으로 질병의 중증도를 믿을만하게 반영하지는 못 한다. 약 70~80%의 환자는 ANA 혹은 SMA, 또는 양쪽 모두 양성이다. ANA는 조직이나 분리된 세포의 간접 면역형광법에서 homogeneous pattern으로 나타난다. 다른 양상도 나타나지만, 양상에 따른 임상적 차이는 없다. SMA는 세포골격 구조인 desmin, vimentin, tubulin 및 F-actin에 반응한다. 일부 학자는 anti-actin이 고역가로 나타나는 것이 자가면역성 간염에 특이적인 현상이라고 주장하나, 논란의 여지가 있으며, anti-actin 특이성에만 의존하면 이 질환의 진단을 놓칠 위험이 있다. 자가면역성 간염 환자의 60~90%는 perinuclear antineutrophil cytoplasmic antuoantibody (pANCA), 더 정확히 말하자 면 목적 항원이 세포질보다는 핵 가장자리에 위치하기 때문에 peripheral antineutrophil nuclear autoanitbody (pANNA)를 나타낸다. ANA, SMA 및 pANNA는 본 질환에 특이적이지는 않지만, 진단 기 준에는 유용한 지표이다.

소수의 환자(3~4%)에서는 1형 anti-LKM1이 나타나, cytochrome isoenzyme P450 2D6와 반응한다. 만성 C형 간염환자의 6%에서 이 항체가 양성이지만, 이 질환을 제외하면 자가면역성 간염에 매우 특 이적이다. 또한 anti-LKM1 양성 환자는 ANA와 SMA가 음성인 경우가 많다. 따라서 자가면역성 간염 진단이 누락되는 환자에서 이 항체 검사는 매우 중요한 역할을 한다. AMA(anti-mitochondrial antibody)가 양성인 자가면역성 간염도 있기는 하지만, 대개 AMA가 양성이면 본 질환의 진단을 배제 하는 것과는 달리 anti-LKM1은 본 질환의 진단에서 나름대로 의미를 갖는다고 할 수 있다.

ANA, SMA, anti-LKM1 모두 음성인 환자는 10~20%에 달한다. 이 중 일부에서는 나중에 항체가 검출 되기도 한다. 이러한 환자는 일단 원인불명의 간염으로 진단되나, 다른 임상적 소견으로 어느 정도까 지 진단이 가능하며, 일부에서는 pANNA 혹은 갑상성 자가항체들이 양성인 경우도 있다. 그 밖에 상용 되지는 않지만, 연구실 수준의 여러 자가항체들이 있는데, asialoglycoprotein receptor (ASGPR), liver-specific cytosolic (LC1) antigen, soluble liver antigen (SLA), liver-pancreas (LP) antigen과 반응하는 자 가항체들이 여기에 해당된다. 이 중, SLA는 LP와 동일한 것으로 드러나, anti-SLA/LP로 통일되었다.

HLA 검사는 간질환을 진단하는 데는 일반적으로 포함되지 않으나, 자가면역성 간염의 진단에는 유 용하다. 유럽의 백인들은 HLA A1-B8-DR3와 관련이 많고, 일본인은 DR4와 주로 연관되어 있다. 질병 에 대한 저항력이나 감수성들에 대한 유전자 연구가 진행 중이다. 혈청보체 C4가 낮은 것도 진단에 필 수적이지는 않지만, 통상의 자가항체가 음성인 환자에서는 도움이 된다.

4. 조직학 소견

다른 원인의 간질환을 배제하기 위하여 간 조직 소견은 중요하다. 단, 간병리학자가 판독하여야 한 다. 생화학검사나 자가항체의 역가는 간질환의 중증도를 제대로 반영하지 못하는 반면 조직학적 소견 은 어느 정도 질병의 단계(grade)와 시기(stage)를 반영한다. 특징적인 소견은 interface hepatitis로 림프 구와 형질세포가 문맥 및 문맥주위 그리고 간격을 따라 침윤하며 죽상괴사가 나타나는 것이다. 중증인 경우 교상괴사가 간소엽 내에서 발생하며, 간세포 rosette, 결절성 재생 및 소담관 증식이 간경변증이 없는 경우에도 관찰된다. 하지만 이러한 소견이 자가면역성 간염에 특이적인 것은 아니다. 이러한 소 견은 PBC 혹은 PSC 환자에서도 관찰되는데, 이 경우는 variant 혹은 overlap syndrome으로 분류한다. 그 밖에 지방축적, 림프구 집결 및 siderosis 등이 관찰되는데, 이런 현상이 단독으로 현저할 때는 오히 려 다른 질환을 먼저 고려해야 한다. 만일 의심되는 경우에는 담관촬영을 하여 PSC를 배제해야한다. 특히 소아에서는 자가면역성 경화성 담관염으로 나타나는 PSC와 자가면역성 간염을 구분하기 힘들다.

5. 자가면역성 간염의 분류

임상 소견, 중증도 및 치료 반응의 관점에서 보면 자가면역성 간염은 매우 이질적인 질환들을 합쳐 놓은 것이다. 따라서 다양한 변수를 이용하여 자가면역성 간염을 분류하고자 하였다. 가장 간단한 최신의 분류는 IAIHG가 제의한 것으로, 점수제를 이용하여 진단을 확진(definitive)과 가능성(probable) 두 가지로 나눈 것이다. 이 분류는 비교적 신뢰도가 높으며, 임상에서 그 유용성이 검증되었다. 하지만 처음 진단 시 및 면역억제제의 적합성을 판단하는 데 사용될 뿐, 질병의 중증도나 예후에 대한 정보를 주지 못한다.

처음으로 시도된 분류는 자가항체의 양상에 따른 것으로, 1987년에 이런 시도가 이루어졌다. 하지만 진단적 가치, 예후 판단, 치료계획이나 병인론적 차이 등을 구분할 수 있는지에 대해서는 논란의 여지가 많다. 자가면역성 간염 중 소수 anti-LKM1 항체가 양성인 군에서는 ANA나 SMA가 음성이면서 주로 젊은 여자에서 중증의 질환과 간외 면역학적 증상이 흔히 동반된다. 이는 전형적인 lupoid hepatitis와는 다른 양상으로, 자가면역성 간염을 1형(ANA/SMA 양성)과 2형(anti-LKM1 양성)으로 나누게 되었다. 또한 1987년 ANA, SMA 및 anti-LKM1 음성인 환자 중 anti-SLA 항체 (현재 anti-SLA/LP) 양성인 경우를 3형으로 분류하였다. 이후 혈청학적 양상에 따라 추가적인 분류가 뒤이어, 현재 8가지 아형이 인정되고 있다. 자가면역성 간염 1형은 젊은 여성에서 나타나고, 현저한 고글로불린증 및 루포이드 소견을 보이고, 혈청에서 ANA가 양성인 전통적 증후군을 말한다. 자가면역성 간염 2형은 어린아이에서 가끔 보이고 지중해 지역에서 자주 나타나며, ANA와는 관계가 없고 anti-LKM과 연관되어 있다. Anti-LKM은 이질성 항체그룹이다. 2형에서의 항체는 anti-LKM1으로, P450 2D6에 대한 항체이다. 이것은 일부의 만성 C형 간염 환자에서 볼 수 있는 것과 같은 anti-LKM이다. Anti-LKM2는 약물유인성 간염에서 보이고, anti-LKM3은 만성 D형 간염 환자에서 관찰된다. 2형은 일부 학자에 의하여 두 종류로 나누어진다; 2a형 및 2b형. 자가면역성 간염 2a형은 자가면역성이고, 소녀에서 잘 나타나고, 고글로불린혈증과 고역가의 anti-LKM1과 연관되며, glucocorticoid 치료에 반응하고 서유럽과 영국에서 흔히 관찰된다. 2b형은 C형 바이러스 간염과 연관되고, 늙은 남자에서 나타나며, 정상 글로불린치와 저역가의 anti-LKM1과 관련되어, 인터페론에 반응하고 지중해 국가에서 가장 잘 발생한다. 자가면역성 간염의 다른 형으로서 3형은 ANA와 anti-LKM1이 관찰되지 않으며, 간세포질의 cytokeratin 8과 18에 있는 anti-SLA/LP를 가지고 있다. 환자들은 대부분 여자이고, 제1형 자가면역성 간염과 비슷한 임상 소견을 보인다.

그러나 자가항체에 의한 분류는 대부분 통용되지 못하고 있다. 3형은 1형과 임상적으로 구분되지 않아, 1형과 2형으로 크게 구분하는 것이 가장 많이 사용되나, 이 분류의 임상적 사용도는 불확실하다. 최근의 연구에서 이 두 가지 분류 사이의 차이점이 입증되지 않았다. 즉 유사한 것끼리 비교한 것에 지나지 않는다는 것이다. 1형과 2형 사이에 임상적, 생화학적, 조직학적 변수들에서 일부 차이가 있지만, 여성 호발 특성 및 관련 면역학적 질병의 빈도는 차이가 없다. 중요한 것은 전체적인 중증도와 장기적인 결과가 유사하다는 것이다. 그럼에도 불구하고 이 분류는 병인론 연구에 유용하다. 즉, 모든 자가면역성 간염 환자들이 동일한 기전으로 임상적으로 발현되어야 하는 것이 아니며, 1형과 2형은 병인론적으로 구분되며, anti-SLA/LP 항체는 면역조절 요소에 반응하는 것으로 또 다른 병인론적 아형으로 구분하는 것이 타당하다.

표 4. 자가면역성 간염의 아형별 특징

임상 소견 및 특징	제1형	제2a형	제2b형	제3형
진단을 위한 자가항체	ANA, SMA	anti-LKM1	anti-LKM2	anti-SLA
자가항원	actin	cyt P450 2D6	cyt P4502C9	cytokeratin 8, 18
기타 자가항체	pANCA,	anti-LC1,		ANA, SMA,
	anti-ASGPR	anti-ASGPR		anti-ASGPR
호발 연령 및 지역	10~20세, 45~70세	2~14세, 유럽, 영국	남자노인, 지중해	30~50세
여성(%)	78%	89%	낮음	90%
면역질환동반	41%	34%		58%
동반질환	갑상선염	백반증	C형 간염, tienilic	제1형과 동일
	궤양성 대장염	제1형 당뇨병	acid	
	활막염	갑상선염		
감마글로불린 상승	+++	+	−	++
면역글로불린A 감소	없음	가끔		없음
HLA 관련성	B1,B8,DR3,DR4	B14,DR3,C4AQO		미상
스테로이드 반응	+++	++	− (인터페론)	+++
간경병증으로 진행	45%	82%	대부분	75%

아직 정식으로 채택되지는 않았지만, 임상적으로 더 유용한 분류는 HLA DR3 혹은 DR4 여부와 관련된 것이다. 이 인자들은 자가면역성 간염의 위험인자로, DR3 양성인 환자는 보다 질병이 심하고, 치료도 잘 되지 않으며, 재발이 흔하여 전체적인 결과가 나쁘다. DR4 양성인 환자는 나이가 많으며, 질병이 경하고, DR3 양성 환자 보다 치료반응이 빠르고 완치가 잘 된다. 혈청 보체 C4의 농도 역시 예후와 연관이 있다. 자가면역성 간염환자들은 흔히 C4 농도가 낮으며, C4A 위치의 유전자 전이와 관련이 있다. 이러한 환자는 재발을 잘하며 사망률이 높다. 그러나, 아직 분류체계에 정식으로 도입되지는 않고 있다.

진 단

이질적 속성을 지닌 이러한 자가면역성 간염의 진단을 위해서는 1) 지속적인 간염의 증명, 2) 항진된 면역 반응의 존재, 3) 적합한 조직학적 소견, 그리고 4) 바이러스 간염(A, B, C형), 알코올 및 약제 그리고 만성 간질환을 초래하는 일부 유전질환의 배제가 필요하다. 비전형적인 자가면역성 간염의 진단이 쉽지 않고, 주관적인 점을 보완하기 위해 1982년 점수제 진단이 도입되었고, 일부 문제점을 보완하여 1998년 개정안이 발표되었다.(표 5) 점수제 진단을 확실히 이해하고 활용할 경우, 자가면역성 간염의 진단이 그리 어렵지 않을 것으로 생각된다.

표 5. 자가면역성 간염의 점수제 진단 (1998년 개정판, IAIHG J Hepatol 1999;31:929-38)

Category	Factor	Score	Category	Factor	Score
Gender	Female	+2	Concurrent immune disease	Any nonhepatic disease of an immune nature	+2
ALP:AST(or ALT) ratio	>3	−2	Other autoantibodies	Anti-SLA/LP,actin, LC1,	+2
	<1.5	+2		pANCA	
r−globulin or IgG	>2.0	+3	Histologic features	Interface hepatitis	+3
(times above ULN)	1.5−2.0	+2		Plasma cells	+1
	1.0−1.5	+1		Rosettes	+1
	<1.0	0		None of above	−5
ANA, SMA or anti−LKM1	>1:80	+3		Biliary changes	−3
	1:80	+2		Atypical feature	−3
	1:40	+1	HLA	DR3 or DR4	+1
	<1:40	0			
AMA	Positive	−4	Treatment response	Remission alone	+2
Viral markers of active infection				Remission with relapse	+3
	Positive	−3			
	Negative	+3	Pretreatment score	Definitive diagnosis	>15
Hepatotoxic drugs	Yes	−4		Probable diagnosis	10−15
	No	+1	Posttreatment score	Definitive diagnosis	>17
Alcohol	<25 g/d	+2		Probable diagnosis	12−17
	>60 g/d	−2			

통상 간효소치가 많이 상승한 것과 6개월 이상 간염증상 및 소견이 지속하는 것이 진단에 필수적이었으나, 이것 역시 항상 그렇지 못하다. 일부 만성 활동성 간염에서 간효소치는 질병의 중증도와 잘 일치하지 않으며, 조직학적으로는 매우 심한 염증 소견이 있으나, 혈청 간효소치는 조금 밖에 상승하지 않는 경우가 흔하다. 시간적 고려 역시 상당한 기간 동안 임상전 기간이 있어 질병의 시작을 명확히 알기 어려우며, 일부 환자는 만성 간질환이 있는 것에 더불어 급성 간염 형태로 나타나기도 하기 때문에 임상에서 제대로 적용하기에는 문제가 있다. 따라서, 만성 간염을 진단하기 위한 6개월의 관찰기간은 필요하지 않으며, 임상적으로 의심되고 조직학적으로 부합하면 조속한 치료를 필요로 한다. 조직학적으로 interface hepatitis, 형질세포의 침윤 등의 소견은 자가면역성 간염에 특이적이지는 않으나, 진단에는 필수적이다. ANA, SMA, anti-LKM 등 자가항체의 고역가 출현은 자가면역성 간염을 강력하게 시사하는 소견이나, 때로 통상적인 자가항체가 검출되지 않거나, 알코올성 및 바이러스 간염 등에서도 자가항체가 나타날 수 있으므로 주의를 요한다. 출현하는 자가항체의 종류에 따라 자가면역성 간염의 아형이 분류되며, 각 아형별 임상상 및 동반질환 그리고 표적항원의 구체적인 내용들이 밝혀지고 있다 (표 4).

임상적으로 자가면역성 간염이 의심되나, 통상적인 검사만으로 진단적이지 않을 경우, 다른 자가면역질환의 동반 유무, 특정 HLA 표현형의 존재, 그리고 p-ANCA, anti-LC1, anti-ASGPR 등 드문 자가항체의 존재 유무가 도움이 될 수 있으며, 스테로이드를 주로 하는 면역억제치료에 대한 반응이 필요한 경우도 있다. 이 경우 관해의 기준은 (1) 증상의 호전, (2) 혈청빌리루빈 및 감마글로불린의 정상화, (3) 정상상한치 2배 미만의 혈청효소치 그리고 (4) 조직학적 정상화(경미한 염증은 있어도 되나 interface hepatitis가 없어야 함)로 한다.

그러나, 국제 모임에서는 자가면역성 간염을 진단하는데 절대적인 소견은 없다고 결론지었다. 또한 점수제를 이용한 진단법 역시 자가면역성 간염과 원인이 명확한 간염과는 구분이 용이하지만, 자가면역성 간질환끼리의 구분은 제대로 하지 못한다는 지적이 있다. 따라서 여러 가지 소견들을 종합하여 다른 원인의 간질환을 배제해 나가야 진단할 수 있다. 특히, 바이러스성 간염, PBC, 윌슨병, alpha-1 안티트립신 결핍증 및 알코올성, 약인성 그리고 환경요인에 의한 간질환을 배제하여야 한다. 그리고 이 질환은 여자에게 호발하나 최근에는 남자에서도 자주 진단되며, 40세 이후에 주로 생기기는 하나 모든 연령대로 확산되는 경향이 있으며, 자연병력이 변동하는 까닭에 조직학적으로는 질병이 지속되지만 생화학적 및 임상적 소견은 외형상 자연적으로 호전된 듯이 보이기도 하며, 나중에 다시 재발하기도 하기 때문에 보다 유연하게 이 질환의 진단에 대처하여야 한다.

감별진단

자가면역성 간염의 진단 과정은 원인 미상의 급만성 간기능 장애의 감별 진단에서 시작되며, 혈청간효소치가 정상치의 5배 미만의 경증과 15배 이상의 중증 또는 급성형을 구분하여 감별하는 것이 좋다.(표 6, 7) 만성 활동성 간염의 초기에는 특징적인 급성 바이러스 간염과 유사하다. 만성 활동성 간염은 조직학적 진단 없이 임상적 또는 생화학적 소견만으로는 만성 지속성 간염 및 만성 소엽성 간염과 쉽게 구별할 수 없다. Wilson병은 청소년에서 신경학적 증세가 분명하게 나타나기 훨씬 이전부터, 그리고 Kayser-Fleischer환이 나타나기 전부터 만성 활동성 간염의 소견을 보여준다. 이런 연령층에서 혈청 ceruloplasmin과 혈청 및 소변의 구리측정 및 간조직의 구리농도를 검사하면 정확한 진단을 내릴 수 있다. 괴사 후성 혹은 잠원성 간경변증과 원발성 담도성 간경변증은 만성 활동성 간염의 임상 증상과 유사하지만, 생화학적, 혈청학적 및 조직학적 소견으로 만성 활동성 간염과 충분히 감별할 수 있다. 물론, 자가면역성("특발성")과 바이러스성 만성 활동성 간염 사이의 구별이 항상 쉽지는 않다. 특히 바이러스 항체가 자가면역질환 환자에서 나타날 때 혹은 자가항체가 바이러스질환 환자에서 검출되는 경우는 감별이 어렵다. 끝으로, 관절염, 피부혈관염 또는 늑막염과 같은 간외 증상이 오면 - 혈청 자가항체의 존재에 관해 언급하지 않을 때 - 류마티스성 질환들인 류마토이드 관절염이나 전신성 홍반성 낭창과 혼동된다. 진행성 괴사염증성 간질환의 임상적 및 생화학적 소견이 있으면, 심한 간질환이 동반되지 않는 이들 질환과 만성 활동성 간염을 구별할 수 있다. 이처럼 혼동되고 제대로 진단하기 힘든 경우들을 정리하면 표 8과 같다.

표 6. 혈청 간효소치가 정상 상한치의 5배 미만 증가한 경도 간기능 장애

ALT가 주로 상승하는 간질환	만성 B, C형 간염
	급성 바이러스성 간염(A-E, EBV, CMV)
	지방간/지방간염
	약제/독소
	자가면역성 간염
	유전질환(혈색소증, alpha-1-antitrypsin 결핍증, Wilson 병)
AST가 주로 상승하는 간질환	알코올성 간질환
	지방간/지방간염
	간경변증
기타 질환	용혈
	Celiac disease
	근육질환 혹은 격렬한 운동
	갑상선질환
	Macro-AST

표 7. 혈청 간효소치가 정상 상한치의 15배 이상 증가한 중증 간기능 장애

급성 바이러스성 간염 (A-E, Herpes)
약제/독소
허혈성 간염 및 간동맥 결찰
자가면역성 간염
Wilson 병
급성 담도폐쇄
급성 Budd-Chiari 증후군

표 8. 자가면역성 간염 진단 중 어려운 경우

1. Cryptogenic hepatitis(10~20%)
2. Overlap syndrome
    1) Sequential autoimmune liver disease: PBC->AIH, AIH->PBC, AIH->PSC
    2) Simultaneous autoimmune liver disease: autoimmune sclerosing cholangitis
    3) One autoimmune liver disease with features of another : autoimmune cholangitis
3. Drug hepatitis with autoantibody
    tienilic acid, dihydralazine, anticonvulsants, halothanes, germander(개불알꽃)
4. Viral hepatitis with autoantibody(20~40%)
5. Immunologic disorders with liver dysfunction(15%)
    APECED, APS-1

상기 임상적 접근법을 이용한 감별진단 후에도 진단적 어려움을 겪는 경우는 (1) 잠원성 간염, (2) 중복 증후군(overlap syndrome), (3) 약물 섭취력이 있으면서 자가항체가 양성인 경우, (4) 바이러스 표지자가 양성이면서 자가항체가 출현하는 경우, (5) SLE 및 APS-1(autoimmune polyglandular syndrome type 1) 등 타면역질환에 간장애가 동반된 경우 등을 생각할 수 있다.

바이러스 표지자 및 자가항체 검사를 포함한 일차검색에서 진단적이지 않을 경우 잠원성 간염으로 분류될 수 있으며, 이런 환자들의 일부는 나중에 자가항체가 출현하거나 면역억제 치료에 반응하여 자가면역성 간염으로 재분류되기도 한다. 자가항체가 음성이라 하더라도 전형적인 임상소견, 고감마글로부린혈증, 합당한 조직소견, 그리고 다른 원인의 배제를 통해 자가면역성 간염으로 진단되는 경우가 10~20%에 달하며, p-ANCA, anti-SLA/LP, anti-LC1, anti-ASGPR 등 드문 항체검사를 시행하거나, HLA 표현 및 동반면역질환의 검색 그리고 치료에 대한 반응 등을 관찰하고 점수제 진단법을 활용한다면 비교적 객관적인 진단이 가능하다.

중복증후군은 한 가지의 자가면역성 간질환이 시간이 경과함에 따라 다른 종류의 자가면역성 간질환으로 바뀌는 'sequential autoimmune liver disease' 와 동시에 두 종류의 자가면역성 간질환이 공존하는 'simultaneous autoimmune liver disease', 그리고 한 가지의 자가면역성 간질환이 주된 소견이지만 다른 종류의 자가면역성 간질환의 소견을 일부 갖게 되는 'one autoimmune liver disease with features of another' 로 나누어 생각할 수 있다.

PBC→AIH, AIH→PBC, AIH→PSC의 순차적 발생의 보고가 있으며, 두 종류의 자가면역성 간질환이 공존하는 대표적인 예가 소아에서 발생하는 'autoimmune sclerosing cholangitis' 이다. 이 경우 자가면역성 간염의 소견 외에 상대적인 alkaline phosphatase 및 γ - GTP의 상승, 담도의 해부학적 이상, 그리고 조직학적으로 급/만성 단관염의 소견이 나타날 수 있다.

제3의 범주에 속하는 경우의 대표적인 예가 임상적, 조직학적 소견은 PBC와 일치하나 AMA가 없으면서 ANA가 출현하는 자가면역성 담관염(autoimmune cholangitis)이다.

PBC/AIH 중복중후군도 보고되고 있으며, 그 진단기준이 표준화되지 않았으나 Chazouillieres 등의 기준이 자주 인용된다. 즉 (1) alkaline phosphatase 〉 5N, (2) AMA 양성, (3) 생검상 florid bile duct lesion의 PBC 소견 세가지 중 둘 이상이며, (1) ALT 〉 5N, (2) IgG 〉 2N 또는 SMA 양성, 그리고 (3) 생검상 periportal hepatitis 또는 죽상괴사 등 자가면역성 간염 소견 등 세 가지 중 둘 이상 양성일 때 중복증후군을 의심할 수 있다.

약물은 급·만성 간손상의 중요한 원인 중 하나이고 일부 약제들은 면역매개 간손상을 일으키며, 약물 대사에 관계하는 효소들에 반응하는 자가항체가 약제성 간질환에 동반되기도 하며(표 9), 약제가 자가면역성 간염을 촉발(trigger)할 수 있다는 가설이 제기되기도 하나, 입증된 예는 거의 없다. 약제가 간손상의 원인일 것이라는 인과관계의 입증이 약물투여와 간손상 발생과의 시간적인 관계, 중단 후 반응, 재투여시 반응, 타원인의 배제, 전신적인 과민반응 유무, 해당약제의 간손상 보고 유무 등 간접적인 증거에 의존하고, 자가면역성 간염의 진단도 다양한 임상적 자료를 취합한 점수제에 의존하기 때문에, 약제가 자가항체를 포함한 면역매개 간손상을 일으키고, 적합한 조직소견을 보인다면, 잠정적인 자가면역성 간염으로 진단하는 것은 불가능하지 않을 것으로 생각된다. 이 경우 양자의 감별에 가장 중요한 점은 약제 중단 후 간기능이 정상적인 호전 과정을 밟느냐 하는 점일 것으로 사료된다.

표 9. 약제성 간손상에서 발견되는 자가항체의 target

자가항체 target	약제
CYP 2C9	Tienilic acid
CYP 1A2	Dihydralazine
CYP 3A	Anticonvulsants
CYP 2E1	Halothane
Microsomal epoxide hydrase	Germander

ANA와 SMA 등 자가항체가 B, C형 만성 간염 환자의 20~40%에서 검출되고 C형 간염의 일부에서 anti-LKM1이 나타난다는 보고가 있으며, 여러 면역질환이 바이러스 간염에 동반되는 등 자가면역성 간염과 바이러스간염의 중복을 의심할 수 있는 경우를 보게 된다. 때로는 자가항체의 역가가 높고, 고 감마글로불린혈증, 특정 HLA 동반, 그리고 interferon 치료로 자가면역 증상이 악화되는 등 자가면역성 간염의 점수제 진단이 가능한 경우를 체험하게 된다. 그러나 대부분의 바이러스간염에서는 자가항체의 역가가 낮으며 interferon 치료에 잘 반응하는 등 임상적으로 구별이 가능하다(표 10). 만성 바이러스간염의 interferon 치료 전 자가항체 유무를 검사하도록 권고되고 있고, 자가면역성 간염의 동반 가능성이 있을 때에는 p-ANCA 검사가 도움이 될 수 있다.

표 10. LKM1 양성 자가면역성 간염과 LKM1 양성 만성 C형 간염의 임상적 차이

	자가면역성 간염 2형	LKM1 양성 만성 C형 간염
발병연령	대부분 소아 (2~14세)	대개 성인
성별	90% 여성	성별 차이 없음
ALT	+++	+
LKM1역가	+++	+
면역억제제에 대한 반응	+++	−
인터페론에 대한 반응	−	+
HLA DR3	++	+
Anti-HCV/HCV RNA	−	+

때로 SLE로 진단된 환자에서 ALT 상승이 관찰되어 자가면역성 간염의 동반 유무를 감별하게 되는데 자가면역성 간염은 구강궤양, 혈구감소증, anti-ds DNA 등 SLE 임상상이 대개 저명하지 않으며, SLE의 경우 생검상 전형적인 interface hepatitis를 보이지 않는 등 구별이 가능하다. 구분이 어려운 경우 anti SLA/LP, anti-ASGPR 또는 ribosomal P protein에 대한 항체 검사가 도움이 될 수 있다.

드물게 자가면역형 간염 2형에 autoimmune polyendocrinopathy-candidiasis-ectodermal dystrophy(APECED) 또는 autoimmune polyglandular syndrome type 1(APS-1)이라 불리는 체염색체

열성 유전질환이 동반되기도 하는데, 이 경우 부갑상선, 난소, 부신 등의 내분비기관 부전이 흔히 나타나며, 약 15%에서 ALT 상승과 함께 anti-LKM1이 출현한다. 특정 염색체(21q22.3)의 유전자 결함(AIRE-1 gene)이 그 원인으로 밝혀지고, 자가면역성 간염의 지표로서 CYP1A2, CYP2A6, aromatic-*l*-amino acid decarboxylase(AACD) 등에 대한 자가항체가 거론되었다. 드문 경우이나 자가면역성 간염 2형이 의심되는 경우 동반질환의 내용을 세심히 살펴보는 것이 필요하다.

역학 및 국내 실태

서구에서는 인구 10만 명당 매년 0.69명 내외로 발생하며, 만성 간염 환자 중 자가면역성 간염이 차지하는 부분은 지역적으로 차이를 보인다(호주 62%, 독일 34%, 미국 11~23%, 홍콩 1%). 국내는 1985년부터 최근까지 발표된 21편의 논문에서 관찰된 115례가 보고된 수준으로 서구보다는 월등히 발생률이 낮을 것으로 판단되며, 평균 연령은 47세였고, 여성이 89%를 차지하였다. 그러나 한 보고에서는 10년간 관찰한 만성 간질환 환자의 0.52%에서 자가면역성 간염을 진단하였고, 또한 비B비C형 만성 간염 환자의 5.6%에서 자가면역성 간염이 진단되어 우리나라에서도 그리 드물지 않음을 시사하였다.

이에 최근 대한간학회는 1991년 이후 현재까지 전국 10개 대학병원에서 자가면역성 간염으로 진단된 환자 172예를 취합하여 정리하였다. 점수제를 이용하여 진단하였을 때 이중 치료 전 성적만을 토대로 진단한 결과 잠정(probable) 53%, 확정(definite) 47%였으나, 치료반응을 종합한 진단 결과는 잠정 46%, 확정 54%로 개선되었다. 따라서 가능한 치료 전 잠정환자라도 치료를 시도한 후 그 반응을 종합하여 진단을 내리는 것이 보다 나을 것으로 사료된다. 이와 같이 진단된 환자들을 대상으로 분석한 결과 여성 비율은 90%였으며, 진단 시 환자평균 연령은 47.8세(표준편차 15.6세)였다. 진단 연령에 따른 유병률은 20대 이하는 11%, 30대 23%, 40대 35%, 50대 46%, 60대 32%, 70대 이후 7%로, 20대 이후 점차 증가하여 50대가 가장 많았다. 외국의 경우 10~20대와 폐경기 이후의 이중분포를 보이는 것과는 달리 진단 당시 나이가 더 많은 것은, 최근의 보고에서는 30대의 젊은 여성 환자들이 20% 정도 차지할 정도로 진단 연령이 낮아지고 있다는 점을 고려할 때, 이 질환에 대한 관심이 아직 부족하여 적절한 진단이 지연되는 것이 큰 이유일 수 있다. 또한 여성비가 서양(1:4)보다 더 높게 관찰되는 데(1:9) 관찰집단의 비뚤림 현상으로 사료된다.

자가항체 중 ANA 94%, ASMA 41%, LKM1 3%로 관찰되었으며, AMA는 8%에서 관찰되어 중복증후군의 가능성도 시사되었다. 또한 ANA 양성 환자 중 다른 자가항체가 관찰된 경우는 34%였으며, 이중 ANA와 ASMA가 함께 양성으로 관찰된 경우가 가장 많았다(28%). 특히 AMA는 10례(6%)에서 ANA와 함께 관찰되었다.

간조직 검사는 74%의 환자(128명)에게 시행되었고, 이중 interface hepatitis 소견이 가장 흔하였다(89%). 그 외 담도변화(7례, 5%) 및 비전형적 소견(4례, 3%)이 동반되었다. 진단 당시 간경변증의 빈도는 23%였다.

자가면역성 간염에 동반된 간외 면역질환은 갑상선질환이 11례, SLE 5례, 용혈성 빈혈 2례, 다발성 근염 2례 등 모두 27례(16%)에서 관찰되었다.

치료는 주로 prednisolon 단독(33%) 혹은 prednisolon과 azathioprine 병합요법(35%)을 사용하였다. 그 외 methotrexate, cyclosporin A, UDCA 등을 사용하였다. 전체적인 치료 효과는 무반응 8%, 완전관해 69%, 재발 23%였다.

이러한 국내환자들의 임상양상은, 자가항체의 발현 빈도, 진단시 간경변증의 정도, 간외 면역질환의 동반 양상, 치료반응 등에서 외국의 보고와 큰 차이가 없다.

자연 경과

자가면역성 간염의 경과는 다양하다. 경한 질환 또는 제한된 조직학적 병변, 예를 들면, 교상괴사 없이 조각괴사만 있는 환자에서 간경변증으로 이행은 제한되어 있다. 심한 증상이 있는 자가면역성 간염(AST, ALT치가 정상의 10배 이상, 정상범위의 2배 이상의 현저한 고글로불린혈증, 활발한 조직학적 병변 - 교상괴사, 혹은 다엽성 세포허탈, 간경변증)은 치료하지 않으면 6개월 사망률이 40%에 이를 만큼 높으며, 3년 생존율은 50% 정도로 알려져 있다. 이러한 심한 질환은 단지 환자의 20%에서만 나타나며, 더 경한 질환의 자연병력은 다양하여 가끔 자연적 관해와 악화가 동반되기도 하나, 자연적으로 호전되는 경우는 드물다(13~20%). 특히 불량한 예후적 증후로는 처음 진단시 다엽성 허탈과 치료 2주 후에도 개선되지 않는 빌리루빈치이다. 또한 HLA-DR3 유무가 장기적인 예후를 결정한다고 알려져 있으며, HLA B8 환자는 더 어린 나이에 발병하고 더 심한 질병을 나타내며, 더 재발을 잘 한다.

간경변증으로 진단될 경우 5년 생존율은 42%로 보고되었다. 식도정맥류는 초기에는 잘 안 생기지만, 식도정맥류 출혈이 간부전과 함께 사망의 주요 원인으로 알려져 있다. 발병 후 첫 2년내 간부전으로 사망할 확률이 가장 높으며, 사망은 간부전, 간성 혼수, 간경변증의 다른 합병증(예를 들면 정맥류 출혈)과 간발성(intercurrent) 감염에 기인한다. 간세포암은 간경변증이 확인된 환자에서의 후기합병증의 하나이다.

전체적으로 10년 생존율은 63%로, 2년간의 스테로이드 치료 후 1/3은 5년간 관해상태를 보이나, 2/3는 재발하여 다시 치료하여야 하며, 스테로이드 재치료 시 부작용은 더 증가한다. 평균 수명은 12.2년 정도이다. 조기 진단과 충분한 면역억제치료가 관해와 가장 밀접한 관계가 있다. 스테로이드 치료가 생명을 연장시키기는 하지만, 환자는 결국 간경변증으로 진행하게 된다.

폐경 여성은 스테로이드 치료에 처음에는 반응하지만, 장기 합병증이 잘 생긴다. 자가면역성 간염 여성은 대개 발병 초기에는 무월경증을 동반하나, 치료하면서 월경이 돌아오고 임신도 가능해 진다. 임신 중에는 간기능이 악화될 수 있으나, 출산 후에는 곧바로 임신 전 상태로 회복된다. 태아소실률이 약 33%이며, 조산아로 태어나지만 정상적으로 성장한다. 임신과 자가면역성 간염이 동시에 발생하더라도 그 자체로 유산을 시킬 필요는 없으며 스테로이드로 치료는 지속해야 한다.

서는 적절한 약물 순응도에도 불구하고 악화를 보이며, 13%에서는 심한 부작용이 발생하여 치료를 중단하게 되고, 13%에서는 호전을 보이나 임상적 관해의 기준에 도달하지는 못한다.[8] 관해에 도달했던 환자의 50%에서 약물 중단 후 6개월 내에 재발하며, 70%에서 3년 이내에 재발한다.[9-11] 40%에서 10년 후 간경변으로 진행하며,[12] 단지 15%에서만 5년 이상의 완전 관해를 보인다.[8] 최근, 새로운 약물들이 개발되고 있어 더 효과적이고 강력한 면역억제가 가능해졌으며, 주요한 병리 기전들이 밝혀져 site-specific therapy의 적용이 가능해졌다.[12]

치료의 적응증

피로감, 전신통, 관절통, 황달, 검사실 소견의 이상 등 심한 간의 염증을 시사하는 소견을 보이는 환자들은 부신피질 호르몬 치료의 절대적 적응증이다. AST가 정상의 10배 이상이거나, AST가 정상의 5배 이상이면서 감마글로불린치가 정상의 2배 이상인 경우 6개월 내 사망률이 40%에 달한다.[3] 또한 조직검사상 교량 괴사(bridging necrosis)나 다포상 허탈(multiacinar collapse)이 있는 경우 82%에서 간경변이 발생하고, 5년 생존율은 45%에 불과하다.[13] 발견당시 활동성간경변증이 있는 경우 5년 생존율은 58%이며, 이들 중 54%에서 식도 정맥류가 발생하고, 정맥류가 생긴 사람의 20%는 출혈로 인해 사망한다.[4] 따라서 이러한 임상소견, 검사실 소견, 또는 조직학적 소견을 보이는 경우에는 반드시 치료해야 한다.

검사실 소견이나 조직학적 이상소견이 심하지 않은 경우에는 예후가 비교적 좋다. 이 환자들 중 49%가 15년 내에 간경변으로 진행하지만, 10년 사망률은 10%에 불과하다.[14,15] 환자의 50%는 저절로 호전되며, 10년 및 20년 생존율이 각각 91% 및 81%에 이를 정도로 예후가 좋다.[1] 교량 괴사(bridging necrosis)나 다포상 허탈(multiacinar collapse)이 없이 계면 간염(interface hepatitis)만 있는 환자 중 17%만이 5년 후에 간경변으로 진행하며 이 기간동안 이들의 사망률은 정상인과 차이가 없다.[13] 이들 경증 및 중등도 환자군에서는 아직 표준-대조군 연구가 없어 부신피질 호르몬 치료의 이익-위험 비(benefit-to-risk ratio)가 명확하지 않다. 또한, 부신피질 호르몬 치료가 이들 환자에서 간경변의 발생율을 감소시키지도 않으며, 장기 생존율에도 영향을 미치지 않는다. 따라서 이들 환자에서 치료계획은 개별적으로 수립되며, 주로 증상의 정도와 환자의 전신상태에 따라 결정해야 된다.

비활동성 간경변증이나 간세포의 염증소견 없이 문맥고혈압이 발생하였거나 증상이 없는 경한 계면 간염(interface hepatitis)만을 가진 환자들은 부신피질 호르몬 치료의 적응이 되지 않는다.[1] 또한 염증이 거의 없는 경우에는 염증의 활성도를 감소시켜 증상을 호전시키고 간기능을 보존하기 위한 부신피질 호르몬 치료의 목적과도 부합하지 않는다. 따라서 이런 부신피질 호르몬 치료는 임상 경과를 호전시키지 못하며 치료의 이익-위험 비를 감소시키는 결과를 초래할 수 있다.

Prednisone은 간 내에서 prednisolone으로 전환되고, 이러한 prednisolone의 비결합 부분(unbound fraction)이 부작용들을 초래한다.[16] Prednisolone과 알부민의 친화도가 감소하거나, 빌리루빈 증가로 알부민과 결합한 prednisolone이 빌리루빈으로 경쟁적으로 치환되어 prednisolone의 비결합형 대사물(unbound metabolite)의 혈중농도가 상승하면 부신피질 호르몬에 의한 부작용의 위험도가 증가하게 된다. 즉, 지속적인 저알부민혈증 (5개월 동안 3g/㎗ 이하) 또는 고빌리루빈혈증 (5개월 동안 1.3mg/㎗ 이상)이 있는 경우 약물과 연관된 합병증의 발생 가능성이 증가한다. 혈청 알부민수치가 1 g/㎗ 감소할 때마다 비결합형 prednisolone은 50 ng/ml 씩 상승하게 되며 이에 따라 약물에 의한 합병증의 위험도 도 증가하게 된다. 또한, 부신피질 호르몬의 부작용은 질병의 활성도와 상관없이 발생하며 간경변증인 경우 흔하다. 따라서 자가 면역성 간염으로 진단되었다 하여도 치료가 꼭 필요한 것은 아니며, 특히 비활성화된 경우나 활성도가 아주 감소되어 있는 경우에는 약물치료의 이득이 거의 없다.

특수상황에서의 치료

어린이, 노인, 폐경 후 여성, 조직학적으로 간경변증이 있는 경우, 임신 중이거나 임신을 계획 중인 여성, 급성 또는 전격성 간염의 양상을 보이는 경우, 심한 염증 활성도를 보이지만 혈청검사상 항체가 없는 경우, 정서적으로 불안정한 경우, 잘 조절되지 않는 당뇨, 골다공증, 또는 불안정한 고혈압인 경우에는 치료를 시작할 때 특별한 주의를 필요로 한다(표 1). 명확한 적응증이 있는 경우에만 치료를 시작해야 하고, 부작용을 예방하거나 최소화하기 위해서 보조적인 치료법들을 시도할 수 있으며, 약물과 연관된 합병증의 진단과 조절을 위해 면밀한 추적 관찰이 필요하다. 폐경기 여성에서는 식이요법, 규칙적 운동, 호르몬 대치요법, 칼슘(하루 1~1.5g)과 비타민 D (매주 50,000U)의 공급, alendronate(하루 10mg, 또는 매주 70mg)와 같은 유기인산제재의 투여 등이 필요하다.[1]

발생 당시의 나이, 폐경여부, 임신, 조직학적 경변의 정도, 질환의 기간, 자가면역항체의 역가, 그리고 골다공증이나 당뇨병 같은 동반질환 등이 치료적응증을 변화시키지는 않는다(표 1). 소아의 경우 발생 당시 성인들에 비해 더 심한 경과를 취하고, 원발성 경화성 담관염의 담도 변화를 초래하게 될 수도 있다.[17] "자가면역성 경화성 담관염" 이 있는 아동들은 간혹 염증성 장질환이나 담즙정체의 임상양상을 보이는 경우가 있으며, 이 경우 부신피질 호르몬에 잘 반응한다. 이런 경우에서의 치료의 적응증은 일반적인 양상의 성인 또는 아동에서와 큰 차이를 보이지 않는다.

폐경여부가 질병의 중증도나 부신피질 호르몬 치료에 대한 반응도에 영향을 미치지 않으며, 폐경 후의 여성들도 치료의 기준에 부합한다면 적극적으로 치료하여야 한다(표 1).[18] 초기치료 시 관해율(81% 대 83%) 및 치료 실패율(7% 대 7%)에서 폐경 전 여성과 차이가 없으며 치료 후 5년 생존율(97% 대 92%)도 유사하다. 기존의 일반적인 부신피질 호르몬 용량을 사용하면서 초기치료를 하는 동안의 부작용의 빈도(49% 대 33%, p=0.1)도 다른 환자들과 유사하다.[18,19] 하지만 반복적인 재발로 장기간의 치료가 필요한 경우에는 폐경 전 여성들에 비해서 합병증이 더 많이 발생한다.[18] 이런 경우 저용량의 prednisone이나 azathioprine 유지요법과 같은 corticosteroid-sparing 용법으로 변경하는 것이 좋다.

임신은 치료의 금기가 아니며, 자가면역성 간염의 경우 간경변이 동반되었어도 임신에 큰 문제가 되지는 않는다(표 1).[20,21] Azathioprine은 사람의 태아에 기형을 유발하지는 않지만 일반적으로 사용에 대한 불안감이 있어 prednisone을 단독으로 사용하는 경우가 대부분이다. 자가면역성 간염 환자가 임신한 경우 조산(30%), 저체중아(35%), 임신중절(26%)의 가능성 및 태아 사망률 (33%)이 증가한다.[20] 이런 합병증들의 발생은 분명히 정상 산모들보다는 높으나, 다른 만성질환을 가지고 있는 산모들과 비교하면 비슷하다. 따라서 자가면역성 간염이 있더라도 주의 깊은 산전관리를 통해 성공적인 출산이 가능하다.

진행된 간경변증과 문맥고혈압이 있는 경우 임신으로 인해 전체 혈액량 증가 및 대정맥으로의 혈액량 감소로 기정맥(azygous vein)과 식도 정맥류로의 보상성 혈액량이 증가하는 등의 혈역동학적 변화로 인해 정맥류 출혈(23%)과 간부전(24%)의 위험도가 증가하게 되므로[22] 임신을 중단하는 것이 좋다. 하지만 다행스럽게도 진행된 간경변이나 문맥고혈압이 있는 여자들은 대부분 이미 무월경 상태이므로 임신할 확률은 매우 낮다.

표 1. 특수한 상황의 자가면역성 간염의 치료 전략

환자	도전요소	치료 전략
소아	성장 및 골 발달 지체의 예방	적극적인 표준 치료
	육체적 외형적 변화의 최소화	Azathioprine이나 6-MP 격일 치료
고령 또는 폐경기	골감소증의 예방	표준 병합 치료
	척추 압박 골절의 예방	보조적 골 치료
	악성종양 발생의 최소화	재발시 저용량의 Pd 또는 azathioprine
간경변증	혈구감소증과 출혈의 예방	표준 병합 치료
	체액 저류와 당뇨의 예방	보조적 골 치료
	골감소증의 예방	재발시 저용량의 Pd 또는 azathioprine
임신 또는 임신 예정인 경우	미숙아의 예방	표준 Pd 치료
	기형아 발생의 예방	Azathioprine 제외
	정맥류 출혈의 예방	문맥고혈압 시 피임
급성 또는 전격성 간염	치료가 지연되거나 실시 안 됨	적극적인 표준 치료
	바이러스성 또는 독성간염으로 오인	
원인불명 또는 혈청 음성	바이러스성 또는 독성간염으로 오인	표준 병합 치료
		적절한 혈청학적 검사
		새로운 항체 검사
동반된 질환	동반된 질환의 악화 예방	표준 병합 치료
		동반된 질환에 대한 적극적인 대처

조직학적 간경변증이 있는 경우에도 염증의 활성도가 있으면 치료해야 하며, 간경변증이 있더라도 간경변증이 없는 경우와 마찬가지로 초기 부신피질 호르몬에 잘 반응한다(표 1).[6,12] 간경변증이 있는 경우 장기간의 치료는 약물과 연관된 부작용을 증가시키며(25% 대 8%, $p < 0.05$), 이는 주로 저알부민혈증과 고빌리루빈혈증에 기인한다. 따라서 이런 경우 부신피질 호르몬을 저용량으로 사용하거나 azathioprine을 같이 처방하는 것이 추천되고 있다. 복수나 간성혼수 등의 임상양상은 불량한 예후의

징조이지만 이런 경우에도 증상에 맞춘 치료와 면역억제요법을 통해 간기능을 회복시킬 수 있다. 따라서 간이식의 결정은 가능하다면 치료 시작 후 2주째까지의 반응을 본 후에 결정하는 것이 좋다.[23]

자가면역성 간염은 급성, 또는 드물게 전격성의 임상양상을 보인다.[24] 이러한 경우 즉각적인 부신피질 호르몬 치료가 생명을 구할 수 있다(표 1).[25] 자가면역성 간염에서는 보통 만성도의 척도가 되는 6개월의 시간적 기준이 무시되고 있으며, 자가 면역성 간염의 국제 기준에 부합하는 모든 급성 간염 환자에서 치료를 시작해야 한다.[26] 또한 자가면역항체가 음성이면서 자가면역성 간염의 다른 임상양상을 보이는 환자들에게서도 부신피질 호르몬으로 경험적 치료를 해야 한다(표 1).[27] 급성의 발현을 보이거나, 전격성의 임상경과를 취하거나, "원인불명(혈청-음성)"의 간염을 보이는 환자들도 일반적인 임상양상을 보이는 환자들과 마찬가지로 면역억제요법에 잘 반응한다.

전통적 치료 일정

모든 형태의 자가면역성 간염에 prednisone과 azathioprine의 병용요법이 추천된다(표 2).[1,5] 병용요법은 2배 용량의 prednisone 단독요법과 비교하여 관해율은 비슷하면서 부작용은 적다(10% 대 44%).[5] 부신피질 호르몬을 격일로 투여하면 매일 투여 시와 비교하여 부작용의 빈도는 감소하면서 비슷한 증상 및 검사실 소견의 호전을 보이지만[5] 조직학적 관해가 드물어 성인에서의 일차적 치료법으로는 추천되지 않는다.

표 2. 전통적인 치료 일정

투여기간 (주)	Prednisone (mg/day)	Azathioprine (mg/day)	Prednisone (mg/day)
1	30	50	60
1	20	50	40
2	15	50	30
50	10	50	20
최적의 적응증들	폐경기 여성 골다공증 또는 척추 압박 골절 당뇨병 고혈압 비만 정서 불안정이나 우울증		혈구감소증 임신 악성종양 단기간의 치료 Thioprine methyltransferase 결핍증 Thioprine

폐경후의 여성, 골다공증, 불안정한 고혈압, 잘 조절되지 않는 당뇨, 또는 불안정한 정신상태를 가진 환자들에서는 병용요법을 우선적으로 고려해야 한다(표 2). 고용량의 prednisone 단독요법은 심한 혈구감소증이나 임신 중인 환자들에서 추천된다. Azathioprine치료의 합병증으로 재생불량성 빈혈이 발

생할 수 있다.[28] 따라서 혈구감소증이 있는 환자의 경우 azathioprine 투여 전 thiopurine methyltransferase (azathioprine을 비활성 대사산물로 전환시키는 효소)의 활성도에 대해 고려해야 한다.[29] Thiopurine methyltransferase의 유전자는 다형성을 지니고 있으며, azathioprine의 투여에 의해 효소의 활성화가 촉진되며[29-31] 매우 심각한 효소의 저활성도를 보이는 경우는 전체 인구의 0.3%에서 만 보일 정도로 매우 드물다. 중등도의 효소 활성도를 가지는 이형접합체(heterozygote)인 경우가 좀 더 흔하며, 전체 인구의 11% 정도에 달한다.[30] 안전한 약물투여를 보장하는 thiopurine methyltransferase의 역치는 아직 알려져 있지 않으나 azathiorpine치료와 연관된 심각한 골수부전을 초래하는 경우는 매우 드물다.

임신 중인 쥐에서는 azathioprine 투여에 의해 태아의 골격계의 이상, 구개열(cleft palate), 흉선 크기의 감소, 태아 수종(fetal hydrops), 빈혈 및 골수억제 등이 유발됨이 보고되었다.[32] 비록 사람에서 azathioprine 투여로 인해 이런 부작용이 발생했다는 보고는 없지만 일반적으로 임신 중에는 azathioprine 투여를 하지 않는 것이 좋다.

면역억제요법에 의해 종양의 발생이 촉진될 수 있다. 자가면역성 간염으로 면역억제요법을 시행한 환자들에서 종양의 발생 빈도는 남녀에서 유사하였으며 10년에 3% 정도로 보고되고 있다.[33] 다양한 조직학적 형태의 종양이 발생하였으며, 종양의 위험도는 같은 나이와 성별을 가진 정상인에 비해 1.4배 높은 것으로 보고되었다. 이 정도의 미미한 종양 발생률 증가를 이유로 심각한 질환을 가진 환자에게 면역억제 요법의 투여를 금기시할 필요는 없으나, 활동성인 악성종양을 가진 환자에서는 경험적으로 azathioprine 투여를 피하는 것이 좋다.

어린이들에게서도 성인들과 마찬가지의 치료방침이 적용되지만, 아직 검증된 바는 없다.[34,35] Prednisone이 기본적인 치료제이며, 대개 2mg/kg (최대 하루 60mg)의 용량으로 사용한다. 성장이나 골발육, 외형에 미치는 나쁜 영향을 막기 위해 부신피질 호르몬의 용량을 일찍 감량하거나 격일로 투여하는 스케줄이 이용되기도 하며, 부신피질 호르몬제의 감량을 위해 azathioprine이나 6-mercaptopurine을 조기에 사용한다.

초기 치료에 불충분한 반응을 보인 경우의 대책

전통적인 초치료는 관해, 치료실패, 심각한 약물 부작용, 또는 불충분한 반응으로 정의할 수 있을 때까지 지속한다(표 3).[1] 관해(Remission)는 증상의 소실, 정상적인 검사실소견(정상의 2배 이하의 혈청 AST치 제외) 및 조직학적으로 문맥 간염(portal hepatitis), 비활성 간경변 또는 정상 간조직 소견으로의 호전을 의미한다. 조직학적 변화는 임상적 또는 검사실소견의 호전 후 3~6개월이 지나야 나타나므로 조직학적 소견의 호전이 증명되지 않은 상태에서 약물투여를 중단하는 경우 대부분 질병의 악화로 이어진다.[36] 이는 관해가 되어 약물 중단한 후 재발하는 경우와 구별되어야 한다. 치료 중단 후 악화는 조직학적 관해가 증명되지 않은 상태에서 재발의 경우보다 일찍 약물투여를 중단한 것이다. 따라서 간조직 검사만이 관해와 치료의 종결을 결정할 수 있는 유일한 방법이라 하겠다.[36]

치료 실패(Treatment failure)는 충분한 치료에도 불구하고도 임상적, 검사실 소견, 조직학적 양상이 악화되는 경우를 칭한다(표 3).[1] 하지만, 실질적으로는 검사실 소견 상 초기 혈청 AST수치보다 67% 이상의 상승을 보이는 경우를 말한다. 치료법으로는 고용량의 prednisone(하루 60mg) 단독요법 또는 prednisone(하루 30mg)과 azathioprine(하루 150mg) 병용요법이 사용된다. Prednisone과 azathioprine의 용량은 일반적인 유지용량이 달성될 때까지 매달 각각 10mg 및 50mg 씩 감량한다. 이러한 용법으로 75%의 환자에서 임상적, 검사실소견의 호전을 보이지만 조직학적 소견의 호전을 보이는 경우는 20%에 불과하다.[37] 따라서 이러한 환자들에서는 질환의 악화 가능성과 약물 부작용의 위험성이 커지게 된다.

표 3. 초기 치료에 불충분한 반응을 보인 경우의 표준 치료

불충분한 결과	임상적 정의	치료
치료 실패	AST가 67% 이상 증가 복수 또는 간성뇌증 조직 소견의 악화	Pd 60 mg/day 또는 Pd 30 mg/day + Azathioprine 150 mg/day 매월 용량을 감량하여 보통의 유지용량까지 감량
불충분한 치료 반응	호전되었으나 관해에 이르지 못한 경우	치료가 3년 이상 필요한 경우 저용량 Pd 또는 제한 없는 azathioprine의 사용
약물 독성	조기 감량이나 투약 중지가 필요한 경우	용량을 50% 감량 심하면 중단 부작용이 허용범위 내에 있는 약물을 용량 조절하여 사용
투약 종료 후 재발	AST > X3 normal	여러번 재발하는 경우 저용량 Pd 또는 제한 없는 azathioprine의 사용

약물의 독성으로 인해 13%의 환자에서 치료를 조기에 중단하게 된다(표 3).[1] 부신피질 호르몬의 부작용이 약물 중단의 가장 흔한 원인으로, 외형의 변화나 비만(47%), 골다공증 및 척추 압박골절(27%), 조절되지 않는 당뇨(20%), 소화성 궤양(6%) 등이 흔하게 나타난다.[8] 따라서 부신피질 호르몬에 부작용을 보이는 경우 부신피질 호르몬의 용량을 가능한 한 최저 용량으로 감량하여야 하며 경우에 따라 약물의 중단이 필요할 수도 있다. Azathioprine은 부신피질 호르몬 감량을 보충하기 위해 하루 2 mg/kg으로 증량할 수 있다. 간혹 azathioprine의 부작용으로 울혈성 간염, 췌장염, 피부발진, 진행성 혈구감소증, 및 위장관 증상 등이 나타날 수 있다.[1] 이러한 경우 azathioprine의 투여를 중단하고 prednisone의 용량을 질병의 활성도를 억제할 수 있는 수준으로 증량해야 한다.

장기간의 치료에도 관해의 기준을 만족하지 못하는 경우는 불충분한 치료반응(incomplete response)로 정의한다(표 3).[1] 이런 경우 환자들에서 임상적, 검사실적, 조직학적 소견상의 호전을 관찰할 수 있지만 질병의 모든 양상들이 없어지지는 않는다. 불충분한 치료반응은 13%에서 나타나며,

이런 경우 약물에 의한 부작용의 위험이 증가한다. 관해로의 진입 가능성은 첫 3년 동안 해마다 지속적으로 증가하여, 대부분의 환자(87%)들이 이 기간 내에 관해에 도달한다. 그 이후에는 매년 7%에서 추가적인 관해가 올수 있는데 이는 약물에 의한 합병증이 생길 확률과 비슷하다. 치료시작 후 3년 내에 관해에 도달하지 못하는 환자들은 저용량 prednisone 또는 azathioprine치료를 시도해 볼 수 있다.

관해후의 재발과 약물 의존성

재발(Relapse)은 관해 후 약물을 중단하였는데 질환이 다시 발생하는 것으로 정의한다(표 3)[1,3,9] 특징적으로 활력의 감소, 관절통, 3배 이상의 혈청 AST의 상승이 나타난다.[36] 이러한 생화학적인 변화는 거의 대부분 계면 간염(interface hepatitis) 등의 조직학적 소견을 동반하므로 재치료가 필요하다. 이는 비슷한 증상을 보이나 혈청 AST치의 이상을 동반하지 않는 부신피질 호르몬 금단 증상과 구별해야 한다.

재발은 그 기준에 따라 20~100%에서 발생한다.[8-10] 치료의 종결 전에 조직학적 정상화가 이루어지는 경우 20%에서 재발하지만 치료 중 간경변이 발생하거나 치료 종결시점에서 계면 간염(interface hepatitis)이 지속되는 경우에는 거의 100%에서 재발한다.[8] 재치료로 대개 재관해가 유도되지만 약물을 중단하면 다시 6개월 내에 79%에서 재발한다.[9] 두 번째 재발이나 재치료 후에는 약물과 연관된 부작용이 70%에서 발생하며 이러한 부작용의 위험성은 반복적인 치료에 의한 지속적인 관해의 유지 가능성보다 크다.[38] 이런 시점에는 저용량의 prednisone[39] 또는 지속적인 azathioprine치료 등이 필요하다(표 3).[40,41]

저용량 prednisone 치료는 유도요법(induction therapy)에 의한 임상적, 생화학적인 관해가 선행되어야 한다. Prednisone의 용량은 부작용을 최소화할 수 있고 혈청 AST 치가 5배 이하로 유지될 수 있을 때까지 매월 2.5mg씩 감량한다. 87%의 환자에서 하루 10mg 또는 그 이하의 용량(중간 용량, 하루 7.5mg)으로 유지된다. 초기치료 시 동반된 부작용의 85%가 호전되며 새로운 부작용은 나타나지 않는다.[39]

지속적인 azathioprine 치료 역시 표준치료에 의한 임상적, 검사실소견상의 관해가 선행되어야 한다. 이후 부신피질 호르몬은 중단하고, azathioprine의 용량을 하루 2mg/kg까지 늘려 유지해야 한다.[40,41] 이러한 용법으로 치료받은 환자의 87%에서 67개월간의 관찰기간동안 관해가 유지됨이 보고되었다. 환자의 94%에서 간조직검사를 추적하였으며 여기에서도 비활동성 또는 불활동성의 조직학적 소견을 보였다. 부신피질 호르몬과 연관된 부작용은 대부분의 환자에서 호전되거나 없어졌으며, 대개의 경우 약물 순응도는 좋은 것으로 보고되고 있다. 이 약물의 가장 흔한 부작용은 관절통(63%), 임파구감소증(57%) 및 골수억제(7%)등이었으며, 다양한 조직학적 형태의 종양이 8%에서 나타난다고 보고되었다.[41]

재발한 환자도 결국은 약물을 중단할 수 있는 여지가 있다.[42] 재발 후 재치료한 환자의 28%에서 결국은 비활동성의 질환을 보이게 되어, 약물을 중단할 수 있다. 초기치료 및 재치료 후 지속적인 관해의 가능성은 10년 경과관찰 기간 동안 47%였다. 또한, 전통적인 치료법이 장기간의 유지요법보다 더 높은 관해율을 보이는 것으로 보고되고 있어(59% vs. 12%, p=0.00002), 자가면역성 간염의 치료는 주기적으로 중단되어야 하며 무한정 지속될 필요는 없는 것으로 보인다.

간이식

간이식은 비대상성 환자에서 효과적인 치료법이다. 간이식전에 가장 신뢰할 수 있는 예후 인자는 부신피질 호르몬에 대한 반응이며 치료를 시행하지 않았던 모든 환자들은 시술시행 이전에 2주 정도는 시도해 보아야 한다. Multiacinar necrosis가 있는 환자에서 고빌리루빈혈증을 감소시키지 못하는 경우에는 대부분 조기 사망으로 이어진다. 반면에 검사실소견의 호전을 보이면 98%에서 적어도 6개월 이상의 생존을 예측할 수 있다.[23]

간이식후 환자 및 이식편의 생존율은 각각 83% 및 92%이다. 간이식후 10년 생존율은 75%이며, 자가면역항체와 고감마글로불린혈증은 2년 내에 모든 환자에서 사라진다.[43,44] 재발(recurrence)이 5±1년 후에 17%에서 생기는데 불충분한 면역억제요법을 받은 환자에서 잘 생기며, 적절한 면역억제요법으로 잘 조절된다.[45] 드물게 재발된 질환이 간경변으로 진행할 수도 있다. 재발의 가능성이 이식여부 결정에는 영향을 주지 않는다.[46] 비자가면역성 간질환으로 간이식을 받은 환자에서 자가면역성 간염이 새로이 생길 수 있는데,[47,48] 이는 특히 아동[47] 및 cyclosporine으로 면역억제를 시행한 경우 흔히 볼 수 있으며[47] prednisone과 azathioprine병합 요법이 효과적이다.[49]

새로운 약물들

새로운 면역억제요법들은 이식분야에서 개척되었으며 이로 인해 prednisone과 azathioprine보다 더 강력한 면역억제가 가능해졌다. Cyclosporine (하루 5~6 mg/kg)은 일반적인 부신피질 호르몬 치료에 실패한 경우나 부신피질 호르몬의 부작용이 심한 경우 구제요법으로 사용되고 있다. 또한 아동[50]이나 성인[51]에서 일차치료로 사용한 보고도 있다. 이 약물은 cyclophilin에 결합하여 calcineurin의 phosphatase의 활성을 방해하며 결국 IL-2의 전사를 방해한다.[52] Cyclosporine은 아직 무작위 임상 시험에 의한 비교연구가 이루어지지 않았으므로 표준치료법으로 인정되지는 않고 있다. 부작용으로는 신부전, 고혈압, 악성종양 등이 있다. Tacrolimus (하루 2번, 4mg씩)는 IL-2 수용체의 발현을 방해하여, 세포주기의 진행과 세포독성 T-림프구의 활성을 방해한다. 3개월간의 임상시험에서 혈청 AST와 빌리루빈 수치의 호전을 보이는 것으로 나타났다.[53] 치료에 저항을 보이는 환자에서 경험적 치료로 사용될 수 있으나 가격이 비싸고 독성이 강하다.

Mycophenolate mofetil(하루 2번, 1mg씩)은 mycophenolic acid의 에스테르 전구약물로서, inosine monophosphate dehydrogenase를 억제한다. 결국 Inosine monophosphate의 xanthine monophosphate로의 전환에 장애가 생겨 guanine nucleotide의 고갈로 인한 DNA 생성의 감소를 초래한다. Azathioprine 치료에 실패한 7명의 자가면역성 간염 환자 중 5명이 mycophenolate mofetil에 반응을 보였다는 보고가 있다.[54] 또한, azathioprine 투여의 금기증이 있는 경우 대안적으로 이용할 수 있다.

Budesonide(하루 3번, 3mg)는 간에서의 빠른 일차 통과효과를 보이며 부신피질 호르몬 부작용이 거의 없는 2세대 부신피질 호르몬이다. 부신피질 호르몬 치료에 실패한 환자에서는 유용하지 않은 것으로 알려져 왔으나,[55] 최근 유럽에서는 치료를 받았던 적이 없는 경증 환자에서의 유용성이 증명되었다. Prednisone과 비교하여 budesonide의 가장 큰 장점은 골밀도가 유지된다는 것이다.[55]

Azathioprine의 활성화된 대사산물은 6-mercaptopurine (6-MP)이지만, 6-MP를 azathioprine 대신에 사용하지는 않는다. 6-MP는 azathioprine치료에 실패한 환자들에서, 하루 50mg으로 시작하여 하루 1.5mg/kg까지 증량하여 구제요법으로 사용한 보고가 있어, 이런 환자에서 경험적으로 사용해 볼 수도 있다.[56] 6-MP의 장점은 장에서의 흡수와 대사가 azathioprine과 다르다는 것이다. 6-MP는 조혈조직에 축적되어 골수억제를 일으킬 수 있는 thioguanine nucleotide들을 생성한다.

Deflazacort는 항염증작용과 면역억제작용을 가진 prednisolone의 oxazoline유도체이다.[57] Prednisolone과 비교하여 deflazacort의 주요한 장점은 부신피질 호르몬에 의한 부작용의 빈도가 낮다는 것이다.[58] 자가면역성 간염에서 이 제재는 제한적으로 사용되어 왔고, 이미 관해에 도달한 환자의 유지요법으로 이용된 바 있다.[59] 관해를 이룬 환자의 경우 prednisone 5mg 대신에 7.5mg의 deflazacort로 성공적으로 대치할 수 있었다. 15명의 환자 모두에서 평균 26개월간 특별한 부작용 없이 관해가 유지되었다고 보고되었으나 deflazacort로의 대체요법이 보편적인 인정을 받으려면 추가적인 임상 시험이 필요하다.

Ursodeoxycholic acid (하루 13-15mg)는 담즙분비촉진, 세포보호, 및 면역제어 작용을 가지고 있는 것으로 알려져 있으며,[60] 제1형 HLA항원의 발현의 감소, 면역글로불린 생성의 감소, IL-2와 IL-4 및 Interferon-γ의 생성의 억제, nitric oxide synthetase의 억제, 반응성 산소기의 생성 감소 등으로 자가면역성 반응을 감소시킬 수 있다. Ursodeoxycholic acid는 경한 자가면역성 간염의 일차치료로 사용되기도 하는데, 8명의 일본인 환자들을 대상으로 시행한 연구에서는 하루 600mg씩 2년간 투여한 결과 임상적, 검사실적, 조직학적 호전을 보인 것으로 보고되었다.[61] 하지만 부신피질 호르몬 치료후 재발한 경우나 치료실패를 보인 북미인들을 대상으로 한 연구에서는 이런 효과를 관찰할 수 없었다.[60]

요 약

Corticosteroid는 모든 형태의 자가면역성 간염에 효과적이며 prednisone과 azathioprine 의 병합요법이 주로 이용된다. 치료 후 3년 내에 80%에서 관해에 도달하며 10년 및 20년 생존률은 모두 80% 이상이다. 조직학적인 간경변은 치료의 효과나 수명에 영향을 미치지 않으며, 어린이, 노인, 폐경후 여성, 급성 또는 전격성 간염, 및 일반적인 자가면역항체가 없는 환자들도 치료를 하여야 한다. 재발이 흔하며 여러 번 재발하는 경우 장기간의 저용량 prednisone 또는 azathioprine 치료가 추천된다. 재발을 경험한 경우라도 10년 내에 47%에서 관해를 이룰 수 있으며 유지요법을 무한정 시행할 필요는 없다. 간이식은 매우 효과적인 치료법으로 10년 생존율은 75%이다. 전통적인 치료에 반응하지 않는 경우, cyclosporine이나 tacrolimus, 그리고 mycophenolate mofetil 등 더 강력한 면역억제요법이 시도되기도 한다.

[참고문헌]

1. Czaja AJ. Drug therapy in the management of type 1 autoimmune hepatitis. Drugs 1999;57:49-68.
2. Cook GC, Mulligan R, Sherlock S. Controlled prospective trial of corticosteroid therapy in active chronic hepatitis. Q J Med 1971;40:159-85.
3. Soloway RD, Summerskill WH, Baggenstoss AH, Geall MG, Gitnick GL, Elveback IR, Schoenfield LJ. Clinical, biochemical, and histological remission of severe chronic active liver disease: a controlled study of treatments and early prognosis. Gastroenterology 1972;63:820-33.
4. Murray-Lyon IM, Stern RB, Williams R. Controlled trial of prednisone and azathioprine in active chronic hepatitis. Lancet 1973;1:735-7.
5. Summerskill WH, Korman MG, Ammon HV, Baggenstoss AH. Prednisone for chronic active liver disease: dose titration, standard dose, and combination with azathioprine compared. Gut 1975;16:876-83.
6. Roberts SK, Therneau TM, Czaja AJ. Prognosis of histological cirrhosis in type 1 autoimmune hepatitis. Gastroenterology 1996;110:848-57.
7. Kanzler S, Lohr H, Gerken G, Galle PR, Lohse AW. Long-term management and prognosis of autoimmune hepatitis (AIH): a single center experience. Z Gastroenterol 2001;39:339-41, 344-8.
8. Czaja AJ, Davis GL, Ludwig J, Taswell HF. Complete resolution of inflammatory activity following corticosteroidtreatment of HBsAg-negative chronic active hepatitis. Hepatology 1984;4:622-7.
9. Czaja AJ, Ammon HV, Summerskill WH. Clinical features and prognosis of severe chronic active liver disease (CALD) after corticosteroid-induced remission. Gastroenterology 1980;78:518-23.
10. Hegarty JE, Nouri Aria KT, Portmann B, Eddleston AL, Williams R. Relapse following treatment withdrawal in patients with autoimmune chronic active hepatitis. Hepatology 1983;3:685-9.
11. Czaja AJ, Manns MP, McFarlane IG, Hoofnagle JH. Autoimmune hepatitis: the investigational and clinical challenges. Hepatology 2000;31:1194-200.
12. Davis GL, Czaja AJ, Ludwig J. Development and prognosis of histologic cirrhosis in corticosteroid-treated hepatitis B surface antigen-negative chronic active hepatitis. Gastroenterology 1984;87:1222-7.
13. Schalm SW, Korman MG, Summerskill WH, Czaja AJ, Baggenstoss AH. Severe chronic active liver disease. Prognostic significance of initial morphologic patterns. Am J Dig Dis 1977;22:973-80.
14. De Groote J, Fevery J, Lepoutre L. Long-term follow-up of chronic active hepatitis of moderate

severity. Gut 1978;19:510-3.

15. Fevery J, Desmet V.J., DeGroote J. Long-term follow-up and management of asymptomatic chronic active hepatitis. In: Cohen S, Soloway, RD., ed. Chronic Active Liver Disease. New York: Churchill Livingstone, 1983:51-64.

16. Uribe M, Go VL, Kluge D. Prednisone for chronic active hepatitis: pharmacokinetics and serum binding in patients with chronic active hepatitis and steroid major side effects. J Clin Gastroenterol 1984;6:331-5.

17. Gregorio GV, Portmann B, Karani J, Harrison P, Donaldson PT, Vergani D, Mieli-Vergani G. Autoimmune hepatitis/sclerosing cholangitis overlap syndrome in childhood: a 16-year prospective study. Hepatology 2001;33:544-53.

18. Wang KK, Czaja AJ. Prognosis of corticosteroid-treated hepatitis B surface antigen-negative chronic active hepatitis in postmenopausal women: a retrospective analysis. Gastroenterology 1989;97:1288-93.

19. Schramm C, Kanzler S, zum Buschenfelde KH, Galle PR, Lohse AW. Autoimmune hepatitis in the elderly. Am J Gastroenterol 2001;96:1587-91.

20. Steven MM, Buckley JD, Mackay IR. Pregnancy in chronic active hepatitis. Q J Med 1979;48:519-31.

21. Heneghan MA, Norris SM, O'Grady JG, Harrison PM, McFarlane IG. Management and outcome of pregnancy in autoimmune hepatitis. Gut 2001;48:97-102.

22. Varma RR, Michelsohn NH, Borkowf HI, Lewis JD. Pregnancy in cirrhotic and noncirrhotic portal hypertension. Obstet Gynecol 1977;50:217-22.

23. Czaja AJ, Rakela J, Ludwig J. Features reflective of early prognosis in corticosteroid-treated severe autoimmune chronic active hepatitis. Gastroenterology 1988;95:448-53.

24. Nikias GA, Batts KP, Czaja AJ. The nature and prognostic implications of autoimmune hepatitis with an acute presentation. J Hepatol 1994;21:866-71.

25. Davis GL, Czaja AJ, Baggenstoss AH, Taswell HF. Prognostic and therapeutic implications of extreme serum aminotransferase elevation in chronic active hepatitis. Mayo Clin Proc 1982;57:303-9.

26. Alvarez F, Berg PA, Bianchi FB, Bianchi L, Burroughs AK, Cancado EL, Chapman RW, Cooksley WG, Czaja AJ, Desmet VJ, Donaldson PT, Eddleston AL, Fainboim L, Heathcote J, Homberg JC, Hoofnagle JH, Kakumu S, Krawitt EL, MackayIR, MacSween RN, Maddrey WC, Manns MP, McFarlane IG, Meyer zum Buschenfelde KH, Zeniya M, et al. International Autoimmune Hepatitis Group Report: review of criteria for diagnosis of autoimmune hepatitis. J Hepatol 1999;31:929-38.

27. Czaja AJ, Carpenter HA, Santrach PJ, Moore SB, Homburger HA. The nature and prognosis of severe cryptogenic chronic active hepatitis. Gastroenterology 1993;104:1755-61.

28. Ben Ari Z, Mehta A, Lennard L, Burroughs AK. Azathioprine-induced myelosuppression due to thiopurine methyltransferase deficiency in a patient with autoimmune hepatitis. J Hepatol 1995;23:351-4.

29. Heneghan MA, McFarlane IG. Current and novel immunosuppressive therapy for autoimmune hepatitis. Hepatology 2002;35:7-13.

30. Lennard L. Clinical implications of thiopurine methyltransferase--optimization of drug dosage and potential drug interactions. Ther Drug Monit 1998;20:527-31.

31. Yates CR, Krynetski EY, Loennechen T, Fessing MY, Tai HL, Pui CH, Relling MV, Evans WE. Molecular

diagnosis of thiopurine S-methyltransferase deficiency: genetic basis for azathioprine and mercaptopurine intolerance. Ann Intern Med 1997;126:608-14.

32. Rosenkrantz JG, Githens JH, Cox SM, Kellum DL. Azathioprine (Imuran) and pregnancy. Am J Obstet Gynecol 1967;97:387-94.

33. Wang KK, Czaja AJ, Beaver SJ, Go VL. Extrahepatic malignancy following long-term immunosuppressive therapy of severe hepatitis B surface antigen-negative chronic active hepatitis. Hepatology 1989;10:39-43.

34. Maggiore G, Bernard O, Hadchouel M, Hadchouel P, Odievre M, Alagille D. Treatment of autoimmune chronic active hepatitis in childhood. J Pediatr 1984;104:839-44.

35. Roberts EA. Autoimmune hepatitis. Indian J Pediatr 1995;62:525-31.

36. Czaja AJ, Wolf AM, Baggenstoss AH. Laboratory assessment of severe chronic active liver disease during and after corticosteroid therapy: correlation of serum transaminase and gamma globulin levels with histologic features. Gastroenterology 1981;80:687-92.

37. Schalm SW, Ammon HV, Summerskill WH. Failure of customary treatment in chronic active liver disease: causes and management. Ann Clin Res 1976;8:221-7.

38. Czaja AJ, Beaver SJ, Shiels MT. Sustained remission after corticosteroid therapy of severe hepatitis B surface antigen-negative chronic active hepatitis. Gastroenterology 1987;92:215-9.

39. Czaja AJ. Low-dose corticosteroid therapy after multiple relapses of severe HBsAg-negative chronic active hepatitis. Hepatology 1990;11:1044-9.

40. Stellon AJ, Keating JJ, Johnson PJ, McFarlane IG, Williams R. Maintenance of remission in autoimmune chronic active hepatitis with azathioprine after corticosteroid withdrawal. Hepatology 1988;8:781-4.

41. Johnson PJ, McFarlane IG, Williams R. Azathioprine for long-term maintenance of remission in autoimmune hepatitis. N Engl J Med 1995;333:958-63.

42. Czaja AJ, Menon KV, Carpenter HA. Sustained remission after corticosteroid therapy for type 1 autoimmune hepatitis: a retrospective analysis. Hepatology 2002;35:890-7.

43. Seaberg EC, Belle, SH., Beringer, KC., Schivins, JL., Detre, KM. Liver transplantation in the United States from 1987-1998:updated results from the Pitt-UNOS liver transplantation registry. In: Cecka JM, Terasaki, PI, ed. Clinical Transplants 1998. Los Angeles,CA: UCAL Tissue Typing Laboratories, 1999:17-37.

44. Sanchez-Urdazpal L, Czaja AJ, van Hoek B, Krom RA, Wiesner RH. Prognostic features and role of liver·transplantation in severe corticosteroid-treated autoimmune chronic active hepatitis. Hepatology 1992;15:215-21.

45. Gonzalez-Koch A, Czaja AJ, Carpenter HA, et al. Recurrent autoimmune hepatitis after orthotopic liver transplantation. Liver Transplantation 2001;4:302-310.

46. Hayashi M, Keeffe EB, Krams SM, Martinez OM, Ojogho ON, So SK, Garcia G, Imperial JC, Esquivel CO. Allograft rejection after liver transplantation for autoimmune liver diseases. Liver Transpl Surg 1998;4:208-14.

47. Kerkar N, Hadzic N, Davies ET, et al. De-novo autoimmune hepatitis after liver transplantation. Lancet 1998;353:409-413.

48. Heneghan MA, Portmann BC, Norris SM, Williams R, Muiesan P, Rela M, Heaton ND, O'Grady JG.

Graft dysfunction mimicking autoimmune hepatitis following liver transplantation in adults. Hepatology 2001;34:464-70.

49. Salcedo M, Vaquero J, Banares R, Rodriguez-Mahou M, Alvarez E, Vicario JL, Hernandez-Albujar A, Tiscar JL, Rincon D, Alonso S, De Diego A, Clemente G. Response to steroids in de novo autoimmune hepatitis after liver transplantation. Hepatology 2002;35:349-56.

50. Alvarez F, Ciocca M, Canero-Velasco C, Ramonet M, de Davila MT, Cuarterolo M, Gonzalez T, Jara-Vega P, Camarena C, Brochu P, Drut R, Alvarez E. Short-term cyclosporine induces a remission of autoimmune hepatitis in children. J Hepatol 1999;30:222-7.

51. Malekzadeh R, Nasseri-Moghaddam S, Kaviani MJ, Taheri H, Kamalian N, Sotoudeh M. Cyclosporin A is a promising alternative to corticosteroids in autoimmune hepatitis. Dig Dis Sci 2001;46:1321-7.

52. Johnson PJ. Immunosuppressive drug mechanisms. In: McFarlane IG, Williams, R, ed. Molecular Basis of Autoimmune Hepatitis. Austin,TX: RG Landes, 1996:177-191.

53. Van Thiel DH, Wright H, Carroll P, Abu-Elmagd K, Rodriguez-Rilo H, McMichael J, Irish W, Starzl TE. Tacrolimus: a potential new treatment for autoimmune chronic active hepatitis: results of an open-label preliminary trial. Am J Gastroenterol 1995;90:771-6.

54. Richardson PD, James PD, Ryder SD. Mycophenolate mofetil for maintenance of remission in autoimmune hepatitis in patients resistant to or intolerant of azathioprine. J Hepatol 2000;33:371-5.

55. Czaja AJ, Lindor KD. Failure of budesonide in a pilot study of treatment-dependent autoimmune hepatitis. Gastroenterology 2000;119:1312-6.

56. Pratt DS, Flavin DP, Kaplan MM. The successful treatment of autoimmune hepatitis with 6-mercaptopurine after failure with azathioprine. Gastroenterology 1996;110:271-4.

57. Markham A, Bryson HM. Deflazacort. A review of its pharmacological properties and therapeutic efficacy. Drugs 199550:317-33.

58. Deflazacort-an alternative to prednisolone? Drug Ther Bull 1999;37:57-58.

59. Rebollo Bernardez J, Cifuentes Mimoso C, Pinar Moreno A, Caunedo Alvarez A, Salas Herrero E, Jimenez-Saenz M, Herrerias Gutierrez J. Deflazacort for long-term maintenance of remission in type I autoimmune hepatitis. Rev Esp Enferm Dig 1999;91:630-8.

60. Czaja AJ, Carpenter HA, Lindor KD. Ursodeoxycholic acid as adjunctive therapy for problematic type 1 autoimmune hepatitis: a randomized placebo-controlled treatmenttrial. Hepatology 1999;30:1381-1386.

61. Nakamura K, Yoneda M, Yokohama S, Tamori K, Sato Y, Aso K, Aoshima M, Hasegawa T, Makino I. Efficacy of ursodeoxycholic acid in Japanese patients with type 1 autoimmune hepatitis. J Gastroenterol Hepatol 1998;13:490-5.

약물 유인성 간염의 진단 및 치료
Diagnosis and management of drug-induced hepatitis

김윤준

서 론

의학발전에 따라 약제사용이 점차로 늘어나고 따라서 이들(xenobiotics)의 배설기관인 간기능의 이상반응 보고가 증가하는 것은 당연한 결과이다. 현재 사용되는 약제는 대부분에서 간 효소치의 상승이 가능한 것으로 알려져 있고 600여개 이상의 약제에서 간기능 이상이 보고되고 있는 실정이지만 그렇다고 약제로 인한 간손상의 실제 빈도수가 높은 것은 아니다(표 1).[1] 더욱이 약제 개개의 정확한 간손상 기전이 잘 알려져 있지 않으며 거의 대부분이 idiosyncracy에 의한 것이어서 예측도 쉽지 않다. 그러므로 모든 환자에 대해 이를 예측하고 간기능 검사를 추적 관찰하는 데에는 무리가 있어 조기진단과 치료가 쉽지 않다. 그리고 간기능 이상을 조기에 발견하더라도 여러 약제를 동시에 사용하는 경우가 많아 원인약제를 찾는데 더욱 어려움이 있다. 하지만 지역사회에서 발생하는 급성간염이나 황달의 약 5%, 입원하는 간염환자의 약 10-40%가 약제에 의한 것으로 알려져 있어[1] 이러한 환자의 조기진단과 원인약제의 조기중단이 환자의 예후에 지대한 영향을 미치므로 임상에서 치료제를 선택할 때 그 약제의 간손상의 가능성에 대해 숙지하는 것이 반드시 필요하다. 따라서 이 장에서는 지금까지 알려진 약인성 간손상의 기전과 분류, 진단, 치료, 흔히 사용되는 각 약제들에 의한 간 질환의 임상양상 등을 기술하고자 한다.

표 1. 약제에 의한 간 이상반응의 빈도

빈도	약제
5−20/1,000	Isoniazid, chloropromazine, dantrolene
1−2.5/10,000	Estrogen
0.5−20/10,000	Ketoconazole
1−10/10,000	Diclofenac, sulindac, phenytoin, flucloxacilline
0.5−3/100,000	Amoxicillin−clavulanate, nitrofurantoin, terbinafin, dicloxacillin
1−10/1,000,000	Minocycline

약물의 대사와 약물유인성 간손상의 기전

간은 위장관에 흡수된 소수성(hydrophobic) 약제를 친수성(hydrophilic) 물질로 바꾸어서 담즙이나 소변으로 배설하는 기관으로 약물의 대사과정은 간세포내로 유입, 간세포내 대사 및 간세포 밖으로 유출되는 3가지 과정으로 나눌 수 있다(그림 1). 유입과 유출 과정에 세포막 수송 단백질이 관여한다. 간세포내에서 일어나는 대사 과정은 I상 반응과 II상 반응이 있으며 대사된 물질을 간세포막수송단백질 (hepatocyte membrane transporter)을 통해 간세포 밖으로 유출시키는 과정을 III상 반응이라 한다. I상 반응은 산화, 환원 및 가수분해로 이루어지는데 이 중 간세포의 세포질내망계(endoplasmic reticulum)에 존재하는 cytochrome P450 효소군에 의해 물질을 산화시켜 hydroxyl기를 만드는 반응이 대표적이다. I상 반응의 대사산물은 극성물질로서 대부분은 약작용이 약하게 되거나 없어지지만 반대로 불활성 물질이 활성물질로 되는 경우도 있다. II상 반응은 약물 또는 대사산물이 내인성 물질과 결합하는 과정으로서 uridine 5'-diphophate (UDP) glucuronosyltransferase, sulfotransferase, glutathione S-transferase (GST), epoxide hydrolase 등에 의해 glucuronic acid, sulfate, glutathione 등을 포합시키는 반응 등이며 대부분의 약제는 이에 의해 친수성 물질이 된 후 간세포막에 존재하는 수송단백질에

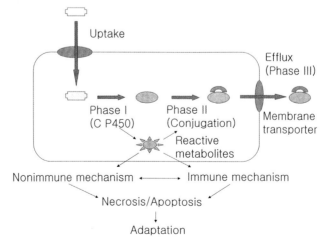

그림 1. 약물의 대사 경로와 간독성 약제에 의한 간손상 기전

의해 안전하게 제거 된다(III상반응). 하지만 일부는 이 과정 중 반응성 대사산물(reactive metabolite)
이 형성되며 이것이 약물유인성 간손상의 주된 원인 물질로 작용한다.

간손상을 야기시키는 약물은 크게 간손상을 예측할 수 있는 내인성 간독성약제(intrinsic
hepatotoxin: 용량의존성)와 예측하기 어려운 특이반응 약제(idiosyncratic hepato-toxin)로 분류된다.
즉, 내인성 간독성약제는 실험동물에서 간 독성을 쉽게 유발할 수 있으며, 투여 용량에 따라 간독성이
증가하고, 인간에서 발생빈도가 비교적 높으며, 잠복기간이 비교적 짧고 일정한 것이 특징이다. 이와
는 대조적으로 특이반응 약제는 실험동물에서의 재현성이 없으며, 용량과의 상관관계가 없고, 발생빈
도가 낮으며, 잠복기가 일정치 않다는 점이 특징이다. 용량의존성 간손상은 acetaminophen,
cyclophosphamide, busulphan, BCNU, amodiaquine 등 일부의 약제에서만 일어나는 현상으로 대개
는 약제의 개발단계에서 확인이 되어 치료 용량에서 이러한 반응이 일어날 경우 그 약제의 개발이 중
단되므로 흔히 접하기는 어렵다. 하지만 약제 부작용의 대부분의 원인인 반응성 대사산물의 생성과
이에 대한 민감도는 숙주요인에 의해 달라지는 경우가 많으며, 동시에 사용하는 약제나 알코올 섭취,
환자의 영양상태 등에 의해 통상의 치료 용량에서도 간손상이 일어날 수 있다. 용량이 증가함에 따라
모든 환자에서 간손상이 발생하고 약물투여 후 수일 내에 장애가 발생하는 용량의존성 간손상과는 달
리 특이반응(idiosyncratic) 간손상은 약물의 투여 용량과는 상관없이 투여 후 수주에서 수개월 후 발병
하는 것으로 이 약제에 민감한 일부 환자 이외의 대부분의 환자에서는 이상반응이 나타나지 않으나
일단 발병하면 심한 간기능 장애를 일으킬 수 있다.

특이반응 간손상은 피부발진, 발열 및 호산구 증가 등의 과민반응의 유무에 따라서 각각 면역학적
(immunoallergic, hypersensitivity) 및 대사성(metabolic) 특이반응으로 분류할 수 있는데, 일부 약제에
서는 두가지 기전이 모두 작용하기도 한다. 각각의 임상적 특성은 표 2와 같다. 이러한 형태의 간손상
이 투여용량과의 상관관계 없이 약제에 노출된 환자 중 극히 일부에서만 발생하는 이유는 아직 잘 알
려져 있지는 않으나, 일부에서는 약제대사에 관여하는 각종 효소(cytochrome P450s)의 유전적 다형성
이 각 개인마다 다르기 때문으로 추정하고 있다.

표 2. 특이반응 약제에 의한 간손상-면역학적 및 대사성 특이반응의 비교

특성	면역학적 특이 반응	대사성 특이 반응
빈도	10,000명당 1명 미만	0.1~2%
성별	여성 > 남성	여성 > 남성
잠복기	2~10주, 비교적 일정함.	4~24주, 매우 다양함.
약제 중단 후 경과	즉각적인 호전	서서히 호전됨. 일부 더 악화됨.
재투여시의 반응	12~72시간내 발현	수일 혹은 수주 지나서 발현.
발열	흔함.	간혹 나타남.
발진, 관절통, 임파선 종대	흔함.	매우 드묾.
호산구증가 – 혈액	20~70%	<10%
– 조직	흔함. dominant cell type	관찰될 수 있으나, minor cell type
육아종	흔히 관찰됨.	매우 드묾.
자가 항체	간혹 발견됨.	매우 드묾.

또한 면역학적 특이반응 간손상의 경우에는 약제 대사산물에 의해서 cytochrome P450 효소의 일부가 주조직적합성 항원분자(major histocompatibility complex molecule)와 함께 세포막에 노출되어 자가항원으로서 각종 면역반응을 야기하게 되는데, 이 경우 노출된 환자의 일부에서만 간손상이 초래되는 이유는 cytochrome P450의 다형성 뿐 아니라 MHC molecule의 다형성이 개인마다 다르기 때문인 것으로 추정하고 있다.

대사성 이상반응은 약제 대사 중 발생되는 반응성 대사산물, 간의 에너지 대사에서 발생하는 반응성 산화물, 간세포 자체의 항산화 세포보호과정 등의 차이에 의해 발생된다. 간세포독성이 일어나는 면역학적, 대사성 기전을 요약하면 다음과 같다.[3]

1) cytochrome P450에 의해 생성된 반응성 대사산물이 세포내 단백질과 공유결합을 하여 이로 인한 세포내 단백질의 기능이상으로 세포내 칼슘 항상성의 장애가 야기됨으로서 간세포 표면에 있는 actin fibril이 분리되어 세포막이 파열된다.[4,5] 2) 약제에 의한 담즙정체성 질환에서는 약제나 반응성 대사산물이 multidrug-resistance-associated protein 3 (MRP3)와 같은 미세담관(bile canaliculus)에 있는 담즙산 운반단백과 결합하거나 미세담관 주변에 있는 actin fibril을 분리하여 담즙정체를 주로 일으킨다.[6] 위의 두가지 기전(1, 2)이 같이 일어나게 되면 간세포내에 독성 담즙산이 축적되고 담도주변세포가 손상되어 담관손상을 일으키게 된다. 약제나 그 대사산물은 크기가 적어서 그 자체로는 면역반응을 일으키지 않으나 3) cytochrome P450과 같은 효소와 공유결합을 하여 그 효소의 기능을 억제하기도 하고 4) cytochrome P450과 결합하여 세포표면으로 이동하여 immunogen으로서 세포독성 T세포의 반응을 유도하기도 한다.[7] 이 때 이차적인 사이토카인에 의해 중성구 매개 간독성이 나타날 수도 있다.[8] 이러한 면역매개 간독성에는 5) tumor necrosis factor-α (TNF-α)와 Fas 경로에 의한 세포고사 (apoptosis)가 역할을 할 수 있다.[9]

이외에도 약제 유발 간손상의 기전에 마이토콘드리아 관련기전이 비교적 자세히 알려져 있는데 aspirin, valproic acid, tetracycline 등과 같은 일부 약제는 마이토콘드리아에서 지방산의 β산화와 respiratory chain 효소를 억제하여 지방산의 축적과 혐기성 대사, 산화물 스트레스의 증가를 가져오며 중성지방의 축적에 의한 소수포성지방증(microvesicular steatosis), 지방간염(steatohepatitis) 등을 일으킨다.[10] 간세포 외의 다른 세포들도 약제에 의한 간질환에 역할을 하는데 예로서 Kupffer세포는 사이토카인을 통해 손상을 증폭시키고[11] 성상세포(stellate cell)와 대식세포(macrophage)는 간 섬유화와 육아종(granuloma) 형성에 관여한다.

항암 화학요법제는 정맥동 내피세포에 손상을 일으켜 veno-occlusive disease를 일으킬 수 있으며[12] 호르몬 치료 시에는 간세포의 탈분화(dedifferentiation)를 일으켜 양성선종이나 드물게 간세포암을 일으키기도 한다.[13] 그 외에도 약물과 독성 물질에 의해 활성화되어 수송단백질과 CYP 효소를 발현시켜 외부로부터 유입된 독성물질을 간세포 밖으로 내보내는 방어 기전에 중요한 전사 조절 인자인 핵수용체인 PXR (pregenane X receptor)과 CAR (constitutive androstane receptor)등이 없거나 억제되는 경우에도 간손상이 일어나게 된다.

약물유인성 간손상의 분류, 진단, 치료, 예방

1. 약물유인성 간손상의 분류

약제에 의한 간손상은 조직학적으로 크게 간세포성(hepatocellular), 담즙정체성(pure cholestatic), 및 혼합형(mixed)의 3가지로 구분할 수 있다.[1] 그러나, 실제 임상에서 간조직 검사를 시행하는 경우는 거의 없으므로, 약물유인성 간손상을 생화학적 간기능검사 결과에 따라 1) 간손상(liver injury) 및 2) 생화학적 이상(biochemical abnormality 혹은 abnormality of liver tests)으로 나누어 정의한다. 즉, 1) ALT나 conjugated bilirubin치가 정상 상한치의 2배 이상 상승하거나, AST, alkaline phosphatase (AP) 및 total bilirubin (TB)치가 함께 올라가 있으면서 그 중 하나가 정상 상한치의 2배 이상 상승된 경우를 약물유인성 간손상으로 정의하고, 2) 이러한 기준에 못 미치는 간기능검사의 이상은 생화학적 이상으로 정의한다.[14]

더 나아가 약물유인성 간손상을 ALT와 AP치 혹은 그 활성도(효소 정상 상한치의 배수)의 비에 따라 간세포성(hepatocellular), 담즙정체성(pure cholestatic), 및 혼합형(mixed) 간손상으로 분류한다. 즉, 1) 간세포성 간손상은 ALT치만이 정상 상한치의 2배 이상이거나 AP에 대한 ALT의 활성도 비가 5 이상일 때로, 2) 담즙정체성 간손상은 AP치만이 정상 상한치의 2배 이상이거나 AP에 대한 ALT의 활성도 비가 2 이하일 때로 정의하고, 3) ALT치와 AP치가 모두 정상 상한치의 2배 이상이면서 AP에 대한 ALT의 활성도 비가 2에서 5 사이일 때는 혼합형 간손상으로 정의한다.[14]

임상경과에 따라서는 생화학적 간손상이 3개월을 기준으로 그 이하의 기간동안 지속될 때는 급성으로 그 이상일 때는 만성 간손상으로 정의하며, 전격성 간손상은 증상이 나타난 지 4주 이내에 간성뇌병증과 응고병증이 발생하는 경우로 정의한다.[14]

2. 약물유인성 간손상의 진단

약물유인성 간손상 진단의 특이검사나 진단기준은 없다.[1] 현재까지 인정되는 약물유인성 간손상 진단의 gold standard는 재 투여시의 악화 유무인데 이는 윤리적으로 불가능하므로, 임상적으로 의심하여, 약제 복용력을 철저히 조사하고, 인과관계를 규명하고자 하는 노력이 가장 중요한 진단법이다. 약물유인성 간손상의 진단을 위해서는 바이러스성 간질환, 허혈성 간질환, 알코올성 간질환, 자가 면역성 간질환, 윌슨씨병과 같은 대사성 간질환, 담도폐쇄의 원인이 되는 다른 질환 등을 배제하고 약제투여 후 발병하는 시간적 관계와 약제중단 후 호전되는 현상 등을 종합하여 추정하게 된다. 약물유인성 간손상의 진단에 가장 중요한 것은 약제 복용과 증상발현의 시간적 관계인데[14,17,18] acetaminophen과 같이 용량의존성 간독성의 경우는 약제섭취 후 수 시간에서 수일 내에 간 기능의 이상이 나타나게 되나 면역학적 이상 반응에 의한 간염, 육아종성 간염, 담즙정체 등에서는 70% 이상에서 2주 내지 10주의 잠복기를 가지며 때로는 amoxicillin-clavulanate에서 보이는 것처럼 약제를 끊고 6주가 지난 뒤 증상이 나타나기도 한다. 대사성 이상반응에 의한 간 질환의 경우에는 이보다 잠복기가 더 길 수 있어서 약제를 처음 섭취한 지 6주 내지 26주가 지난 뒤 발현될 수 있고 약제로 인한 만성간염이나 지방간염, 혈관손상에 의한 간 질환이 발생되는 경우에는 증상 발현까지 6개월에서 1년이 걸리기도 하므로 진단에 유의하여야 한다. 대부분의 약물유인성 간 질환은 약제를 끊으면 수일에서 수주 내에 간 기능의 호전을 보이나 ketoconazole, troglitazone, coumarol, etretinate, amiodarone, minocycline과 같은 일부 약제는 간기능의 호전에 수개월이 걸리기도 한다.[1]

진단의 객관성을 보완하기 위해 1989년 Council for International Organizations of Medical Sciences (CIOMS)의 주최로 열린 International Consensus Meeting에서 인과관계 추정을 위한 scoring system이 발표되었고(표 3)[14] 이후 1997년 Maria VAJ와 Victorino RM에 의해 또 다른 진단기준이 발표되었다(표 4).[15] 이러한 기준 역시 약제투여 후 발병되는 시간적 관계와 약제중단 후 호전되는 양상, 면역학적 이상반응을 시사하는 간외 증상, 약제 재 투여 시의 반응, 다른 원인질환의 배제 등으로 구성되어 있어 이전에 사용하던 임상적 진단방법과 크게 다르지 않다. 약제에 의한 간 독성으로 확진된 환자를 대상으로 두 기준을 각각 적용한 연구에 따르면 환자의 약 13%와 34%가 "unlikely or excluded"로 판정되어[16] 이 기준들이 임상에서 널리 사용되기에는 아직 보완할 부분이 있는 실정이지만 현재로서는 확률적인 판정을 내리는 방법으로 이 두 척도가 가장 널리 쓰이고 있는 것 또한 현실이다.

위에 기술한 CIOMS 척도에 의하면 간손상과 약제사용의 인과관계 판정은 suggestive, compatible, incompatible의 3가지로 분류하며, 각각 다음과 같은 세가지 요소로 구성된다.[14] 간세포성 간손상의 경우 첫째요소는 간손상이 나타나기까지의 잠복기간이며 약제투여 후 5~90일 사이에 간손상이 나타나면 suggestive로, 잠복기가 5일 미만이거나 90일 이상인 경우는 compatible로, 약제투여 이전에 간손상이 증명된 경우는 incompatible, 약제를 중단하고 15일 내에 간손상이 나타나면 compatible, 그 이후에 간손상이 나타나면 incompatible하다고 정의한다. 두번째 요소는 간손상으로 인한 약제중단 후 반응으로서 중단 8일 내에 ALT치가 50% 이상 감소하고 1개월 내에 재상승하지 않을 경우는 very suggestive, 1개월 내에 50% 이상 감소한 경우를 suggestive로 정의하며 이에 해당되지 않을 경우 suggestive 하지 않다고 정의한다. 세번째 요소는 약제 재 투여시의 반응으로서 약제를 재 투여하여 ALT치가 2배 이상 상승하는 경우는 양성이고, 전과 같은 방식으로 약제를 재 투여 하였음에도 불구하고 ALT치가 정상 상한치 이상으로 증가하지 않는 경우는 음성이다. 그러나 인과관계 규명을 위하여 약제를 재 투여 하는 것은 실제로는 비윤리적이므로, 이는 간손상을 모르고 우연히 재 투여 하였을 때 사용할 수 있는 판정기준이다.

담즙정체성 및 혼합형 간손상의 경우 진단 기준치는 간세포성 손상의 경우와 차이가 있으나 근본원리는 동일하다. 즉, 약제투여 후 5~90일 사이에 간손상이 나타나면 suggestive로, 잠복기가 5일 미만이거나 90일 이상인 경우는 compatible, 약제투여 전에 간손상이 증명된 경우는 incompatible, 약제중단 1개월 내에 간손상이 나타나면 compatible, 1개월을 초과하면 incompatible로 정의한다. 간손상으로 인한 약제중단 후 반응으로서 약제중단 6개월 이내에 AP 혹은 TB치가 50% 이상 감소하면

표 3. Council for International Organizations of Medical Sciences (CIOMS)에 의한 진단 척도

	간세포형		담즙정체형과 혼합형		평가	
					점수	증례
1. 증상발현까지 시간						
합당치 않음	투여시작전 증상발현 종료 15일후 증상발현 (서서히 대사되는약제 제외)		투여시작전 증상발현 종료 30일 후 증상발현 (서서히 대사되는 약제제외)		관련없음	
알수없음	증상발현 까지의 시간에 대한 정보가 없을 때				불충분한 자료	
투여시작부터 시간	최초투약	재투약	최초투약	재투약		
a. 시사적임	5-90일	1-15일	5-90일	1-90일	+2	
b. 합당함	<5일, >90일	>15일	<5일, >90일	>90일	+1	
투여종료부터 시간	최초투약	재투약	최초투약	재투약		
a. 합당함	15일 이하	15일 이하	30일 이하	30일 이하	+1	
2. 경과	ALT최고치와 ULN과의 차이		AP(TB)최고치와 ULN과 차이			
약물투여 종료후						
a. 대단히 시사적임	8일 이내에 50% 이상 감소		적용사항 없음		+3	
b. 시사적임	30일 이내에 50% 이상 감소		180일 이내에 50%이상 감소		+2	
c. 합당함	적용사항 없음		180일 이내에 50%미만 감소		+1	
d. 결정하기 힘듬	정보가 없거나 30일 이후 50% 이상 감소		지속되거나 증가 또는 정보없음		0	
e. 약제역할에 반함	30일 이후에 50% 미만 감소 또는 재증가		적용사항 없음		-2	
투여지속시 결정불가	모든상황		모든상황		0	
3. 위험인자	알코올(존재, 결여)		알코올 또는 임신(존재, 결여)		+1, 0	
	환자나이 55세(이상, 미만)		환자나이 55세(이상, 미만)		+1, 0	
4. 동반투여약물						
동반약물에 대한 정보가 없거나 증상발현 시점과 맞지 않는 시간적 간격					0	
동반약물이 있으며 증상발현과 시사적이거나 합당한 시간적 간격					-1	
간독성이 알려진 동반약물이며 증상과는 시사적이거나 합당한 시간적 간격					-2	
동반약물이 있으며 간독성 역할의 증거가 밝혀짐(양성 재 투여반응 및 기타증거)					-3	
5. 약물 이외의 간손상 원인조사						
1군(6대원인)=IgM anti HAV, IgM anti HBc Ab,			1군과 2군을 전부 배제		+2	
anti HCV Ab, 담도폐쇄, 알콜리즘, 최근저혈압			1군의 6대원인을 배제		+1	
			1군의 4-5원인을 배제		0	
2군=기저질환의 합병증:CMV,EBV,HSV의 시사소견			1군의 4가지 미만의 원인 배제		-2	
			비약물성 원인의 강력 의심시		-3	
6. 약물의 간독성에 대해 알려진 기 정보						
제품에 간독성에 대한 경고가 표시되어 있을 때					+2	
간독성에 대한 문헌보고는 있으나 제품에 표시되지 않았을 때					+1	
간독성에 대해 알려진 바가 없을 때					0	
7. 재투여에 대한 반응						
양성반응	약제로 ALT가 2배이상 상승		약제로 AP(TB)가 2배이상 상승		+3	
합당한 소견	첫 투약시 보다 2배이상 상승		첫 투약시 보다 2배이상 상승		+1	
음성반응	상승폭이 N0이나 일차시 보다 적을 때		상승폭이 N0이나 일차시 보다 적을 때		-2	
미실시 또는 해석불가	모든상황		모든상황		0	
# 판정; 확정적(definitive)≧9, 가능성높음 6-8, 가능성있음 3-5, 가능성 희박 1-2, 진단배제≦0						

suggestive로, 6개월 이내에 AP 혹은 TB치가 감소하지만 그 정도가 50%를 넘지 못하면 intermediate 로, AP 혹은 TB치가 감소하지 않는 경우는 inconclusive로 정의한다. 세번째 요소는 약제 재 투여시의 반응으로서 약제를 재 투여하여 AP치가 2배 이상 상승하는 경우는 양성이고, 전과 같은 방식으로 약 제를 재 투여하였음에도 불구하고 AP치가 정상 상한치 이상으로 증가하지 않는 경우는 음성이다.

표 4. Maria and Victorino scale (CDC) 진단척도

1) 약제투여와 임상 양상과의 시간적 관련성
   A. 약제투여 후 첫 증상 혹은 간기능 검사치 이상까지의 기간
          4일에서 8주(재투여시에는 4일 이내) : 3점
          4일 이내 혹은 8주를 초과한 경우 : 1점
   B. 약제투여 중단 후부터 첫 증상 혹은 간기능 검사치 이상까지의 기간
          0에서 7일까지 : 3점
          8에서 15일까지 : 0점
          15일을 초과한 경우 : −3점
   C. 약제투여 중단 후부터 간기능 검사치 호전까지의 기간
          6개월(담즙정체성 혹은 혼합형) 혹은 2개월(간세포성) 이내 : 3점
          6개월(담즙정체성 혹은 혼합형) 혹은 2개월(간세포성) 초과 : 0점
     간기능 검사치의 호전은 ALT치(간세포성 손상의 경우) 혹은 AP치(담즙정체성 혹은 혼합형 손상의 경우)가 정 상 상한치의 2배 이하로 감소하는 경우로 정의하였다.
2) 약제 이외의 다른 원인 배제
  바이러스성 간염(HAV, HBV, HCV, CMV, EBV)
  알코올성 간질환
  담도 폐색
  기존의 간질환
  기타(임신, 급격한 혈압강하 등)
          모든 가능성이 배제된 경우 : 3점
          일부만 배제된 경우 : 0점
          다른 원인에 의한 간손상의 가능성이 있는 경우 : −1점
          다른 원인에 의한 간손상이 강력히 의심되는 경우 : −3점
3) 간외 증상의 유무 : 발진, 발열, 관절통, 호산구 증가(>6%), 세포감소증
          4개 이상 : 3점
          2~3개 : 2점
          1개 : 1점
          모든 증상이 없는 경우 : 0점
4) 의도적 혹은 우연한 재투여시의 재현성 유무
          양성 : 3점
          음성 혹은 재투여하지 못한 경우 : 0점
5) 기존의 동일한 약제에 의한 간손상의 보고 유무
          있는 경우 : 2점
          없는 경우 (약제가 시판된 후 5년 이내인 경우) : 0점
          없는 경우 (약제가 시판된 후 5년을 초과한 경우) : −3점

이상 모든 점수의 합산에 따른 진단 기준은 다음과 같다.
Definite (>17); Probable (14−17); Possible (10−13); Unlikely (6−9); Excluded (<6)

　이상과 같은 인과관계의 규명과 동시에 약제 이외의 바이러스성 간 질환, 자가면역성, 혈관성 및 대사성 간 질환 등 다른 간 질환의 가능성을 배제한다. 간혹 자가항체 형성을 동반하는 약물유인성 간염은 자가면역성 간염과 유사한 임상상을 나타내는데, 이러한 경우에도 약제복용 시기와의 연관 관계를 규명할 경우 진단에 도움을 받을 수 있으며, 특히 약제중단 후의 호전여부나 우연한 재 투여시의 악화 유무로 진단에 이를 수도 있다.

　첨언한다면 담도확장이 없는 담즙정체성 환자에서는 약제에 의한 경우를 반드시 고려하여야 하며 피부발진, 발열 및 호산구 증가 등의 과민반응이 나타나지 않는다고 약물유인성 간손상의 가능성이 적다고 판단하지 말아야 하겠다. 그리고 간 조직소견이 진단에 도움을 줄 경우가 있는데, 특히 zonal necrosis, 소수포성 지방증(microvesicular steatosis), 담관손상(bile duct injury), 혈관병변(vascular lesion) 및 호산구 침윤 등의 소견이 나타날 경우 약물유인성 간손상일 가능성이 높다.

3. 약물유인성 간손상의 예방 및 치료

　약제에 의한 간손상을 예방하기 위해서는 우선 꼭 필요한 경우에만 적절한 용량의 약물을 사용하여야 하고 가능하면 여러 종류의 약제를 동시에 투여하는 것을 피해야 한다. 간독성이 있는 약제를 장기간 사용할 때 주기적으로 간기능 검사를 하는 것이 추천될 수 있으나 검사의 비용과 불편함, 4주마다 시행하는 검사가 약인성 간질환을 예방하기에는 너무 길다는 측면 외에도 약제중단 기준치가 확립되지 않아 일반적으로 적용하기에는 무리가 있으며 이에 의해 심한 약물유인성 간 질환이 예방되었다는 증거는 거의 없다. 그럼에도 불구하고 methotrexate, isoniazid, etretinate, synthetic retinoid, ketoconazole, 항암제, minocycline 등 일부약제는 간기능 검사가 추천되며 일반적으로 ALT치가 정상 상한의 5배를 넘거나(약 250 U/L) 혈청 bilirubin 또는 albumin치의 이상, prothrombin 시간의 이상이 있을 때에 약제중단이 추천된다.[1]

　약물유인성 간손상의 치료에서 가장 중요한 것은 조기진단과 원인약제의 중단이다. Acetaminophen, 중금속, 독버섯의 경우는 미처 흡수되지 못한 위내 약제의 제거를 위해 위세척을 시행할 수 있으나 독버섯의 경우를 제외하면 charcoal, 삼투성 하제 등은 도움이 되지 않으며 charcoal column을 통한 혈액투석이나 이뇨제에 의한 이뇨, chelating resin등도 도움이 되지 않는 것으로 알려져 있다. 현재 약물유인성 간손상에 특이한 해독제로 알려진 유일한 약제는 acetaminophen 독성에 사용하는 N-acetylcystein이며[19] 이외에 사용할 수 있는 치료제로는 corticosteroid와 UDCA가 있지만 corticosteroid와 UDCA의 명확한 사용 지침은 아직 없는 실정이다. Corticosteroid의 경우 allopurinol, sulfonamide에 의한 혈관염 관련 간질환에 효과적이라는 보고가 있으며[20] UDCA의 경우는 amoxicillin-clavulanate, flucloxacillin, flutamide, cyclosporin의 사용시 나타나는 담즙정체성 간질환에 효과적이었다는 보고가 있다.[21-25]

흔히 쓰는 약물에서의 약물유인성 간질환

1. 심혈관계 약제

1) 항고혈압제

(1) ACE 억제제(ACE inhibitor)

ACE 억제제와 연관된 간손상은 드물지만 흔하게 처방된다는 면에서 주의할 필요가 있다. Captopril 이나 enalapril에 의한 간손상은 주로 답즙 정체성이지만 간세포성 장애도 동반될 수 있으며 captopril 의 경우 발열, 발진, 호산구증과 같은 과민 반응의 증상을 동반한다. 대부분 원인약제를 중단하면 호전 되나 완전회복까지 6개월이 걸린 경우도 있다. 이외에 lisinopril에 의한 전격성 간염의 보고와 fosinopril에 의한 담즙정체의 보고가 있다.

(2) β차단제

β 차단제에 의한 간손상은 아주 드물지만 acebutolol, propranolol, metoprolol에 의한 간세포성 간 손상과 atenolol에 의한 담즙정체성 간손상의 보고가 있다. Labetalol의 경우는 11예 이상의 급성간염 이 보고되어 있는데 이중 3예는 치명적이었다.

(3) 칼슘 통로 차단제(Calcium channel blocker)

Verapamil에 의한 간세포성 간손상과 diltiazem에 의한 육아종성 간염, nifedipine에 의한 지방간염 (steatohepatitis)이 보고 되어 있지만 calcium channel 차단제에 의한 간손상 역시 흔하지 않다.

(4) 이뇨제

Chlorthiazide, chlorthalidone, hydrochlorthiazide에 의해 드물게 담즙정체가 보고되어 있고 spironolactone에 의한 급성간염이 몇 예에서 보고되어 있다. Ticrynafen의 경우는 일부에서 치명적인 자가 면역성 간염을 일으켜 허가가 취소되었다.

(5) 기타

Methyl dopa는 내과보다 산부인과에서 많이 사용되는 약제로서 사용 환자의 10-30%에서 aminotransferase의 상승이 있을 수 있으나 대부분 계속 사용하여도 간 기능이 호전된다. 환자의 0.1% 이하에서 오심, 구토를 동반하는 바이러스성 급성간염의 형태로 나타날 수 있는데 황달을 동반하는 경 우 치사율이 10%에 이른다. 이외에도 증상이 처음 발현 시 만성간염이나 간경변의 형태로 나타날 수 있으므로 이러한 가능성도 염두에 두어야 한다. Hydralazine에서는 약물유인성 전신성 홍반성 낭창의 일환으로 급성간염, 육아종성 간염, 담즙정체성 간 질환의 보고가 있다.

Angiotensin II receptor antagonist 중에서는 irbesartan에 의한 담즙정체와 candesartan에 의한 급 성간염이 보고되어 있다. Losartan에 의한 간세포 손상의 보고는 있으나 심하지 않은 것으로 알려져 있다.

2) 항부정맥제

Amiodarone은 약 25%에서 aminotranferase가 정상 상한치의 5배까지 상승할 수 있으며 장기간 사용 시 0.6%에서 만성간염, 간경변 등 간 질환이 나타난다. 만성간염은 주로 지방간염(steatohepatitis)의 형태로 나타나며 이 환자의 15-50%에서 대결절성 간경변이 발생한다. 이외에도 육아종성 간질환, 담관염, 급성간염의 보고가 있고 주사 주입 후 수 시간에서 수 일내에 치명적인 급성간염이 발생한 보고도 있다. Amiodarone을 1년 이상 사용하였을 때 발생할 수 있는 만성간염은 흔히 피로감, 오심, 구토 등을 동반하며 심한 경우 황달, 알부민 저하, 프로트롬빈 시간 연장을 동반할 수 있다. 심하지 않은 간손상의 경우는 약제를 끊으면 2주에서 4달에 걸쳐 간기능이 호전되나 간경변으로 진행한 경우는 예후가 좋지 않다. Quinidine에 의한 간손상은 드물지만 약제투여 1주 내지 6달 내에 발열 등 과민 반응을 동반하는 간기능 장애가 있을 수 있으며 약제를 끊으면 호전된다. Procainamide는 간 육아종, 간세포성 간손상, 담즙정체에 대한 보고가 있으며 Propafenone은 4예의 담즙정체성 황달의 보고가 있으나 약제 중단 후 호전된다.

3) 항응고제

Unfractionated heparin과 low-molecular heparin은 투여 환자에 있어서 aminotransferase의 상승을 일으킬 수 있으며 unfractionated heparin에 의한 담즙정체의 보고도 있다. Warfarin의 경우도 간세포 손상과 담즙정체를 모두 일으킬 수 있는 것으로 알려져 있다.

4) 지질 강하제

HMG CoA reductase 억제제(HMG Co-A reductase inhibitor)의 사용시 1-3%에서 aminotransferase의 상승이 관찰될 수 있으나 약제의 중단을 고려해야 할 간독성은 극히 드물다. 다만 lovastatin, pravastatin, atorvastatin, simvastatin의 사용과 연관된 담즙정체성 간염이 각각의 약제에 대해 보고되어 있는 정도이다. 이들 약제와 gemfibrozil을 같이 사용하는 경우 근육염의 증가를 일으킨다는 보고는 있으나 간손상을 증가시킨다는 보고는 없다. Niacin은 용량 의존성 간손상을 일으키는 약제로 잘 알려져 있어서 주로 2g/d 이상의 용량에서 급성간염의 형태로 발현되며 생체 이용률이 높은 서방형 제제의 경우에는 500mg/d의 용량에서도 간기능 장애가 나타날 수 있으며 잠복기는 1주에서 4년까지 다양하다. 이러한 간손상은 sulfonylurea를 같이 사용하거나 기존에 간질환이 있던 사람에서 더 많이 일어나며 일부에서는 치명적이므로 주의를 요한다. Niaspin은 새로 개발된 nicotinamide 제제로서 아직은 간손상의 보고가 없지만 추후 관찰이 필요하다.

비알코올성 지방간질환의 경우 많은 환자에서 비만과 지질대사의 이상이 관찰되고 따라서 ALT가 상승되어 있는 환자에서 statin을 사용해야 하는 임상적인 경우가 있다. 이 경우의 statin의 사용은 비교적 안전한 것으로 알려져 있어 관상동맥질환 등의 고위험군에서는 지방간질환을 동반하더라도 statin을 사용할 수 있다고 하겠다.

5) 항혈소판제제

Aspirin은 용량 의존성 간손상을 일으키고 종종 aminotransferase의 상승이 일어나나 이러한 환자에서도 황달은 드물며 약제를 중단하면 즉시 호전되고 저용량으로 다시 투여하여도 재발하지 않는 경우가 많다. 하지만 1예의 치명적인 경우의 보고가 있고 소아 열성 환자에서 Reye 증후군을 일으킬 수 있으므로 주의를 요한다. 약 30예의 간독성의 보고가 있는 ticlopidine의 경우는 용량 비의존성이며 주로 담즙정체성으로 나타나고 약제 시작 2-12주 내에 증상이 나타나며 약제 중단시 대개 회복된다. Clopidogrel은 ticlopidine에 의한 담즙정체 환자에서 대체하여 사용할 수 있으나 이것 역시 간세포성-담즙정체성 간손상의 보고가 있다.

2. 내분비계 약제

1) 경구 혈당강하제

Troglitazone은 1997년 FDA에서 승인된 thiazolidinedione계 약제로 시판 후 75예 이상의 치명적인 간독성이 보고되어 1999년 승인이 취소되었다. 1999년 승인된 rosiglitazone과 pioglitazone은 각각 현재까지 2예와 1예의 급성 간세포 손상이 보고 되었으나 아직 이로 인한 사망자는 없는 실정이며 FDA는 이들 약제의 사용 전에 ALT치가 정상 상한치의 2.5배 이하이어야 하고 약제사용 후 2달마다 ALT치를 추적해서 정상 상한치의 3배 이상이 지속될 때 약제를 중단할 것을 권고하고 있다. 하지만 troglitazone의 경우 정상 간기능에서 간부전에 이르는 시간이 1-2주에 불과했고 당뇨병으로 이들 약제를 처방 받는 환자의 많은 수에서 비알코올성 지방 간염을 동반하여 정상치 3배의 간기능 이상이 적지 않으므로 이러한 권고안이 효과적일지는 미지수이다. 개발된 지 오래된 sulfonylurea (carbutamide, metahexamide, chlorpropamide)는 비교적 간세포성 간손상이 흔하지만 새로 개발된 tolbutamide, tolazamide, glibenclamide는 간손상의 보고가 드물며 담즙 정체성 간염에 대한 보고가 일부 있을 뿐이다. 이들 sulfonylurea에 의한 간손상의 경우에는 발열, 발진, 호산구증 등 과민 반응의 증상이 동반되는 경우가 많고 tolbutamide, tolazamide의 경우 vanishing bile duct syndrome의 보고가 있으며 gliclazide는 과민 반응을 동반하는 급성간염의 보고가 있고 glibenclamide에 의한 간세포성 간손상의 보고도 있고 치명적인 보고도 있다. 그 외 metformin, acarbose, human insulin에 의한 담즙정체성 또는 간세포성 간손상의 보고가 있으나 매우 드물다.

2) 항갑상선제

항갑상선제에 의한 간독성의 빈도는 0.5% 이하이다. Methimazole과 carbimazole에 의한 간손상은 드물지만 담즙정체성 간염의 보고가 있다. Propylthiouracil에 의한 간손상은 비교적 흔하며 급성간염의 형태로 나타나는데 종종 과민 반응의 증상을 동반하며 보고된 36예 중 7예에서 치명적이었다. Propylthiouracil에 의한 만성간염은 드물며 대개 약제 중단시 호전된다.

3) 스테로이드제

경구스테로이드제를 사용하는 환자 10,000명 당 2.5명에서 2-3달 뒤에 담즙정체가 일어날 수 있으며 임신성 담즙정체가 있었던 환자에서 많이 일어나지만 약제 중단 시 모두 회복된다. 경구피임제와 국소성 결절형 증식증(focal nodular hyperplasia)은 관련이 없는 것으로 생각되고 있으나 간혈관종은 경구피임제를 사용할 때 크기가 커질 수 있고 간선종의 발생을 증가시킨다. 간선종의 경우 대개 약제를 중단하면 크기가 줄어들지만 크기가 클 경우 파열의 위험이 있고 악성 변화의 위험이 있고 경구피임제를 8년 이상 사용하였을 때 간세포암의 상대 위험성이 7배 증가하지만 실제로 그 빈도는 극히 드물다. 고용량의 anabolic steroid를 사용하였을 때 1-6개월내에 담즙정체가 종종 발생하지만 약제를 끊으면 호전된다. Anabolic steroid를 장기간 사용한 환자에서 간선종과 간세포암의 보고가 있으므로 이러한 환자에서는 복부 초음파 검사를 고려한다.

4) Estrogen 수용체 길항제(Estrogen receptor antagonist)

Tamoxifen은 장기간 사용시 비알코올성 지방간염(NASH)을 일으키는 것으로 잘 알려져 있으며 tamoxifen 자체의 독성과 이 약제를 사용할 때 증가할 수 있는 중성 지방과의 상승 효과에 의한 것으로 생각된다. Tamoxifen에 의한 비알코올성 지방간염은 약제를 중단하면 대부분 호전되지만 약제중단 여부는 유방암과 같은 원인 질환을 고려하여야 한다. Toremifene은 tamoxifen에 비하여 지방간이나 지방간염을 일으키는 빈도가 낮다(〈10%).

3. 항생제

1) Penicillin계

Penicillin G나 penicillin V같은 천연 페니실린에서는 직접적인 간독성의 보고는 없고 과민반응에 동반된 허혈성 간손상의 보고가 있다. Oxacillin은 aminotranferase의 상승을 동반하는 간기능 장애에 대한 보고가 많고 일부에서 담즙정체나 급성간염의 보고도 있으나 약제를 중단하면 대개 간기능이 정상화 된다. Flucloxacillin은 10만명 당 1-10명에서 약제 시작 1-9주 후에 담즙정체성 간염이 발생하는 것으로 보고되는데 사망률이 5%에 이르고 약제 중단 후에도 10-30%는 담즙정체가 지속되며 일부에서는 간경변으로 진행하므로 주의를 요한다. 치료는 주로 보존적 치료이나 담즙정체 지속 환자의 2/3에서 UDCA가 효과적인 것으로 알려져 있다. 또한 아직 증거가 부족하지만 cloxacillin과 dicloxacillin도 flucloxacillin과 유사한 간질환을 일으킬 수 있다는 보고가 있다. 현재까지 amoxicillin-clavulanate에 의한 150예 이상의 담즙정체성 간질환의 보고가 있는데 대개 약제 시작 후 6주 내에(평균 18일) 발생하나 드물게 약제 중단 6주 이후에 증상이 발생하기도 한다. 이 환자들의 30-60%에서 발열, 발진, 호산구증이 동반되고 치사율이 없이 약제 중단 후 대부분의 환자가 완전 회복되나 회복 시까지 4달이 걸리기도 한다.

2) 퀴놀론계

Ciprofloxacin, norfloxacin, ofloxacin에 의해 심한 간독성이 있다는 보고는 거의 없다. 보고된 몇 가지의 경우를 보면 주로 담즙정체성으로 나타나지만 ciprofloxacin과 ofloxacin에 의한 급성 간부전의 보고가 있고 norfloxacin에 의한 괴사성 육아종성 간염(necrotizing granulomatous hepatitis)의 보고도 있다. 심한 간기능 장애의 보고가 있던 trovafloxacin은 그 허가가 취소되었다.

3) Tetracyclin계

Tetracyclin에 의한 간손상은 전통적으로 고용량 경주 요법시 발생할 수 있는 소수포성 지방증(microvesicular steatosis)과 급성 간부전이나 현재 주로 사용되는 경구제제에서는 2예의 담즙정체성 간질환이 보고되어 있을 뿐이다. 여드름의 치료에 사용되는 minocyclin의 경우 두가지 형태의 간손상이 잘 알려져 있는데 하나는 약제 사용 5주 내에 발생하는 급성간염으로 exfoliative dermatitis, 임파선 종대, 호산구증 등 과민 반응의 증상을 동반한다. 또 다른 하나는 minocyclin을 1년 이상 사용한 경우 발열, 관절통, antinuclear antibody, anti smooth-muscle antibody를 동반하여 나타나는 자가 면역성 간염의 형태인데 두 가지 형태 모두 약제를 끊으면 대부분에서 완전히 회복되며 일부에서만 치사율이 보고되어 있다.

4) Sulfonamide계

Sulfonamide에 의한 간손상은 담즙정체성 또는 육아종성 간염의 형태로 많은 보고가 있어 왔으며 특히 HIV 감염자와 slow acetylator에서 흔하다. 대개 약제 시작 2주내에 일어나고 피부 발진(때로는 Stevens-Johnson syndrome), 혈관염, 임파선 종대, 췌장염, 신경 증상, 범혈구감소증, 신부전과 동반되는 경우가 많다. Cotrimoxazole(Bactrim)에서는 이외에 지속성 담즙정체에 대한 보고가 있다. Sulfapyridine 기를 포함하고 있는 sulfasalazine에서도 sulfonamide와 같은 간손상이 보고되어 있고 적어도 10예에서 이에 의한 사망이 보고되어 있으며 5-aminosalicylate만으로 구성된 mesalamine이나 olsalazine에서도 급성간염의 보고가 있어 5-aminosalicylate도 간손상의 일부 예에 기여할 것으로 생각된다. Mesalamine은 담즙정체성 간질환이나 만성간염의 보고도 있다.

5) Macrolide계

Erythromycin estolate 사용시 나타나는 담즙정체성 간질환은 잘 알려져 있으며 약제 시작 2일에서 25일 이후에 식욕부진, 오심, 구토, 복통과 함께 aminotransferase, alkaline phosphatase, bilirubin의 상승이 동반되나 약제 중단 후 회복되는 것으로 알려져 있다. 주사제로 사용되는 erythromycin lactobionate 사용 후에 전격성 간염이 발생하였다는 보고도 있다. 이외에 clarithromycin, azithromycin, roxithromycin의 경우에 모두 담즙정체성이나 간세포성-담즙정체성 간질환의 보고가 있으므로 이들 약제의 사용시 염두에 두어야 한다.

6) 항결핵 약제

Isoniazid는 cytochrome P 효소계에 의해 대사되어 생성되는 반응성 대사산물에 의한 대사성 이상 반응을 통해 간독성을 나타낸다. Isoniazid 사용 후 첫 3달 동안 10-20%에서 정상치의 3배 이하의 경미한 aminotransferase의 상승이 있을 수 있는데 대부분 계속 사용하여도 저절로 호전되지만 사용자의 약 1%에서 황달이 나타나며 이러한 간손상은 알코올 중독자, 여성, HBV, HCV, HIV 감염자에서 더 흔히 나타난다.

Isoniazid에 의한 증상과 간기능 손상은 간부전이 오기 전에 약제를 중단하면 호전되지만 증상이 있음에도 불구하고 약제를 계속 사용할 경우 간부전에 의해 사망할 수 있으므로 HIV 감염자, 알코올 중독이나 간질환의 병력이 있는 환자, 임신 중이거나 주산기인 여성 등 고위험군에서는 치료 시작 전과 치료 시작 후 규칙적으로 간기능 검사를 하여야 하며 모든 치료 환자에 있어서 피로감, 오심 등 약간의 증상이 있더라도 의료 기관에서 검사를 할 것이 추천된다. Rifampin은 cytochrome P450 효소계의 활성을 증가시켜서 isoniazid와 같이 사용하였을 때 isoniazid의 간독성을 증가시키는 약제로 잘 알려져 있으나 rifampin 단독으로도 간독성을 유발하였다는 보고가 있다. 이 경우 약제사용 후 1달 내에 바이러스성 간염과 유사한 간세포성 형태로 나타났으며 이외에도 고빌리루빈혈증과 관련된 보고도 있다.

Pyrazinamide는 용량 의존성 간손상을 일으켜서 40-50 mg/kg의 고용량을 사용할 때 그 빈도가 높아지며 isoniazid, rifampin과 같이 사용할 때 간독성이 증가한다. 증상이 발생한 이후에도 계속 사용할 경우 치명적일 수 있으므로 약제 시작 전과 약제 시작 2, 4, 6주 뒤에 간기능 검사를 할 것이 추천되며 aminotransferase가 정상치의 5배 이상 증가하면 약제를 중단하여야 한다.

4. 위산분비 억제 약제

1) H2 차단제

현재 사용되는 H2 차단제인 cimetidine, ranitidine, famotidine에 의한 간손상은 아주 드물지만 이것은 H2 차단제 군의 일반적인 성질은 아니며 이외에 개발되었던 oxmetidine, ebrotidine, niperotidine 등은 심한 간기능 장애로 인해 허가가 취소되었다. 10만명을 대상으로 실시된 nested case control study에 의하면 cimetidine, ranitidine, omeprazole 을 사용하는 환자에서 사용하지 않는 환자에 비해 원인 불명의 간기능 장애가 일어날 상대 위험도가 각각 5.5, 1.7, 2.1배라는 보고가 있고 cimetidine, ranitidine 또는 famotidine이 담즙정체성 간염이나 급성간염을 일으킨 보고도 있으므로 간기능 장애의 가능성을 염두에 두어야 겠다. Cimetidine의 경우 800mg/d 이상의 용량을 사용하거나 치료 시작 초기에 간기능 장애가 많다고 알려져 있다.

2) Proton pump 억제제

Omeprazole이나 lansoprazole에 의한 급성간염에 대한 몇 개의 보고가 있으며 omeprazole과

rabeprazole의 경우 전격성 간염의 보고가 하나씩 있으나 전격성 간염의 경우는 acetaminophen이나 terbinafine을 같이 사용하던 환자이었으므로 확실하지는 않다.

5. 소염 진통제

1) Acetaminophen

Acetaminophen은 미국, 영국, 호주 등에서 급성 간부전의 주된 원인으로 많은 연구가 되어 왔다. 이에 의한 간손상은 용량 의존성으로 1-4g/d의 치료 용량에서는 안전하지만 15-25g 이상의 양을 한번에 섭취할 경우 간손상이 일어날 수 있다.

Acetaminophen에 의한 간손상의 기전은 cytochrome P2E1나 cytochrome P3A4에 의해 생성되는 반응성 대사산물인 N-acetyl-p-benzo-quinoneimine (NAPQI)이 간세포의 세포막에 있는 단백질을 직접 변화시키거나 간세포내 glutathione을 소모시킴으로써 증가된 산화 스트레스에 의해 세포손상과 세포고사를 일으키는 것으로 알려져 있다. 그러므로 cytochrome P2E1의 활성을 증가시키고 세포내 glutathione을 소모시키는 알코올이나 금식(48시간 이상의 탄수화물 섭취 부제) 등은 4g/d 이하의 치료 용량에서도 간독성을 일으킬 수 있다. 이외에도 isoniazid와 phenytoin과 같이 cytochrome P2E1와 cytochrome P3A4의 활성을 증가시키는 약제를 동시에 사용할 때에도 주의를 요한다. Acetaminophen에 의한 간손상의 경우 glutathione을 공급해 주는 N-acetylcystein의 투여가 효과적 치료법으로 acetaminophen 섭취 16시간 내에 투여하면 심각한 간손상은 드문 것으로 알려져 있으나 acetaminophen 섭취 24시간까지 투여해도 효과를 볼 수 있다. N-acetylcystein의 경구요법으로는 처음 140mg/kg을 투여하고 이후 초기 용량의 절반을 4시간 마다 72시간동안 투여한다. 주사 요법으로는 처음 150mg/kg을 15분간, 50mg/kg을 4시간 동안, 100 mg/kg을 16시간 동안 주사하는 20시간요법과 처음 140mg/kg을 주사하고 이후 4시간마다 70mg/kg을 12회 주사하는 48시간요법이 있다. N-acetylcystein을 투여할 때 6-15%에서 anaphylactoid reaction이 일어날 수 있는데 angioedema나 호흡 증상이 있으면 투여를 중단하고 항히스타민제를 투여하며 증상이 사라지면 한시간 내에 다시 투여할 수 있다. N-acetylcystein에 의한 과민 반응이 심할 경우 acetaminophen을 섭취한지 10시간 이내이면 methionine을 대신 투여할 수 있다.

2) NSAIDs

NSAID를 사용하는 환자의 15%에서 aminotransferase의 상승을 관찰할 수 있으나 현재 사용되는 NSAID에 의한 명백한 간질환은 그다지 흔하지 않다. 또한 NSAID는 그 구조의 다양성으로 인해 간세포성 간손상, 담즙정체성 간질환, 육아종성 간질환, 전격성 간염 등 약제에 따라 다양한 형태의 간손상이 일어날 수 있다. Diclofenac에 의한 간손상은 100,000명당 1-5명의 빈도로 나타나고 노인이나 여성에서 흔하며 주로 급성간염이나 간세포성-담즙정체성의 혼합형인 형태를 보인다. 대개 약제 시작 후 3달 내에 전구증상이 발생하며 대부분은 약제를 중단하면 호전되나 노인에서는 치명적일 경우도 있다. Diclofenac에 의한 만성간염의 일부 환자에서 약제 중단 후 3개월까지 증상의 호전이 없을 경우 corticosteroid가 효과적이었다는 보고도 있다. Propionic acid 유도체인 fenoprofen, ketoprofen, pirprofen, tiaprofenic acid에 의한 전격성 간염의 보고가 있으며 같은 계열인 bromfenac, benoxaprofen, ibufenac은 치명적인 간독성으로 인해 허가가 취소되었다. Ibuprofen의 경우 심각한 간손상은 거의 일으키지 않으나 간세포성 또는 간세포성-담즙정체성 혼합형의 간손상에 대한 몇 예의 보고가 있으며 이 중 치명적인 간부전과 소아에서의 vanishing bile duct syndrome도 보고되어 있다. Piroxicam에 의한 간손상은 드물지만 급성간염이나 담즙정체의 보고가 있고 전격성 간세포 괴사의 경우도 보고되어 있으며 다른 oxicam 유도체인 isoxicam, droxicam의 경우에도 급성 담즙정체성 간염의 보고가 있다. 선택적인 COX-2 억제제인 celecoxib의 경우 위약 대조 임상 시험에서 위약과 비교하여 간기능 장애가 차이가 없었으나 적어도 3예 이상의 담즙정체성 간염이 중년 여성에서 보고되어 있는데 이들 간손상은 약제 시작 4일에서 3주 사이에 시작되었고 약제 중단 후 1-4달 뒤에 호전되었다. 다른 선택적 COX-2 억제제인 nimesulide에 의한 간세포성 간손상과 전격성 간부전의 보고도 있다.

6. 항암제

암환자의 치료에 있어서의 가장 큰 문제는 강력한 면역억제와 면역억제의 회복에 따른 HBV의 재활성화이나 이 부분은 이 책의 다른 부분에서 다루기로 한다. 특히 항암제의 경우는 여러 약제를 동시에 사용하는 경우가 많아 약물간의 상호작용에 대하여도 신경을 써야 한다. 대개의 경우는 간세포성 손상이 특징적이나 지방증의 형태는 dactinomycin, L-asparaginase, methotreate의 경우 관찰되고 담즙정체성 간손상은 aminoglutathemide등의 호르몬제제, azathioprine, IL-2등에서 관찰될 수 있으며 cyclophosphamide, dacarbazine, busulphan 등은 venoocclusive disease를 일으킬 수 있다. 만성간염은 흔하지 않은 부작용으로 doxorubicine과 azathioprine등에서 관찰되며 간경변은 아주 드무나 rheumatoid arthritis, psoriasis에서도 쓰이는 methotrexate에서 나타날 수 있다.

7. 기타 약제

1) 항히스타민제

Cetirizine 사용 환자의 약 2% 이내에서 일시적인 간기능 이상이 일어날 수 있는데 이외에도 cetirizine에 의한 담즙정체와 호산구증을 동반한 급성간염이 1예씩 보고되어 있다. 또한 다른 항히스타민제인 terfenadine, cinnarizine, chlorpheniramine, pizotyline에 의한 담즙정체의 보고가 있다.

결 론

실제 임상에서 급성간염의 약 10%를 차지하는 약물유인성 간손상은 적절한 시기에 발견하지 못하면 심각한 간손상을 초래할 수 있으며, 각종 간담도계 질환의 감별진단에서 항상 고려하여야 하는 부분이다.

새로운 약제의 개발에는 항상 간손상의 가능성을 미리 발견하기 위한 많은 노력이 뒤따르나 드물게 일어나는 이상 반응에 의한 간손상까지 모두 발견하는 것은 현실적으로 불가능하므로 시판된 이후 심각한 간손상의 보고에 의해 약제의 허가가 취소되는 경우를 드물지 않게 볼 수 있다. 따라서 이러한 약제를 사용하는 임상의의 입장에서는 모든 약제가 간독성이 있을 가능성이 있다는 사실을 반드시 염두에 두어야 하며 간독성을 발견하였을 때 이에 대한 보고의 의무를 충실히 이행하는 것이 필요하다. 그리고 무엇보다도 약물유인성 간손상을 예방하기 위해 불필요한 약제의 사용을 자제하고 적절한 용법과 용량을 준수하며 약제의 부작용에 대한 기존의 보고에 대해 잘 숙지하고 약제사용전 간에 대한 약제 부작용을 확인하는 자세가 필요하다. 약물유인성 간손상을 진단할 수 있는 특이 검사법이 없으며, 약물유인성 간손상 중 acetaminophen에 의한 경우를 제외하고는 효과적인 치료법이 없으므로, 임상적으로 약물유인성 간손상이 의심되었을 때 가능한 다른 원인을 감별한 후 철저한 약제 복용력을 조사하여야 한다. 또한 인과관계를 규명하고자 하는 노력이 가장 중요한 진단법이며, 조기진단 및 원인 약제를 조기 중단하는 것이 가장 중요한 치료법임을 다시 한번 강조한다.

[참고문헌]

1. Chitturi S, Farrel GC. Drug-induced liver disease. In: Schiff ER, Sorrell MF, Maddrey WC, ed. Schiff's diseases of the liver, vol 2, 9th ed. Philadelphia: Lippincott Williams & Wilkins; 2003:1059-1127.
2. Watkins PB. Mechanisms of drug-induced liver injury. In: Schiff ER, Sorrell MF, Maddrey WC, ed. Schiff's diseases of the liver, vol 2, 9th ed. Philadelphia: Lippincott Williams & Wilkins; 2003:1129-1145.
3. Lee WM. Drug-induced hepatotoxicity. N Engl J Med. 2003;349(5):474-485.
4. Yun CH, Okerholm RA, Guengerich FP. Oxidation of the antihistaminic drug terfenadine in human liver microsomes. Role of cytochrome P-450 3A(4) in N-dealkylation and C-hydroxylation. Drug Metab Dispos. 1993;21(3):403-409.
5. Beaune P, Dansette PM, Mansuy D, et al. Human anti-endoplasmic reticulum autoantibodies appearing in a drug-induced hepatitis are directed against a human liver cytochrome P-450 that hydroxylates the drug. Proc Natl Acad Sci U S A. 1987;84(2):551-555.
6. Trauner M, Meier PJ, Boyer JL. Molecular pathogenesis of cholestasis. N Engl J Med.

1998;339(17):1217-1227.

7. Robin M-A, Le Roy M, Descatoire V, Pessayre D. Plasma membrane cytochromes P450 as neoantigens and autoimmune targets in drug-induced hepatitis. J Hepatol 1997;26:Suppl 1:23-30.

8. Jaeschke H, Gores GJ, Cederbaum AI, Hinson JA, Pessayre D, Lemasters JJ. Mechanisms of hepatotoxicity. Toxicol Sci. 2002;65(2):166-176.

9. Reed JC. Apoptosis-regulating proteins as targets for drug discovery. Trends Mol Med. 2001;7(7):314-319.

10. Pessayre D, Berson A, Fromenty B, Mansouri A. Mitochondria in steatohepatitis. Semin Liver Dis. 2001;21(1):57-69.

11. Jonsson JR, Edwards-Smith CJ, Catania SC, et al. Expression of cytokines and factors modulating apoptosis by human sinusoidal leucocytes. J Hepatol. 2000;32(3):392-398.

12. DeLeve LD, Shulman HM, McDonald GB. Toxic injury to hepatic sinusoids: sinusoidal obstruction syndrome (veno-occlusive disease). Semin Liver Dis. 2002;22(1):27-42.

13. Brosens I, Johannisson E, Baulieu E-E, et al. Oral contraceptives and hepatocellular carcinoma. Br Med J 1986;292:1667-1668.

14. Benichou C. Criteria of drug-induced liver disorders. Report of an international consensus meeting. J Hepatol. 1990;11(2):272-276.

15. Maria VA, Victorino RM. Development and validation of a clinical scale for the diagnosis of drug-induced hepatitis. Hepatology. 1997;26(3):664-669.

16. Lucena MI, Camargo R, Andrade RJ, Perez-Sanchez CJ, Sanchez De La Cuesta F. Comparison of two clinical scales for causality assessment in hepatotoxicity. Hepatology. 2001;33(1):123-130.

17. Kaplowitz N. Causality assessment versus guilt-by-association in drug hepatotoxicity. Hepatology. 2001;33(1):308-310.

18. Danan G, Benichou C. Causality assessment of adverse reactions to drugs--I. A novel method based on the conclusions of international consensus meetings: application to drug-induced liver injuries.J Clin Epidemiol. 1993;46(11):1323-1330.

19. Chitturi S, Farrell GC. Drug-Induced Liver Disease. Curr Treat Options Gastroenterol. 2000;3(6):457-462.

20. Farrell GC. Liver disease due to environmental toxins. In: Farrell GC, ed. Drug-induced liver disease. Edinburgh: Churchill Livingstone, 1994:511-549.

21. Barrio J, Castiella A, Lobo C, et al.Cholestatic acute hepatitis induced by amoxycillin-clavulanic acid combination. Role of ursodeoxycholic acid in drug-induced cholestasis.Rev Esp Enferm Dig. 1998;90(7):523-526.

22. Katsinelos P, Vasiliadis T, Xiarchos P, et al. Ursodeoxycholic acid (UDCA) for the treatment of amoxycillin-clavulanate potassium (Augmentin)-induced intra-hepatic cholestasis: report of two cases.Eur J Gastroenterol Hepatol. 2000;12(3):365-368.

23. Piotrowicz A, Polkey M, Wilkinson M. Ursodeoxycholic acid for the treatment of flucloxacillin-associated cholestasis. J Hepatol. 1995;22(1):119-120.

24. Cicognani C, Malavolti M, Morselli-Labate AM, Sama C, Barbara L. Flutamide-induced toxic hepatitis. Potential utility of ursodeoxycholic acid administration in toxic hepatitis. Dig Dis Sci. 1996;41(11):2219-2221.

25. Kallinowski B, Theilmann L, Zimmermann R, Gams E, Kommerell B, Stiehl A. Effective treatment of cyclosporine-induced cholestasis in heart-transplanted patients treated with ursodeoxycholic acid. Transplantation. 1991;51(5):1128-1129.

8

생약 및 민간요법에 의한 독성 간염의 국내 실태와 진단 및 치료
Prevalence, diagnosis and management of toxic hepatitis due to botanicals and unconventional medicines in Korea

안 병 민

서 론

전 세계적으로 각종 천연물을 가공한 대체요법제의 사용이 크게 증가하고 있으며[1] 이로 인한 부작용도 함께 증가하고 있다. 사실 상용약제와 대체요법제의 분명한 경계선을 긋기는 어렵다. 천연 성분은 약물 부작용이 없다고 주장하는 사람도 있지만 간손상은 간세포에서 일어나는 약물대사에서 비롯되는 예가 흔하고 천연 성분도 약물대사를 거친다는 것은 잘 알려진 사실이다.

최근 국내에서 시행된 다기관 예비연구에서는 1,000 병상급의 병원에 매달 평균 2명 꼴로 식물제제에 의한 간손상 환자가 입원한다는 자료가 발표되었다.[2] 아직까지 일반인을 대상으로 한 식물제제의 사용 빈도는 조사된 바가 없으나, 만성 간 질환 환자만을 대상으로 한 조사에서는 38.9%가 사용하는 것으로 나타났다.[3]

국내에서 천연물에 의한 간손상의 가장 흔한 원인은 한약재이며 임상적 소견은 germander에 의한 간손상의 예와 유사하다. 식물제제에 의한 간손상에서는 내인성 간독성을 먼저 생각하지만 상용약제에서 처럼 면역 매개 손상의 증거가 드물지 않다.[4-6]

약인성 간손상과 마찬가지로 식물제제에 의한 간손상도 진단이 어렵다. Pyrrolizidine alkaloids처럼 내인성 간독소로 밝혀진 간손상 예에서는 진단에 별다른 어려움이 없지만, 사용된 식물의 종류나 성분이 확인되지 않거나 간손상의 기전이 명확치 않을 때에는 원인산정법을 적용해 볼 수 있다.

독성간염의 치료 원칙은 보존요법이다. 대부분의 예에서는 원인제제의 투여 중지만으로도 신속히 회복되지만, 예측치 못한 심각한 진행으로 위험한 상태에 들 수도 있기 때문에 모든 증례에서 주의 깊은 경과관찰과 이에 따른 개별적인 조치가 필요하다. 길항제나 간보호제의 투여는 오히려 악화요인으로 작용할 수도 있으므로 반드시 필요한 경우가 아니면 신중히 판단하여야 한다.

식물제제에 의한 간손상의 국내실태

1. 식물제제에 의한 간손상의 발생빈도

성인에서 급성 간손상의 원인 중 각종 식물제제가 차지하는 비중은 10% 전후로(표 1)[7] 추정된다. 대부분 예후가 좋은 편이어서 높은 사망률을 초래하는 강력한 내인성 간독소의 존재는 상상하기 어렵다. 식물이 내포하는 각종 내인성 간독소의 독성의 정도는 다양하며 간손상의 정도와 정비례하는 경향을 보인다. 그러나 식물에 의한 간손상 예에서도 내인성 간독성의 기전으로만 간손상이 초래되는 것이 아니다. 식물제제에 의한 간손상에서도 면역매개손상이 관찰되며 병용되는 다른 식물성분들이나 상용약제들과 약물상호작용도 흔히 일어난다.

표 1. Etiology of Acute Hepatic Injury in Hospitalized Patients in Daejon St. Mary's Hospital

	HAV	HBV	Drugs	Herb	HCV	Alcohol	Others & Unknown	Total
1998	28(20%)	19(14%)	21(15%)	16(12%)	7(5%)	26(19%)	20(15%)	137
1999	23(14%)	27(16%)	26(15%)	13(8%)	5(3%)	25(15%)	50(30%)	169
2000	18(12%)	15(10%)	23(15%)	21(14%)	4(3%)	37(24%)	38(24%)	156
2001	26(14%)	10(5%0	31(17%)	27(15%)	8(4%)	38(21%)	44(24%)	184
2002	22(21%)	9(9%)	10(10%)	21(20%)	4(4%)	14(13%)	25(24%)	105
Total	117(15.6%)	80(10.7%)	111(14.8%)	98(13.0%)	28(3.7%)	140(18.6%)	177(23.6%)	751

Presented in 2004 Single Topic Conference on Hepatotoxicity of CASL(Canadian Association for the Study of Liver).

2. 식물제제의 사용빈도

대부분의 대체요법제는 식물을 주 재료로 이용한다. 대체요법제 사용빈도의 증가현상은 전 세계적인 추세로서, 대체요법업자를 방문하는 빈도가 90년에 36%에서 97년에는 46%로 증가한 것으로 알려져 있다.[1]

국내에서는 아직까지 일반인을 대상으로 한 대체요법제의 사용 빈도 조사는 없었으나, 만성 간 질환 환자만을 대상으로 한 조사에서는 28.6%가 과거에 사용한 경험이 있었으며, 최근 3개월 이내의 사용자도 17.3%에 달하여 전체 만성 간질환 환자의 38.9%가 사용한 경험이 있는 것으로 나타났다(표 2).[3] 독성간염은 기저 질환으로 만성 간 질환이 있었던 환자에서 심각한 합병증을 유발할 수 있고 발생빈도도 높아서 정상인보다는 상대적인 위험도가 더 높다.[8] 만성 간 질환 환자에서 기저 질환이 급성 악화될 때 독성 간염의 가능성도 고려해야 한다.

표 2. Use of Herbal Preparations in Patients with CLD According to the Etiology

Main Etiology	Past Use of CAM	Recent Use of CAM	Total
Positive HBsAg	35.6%(31/87)	19.5%(17/87)	47.1%(41/87)
Alcohol	15.5%(9/58)	8.6%(5/58)	18.9%(11/58)
Positive anti-HCV Ab	30.8%(4/13)	23.1%(3/13)	46.1%(6/13)
Others	33.3%(9/27)	25.9%(7/27)	51.9%(14/27)
Total	28.6%(51/185)	17.3%(32/185)	38.9%(72/185)

CLD; Chronic Liver Disease, CAM; Complimentary and Alternative Medicine

Data presented in 2003 joint symposium of KSG(Korean Society of Gastroenterology).

독성 간염의 진단과 원인산정법

1. 진단의 어려움

약인성 간손상의 객관적인 진단이 어렵듯이 식물제제에 의한 간손상도 진단이 어렵다. 내인성 간독소로 밝혀진 식물성분에 노출되어 간손상이 발생한 예에서는 진단에 별다른 어려움이 없다. 그러나 국내에서는 자가 처방이나 무면허자에 의한 처방이 흔하여 사용된 식물을 확인하기에는 어려움이 많다. 그나마 한의사에게서 처방된 한약도 처방전 발행이 의무화 되어 있지 않아서 직접 처방한 한의사의 도움 없이는 확인이 불가능하다. 더욱 진단이 어려운 이유는 성분표시 기만행위와 2차오염의 가능성 때문이다. 즉, 한약재를 구성하는 식물 성분에는 문제가 없으나 표시없이 일부 약물을 혼합하는 행위나 일부 저품위 한약재에서 검출되는 잔류농약이나 중금속 오염 및 진균감염 등이 간손상의 원인으로 작용할 수 있는데 실제 임상에서 이러한 조사는 거의 불가능하다.

2. 식물성분과 약물대사

약인성 간손상은 약물 상호작용에 의해 유발되는 예가 흔한데, 식물성분도 식물-약물 상호작용이나 식물-식물 상호작용을 유발하고 있다. 예를 들어 St. John's wort (*Hypericum perforatum*)라는 식물은 우울증에 사용되는 민간요법제인데, 성분 중 hyperporin은 핵수용체인 PXR (Pregnane X Receptor)과 결합하여 CYP3A4와 유출단백인 P-gp (MDR1)의 발현을 증가시킨다.[9] 따라서 간이식 후 cyclosporin A를 투여 받는 환자가 우울증 때문에 St. John's wort를 복용하면 CYP3A4에 의해 대사되는 cyclosporin은 정상 속도보다 빨리 분해 되고, 과발현된 MRP2를 통해 신속히 배설되어 유효 혈중농도를 유지할 수 없게 되므로 이식거부반응이 초래될 수 있다. 만약 CYP3A4에 의해 독성 대사산물이 발생되는 acetaminophen이나 germander를 복용하고 있는 환자가 St. John's wort를 복용한다면 CYP3A4를 과발현시켜 약 인성 간손상을 유발하는 요인으로도 작용할 수 있다. CYP3A는 전체 CYP 효소의 40%를 차지하며 전체 약물의 약 50%를 대사하는 대표적인 cytochrome P450 효소인데,[10] 식물성 분인 germander의 teucrin A나 pyrrolizidine alkaloids 도 CYP3A의 동족체에 의해 대사되어 독성 대사산물이 발생함으로써 간손상을 초래한다.

낙태에 사용되는 민간요법제로 pennyroyal은 때로 급성 간손상을 초래하는데 pulegone과 미량의 monoterpene 성분이 CYP2E1, 1A2, 2C19 등에 의해 반응성이 강한 대사산물을 생성하여 간손상을 초래한다.[11] 특히, 음주력이 있는 사람에서는 CYP2E1이 이미 과발현되어 있기 때문에 더 심한 간손상이 초래될 수 있다.

거꾸로 CYP3A4에 의해 대사되는 약물들은 자몽 쥬스나 라임 쥬스와 같이 복용했을 때 혈중농도가 증가할 수 있어 주의를 요한다. 그 이유는 쥬스 속의 bergamottin 성분이 CYP3A4 효소를 억제하고 citrus psoralens 성분은 MDR1을 통한 유출을 억제하여 약물 분해와 배설이 늦어지기 때문이다.[12] 따라서 CYP3A4에 의해 대사되는 digoxin을 장기적으로 복용하는 환자는 자몽 쥬스 등에 의해 digoxin의 혈중농도가 상승할 수 있으므로 주의를 요한다.

3. 식물제제에 의한 간손상과 원인산정법의 적용

전반적으로 약 인성 간손상의 객관적인 진단에는 항상 어려움이 따르지만, 명백한 내인성 간손상의 기전으로 초래된 예는 예외적이다. 그러나 간손상의 기전이 명확치 않은 예에서는 객관적인 진단이 어려워 약물사용과 간손상의 관련성을 점수로 평가하는 원인산정법(Causality Assessment Method)을 이용한다.

식물제제에 의한 간손상도 이와 유사해 이미 간독성이 잘 알려진 식물성분에 의한 간손상 예에서는 진단에 별다른 어려움이 없다. 그러나 상용약제의 예에서와 같이 식물제제에서도 객관적인 진단이 어려운 예에서는 원인산정법의 사용을 고려해 볼 수 있다.

의심되는 모든 예에서 원인 배제 과정을 통해 가능한 모든 원인들을 일률적으로 검사해 볼 수 있다는 점도 원인산정법 사용의 장점이다. 그러나 대부분의 식물제제는 제품화 되어 있지 않아 상용약제에 사용되는 기존의 원인산정법을 적용하는 것은 불가능하다. 저자는 식물제제에 적용할 수 있도록 RUCAM(Russel Uclaf Causality Assessment method)법과 M&V(Maria and Victorino's Scale) 척도를 최소한만 수정하여(기 보고자료 항목만을 수정) 사용한 바 있다. 그러나 두 방법사이에 일치율이 낮고 편중된 소견을 보여 실효성(validity)에는 다소 의문점이 있다.[13] 국내에서 처음으로 실시된

다기관 예비조사에서는(표 3) RUCAM 원본으로부터 수정 보완한 phyto-scale을 원인 산정에 이용하였다. [2]

표 3. Clinical Characteristics of Phyto-Hepatotoxicity in Korea

Age	Mean±2S.D. (range)	53.6±27.8 (23~81)
Sex	Male/Female	26(34.2%) : 50(65.8%)
Type of Herbal Preparations	Chinese herbal concoction	34(44.7%)
	Chinese herbs by auto-medication	10(13.2%)
	Folk remedy and natural health products	19(25.0%)
	Herbal remedy at drug store	1(1.3%)
	Conventional drugs	11(14.5%)
	Unknown	1(1.3%)
Duration of Adm.	Days, mean±2S.D. (range)	42.7±82.2 (2~163)
Duration of Hos.	Days, mean±2S.D. (range)	18.0±31.6 (3~85)
AST	IU/L, mean±2S.D. (range)	907±2005 (98~6320)
ALT	IU/L, mean±2S.D. (range)	996±2220 (34~6060)
ALP	IU/L, mean±2S.D. (range)	304±605 (71~1845)
TB	mg/dl, mean±2S.D. (range)	8.8±18 (0.5~41.0)
Phyto-scale score	Mean±2S.D. (range)	7.5±3.2 (4~11)
Phyto-scale Classification	Definitive	7(9.2%)
	Probable	47(61.8%)
	Possible	22(28.9%)

Data presented by Kim[2] in STS of KASL(Korean Association for the Study of Liver) on hepatotoxicity in 2004.

4. 각종 식물성분에 의한 간손상 예

각종 식물제제에 의한 간손상을 진단하는데 있어 지금까지 발표된 자료의 검토가 필수적이다. 보고 증례들은 대부분 내인성 간독성의 기전으로 초래된 예들이며 식물성분에 따라 간독성을 초래하는 독성의 정도는 실로 다양하다. 내인성 간독성의 가전으로 90%이상의 사망률을 보이는 Zulu족의 민간요법제가 있는가 하면, 역시 내인성 간독성으로 간손상을 초래하는 알광대버섯의 알파아마니틴에 의한 사망률은 약 20% 정도이다. 전 세계적으로는 간손상과 관련된 식물성분들이 많이 밝혀졌지만, 이러한 성분들이 모두 내인성 간독소는 아니다(표 4). 한국에 흔한 한약재나 민간요법제에 의한 간손상의 사망률은 불과 2.3%로서 예후가 좋은 편이고,[2] 기전도 내인성 간독성으로 보기에는 어려운 예들이 흔하다.

표 4. Worldwide hepatotoxic herbs and botanicals

Herbs and botanicals	Hepatotoxins	References
Senecio, Crotalaria, Symphytum, Heliotropium, etc	Pyrrolizidine alkaloids	14,15,16
Teucrium chamaedrys, Germander	Teucrin A (neoclerodane diterpenoid)	5,17,18
Teucrium polium	Neoclerodane diterpenoid	32
Chinese herbal diet capsule	N−nitroso fenfluramine	19,20
Lipokinetix	Usniate	21
Chinese herbs	Levo−alkaloids, furano−compound, berberine, etc.	7,22,23,24,25, 26,27,28,29,38
Dictamnus dasycarpus	?	26
Polygonum multiflorum	Anthraquinones	28
Ephedraceae	Ephedrine	27
Cordydalis spp., Lycopodium serratum,(Jin Bu Huan)	Levo−tetrahydropalmitine	29
Coptis chinensis, Huang−lian	Berberine	29
Scutellaria baicalensis, skullcap	Neoclerodane diterpenoids	
Chelidonium majus	Autoimmune hepatitis	4
Da−chai−hu tang	Autoimmune hepatitis	6
Hedeoma pulegone, Mentha pulegium, Pennyroyal oil	Menthofuran	30
Blighia surpida, unripen Ackee fruit	Hypoglycin A, Reye's syndrome	31
Azadirachza indica, Margosa oil	Reye's syndrome	32
Atractylis gummifera	Potassium atractylate, gummiferin	33
Callilepsis laureola	Atractylosides	34
Pyper methysticum, Kava	?	35
Cycas revoluta, Cycas circinalis	Cycasin	32
Cassia angustifolia, Senna	Anthron, sennoside alkaloids	36
Kombucha mushroom	Yeast−Bacilli symbiotic aggregates	37
Viscum album, mistletoe	?	38
Valeriana officinalis, Valerian root,	?	38
Larrea tridentata, Chapparal	NDGA (nordihydroguaiaretic acid)	39

1) Pyrrolizidne alkaloids

Pyrrolizidine alkaloids (PA)를 함유하는 식물은 전 세계에 걸쳐 350종 이상이 알려져 있으며, 주로 포유동물에서 간독성을 초래한다. 곤충과 같은 하등동물에는 독성이 나타나지 않는다. 인체독성은 주로 *Senecio*속, *Crotalaria*속, *Symphytum*속, *Heliotropium*속의 4가지 식물 속에 의해 주로 초래된다. 자마이카와 아프리카의 일부지역이 호발지역으로 주로 허브차에 의해 발생한다. 인도와 아프가니스탄은 호발지역은 아니지만 한때 재배 밀에 PA를 함유한 식물이 섞여 자라면서 발생한 적이 있다.[14] 간손상 형태는 VOD (veno-occlusive disease)인데, 급성, 아급성, 만성의 경과를 거치며 복부팽만, 간종대, 복수 등이 나타난다. 조직 소견은 종말 간 세정맥의 비혈전성 폐쇄 소견과 간울혈, 출혈성 소엽중심괴사 및 간세동의 확장 등이 있다.[15] 아급성형과 만성형에서는 중심 섬유화와 정맥 주변역을 연결하는 bridging이 나타나며 문맥고압증도 유발된다. 급성형에서는 15-20%가 사망하며, 50%는 회복되나 어린이보다 어른이 예후가 나쁘다. 급성형의 약 15%는 아급성형, 만성형으로 진행하는데 수년 내에 비보상화 된다. 나머지도 결국은 간경변으로 진행한다. 간독성은 CYP3A4에 의해 대사된 불안정한 독성대사산물이 alkylating agent로서[16] 혈관내피세포에 작용하기 때문이다. 간손상의 정도는 PA의 종류, 복용량, 복용기간 및 환자의 감수성에 따라 다르다. 급성 VOD는 고용량 PA의 단기간 노출로 초래되며 만성형은 저용량의 장기 노출에 의해 초래된다. 한국에서는 아직까지 식물의 PA에 의한 VOD 는 보고 되지 않았으나, Symphytum속의 comfrey (Symphytum officinale), Senecio속의 솜방망이 (Senecio integrifolius), Crotalaria속의 활나물 (Crotaralia sessiliflora)등이 PA를 함유하는 식물이다.

2) 체중 감량용 대체요법제

흔히 "담장 게르만더 꽃" 으로 유명한 꿀풀과(Labiatae) 식물의 Teucrium chamaedrys는 서구에서는 오래 동안 허브차, 캡슐, 술 등의 제형으로 단독 혹은 다른 식물제제와 함께 황달이나 복통 및 방부제 등의 용도에 사용되어 왔다. 1986년 프랑스에서 비만 치료용으로 판매되면서 총 30건 이상의 간독성 예가 발생했는데 전격성 간부전으로 사망한 예도 있다.[17] 대부분 중년여성에서 발생하였으며 상용량인 하루 600-1600 mg을 복용하였다. 간손상은 복용을 시작한지 평균 2달 후에 나타났는데, 빌리루빈과 ALT의 심한 상승을 보였으나 투여를 중지한 경우에는 약 2개월 내지 6개월 후에 정상화 되었다. 고용량 또는 장기간 복용한 일부의 환자들에서는 만성 간염 및 간경변으로 진행하였다. 회복 후 다시 노출된 환자에서는 간손상이 재발하였는데 잠복기가 단축된 것으로 미루어 면역 매개성 기전도 관여함을 시사하였다. 조직소견은 중심소엽괴사 및 염증소견이었다. Germander에는 여러 가지 성분이 복합되어 있는데, glycosides, flavonoids, saponins 및 furan 화합물인 neocleodane diterpenoids 등이다. Furano-neoclerodane diterpenoids는 CYP3A4에 의해 산화되어 반응성 대사산물인 furano-epoxide가 형성되며 일차적으로 간세포 내의 glutathione을 고갈시키고 나면 protein thiol을 고갈시켜 세포막 bleb을 형성하고 종국에는 세포사멸을 초래한다.[18] 이러한 독성 대사산물은 CYP 유도제에 의해서 더욱 활성화한다. 적은 양을 사용하면 대부분 장기간 사용하여도 간손상 없이 잘 견뎌낸다. 특히, germander 는 체중감량을 목적으로 복용했기 때문에 식사제한으로 인한 glutathione 공급부족이 간손상에 상승적으로 기여했을 것으로 보인다. Germader는 식물성분에 의한 인체 자가항체 형성의 독특한 모델이다.[5] Germander의 근연종으로서 지중해 연안의 민간요법으로 Teucrium polium이라는 식물이 있는데, 이로 인한 광범위한 간 괴사예가 보고 되어 있다. 한국에는 근연종으로서 곽향(Teucrium vernocoides), 개곽향(Teucrium japonicum), 황금(Scutellaria baicalensis) 등이 있으나 간손상의 국내보고는 아직 없다.

Germander처럼 체중감량용 대체요법제제로서 일본을 비롯한 동남아 지역에서 큰 피해를 초래했던 제품은 중국산 체중감량용 식품이다. 모두 600명 이상의 간손상례와 8명의 사망례가 초래된 생약성분의 중국산 체중감량용 식품은 성분표시와는 달리 일부에서는 N-nitroso fenfluramine 이라는 중추성 식욕 감퇴제가 포함되어 있었다.[19,20] 여러 가지 fenfluramine의 유도체가 신경독성을 유발하지만, 아직까지 간독성 기전은 명확하게 밝혀지지 않았다. 그러나 생약성분이라 안전하다고 주장하던 중국산 체중감량용 캡슐에서 표시되지 않은 N-nitroso fenfluramine 이 검출됨으로써 성분표시 기만행위(adulteration)라는 대체요법제의 헛점을 확연히 들어 낸 표본이었다.

Lipokinetix는 체중감량를 위해 의사의 처방없이 판매되는 일종의 대체요법제이다. 성분은 norephedrine hydrochloride와 usnic acid, caffeine, yohimbine hydrochloride 및 3,5 diiodo thyronine 이다. Lipokinetix는 전술한 germander나 중국산 체중감량용 식품에서처럼 체중감량을 위한 과도한 식사제한을 함으로써 간 내에 저장된 glutathione을 감소시켜 독성 대사산물에 의한 간손상을 상승적으로 유발하는 요인으로 보이며, 7예의 급성 간손상 예가 보고 된 바 있다.[21]

3) 중국산 한약재

중국에서 한약재로 사용되는 식물은 7,000 종 이상이며 이러한 중국산 한약은 미국에서도 특히, 습진이나 아토피성 피부염 등에 사용하는 빈도가 계속 증가하고 있다. 전통 중국한약을 복용하는 독일인의 1% 에서는 간 효소치가 상승되며, 감초나 삽주를 첨가하면 빈도는 더 증가한다.[22] 국내외에서 한약에 의한 간염이나 전격성 간부전에 대한 많은 보고가 있으나 간독성의 원인 성분은 확인되지 않고 있다.[23,24] 간독성의 원인성분을 확인하기 어려운 또 다른 이유로는 질 낮은 다른 한약재로 대체되거나, 중금속에 오염되거나 상용약제 등과 혼용되는 예들이 흔하기 때문이다. 대만에서는 전통 민간요법제의 24%에서 최소한 한 가지 이상의 상용약제가 포함되어 있는데,[25] 역시 성분표시 기만행위(adulteration) 중의 한가지이다. 홍콩의 조사에 의하면 간손상을 초래했던 한약 복합제에서 공통적으로 발견되었던 재료들 중에 작약(*Paeonia*), 용담(*Gentianae, gentian root*), 시호(*Bupleurum, hare's ear root*) 등이 있었으며 그중 백선(*Dictamnus dasycarpus*) 이 가장 흔하였는데 국내에서도 백선에 의한 간손상 예의 보고가 있다.[26] 마황(Ma-huang)은 신진대사를 증가시켜 체중감량제로 사용되는 마황과(*Ephedraceae*) 식물의 추출물이다. 일부 증례에서 심각한 괴사성 간손상을 초래하였는데 주된 원인성분은 ephedrine이며, 금식으로 인한 간내 저장 glutathione 감소가 악화요인으로 작용하였을 것으로 보인다.[27] 외국에서 보고된 Shou-Wu-Pian 과 관련된 급성 담즙정체성 간손상 예도 한국에서 유사제제에 의해 보고된 바 있다.[28] 간독성의 잠재력이 있는 anthraquinones를 함유하는 여뀌 속의 식물(*Polygonum multiflorum*)이 Shou-Wu-Pian 및 Ho-Shou-Wu(중국산 하수오)의 주재료이다. Jin Bu Huan의 간독성 기전은 명확하지 않다. 설명서에는 70%의 녹말과 30%의 영신초(애기풀, *Polygala chinensis*)의 levo-alkaloids로 구성되어 있다고 되어 있으나 조사에 의하면 levo-tetrahydorpalmitine 을 포함하고 있다. 그러나 levo-tetrahydrolpalmitine은 영신초와 같은 *Polygala* 속의 식물에서는 발견되지 않는 대신 함박이(*Stephania japonica*)나 현호색속(*Corydalis spp*)의 식물에서 주로 발견된다. Jin Bu Huan 에 사용된 식물이 일부에서는 뱀톱(*Lycopodium serratum*)이라는 주장도 있으며 여러 가지 식물의 복합제일 가능성도 있다. Levo-tetrahydropalmitine 은 levo-alkaloids 로서 구조적으로는 berberine 과 유사한데 식물의 levo-alkaloids는 간혹 간손상을 초래한다. Huang lian(황련, *Coptis chinensis*)은 levo-alkaloids 인 berberine을 7-9% 함유하고 있는데 영아에서 핵황달로 인한 사망을 초래한 바 있다.[29]

한약재에 의한 간손상에서도 면역 매개 기전의 예가 있다. Da-chai-hu tang 복용 후 기존의 자가면역성 간염이 악화될 수 있으며,[6] Greater celandine은 애기똥풀(백굴채, *Chelidonium majus*)의 추출물로 제조된다. 유럽에서는 소화불량증과 담낭결석의 치료에 사용되지만 10명의 여성에서 이로 인한 급성 간손상이 보고된 바 있으며,[4] 용량의존성이 없고 잠복기가 다양하며 조직검사에서도 호산구 침윤이 있어 간독성의 기전으로는 면역매개 손상이 의심된다. Germander 복용으로 발생한 간손상 예의 일부에서도 면역매개 손상의 증거가 보인다.[5,17]

중국산 한약재에 의한 간손상의 연구 결과는 같은 문화권에 속한 우리에게는 중요한 의미를 지닌다. 상당수의 중국산 한약재는 국내에서도 공용되고 있는 것들이다. 특히, 황금(*scutellaria*)에 포함된 furano-diterpenoids 와 현호색(*cordydalis*) 등에 포함된 levo-alkaloids 성분인 levo-tetrahydropalmitin 및 황련에 포함된 berberine alkaloids 등은 강력한 간독성 물질은 아니지만, 개개인의 다양한 조건하에서 각기 다양한 결과를 초래할 수 있으므로 한약재에 의한 간손상에서 주목해 볼 필요가 있다.

4) 기타 식물에 의한 간손상 예

소엽중심괴사와 사망례가 보고된 Pennyroyal은 *Hedeoma pulegoides* 또는 *Mentha pulegium*의 잎으로 만든 squawmint oil 인데 pulegone과 적은 량의 monoterpenes을 함유하고 있다. 흔히 oil 의 형태이나 정제, 차의 형태로도 제공되며, 효과는 검증된 바 없으나 오랜 기간 낙태목적 및 생리 유발제로 사용되었다. Pulegone의 CYP3A4에 의한 산화 대사산물인 menthofuran이 간독성을 초래하며 설치류에서는 간, 호흡기 및 중추신경계에도 독성이 있는 것으로 알려져 있다. 또한 pulegone의 대사산물은 glutathione을 고갈시키므로 N-acetylcysteine으로 glutathione을 보충하면 pennyroyal의 간독성으로부터 보호될 수 있다. 대부분의 간독성은 10ml 이상의 pennyroyal oil로 유발되며 N-acetylcysteine으로 성공적인 치료가 된 예도 있지만, 심한 간 괴사를 초래하거나 다 장기 부전증을 초래하여 사망한 예들이 많다.[30] 전형적인 증상은 급성 위장관 증상과 중추신경계증상이 복용 후 1-2시간이내에 나타난다. 치사량은 대부분 15 ml 이상이다. 한국에서는 유사 증례가 없다.

Reye's 증후군과 유사한 급성 소적성 지방간을 초래하는 경우가 식물에 의해서도 나타난다. 덜 익은 Ackee fruit는 *Blighia surpida* 라는 나무의 열매로서 일명 자마이카 구토병(Jamaican vomiting sickness)의 증상을 유발하는데 급성 지방간과 심각한 저혈당을 유발하여 Reye's 증후군과 유사한 소견을 유발한다. 간독성의 원인성분은 hypoglycin A로 알려져 있다.[31] Margosa oil로 알려져 있는 *Azadirachza indica*라는 식물 씨앗의 추출물은 흔히 건강보조제로 사용되는데 역시 Reye's 증후군과 유사한 소적성 지방간을 초래한다.[32]

심한 저혈당 및 Kreb's 회로의 차단, MPT를 초래하여 간세포의 세포자멸사(apoptosis)를 초래하는 예로 지중해 연안에서는 *Atractylis gummifera* 를 들 수 있다. 중독 사고는 주로 봄철에 뿌리를 "아티쵸크"(artichoke, 채소의 일종)로 오인하여 발생하는데 뿌리에는 독소가 더 농축되어 있다.[33] 초기증상으로 두통, 구토, 복통이 섭식 후 24시간 이내에 발생한다. Potassium atractylate와 gummiferin 에 의해 괴사성 간손상과 심한 저혈당증 및 신부전이 발생하는데 이 두 가지 성분은 사립체의 oxidative phosphorylation 및 Krebs cycle을 차단한다. 대사산물은 MPT를 초래하여 세포자멸사를 초래한다. 이와 유사한 성분의 식물로는 *Callilepsis laureola*가 있다. Zulu 족의 전통 민간요법제인데 5일 이내에 90%의 높은 사망률을 보인다. 중독증의 증상으로는 급성 복통, 뇌증, 심한 저혈당증, 간-신부전증 등인데 화학적으로는 potassium atractylate와 유사한 성분에 의한다.[34]

전 세계에 걸쳐 최소 18예 이상의 간부전증을 초래한 바 있는 kava는 불면증, 만성 피로감, 폐경후 증상 등에 흔히 사용되었었다. FDA에서는 2002년 3월부터 각종 제품에 kava 첨가를 금지하였다.[35] 남태평양 토착민들은 유희 목적으로 kava를 흔히 복용하는데, 보통 이들이 복용하는 용량은 상용량의 약 100 배에 달한다. kava는 Pyper methysticum의 뿌리로서 여러 가지 별칭이 있다.

Cycasin은 아열대 및 열대지방이나 우리나라의 제주도에 서식하는 소철류 나무 (*Cycas circinalis*, *Cycas revoluta*)의 열매에 포함된 glycoside 성분으로서 대단히 강력한 간 독소이자 발암물질이다.[32]

변비치료제인 Senna (*Cassia angustifolia*)도 고용량을 사용했을 때 간손상을 초래할 수 있는데,[36] 내포된 sennoside alkaloids가 장내세균에 의해 전환되는 anthron에 의한 것으로 보인다. 화학 구조상 anthron은 잘 알려진 간독성 물질인 danthron과 유사하다.

한국에서는 홍차버섯이라고 부르는 Kombucha mushroom은 실상은 버섯이 아닌 효모와 세균의 공생 집락체인데, 일명 "젊음의 샘물"이니, 암치유능이 있다느니, 위장관 질환에 효능이 있다느니 주장이 많지만 심각한 간손상을 초래한 예가 있다.[37]

최근 한국에서는 반기생식물인 겨우사리를 이용한 자연요법이 붐을 이루고 있다. 아직까지 국내에서 발생한 간독성 증례는 없으나, 외국에서는 증례보고가 있다. 겨우사리(mistletoe; *Viscum album*)는 유럽지역에서는 오래전부터 천식, 불임증, 경련성 질환에 사용되어온 민간요법제이다. 겨우사리와 황금의 복합제를 사용하여 간손상이 발생한 예가 보고되었는데, 재 노출에 의해 간손상의 재발이 확인되었다.[38]

Creosote bush 또는 greasewood로 알려진 Chaparral (*Larrea tridentata*) 은 미국의 서남부 지역이나 멕시코 북부의 사막에 서식하는 상록 관목으로서 잎을 차나 캡슐의 형태로 이용하는 대체요법제이다. 활성성분은 nordihydroguaiaretic acid (NDGA)로서 강력하고도 선택적인 lipoxygenase 및 cyclooxygenase 저해작용으로 항산화 효과 뿐 아니라 항균, 항진균, 및 항 바이러스 효과도 있다. 고용량 투여로 황달을 동반하는 급성 간염이나 간부전 및 간경변 증례가 보고되었으며, 조직소견상 담관염, 담즙정체 및 광범위한 간세포 괴사가 나타난다.[39]

독성간염의 치료

가장 먼저 취할 수 있는 조치는 일단 의심되는 원인제제의 투여를 중지하는 것이다. 대부분 원인제제의 투여 중지만으로도 신속히 회복되는 소견을 보이지만, 모든 증례에서 주의 깊은 경과관찰과 이에 따른 개별적인 조치를 요한다. 그 이유는 일부 심한 독성 간염 증례나 여러 가지 악화요인이 있는 환자에서는 투여중지만으로는 위험한 상태에 들 수 있기 때문이다.

특정 식물성분은 간세포 내에 저장된 glutathione을 고갈시킴으로써 독성간염을 초래한다. 이러한 증례에서는 간손상의 예방과 치료에 N-acetylcysteine을 투여할 수 있지만, 실제 투여할 수 있는 예는 흔치 않다. 예를 들어 10 ml 이상의 pennyroyal에 노출된 경우 36시간 이내라면 N-acetylcysteine을 투여하여 간손상을 줄일 수 있다. 그러나 lipokinetix나, germander, 황금(skullcap) 및 일부 한약재들은 비록 glutathione을 고갈시켜 간손상을 초래하지만 보통 독성간염이 발생한 상태에서 병원을 방문하게 되는데 이때는 이미 대부분 노출된 지 최소 5일 이후여서 독성간염의 예방이나 치료효과를 기대하기는 힘들기 때문이다.

N-acetylcysteine은 sulfhydril 기를 공급함으로써 독성대사산물에 의해 고갈된 간세포 내의 glutathione 합성을 촉진한다. N-acetylcysteine은 심한 독성간염 또는 전격성 간부전이 예상되는 급성중독 시에 단기간 사용하게 되는데, 노출된 지 36시간까지는 효과를 기대할 수 있다.[40] N-actylcysteine은 이외에도 버섯독소인 알파 아마니틴 중독증이나 체중감량을 목적으로 장기간 식사제한 중 발생한 독성 간염 등에서도 급성기에는 효과를 기대해 볼 수 있다. 그러나 원인에 관계없이 급성기를 지나서 사용하는 유지요법은 도움이 되지 않는다. N-acetylcysteine은 주로 경구용으로 투여하는데 주사제는 구하기가 어려우며 심각한 부작용으로 기관지수축, 아나필락시스양 반응, 피부발진, 홍조 등이 발생한다. 경구용 N-acetylcysteine은 흔히 거담제로 사용하는 뮤코미스트나 뮤테란 등이다. 독성간염의 경과가 간부전 소견을 보이면 즉시 간이식에 대비한다. 전반적으로 독성간염에 의한 간부전에서의 간이식은 성적이 우수한 편이며, 다른 후보자보다 우선적으로 시행되어야 한다.

맺 음 말

식물은 다양하고 풍부한 약리물질의 보고이다. 오늘날과 같이 상용약제가 본격적으로 생산되기 시작한 것은 불과 100년 이내의 일이다. 각국에서는 제약 산업이 번창해오는 동안 약화 사고에 대한 "약화 사고 감시체제"(pharmacovigilance system)도 함께 발전시켜 왔다. 그러나 상용약제와는 달리 오랜 역사를 지닌 전통 민간요법제나 한약 등은 이러한 감시체제의 설립 이전부터 존재해 왔기 때문에 상대적으로 감시대상에서 벗어나 있었다. 지구촌 곳곳에서는 다양한 목적으로 사용되는 식물제제들에 의해 끊임없이 간손상이 발생하고 있다. 특히, 전통 민간요법제와는 달리 단시간 대량 유통에 의해 대규모의 간손상을 초래했던 프랑스의 체중감량용 germander 차나 중국산 체중감량용 대체요법제의 예를 돌아보면 이러한 식물제제에서도 약화사고에 대한 철저한 감시의 필요성을 절감하게 된다.

상용약제와 마찬가지로 식물제제로 인한 간손상의 진단은 많은 어려움이 있으나 현재로서는 원인 산정법을 활용하는 것도 한 가지 대안으로 생각된다. 치료의 원칙은 보존요법이며, 의심되는 원인식물제제의 투여를 조기에 중지하는 것이다.

[참고문헌]

1. Kessler RC, Davis RB, Foster DF, et al. Long-term trends in the use of complementary and alternative medical therapies in the United States. Ann Intern Med 2001;135:262-268.

2. Kim DJ, Ahn BM, Choi SK, et al. Preliminary multicenter studies on toxic liver injury. Korean J Hepatol 2004;10: 80-86.

3. Ahn BM. Incidence of folk remedy and CAM (complementary and alternative medicine) use in patients with chronic liver diseases in Daejon area. Joint Seminar of KSG 2003;2:275-281.

4. Benninger J, Schneider HT, Schuppan D. Kirchner T, Hahn EG. Acute hepatitis induced by greater celandine(Chelidonium majus). Gastroenterology 1999;117:1234-1237.

5. De Berardinis V, Moulis C, Maurice M, et al. Human microsomal epoxide hydrolase is the target of germander-indued autoantibodies on the surface of human hepatocytes. Mol Pharmacol 2000;58:542-551.

6. Kamiyama T, Nouchi T, Kojima S, Murata N, Ikeda T, Sate C. Autoimmune hepatitis triggered by administration of an herbal medicine. Am J Gastroenterol 1997;92:703-704.

7. Ahn BM, Lee YJ, Lee KM, et al. Prevalence of herbal praparation-induced acute liver injury in hospitalized adults in Korea. Kor J Int Med 2001;7:67

8. Wong WM, Wu PC, Yuin WW, et al. Chronic hepatitis B carriers have more frequent and more severe liver injury with antituberculosis drugs. Gastroenterology 1988;114:A1366.

9. Watkins RE, Maglich JM, Moore LB, et al. 2.1 A crystal structure of human PXR in complex with the St. John's wort compound hyperforin. Biochemistry 2003;18:1430-1438.

10. Wojnowski L. Genetics of the variable expression of CYP3A in humans. Ther Drug Monit 2004;26:192-199

11. Khojasteh-Bakht SC, Chen W, Konigs LL, Peter RM, Nelson SD. Metabolism of (R)-(+)-pulegone and (R)-(+)-menthofuran by human liver cytochrome P-450s: evidence for formation of a furan epoxide. Drug Metab Dispos 1999;27:574-580.

12. Wang EJ, Casciano CN, Clement RP, Johnson WW. Inhibition of P-glycoprotein transport function by grapefruit juice psoralen. Pharm Res 2001;18:432-438.

13. Ahn BM, Lee DS, Baek JT, et al. Application of the clinical scales in phyto-hepatotoxicity. J Gastroenterol Hepatol 2002;17:86.

14. Tandon HD, Tandon BN, Mattocks AR. An epidemic of veno-occlusive disease of the liver in Afghanistan. Pathologic features. Am J Gastroenterol 1978;70:607-613

15. Deleve LD, Shulman HM, McDonald GB. Toxic injury to hepatic sinusoids: sinusoidal obstruction syndrome (veno-occlusive disease). Semin Liver Dis 2002;22:27-42

16. Huxtable RJ. New aspects of the toxicology and pharmacology of pyrrolizidine alkaloids. Gen Pharmacol 1979;10:159-167.

17. Larrey D, Vial T, Pauwels A, et al. Hepatitis after germander(Teucrium chamaedrys) administration: another instance of herbal medicine hepatotoxicity. Ann Intern Med 1992;117:129-132.

18. Lekehal M, Pessayre D, Lereau JM, Moulis C, Fouraste I, Fau D. Hepatotoxicity of the herbal medicine germander, metabolic activation of its furano diterpenoids by cytochrome P450 3A depletes cytoskeleton-associated protein thiols and forms plasma membrane blebs in rat hepatocytes. Hepatology 1996;24:212-218

19. Lee DS, Baek JT, Kim JS, et al. A case of toxic hepatitis caused by the Chinese diet food. Korean Journal of Medicine 2003;65:689-692

20. Kanda T, Yokosuka O, Tada M, et al. N-nitroso-fenfluramine hepatotoxicity resembling chronic hepatitis. J Gastroenterol Hepatol 2003;18:999-1000.

21. Favreau JT, Ryu ML, Braunstein G, et al. Severe hepatotoxicity associated with the dietary supplement lipokinetix. Ann Intern Med 2002;136:590-595.

22. Melchart D, Linde K, Weidenhammer W, Hager S, Shaw D, Bauer R. Liver enzyme elevation in patients treated with traditional Chinese medicine. JAMA 1999;282:28-29.

23. Graham-Brown R. Toxicity of Chinese herbal remedies. Lancet 1992;340:673-674.

24. Chun WJ, Yoon BG, Kim NI, et al. A clinical study of patients with acute liver injury caused by herbal medication in Gyeongju area. Korean Journal of Medicine 2002;63:141-150.

25. Huang WF, Wen KC, Hsiao ML. Adulteration by synthetic therapeutic substances of traditional Chinese medicines in Taiwan. J Clin Pharmacol 1997;37:334-350.

26. Lee JH, Lee HY, Koh KC, et al. Drug-induced liver diseas caused by ingestion of Dictamnus dasycarpus. Korean J Gastroenterol 1998;31:251-344

27. Nadir A, Agrawal S, King PD, et al. Acute hepatitis associated with the use of a Chinese product, Ma-huang. Am J Gastroenterol 1996;91:1436-1438.

28. Cho JC, Lee HK, Choi JW, Lee YS, Jung YW, Seo DJ. A case of acute hepatitis related to the Chinese Medicine Ho-Shou-Wu. Korean Journal of Medicine 1999;56:753-756.

29. Woolf GM, Petrovic LM, Rojter SE, et al. Acute hepatitis associated with the Chinese herbal product Jin Bu Huan. Ann Intern Med 1994;121:729-735.

30. Anderson IB, Mullen WH, Mecker JE, et al. Pennyroyal toxicity: Measurement of toxic metabolite levels in two cases and review of the literature. Ann Intern Med 1996;124:726-734.

31. Tanaka K, Kean EA, Johnson B. Jamaican vomiting sickness. Biochemical investigation of two cases. N Engl J Med 1976;295:461-467.

32. Zimmerman HJ, Lewis JH. Chemical- and toxin-induced hepatotoxicity. Gastroenterol Clin North Am 1995;24:1027-1045.

33. Georgiou M, Siandou L, Hazis T, Papadatos J, Koutselinis A. Hepatotoxicity due to Atractylis gummifera-L. Clin toxicol 1988;26:487-493.

34. Stewart MJ, Steenkamp V, van der Merwe S, Zuckerman M, Crowther NJ. The Cytotoxic effects of a traditional Zulu remedy: Impila(Callilepsis Laureola) Hum Exp oxicol 2002;21:643-647.

35. Parkman CA. Another FDA warning: Kava supplements. Case Manager 2002;13:26-28.

36. Beuers U, Splengler U, Pape GR. Hepatitis after chronic abuse of senna. Lancet 1991;337:372-373.

37. Peron AD, Patterson JA, Yanofsky NN. Kombucha "mushroom" hepatotoxicity. Ann Emerg Med 1995;26:660-661.

38. Harvey J, Colin-Jones DG. Mistletoe hepatitis. BMJ 1981;282:186-187.

39. Sheikh NM, Philen RM, Love LA. Chaparral-associated hepatotoxicity. Arch Intern Med 1997;157:913-919.

40. Harrison PM, Keays R, Bray GP, Alexander GJ, Willams R. Improved outcome of paracetamol-induced fulminant hepatic failure by late administration of acetylcysteine, Lancet 1990;335:1572-1573.

9

급성 바이러스 간염의 진단 및 국내 현황
Acute viral hepatitis: diagnosis and current status in Korea

이 창 홍

서 론

최근에 WHO는 현존하는 인구 중 20억 정도가 HBV에 감염되었던 적이 있으며 3억 5천만명이 만성 B형 간질환에 이환되어 있고 2000년에는 520,000명 이상의 환자가 이로 인해 사망했다고 보고한 바 있다.[1] 그러나 HBV 보유율이 높은 지역 중 일부에서는 전 신생아 예방접종(universal infant HB immunization program)을 실시하여 보유율의 현저한 감소는 물론 소아 간세포암 발생률 및 청소년 급성 B형 간염 발생률의 뚜렷한 감소도 보고하고 있다.[2] A형 간염은 만성화가 없으며 지역이나 국가의 경제적인 지위나 사회적인 계층에 따라 항체보유율이 다르고 질환의 중증도가 연령에 비례하기 때문에 효과적인 백신이 출현한지 오래지만 국가간의 예방정책에는 차이가 있다.[3] C형 간염은 아직 정확한 진단검사법이 없고 과거에 급성 C형 간염 연구에 큰 도움이 되던 수혈 후 C형 간염이 근래에는 예민한 사전검사법으로 격감했으므로 진단이 쉽지 않다. 근래의 급성 C형 간염의 진단은 anti-HCV의 양전, HCV viremia를 증명하고 다른 원인을 배제하는 방법으로 진단하기 때문에 그 정확한 실상을 알기 쉽지 않다.[4] 국내의 급성 바이러스 간염의 실상은 어떠한가?

1. 국내 급성 B형 간염의 발생 추세 및 진단상의 주의

국내 보고를 인용하여 1980년 초의 현증 급성 B형 간염의 연령별 분포를 보면 20대 미만이 전체 환자의 50%를 상회하고 있었다.[5] 급성 간염은 연령이 낮을수록 현증간염이 적다는 것은 주지의 사실이며 이 당시는 국내의 HBV 보유자가 연령이나 성별의 차이 없이 전 인구의 8%를 상회하고 anti-HBs의 자연 양전율이 연령에 따라 상승되고 있었던 시기이므로 실제로는 20대 미만에서 훨씬 많은 급성 간염 예가 불현성으로 발생하고 있었을 것이다.[6] 1990년 초 전 신생아 예방접종 및 모자감염에 대한 예방법이 실시되고 B형 간염에 관한 인식이 확산되어 1998년에는 취학기 전 아동의 경인지역 HBsAg 보유율은 0.6% 정도로 현저히 감소되었다.[7] 이 당시의 보고들을 인용하면 1995년 서울지역 5세 미만의 anti-HBs는 60-70%, 1998년 17-25세는 66.2%였고 이들의 anti-HBc 보유율이 극히 낮은 것으로 보아 이들은 거의 대부분이 백신접종으로 획득한 항체임을 알 수 있다.[8-10] 당연한 결과이지만 이러한 예방정책으로 1990년대 중반부터는 20대 미만에서는 현증 급성 B형 간염의 발생도 현저히 감소되기 시작했고 2000년대에 들어서는 이 질환은 30대 이상에서 주로 발생하고 있는 성인병으로 변화되고 있다. 실제로 1999-2002년까지 경인지역의 3개 대학병원에서 진단된 현증 급성 B형 간염 환자의 70%가 30세 이상이었고 이들을 단일 대학병원에서 1982-1986년까지 5년간 진단된 예와 비교해 보면 근래의 연령별 발생률의 변화를 느낄 수 있으며 이러한 청소년층의 급성 B형 간염환자 감소현상은 이미 1993년부터도 진행되고 있었음을 엿볼 수 있다(그림 1a, 1b).[5,11]

백신접종 아동에서 급성 HBV 감염을 85-95% 방어할 수 있음은 이미 알려진 사실이며 청소년층의 급성 B형 간염 환자 감소 현상은 대만이나 미국 등 다른 나라도 동일하고 이는 모두 B형 간염 백신접종이 시작된 시기와 일치하고 있다.[12,13] 청소년의 급성 B형 간염 발생률의 감소는 궁극적으로 그 국가나 사회전반의 급성 B형 간염 발생률의 저하도 동반한다. 이와 관련된 카나다의 British Colombia 지방의 급성 B형 간염 발생률의 최근 변화를 간단히 소개한다.[14] 이 지역은 1992년부터 전 초등학생을 대상으로 접종을 시작한 후 2001년에 12-21세 사이의 급성 B형 간염 발생률이 10만명당 7명에서 1.7명으

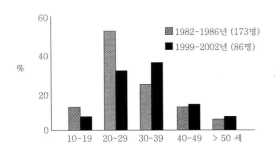

그림 1a. 현증 급성 B형 간염의 연령별분포
– 1980년대 및 2000년 발생현황 비교 –

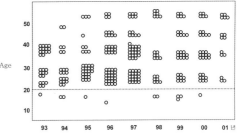

그림 1b. 1993-2001년 경인지역 현증 급성 B형 간염
발생의 연령별 분포
(고려의대 구로병원 및 가천의대 길병원)

로 현저히 감소했다. 1992년 이 지방의 12-21세의 급성 B형 간염 발생률은 지역인구의 5%에 불과했음에도 불구하고 이러한 효과는 전주민의 급성 B형 간염 발생률을 같은 기간에 50%나 감소시키는 결과를 가져왔다. 아직 국내에는 전체발생률의 증감을 조사한 보고는 없는 실정이나 그림 1a를 참조한다면 전환자의 수는 2000년대가 1980년대의 단일병원 환자수의 50%가 되지 못하지만 해당병원의 규모는 5배 이상이었고 위치도 분산되었음을 생각할 때 국내에서도 전 연령대의 발생률이 감소하고 있음을 간접적으로 짐작할 수 있겠고 그림 1a에서 보이는 30세 이상에서 급성 B형 간염 발생률 증가는 상대적인 현상이고 이 연령대에서도 전체적인 발생률은 많이 감소되었으리라 추정된다. 근래에는 외국의 경우 이렇게 상대적으로 30대 이상에서 발생률이 많은 원인의 일부를 약물중독자, 동성연애자, 성생활이 방탕한 사람, HIV환자 등과 연관시키고 있지만 아직 HBV 보유율이 높은 우리나라에서는 이 연령층 이상에서 상대적으로 미 접종자가 많은 것이 주 원인이라 생각된다.

급성 B형 간염의 혈액진단은 HBsAg의 존재 여부를 불문하고 IgM anti-HBc 양성 여부로 결정하는데 물론 병력과 경과관찰도 검사만큼 중요하다. 진단용 IgM anti HBc kit는 주로 급성 B형 간염을 선택적으로 진단하도록 개발된 것이나 만성 간염 예의 극히 일부에서도 양성으로 나타날 수 있다. 국내 HBV 보유자들의 만성 간염 발생시기는 30대 전후이며 발생형태가 급성 간염과 감별이 어려운 경우가 있으며 IgM anti-HBc 양성예도 생각보다 적지 않다. 최근 IgM anti-HBc 양성을 보이는 만성 B형 간염의 급성 악화예 25명의 연령별 분포를 보고한 것을 보면, 20대가 12%, 30대가 44%, 40대가 20%, 50대이상이 24%로 30대가 가장 많은 분포를 차지하며 이는 현증 급성 B형 간염의 호발 연령과도 일치한다(그림 2).[11] 실제로는 급성 B형 간염 감소 추세로 인하여 이 연령대의 B형 간염은 대다수가 만성이므로 단순히 IgM anti-HBc 결과만으로 두군을 감별하기 어려운 경우가 있으며, 이러한 경우는 환자의 기왕력, 가족력 등을 세밀히 조사하고 경과를 추적하여 HBsAg의 소실여부를 확인할 필요가 있다.

HBsAg 음성이나 IgM anti HBc 양성예는 확실한 급성 B형 간염이며 그림 1a의 2000년대 환자 86명 중 14%정도가 내원초부터 이러한 형태였다. 다른 바이러스 간염과의 중복감염 여부를 조사하는 것도 필요하다. 상술한 86명 중에는 2예의 A형 간염 중복감염자가 있었고 C형 간염을 가진 환자도 1명이 있

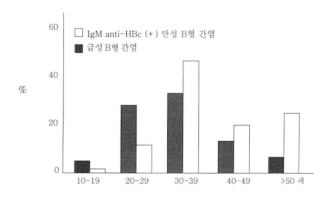

그림 2. IgM anti-HBc(+) 환자의 연령별 분포 (IgM Anti-HBc RIA Kit: General Biologicals, Taiwan.)

었으며 이들 3예는 모두 HBsAg 음성 급성 B형 간염이었다.

2. 국내 A형 간염의 발생 추세 및 진단상의 주의

A형 간염은 생활환경이 개선되고 위생상태가 호전되면 간염의 발생이 급격히 감소되므로 지역적, 사회적, 경제적인 발전 정도에 따라 그 지역 인구의 항체(anti-HAV) 보유율이 크게 차이를 보이게 되며 우리나라도 1970년대 중반 이후의 급속한 경제적 발전에 따라 anti-HAV 보유율에 변화가 나타나기 시작하였다. 1970년대 말 국내 anti-HAV 보유율을 조사한 논문에 의하면 당시는 15세 이상 국내인구의 거의 100%가 anti-HAV를 보유하고 있었던 것으로 미루어 당시의 우리나라는 A형 간염의 'endemic area'였음을 알 수 있다[15]. 그러나 이 논문에서 anti-HAV 보유율이 2-3세에서 12%, 4-7세에서 25-50%인 것을 보면 논문발표 5-6년 전부터 이미 국내에서 A형 간염의 발생은 둔화되었고 소아에서 미감아가 증가하는 경향을 엿볼 수 있다. A형 간염이 6세 이후에 발생한 경우에는 70% 이상이 전형적인 간염 증상을 보인다. 1982-86년 급성 간염 발생에 관한 논문에 의하면 현증 A형 간염이 이미 10대에서 산발적으로 발생되고 있었고 적지만 20대 초반의 환자도 있었던 것을 보면 시대가 지남에 따라 청소년층의 미감자가 증가됨을 짐작할 수 있다.[5] 이러한 사실은 그후 1990년, 1998년 변, 이등이 국내 anti-HAV의 발현율을 재조사함으로서 명백해 졌다(그림 3).[16,17]

1998년 국내 anti-HAV 보유율은 20세 미만, 20% 20-30세 40-60%, 30세 이상 80-90%로써 모체항체(maternal antibody)까지도 현저히 감소된 것으로 미루어 보아 근래 15-20년간 우리나라에서 A형 간염의 발생은 미미하였고 그동안 주기적인 유행의 흔적도 없었음을 알 수 있다. 이러한 현상은 도시(서울)뿐 아니라 지방도 비슷하며 우리나라뿐 아니라 대만, 싱가폴 등 인근 국가도 비슷한 양상을 보인다.[18] 이와 함께 우리나라도 현증 A형 간염의 빈도가 증가할 수 있고 집단 발생의 위험성이 있는 사회가 된 것이며 근래 국내 청소년에서 A형 간염의 발생이 점차 증가하고 있음은 모두가 경험하고 있는 실정이다. 필자의 조사로는 1995년부터 증가하기 시작하여 1996년에는 벌써 전년도의 두배가 넘는 발생을 보여주고 있었다. 그동안 주기적인 유행이 없었던 이유는 불확실하나 1970년대 중반 이후의 급

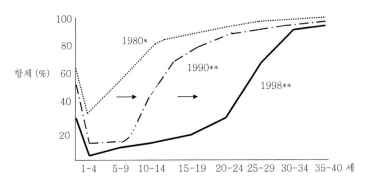

그림 3. 우리나라 anti-HAV 보유율의 변화(경인지역, 1980-1998)

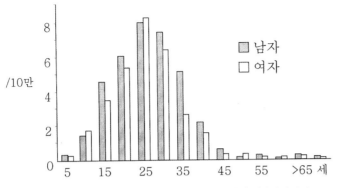

그림 4. 1997–1998년 전국 급성 A형 간염의 성별 및 연령별 발생 빈도

속한 경제적 발전과 더불어 그간의 인적, 물적 교류가 거의 선진 개발국에 제한되었던 것도 원인의 하나가 될 것이다.

1996년 대전에서 청소년 A형 간염 50여명의 집단발생이 보고된 적은 있지만[19], 현증 A형 간염이 단기간동안 가장 많이 발생된 시기는 1998년 전반 6개월간이었으며, 전국에서 환자발생이 있었지만 주로 경기, 서울, 충청, 강원지역 등 한강인접지역에서 많은 환자가 발생되었다. 이 6개월간 전국 500병상 이상의 68개 병원에서 취급한 현증 A형 간염의 환자수만도 1419명이었으며, 환자의 주 연령대는 25-35세(평균 26세)였다[20]. 당시 일부지역을 모델로 500병상 이하(50병상 이상)를 조사한 결과를 보면 실제 환자는 이보다 2배 이상 될 것으로 추정되었다. 당시의 이러한 유행의 원인은 불확실하나 전술한 바와 같이 청소년층의 점진적인 미감자 증가가 바탕을 제공하였고, A형 간염은 해마다 증가하는 추세였으며 당시의 IMF 시국 등이 맞물렸던 것도 간접적인 원인제공을 하였을 가능성이 있다.

A형 간염의 이러한 근래의 발생 증가는 우리나라가 국제화의 물결을 타고 인근 유행지역으로의 여행, 노동 인력의 유입, 각종 식품의 수입, 및 북한과의 관계개선 등으로 외국에서 유입된 것이 아닌가하는 견해가 있다. 그러나 변 등은 국내인 HAV의 genotype은 지역적인 차이 없이 1A에 속하며 변이가 극도로 적고 연관성이 있는 것으로 보아 과거부터 토착화된 국내 HAV가 근래의 환경변화를 타고 확산되었을 가능성을 보고한 바 있다.[21] 우리나라의 A형 간염의 계절적 변화 및 주기적인 유행에 관해서는 뚜렷한 특징을 보고한 자료가 없으며, 1998년 이후 이와 같은 유행은 없었다. 그러나 이 글을 쓰

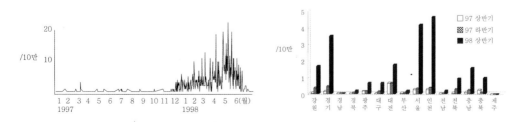

그림 5. 1997–1998년도 국매 현증 A형 간염의 시기별, 지역별 발생

고 있는 2004년 말 현재에도 외래에서 A형 간염 환자를 보기는 그리 어렵지 않다.

A형 간염의 진단은 혈청 IgM anti-HAV에 의존한다. IgM anti-HAV는 예민도와 특이도가 매우 높은 검사이며 증상이 나타날 시기에 이미 99%에서 양성을 보이고 대체로 3-4개월 지속되는 것이 보통이나 드물게는 6-12개월까지 지속되기도 한다. 그러나 환자는 고열 또는 심한 위장증상으로 병원을 찾기도 하고 초기에는 전혈구결핍증(pancytopenia)이 동반되는 예도 있으며 다른 간염에 비하여 sALT/sAST 가 월등히 증가하는 예도 적지 않으나, 대체로 혈청 bilirubin이 10mg/dl 미만이면 경과가 양호하다. A형 간염은 대체로 1개월이면 회복되지만 1.5-18%에서는 4-15주에 한번 이상 재발되는 예가 있으며 이러한 예들은 담즙정체성간염의 임상상을 나타내는 경향이 있으나 모두 예외 없이 완치된다[3,22]. 그러나, 연령과 관계가 깊어 40세 이상에서는 증상도 심하고 합병증도 많아지며 치명적인 전격성 간염의 빈도는 증상이 있는 소아에서는 0.2-0.4% 정도이지만 50세 이상에서는 3%를 상회하며 5세이하의 유아에서도 그 이상의 연령보다는 치명율이 높다고 한다.[23] B형이나 C형 간염과의 중복감염도 유의하여야 한다. 1998년 국내 유행시에 환자의 3%가 HBV 보유자였고 2명의 전격성 간염으로 인한 사망자가 있었으며 이들은 모두 HBV 보유자였다.

3. 기타의 바이러스 간염

급성 C형 간염의 대부분은 증상이 없거나 가벼운 감기같은 비특이적인 증상만을 보이며, 황달이 발생하는 경우는 20% 정도에 불과하므로, 다른 종류의 바이러스성 간염과 임상적으로 감별하는 것은 거의 불가능하며 아직까지 급성과 만성 C형 간염을 구분할 수 있는 검사법도 없다. 혈청 ALT의 현저한 상승이 급성 간염의 지표가 되는 경우도 있지만, 만성 C형 간염에 다른 원인의 중복감염이 발생한 경우도 적지 않다. IgM anti-HCV 검사는 급성 및 만성 질환 모두에서 비슷한 수치를 나타낼 수 있으므로 급성 간염 진단에 도움이 되지 않는다.[24] 그러므로 국내실태에 관하여는 잘 알려지지 않고 있으나 미국의 최근 보고로는 급성 바이러스성 간염의 20%를 차지하고 있다.[4]

그러므로, 현재 진단은 급성 C형 간염이 강력히 의심되는 환자에서 반복적인 anti-HCV 검사 및 HCV RNA 확인검사를 통해 음성에서 양성으로 혈청전환되는 환자를 선별하는 것이다. Anti-HCV는 평균 8주 후에야 검출이 되는데 비해 HCV RNA는 HCV 감염에서 가장 먼저 나타나는 표지자로 바이러스에 노출된 후 1-2주가 지나면 검출이 가능하므로 급성 C형 간염이 강력히 의심되는 상태에서 anti-HCV가 검출되지 않는 경우에 HCV RNA 검사를 시행하는 것이 좋다[25]. 최근 비-분자적 HCV core 항원검사가 급성 C형 간염의 진단에 유용할 수 있다는 주장이 있으나 확인이 필요한 상태이다.[26-28]

급성 D형 간염과 E형 간염의 국내실태도 확실치 않으나 현재의 우리나라 검사능력으로 보아서는 거의 없을것으로 생각되며 최근 1예가 보고되어 있을 뿐이므로 여기서는 언급하지 않는다.

[참고문헌]

1. World Health Organization. State of the world's vaccines and immunization. Geneva: World Health Organization, 2002.

2. Lee SD, Lo KJ. Control of hepatitis B virus infection by vaccination: the Taiwan experience. Zhonghua Y Xue Za Zhi 1998;61:501-6.

3. Cuthbert JA. Hepatitia A: Old and New. Clinival Microbiology Review 2001:14(1):39-8-58

4. Gerlach JT, Diepolder HM, Zachoval R, Gruener NH, Jung MC, Ulsenheimer A, Schraut WW, Schirren CA, Waechtler M, Backmund M, Pape GR.: Acute hepatitis C: high rate of both spontaneous and treatment-induced viral clearance. Gastroenterology. 2003;125(1):80-88.

5. 유재명, 서동진. 한국인 급성 바이러스성 간염의 원인. 대한내과학회잡지 1987;33(2):203-210

6. Ahn YO. Hepatitis B Virus Infection Rate among Koreans. The Seoul Journal of Medicine 1992;33:105-114

7. 장지연, 정수진, 김순기, 손병관, 홍영진 홍광선. 인천지역의 초,중,고등학생의 B형간염 바이러스 표면항원 양성률에 대한 조사 연구. 소아감염 2003;10(1):153-158

8. 신남철, 배상태, 김선미, 오세경, 윤도경, 조경환, 홍명호, 이창홍. B형 간염 표면항원과 항체 양성율에 관한 조사 -모 대학 신입생들을 대상으로-. 대한가정의학회지 1999;20:822-830.

9. 최연호, 서정기, 윤정환, 이효석. 학동기전 정상아동에서의 B형간염 항원 및 항체 보유율에 관한 연구- 1995년 현재, 서울 일부지역을 대상으로-. 소아과 1996;39:1254-1259.

10. 연종은, 권오상, 박영태, 김진호, 권소영, 변관수, 이창홍. B형간염 백신 출현후 서울 지역 청소년에서 혈청 HBV 표지자의 변화. 대한소화기학회지 1995;27(suppl 2):119.

11. 장윤정, 백수정, 오성남, 안수현, 김윤홍, 정길만, 연종은, 변관수, 이창홍. 우리나라의 최근 급성 B형간염의 발생양상의 변화. 대한소화기학회지 2001;(추계학술대회 초록집):143.

12. Goldstein ST, Alter MJ, Williams IT, et al. Incidence and risk factors for acute hepatitis B in the United States, 1982-1998: implications for vaccination programs. J Infect Dis 2002;185:713-719.

13. Mahoney FJ, Kane M. Hepatitis B vaccine. In: Plotkin SA, Orenstein WA, eds. Vaccines. 3rd Ed. Philadelphia: Saunders, 1999:158-182.

14. Patrick DM, Bigham M, Ng H, White R, Tweed A, Skowronski DM. Elimination of acute hepatitis B among adolescents after one decade of an immunization program targeting Grade 6 students. Pediatr Infect Dis J. 2003;;22(10):874-877.

15. 홍원선, 김정룡. 서울지역에 있어서의 A 형 간염 및 B 형 간염 바이러스 감염에 관한 혈청 역학적 조사. 대한내과학회잡지 1982;25:19-26.

16. 변관수, 권소영, 신상원 등. 경인지역에서의 A형 간염 바이러스 감염의 역학적 연구 (초록). 대한내과학 회지 1991;(제43차 추계학술대회 초록집):20.

17. 연종은, 권오상, 박상훈, 조경환, 안형식, 김주현, 이창홍. 최근 한국인의 A형 간염바이러스 감염의 역학 조사. 대한 간호학회지 1999;5(춘계학술대회 초록집 1):S4

18. Shapiro CN, Margolis HS. Worldwide epidemiology of hepatitis A virus infection. J Hepatol 1993;18(Suppl 2):S11-S14.

19. 최진욱, 이경일, 이동준 등. 1996년 대전시 서북부에서 발생한 A형 급성 간염. 소아감염 1997;4:90.

20. 이창홍, 정규원, 문영명 등. 1998년 상반기 현증 A형 간염의 전국적인 발생현황-Multicenter study. 대한 소화기학회 초록집 1998;

21. Byun KS, Kim JH, Song KJ, et al. Molecular epidemiology of hepatitis A virus in Korea. J Gastroenterol Hepatol 2001;16:519-524.

22. Schiff ER. Atypical clinical manifestation of hepatitis A. Vaccine 1992;10(suppl):S18-20.

23. Debray D, Cullufi P, Devictor D, et al. Liver failure in children with hepatitis A. Hepatology 1997;26:1018-1022.

24. Quiroga JA, Campillo ML, Catillo I, Bartolome J, Porres JC, Carreno V. IgM antibody to hepatitis C virus in acute and chronic hepatitis C. Hepatology 1991;14:38-43.

25. Puoti M, Zonaro A, Ravaggi A, Marin MG, Castelnuovo F, Cariani E. Hepatitis C virus RNA and antibody response in the clinical course of acute hepatitis C infection. Hepatology 1992;16:877-881.

26. Icardi G, Ansaldi F, Bruzzone BM. Novel approach to reduce the hepatitis C window period: clinical evaluation of a new enzyme-linked immunosorbent assay for HCV core antigen. J Clin Microbiol 2001;39:3110-3114

27. Aoyagi K, Iida K, Ohue C, et al. Performance of a conventional enzyme immunoassay for hepatitis C virus core antigen in the early phases of hepatitis C infection. Clin Lab 2001;47:119-127.

28. Peterson J, Green G, Iida K, et al. Detection of hepatitis C core antigen in the antibody negative window phase of hepatitis C infection. Vox Sanguinis 2000;72:80-85.

29. 김남진, 이준성, 김경아 등. 급성E형간염 1예. 대한간학회지 2002:312-316.

10

전격성 간염의 진단 및 치료
Diagnosis and management of fulminant hepatitis

임 영 석

서 론

급성 간부전(Acute Liver Failure, ALF)은 황달과 혈액 응고장애(coagulopathy) 및 의식 장애(간성뇌증)의 급격한 발생을 특징으로 한다. 최근 급성 간부전의 예후는 적극적인 치료와 간이식술의 발전에 힘입어 많이 호전되었지만, 아직도 사망률이 40-80%에 이를 정도로 불량하다.[1, 2] 이런 높은 사망률은 대부분 합병증으로 발생하는 뇌부종과 패혈증으로 인한 것이나, 그 외에 저혈당, 소화관 출혈, 급성신부전 등도 사망의 원인이 된다.

용어의 정의

황달과 혈액 응고장애는 있지만 간성뇌증을 동반하지 않는 급성 간손상은 '중증 급성 간염'으로 분류되며, 일반적으로 예후가 매우 좋다. '전격성 간부전(fulminant hepatic failure)'으로 진단하기 위해서는 반드시 간성뇌증을 동반해야 하는데, 1970년 Trey와 Davidson에 의해 기존에 간질환의 병력이 없는 환자에서 *최초 증상 발생으로부터 8주 이내에 급격히 간성뇌증으로 진행하는 경우*로 정의되었다 (표 1).[1]

표 1. Definitions of acute hepatic failure

Authors (ref)	Term	Time	Defined by onset
Trey and Davidson 1970 (1)	Fulminant hepatic failure	<8 wk	Symptoms
Bernuau et al. 1986 (2)	Fulminant hepatitis	<2 wk	Jaundice
	Subfulminant hepatitis	2-12 wk	Jaundice
O'Grady et al. 1993 (4)	Hyperacute liver failure	<8 d	Jaundice
	Acute liver failure	8-28 d	Jaundice
	Subacute liver failure	4-24 wk	Jaundice

이후 Bernuau 등은 황달이 발생한지 2주 이내에 간성뇌증이 생기는 경우를 전격성 간염으로 정의하고, 2주 이후부터 8-12주 사이에 간성뇌증이 생기는 경우를 '아전격성 간염(subfulminant hepatitis)' 으로 따로 분류하였는데, 아전격성 간염의 경우에는 전격성 간염보다 복수와 신부전등 만성 간질환의 징후를 보이는 경우가 훨씬 많았지만 뇌부종의 발생률은 낮았으며, 사망률은 전격성 간염보다 더 높았다 (표 2). 현재 임상적으로는 이 정의가 가장 많이 이용된다.

표 2. Clinical features of severe acute hepatitis, FHF, and SFHF

Clinical Features	Severe acute hepatitis	FHF	SFHF
HE	Never	Always	Always
Onset of HE	NA	< 2 wk	> 2 wk
Survival without LTx	Excellent	40%	< 2%
Renal failure	Uncommon	Less common	Common
Chronic liver dx	Rare	Rare	Frequent
Cerebral edema	Never	+++	+++
Infection	Rare	Common	Common
Hypoglycemia	Possible	+++	++
CVS collapse	No	+++	+++
Multiorgan dysfunction	No	++	+++

HE, hepatic encephalopathy; LTx, liver transplant; dx, disease;
CVS, cardiovascular system; NA, not applicable

한편, O' Grady 등은 최근에 538명 급성 간부전 환자들의 원인, 임상 경과, 합병증의 양상, 그리고 예후를 분석하여, 초급성(황달과 간성뇌증의 발생간격이 7일 이내인 경우, 생존률 35%), 급성(발생간격이 8-28일 사이인 경우, 생존률 7%) 및 아급성(발생간격이 28일 이상인 경우, 생존률 14%) 간부전 등의 세 가지로 분류하였다.[3] 이 분류법은 아직 널리 받아들여지지는 않지만 환자들의 원인과 예후를 추정하는데 도움이 된다. 즉, 아세트아미노펜(acetaminophen)이 급성 간부전의 원인인 경우에는 거의 모

든 환자들이 황달 발생으로부터 7일 이내에 간성뇌증이 발생하는 초급성 간부전으로 진행하였고, A형
혹은 B형 간염 바이러스나 특이약물반응이 원인인 경우에는 대부분 초급성이나 급성 간부전의 양상
을 나타내었다. 원인이 불분명한 경우는 아급성 경과를 보이는 경우가 많았다. 예후는 역설적으로 초
급성 간부전이 가장 좋았다.

원래의 정의대로라면 전격성 간부전으로 진단하기 위해서는 이전에 간질환이 없었음을 전제로 한
다. 그러나 최근에는 만성 B형 간염의 중증 급성 악화나, 윌슨병이나 자가면역성 간염이 급성으로 발
현하는 경우 등 만성 간질환이 급격하게 악화된 경우라도 이전에 간질환이 인지되지 않은 상태에서
발현한 경우는 급성 간부전으로 인정하고 있다.

원인과 역학

전격성 간부전의 임상상은 원인에 관계없이 비슷하지만, 적절한 치료를 하고 예후를 예측하기 위해
원인을 파악하는 것은 매우 중요하다. 바이러스 감염, 아세트아미노펜, 특이약물반응, 간독소, 대사
이상, 혈관질환 등 매우 다양한 원인들이 전격성 간부전을 유발할 수 있다 (표 3). 전 세계적으로 볼
때 B형 간염이 가장 흔한 원인으로 알려져 있으나, 지역에 따라 원인적 빈도에 많은 차이를 보인다.[1]
후진국에서는 A형, B형 및 E형 간염 바이러스 감염이 전격성 간부전의 주요 원인이지만, 영국이나 미
국에서는 아세트아미노펜 과다 복용이 가장 흔한 원인이다. 결핵의 유병률이 높은 나라에서는
isoniazid 역시 전격성 간부전의 중요한 원인이 되며, 동양권에서는 한약이나 민간요법 등의 생약 제
제가 원인의 큰 부분을 차지하는 것으로 알려져 있다. 특이하게도, C형 간염 바이러스에 의한 전격성
간염의 증례는 아직까지 보고된 바 없다. 30-40%의 환자들에서는 결국 원인을 찾지 못하는 것으로 알
려져 있다.

표 3. Etiologies and prognosis of acute liver failure according to the interval between onset of encephalopathy : proposed new classification.

Etiology Interval	Hyperacute liver failure 0-7 days (n=391)	Acute liver failure 8-28 days (n=89)	Subacute liver failure >28 days (n=59)
Acetaminophen (%)	100	0	0
Hepatitis A (%)	55	31	14
Hepatitis B (%)	63	29	8
Hepatitis non-A, non-B (%)	14	39	48
Drug (idiosyncratic; %)	35	53	12
Survival (%)	35	4	14

국내에서 전격성 간염에 대한 보고들이 대부분 증례 보고 형식이어서 정확한 원인적 빈도를 조사하기는 어렵다. 일부 보고들에 의하면 과거에는 B형 간염이 전격성 간부전의 가장 흔한 원인이었으나,[4] 최근에는 약물과 바이러스 간염이 원인의 절반 정도를 차지하고 자가면역성 간염이나 윌슨병, 임신성 지방간 등이 나머지를 차지하는 것으로 추정된다.[5]

1. 간염 바이러스

바이러스에 의한 전격성 간부전은 대개 급성 A형 혹은 B형 간염에 의해 발생한다. 급성 A형 간염에서 전격성 간부전으로 진행할 확률은 0.01-0.1%로서 B형의 약 1.0%에 비해 현저히 낮다.[1] A형과 B형 모두 40세 이상의 고령에서 전격성으로 진행할 가능성이 높다. 우리나라에서는 현재 40세 이상 성인의 대부분이 A형 간염에 대한 보호항체인 anti-HAV(IgG)를 보유하고 있어서 급성 간염이 발생하는 환자들은 주로 20-30대이다. 따라서 현재는 선진국에 비해 A형 간염으로 인한 전격성 간부전의 발생빈도가 매우 낮지만, 앞으로 보호항체를 자연적으로 획득하지 못한 세대가 고령으로 진행하면 발병률이 증가할 가능성이 있는데, 실제로 최근에 만성 B형 간염 환자에서 병발된 급성 A형 간염에 의한 전격성 간부전의 증례가 국내에서 보고된 바 있다.[6] 예후는 A형 간염에 의한 경우 생존률이 40-60%로서 B형 간염의 경우보다 상대적으로 양호하다.

B형 간염 바이러스에 의한 급성 간부전은 몇 가지 형태로 나타날 수 있는데, 급성 B형 간염, 만성 B형 간염의 급성 악화(acute exacerbation), D형 간염 바이러스의 중복감염 등이 있으나, 국내에서는 D형 간염의 유병률이 매우 낮다. 급성 B형 간염에서 간부전은 바이러스에 대한 면역학적 제거 기전이 매우 심하게 일어남으로써 발생하는 것으로 알려져 있으며, 혈액에서 바이러스가 급격히 제거된다. 따라서 HBsAg이나 HBeAg, HBV DNA가 발견되지 않는 경우가 많아서, 대부분 혈청에서 IgM anti-HBc를 검출함으로써 진단된다. 또한, 이런 이유 때문에 항바이러스제를 사용해도 임상경과가 바뀌기를 기대하기는 어렵다.

E형 간염은 북아프리카나 남아시아에서 유행하는데, 주로 임산부나 젊은 성인에서 전격성 간부전으로 진행할 가능성이 높다.

2. 약제 유발 간손상

대부분의 약제들은 간에서 대사되므로 어떤 약제라도 급성 간염을 유발할 수 있지만, 간부전으로 진행하는 경우는 드물다. 약제에 의한 급성 간부전은 투여 용량이 과다한 경우에 나타나서 예측이 가능한 '내인성 간손상'(intrinsic toxicity, 예: 아세트아미노펜)이나, 투여 용량과 무관하게 나타나는 '특이약물반응(idiosyncratic drug reaction)' 등에 의해 일어난다. 아세트아미노펜에 의한 내인성 간손상의 경우 간부전은 대부분 초급성 간부전의 형태를 띠는 반면에, 특이약물반응의 경우는 흔히 약제 투여 후 4-6주가 지나 아전격성 간부전의 형태로 나타나며 예후가 매우 불량하다.

아세트아미노펜으로 인한 간부전은 대부분 약제의 독성 중간대사산물인 N-acetyl-para benzoquine imide, NAPQI)에 의해 일어나며, 식물 제제에 의한 간손상은 pyrrolizidine alkaloids에 의한 경우가 많고, 생약제제 복용이 일상적인 동양권에서 급성 간부전의 중요한 원인으로 알려져 있다. Amanita속 버섯류 중 독우산광대버섯(Amanita virosa)과 개나리광대버섯(Amanita subjunguillea)에 의한 간손상은 특히 경북 북부, 충북 등지에서 여름과 초가을에 빈발하며, silymarin과 고용량 penicillin G가 해독 효과가 있는 것으로 알려져 있다.[7]

임상양상과 병태생리

급성 간부전의 가장 특징적인 임상상은 간성뇌증과, 황달, 혈액응고장애이다. 혈청 아미노전이효소(aminotransferase)는 대부분 매우 높게 증가하지만, 그 최대 증가치 및 감소 속도는 환자의 예후와 무관하다. 회복되는 환자들에서는 혈청 빌리루빈과 프로트롬빈 시간(prothrombin time)이 호전되며, 반대로 간부전이 진행하는 환자들에서는 혈청 아미노전이효소치가 감소함에도 불구하고 빌리루빈이 상승하고 프로트롬빈 시간이 연장된다.

급성 간부전은 간손상 외에도 거의 모든 장기 체계의 기능에 영향을 미치며, 이는 간부전의 발생시 혹은 질환의 경과 중에 나타나서 사망의 원인이 된다. 즉, 급성 간부전의 높은 사망률은 대부분 그 합병증인 뇌부종, 패혈증, 신부전, 심폐부전 등 다장기부전(multi-organ failure)에 의한다. 따라서 치료를 담당한 의사는 생길 수 있는 합병증을 조기에 인지하고, 병태생리를 잘 이해하여 대처해야 한다.

1. 간성뇌증

간성뇌증의 존재는 전격성 간부전을 중증 급성간염과 구분 짓는 필수적인 요소이다. 급성 간부전에서 발생하는 신경학적 증후군의 임상상은 만성 간질환의 경우와 확연히 다르다. 즉, 급성 간부전에서 발생하는 뇌증에서는 간경변증에서 발생하는 경우와는 달리 경련(convulsion)과 섬망(delirium)이 빈번하게 발생한다. 간성뇌증은 임상 증상, 징후, 뇌파(EEG)소견에 따라 네 단계로 구분되어지는데, 급성 간부전에서는 1단계인 경한 의식장애로부터 4단계인 깊은 혼수까지 수 시간 내에 급격히 진행할 수 있으므로 주의해야 한다.

간성뇌증이 발생하는 기전은 아직 확실하지 않으나, 암모니아에 의한 신경독성 가설이 유력한 것으로 인정되고 있다. 즉, 암모니아가 간에서 적절히 대사되지 못하여 혈중 농도가 증가하면서 중추신경계에 축적되면 그 주요 대사산물인 글루타민(glutamine)의 농도가 증가되어 신경독성으로 작용한다는 것이다.[1]

2. 뇌부종

뇌부종은 제4단계 뇌증으로 진행한 전격성 간부전 환자들 중 약 70-80%정도에서 발생하며, 뇌압의 상승을 유발하여 환자 사망의 가장 중요한 원인이 된다.[8] 뇌부종은 아전격성 간부전이나 만성 간질환에서는 발생하지 않는, 전격성 간염의 독특한 현상으로 간성뇌증과 직접적 관련은 없다.

일반적으로 뇌부종은 세 가지 기전에 의해 발생할 수 있다. 즉, 혈관 투과성이 증가하여 발생하는 혈관인성 부종(vasogenic edema), 뇌 간질 내에 삼투압 증가를 초래하는 용질들이 증가하여 발생하는 간질성 부종(interstitial edema), 세포 종창(cell swelling)에 의해 발생하는 세포독성 부종(cytotoxic edema) 등이다. 전격성 간부전에서 뇌부종이 발생하는 기전은 정확히 밝혀져 있지 않지만 세포독성 부종이 가장 중요한 것으로 생각되고 있다.[1] 즉, 뇌에서 암모니아가 대사되는 유일한 과정은 성상세포(astrocyte)에서 글루타민산(glutamate)과 결합하여 글루타민(glutamine)이 되는 것인데, 간부전으로 인해 뇌로 유입되는 암모니아가 증가하면 성상세포 내에서 글루타민이 급증하여 삼투압에 의해 세포 종창이 일어나게 된다. 만성 간질환에서는 혈중 암모니아의 증가 속도가 느리므로 성상세포 내에서 증가된 글루타민에 대한 적응기전이 작용하여 세포 종창이 일어나지 않지만, 전격성 간부전에서는 암모니아의 농도가 매우 급격히 증가하여 적응 기전이 작용하지 못하기 때문에 뇌부종이 발생되는 것으로 추정된다. 전격성 간부전에서는 혈관인성 부종의 역할은 거의 없는 것으로 증명되어 있다. 따라서, 혈관인성 부종의 치료에 이용되는 부신피질호르몬제는 전격성 간부전에서는 효과가 없다.

3. 혈액응고장애

간에서 합성되는 단백질 중 알부민과 혈액응고인자들은 측정이 가능하므로 임상적 중요성을 갖는다. 하지만, 알부민은 반감기가 15-20일로 비교적 길어서 급성 간부전에서 임상적 지표로서의 의의가 낮다. 반면에 혈액응고인자의 생산 감소로 인한 심한 혈액응고장애는 전격성 간부전의 중요한 특징으로, 간성뇌증의 발생에 선행한다. 전격성 간부전에서 혈액응고장애는 황달이 임상적으로 뚜렷해지기 전에 매우 급격하고 심하게 발생하는 경우가 많다.

급성 간부전에서 혈액응고장애는 흔히 프로트롬빈 시간으로 표시될 수 있으며, 예후를 예측하는 중요한 지표가 된다. 제7인자(factor VII)는 혈청 반감기가 4-6시간으로 응고인자들 중 가장 짧으므로 예후를 예측하는데 가장 민감한 지표가 될 수 있으나, 비타민 K 의존성으로 인해 결과에 오차가 생길 수 있다. 따라서, 유럽에서는 비타민 K에 의존적이지 않으면서 반감기가 12-24시간으로 짧은 제5인자(factor V)를 예후지표로 더 선호한다. 한편, 간이 아니라 혈관내피세포에서 생산되는 제8인자(factor VIII)는 급성 간부전에서 오히려 활성이 더 증가한다. 그러나, 이런 응고인자들은 일부 기관에서만 측정이 가능하고, 결과를 확인하는데 시간이 오래 걸리므로 현실적으로 이용하기 어렵다. 혈액응고인자들 뿐만 아니라, 항응고인자들인 C단백이나 S단백 등도 간에서 생산되므로 급성간부전에서는 감소한다. 따라서, 각종 혈액응고 지표들은 파종성 혈관내 응고(disseminated intravascular coagulation, DIC)

의 양상을 나타내는 경우가 많아서, 실제로 두 가지를 구분하기 어려운 경우가 많다. 한편, 전격성 간부전에서는 혈소판의 활성화와 섬유소용해(fibrinolysis)로 인해 대부분의 환자들에서 말초혈액 혈소판치가 100,000/mm³ 이하로 감소한다.

4. 심혈관계 합병증

심박출량의 증가와 전신적 혈관저항의 감소를 특징으로 하는 과역동성 순환 증후군(hyperdynamic circulatory state)은 전격성 간부전의 중요한 임상상 중의 하나이다. 과역동상태의 정확한 병태생리적 원인은 밝혀져 있지 않지만, 혈중 산화질소(nitric oxide, NO) 농도의 증가가 중요한 역할을 하는 것으로 추정된다. 심박출량은 보통 정상의 두 배 이상, 7-10 L/분까지 증가하며, 전신 혈관저항은 정상의 약 65%로 감소한다. 심박출량의 증가는 빈맥(tachycardia)과 일회 심박출량(stroke volume)의 증가 모두에 의한다. 하지만, 간부전이 진행하면 뇌압의 상승으로 인해 서맥이 흔히 나타난다. 과역동성 순환의 임상적 결과는 동맥저혈압과, 승압제(inotropic agent)의 투여에 대한 반응 감소로 나타날 수 있다.

간부전의 초기에는 중심정맥압(central venous pressure, CVP)이 대개 낮게 측정된다. 그러나, 간부전이 진행할수록 외부에서 주입된 수액과 감뇨(oligulia), 신부전 등으로 인해 점차 증가하게 된다. 간부전이 더 진행하면 대개 패혈증과 전신성 염증 증후군(systemic inflammatory response syndrome, SIRS)으로 인해 심박출량이 감소한다.

5. 조직 저산소증(tissue hypoxia)

전격성 간부전에서는 급격하게 파괴된 간세포들로부터 액틴(actin), 콜라겐(collagen) 등의 세포 파편(cellular debris)들이 혈관 내로 다량 유출된다. 이 세포 파편들은 모세혈관을 폐쇄시키고 동정맥 단락(arteriovenous shunting)을 초래하는 미세혈관장애(microvascular disturbance)를 일으킨다. 결국, 전신정맥 확장과 미세혈관장애는 모두 적혈구가 조직 내에서 머무는 시간을 단축시켜 산소의 조직 내 이동을 저해한다.

정상적인 상태에서는 조직 내 산소 전달이 다소 감소하더라도 여러 가지 보상 기전(compensatory mechanism)들에 의해 산소 섭취량이 일정하게 유지된다. 그러나, 급성 간부전이나, 패혈증, 급성 호흡곤란증후군(acute respiratory distress syndrome, ARDS) 등 중증 급성질환에서는 이런 기전이 깨져서 조직 내 산소섭취량은 전달되는 산소량에 전적으로 의존하게 된다. 이로 인해 경미한 저산소혈증에서도 무산소성 대사량(anaerobic metabolism)이 증가하게 되어 락트산증이 발생한다. 정상적으로 락트산은 간에서 Cori cycle을 통해 대사되는데, 간부전에서는 이런 대사 기능이 저해되어 있으므로 결국 대사성 산증이 빠른 속도로 진행하게 된다.

예후 평가

전격성 간부전 환자들의 예후는 매우 좋지 않아서 생존률이 20%를 넘지 못하였으나 10여년 전부터 간이식술이 발전하고, 보다 적극적인 모니터 체계와 내과적 치료들을 적용하면서 생존률이 56-80%정도로 향상된 것으로 보고되고 있다. 그러나, 간이식을 받은 환자들 중 약 30%는 결국 사망하게 되며, 생존한 환자들도 평생 면역억제제를 복용해야 하므로 모든 간부전 환자들에게 간이식을 무조건 적용하는 것보다는 예후를 정확히 평가하여 간이식술을 적용할 지 여부를 판정하는 것이 중요하다.

전격성 간부전의 예후는 원인에 따라서 크게 달라진다. 즉, 아세트아미노펜 독성인 경우와 급성 A형 간염의 경우는 자연 생존률이 약 50%정도로써 상대적으로 높다. 반면에, 급성 B형 간염이나 특이약물 반응, 간독소 그리고 원인을 모르는 경우 등에서는 사망률이 80-90%에 이른다. 윌슨병에서의 전격성 간부전은 대부분의 환자에서 이미 간경변증이 동반되어 있어서 간이식을 하지 않으면 생존을 기대하기 어려울 정도로 예후가 불량하다.

증상이나 황달 발생으로부터 뇌증이 나타나는 시간 간격도 예후 평가에 도움이 되는데, 이 시간 간격이 1주일 이내인 초급성 간염인 경우에 예후가 더 좋은 것으로 알려져 있다.

그 외에도 간성뇌증의 정도가 심할수록 예후가 나쁘며, 뇌부종이나 신부전 등의 합병증이 많이 발생할수록 역시 예후가 불량한 것으로 보고되어 있다.

전격성 간부전에서 이식의 필요성을 정확히 평가하기 위한 예후 지표들이 몇 가지 제안되어 있다. (표 4)[9] 이들 중 King's College criteria가 현재 가장 널리 이용되고 있는데, 이것은 아세트아미노펜이 원인인 경우와 아닌 경우를 분리하여 평가하도록 되어 있으며, 1973년에서 1985년 사이에 치료를 받은 588명의 환자들을 후향적으로 분석하여 개발한 후, 175명의 환자들에게 적용해본 결과 비교적 정확한 것으로 평가되었다.[10]

간에서 생산되는 혈액응고인자들은 전격성 간부전 환자들의 예후를 추정하는 가장 훌륭한 지표가 되는데, 그 중에서도 반감기가 12-24시간으로 짧고 비타민 K-비의존성인 제5인자가 가장 좋은 기준이 된다. 프랑스에서 제안된 Clichy criteria는 전격성 간부전환자에서 제5인자의 활성도만을 이용하여 자연적으로 생존할 가능성을 평가하는 기준으로 사용하고 있다. 이에 따르면, 나이가 30세 이하인 환자에서 제5인자가 20%이하인 경우, 혹은 제 3, 4단계 뇌증이 있는 환자들에서는 나이와 관계없이 제5인자가 30%이하인 경우는 자연적으로 회복될 가능성이 거의 없으므로 이식이 필요한 것으로 판정할 수 있다.[11]

최근 중증 환자의 예후 평가에 많이 이용되는 APACHE II 점수 체계는 간세포 괴사의 두 가지 중요한 지표인 혈청 빌리루빈과 프로트롬빈 시간이 포함되어 있지 않음에도 불구하고 아세트아미노펜에 의한 전격성 간부전에 적용하였을 때, King's College criteria와 유사한 정확성으로 생존 가능성을 예측할 수 있음이 보고되었다.[12]

최근에는 혈청 총 빌리루빈치와 프로트롬빈 시간, 그리고 크레아티닌치를 변수로 사용하여 계산되는 MELD (Model for End-Stage Liver Disease) 점수 체계가 개발되었으며, 특히 아세트아미노펜이 원인이 아닌 전격성 간부전 환자들에서 간이식 적용 전후의 사망률을 비교적 정확히 예측하는 것으로 보고된 바 있다.[13]

표 4. Proposed schemes for predicting mortality and need for liver transplantation in acute liver failure

Test	Etiology of ALF	Criteria for liver transplantation
King's College Criteria	APAP	Arterial pH < 7.30 or all of the following: 1) PT > 100 sec, and 2) creatinine > 3.4 mg/dl, and 3) grade ¾ encephalopathy
	Non-APAP	PT > 100 sec (INR > 6.5) or any three of the following 1) NAND/drug/halothane etiology 2) jaundice to encephalopthy > 7 days 3) age < or > 40 yr, 4) PT > 50 sec, 5) bilirubin > 17.4 mg/dl
Clichy Criteria (Factor V)	Viral	Age < 30 yr, factor V < 20% or any age: factor V < 30% and grade ¾ encephalopathy
APACHE II Score	APAP	Score > 15

(Alf:Acute Liver Failure, APAP:Acetaminophen)

전격성 간부전의 치료

1. 환자의 초기 평가

전격성 간부전에서는 처음에 환자의 의식이 명료하더라도 급격하게 혼수로 진행할 수 있다. 환자의 의식이 나빠지기 시작하면 환자로부터 병력 청취가 불가능해지므로 치료에 도움이 되는 중요한 정보들을 수집할 기회를 잃어버리게 된다. 따라서, 모든 급성 간염 환자들은 잠재적으로 전격성 간부전으로 진행할 위험성이 있다고 간주하고, 처음 접촉할 때 매우 면밀히 병력을 청취하여야 한다. 각종 약제 복용력에 대해서는 섭취한 약제의 종류와 양, 사용기간, 같이 투여한 약제 등에 대해 아주 꼼꼼하게 확인해야 한다. 한약재나 민간요법, 환각성 약제 등에 대해서도 반드시 물어보아야 한다. 알콜에 대해서도 섭취한 양과 기간 및 동반 투여 약제에 대해 확인해야 한다. B형 간염에 대해서는 모계 및 형제들에 대한 가족력을 반드시 확인하고 과거 신체검사나 헌혈에서 간염이 발견된 적이 있는지, 예방접종을 한 적이 있는지 등에 대해 자세히 물어보아야 한다. A형과 E형 간염은 우리나라에서는 대부분 20-30대에 발생하므로 나이를 확인하고,[14] 여행력과 과거 예방접종력, 그리고 집단 발병 여부에 대해 확인해야 한다. 자가면역성 간염이나 윌슨병도 염두에 두고 자가면역성 질환의 병력과 윌슨병의 가족력 등을 반드시 확인해야 한다.

일반적으로 전격성 간부전에서 고열은 매우 드물기 때문에 감염성 질환(렙토스피라증 등)이 원인이 거나 감염성 합병증이 발생하였을 가능성에 대해 의심해야 한다. 신체검사에서 피부 발진이 있으면 특이약물반응일 가능성이 있다. 전격성 간부전에서는 대부분 간의 크기가 줄어드는데, 반대로 간종대 가 있으면 Budd-Chiari 증후군이나 림프종 등의 침윤성 질환을 의심해야 한다.

전격성 간부전에서는 대부분 뇌증이 발생하기 전에 혈액응고장애로서 프로트롬빈 시간의 현저한 연장이 먼저 나타난다. 따라서, 급성 간염환자들에서는 프로트롬빈 시간을 일정 간격으로 반복 측정 하고, 기타 대사성 합병증으로 나타날 수 있는 검사들과 예후 인자에 해당하는 검사들을 확인해야 한다.

의식 변화가 있거나, 활력 징후가 불안정한 환자, 신부전이나 저산소증, 저혈당증 등이 있는 모든 환 자들은 중환자실에 입원시켜 모니터해야 한다. 전격성 간부전 환자는 불과 수 시간 내에 뇌부종과 뇌 헤르니아가 발생할 수 있으므로, 진단과 동시에 가장 가까운 간이식 센터와 접촉하여 환자를 옮기는 것이 좋다. 환자를 옮길 때는 압력의 변화가 비교적 적고 신속한 헬리콥터를 이용하는 것이 좋지만, 불 가피한 경우에는 구급차나 비행기를 이용할 수도 있다.

입원초기부터 결정해야 할 중요한 사항은 간 이식의 시행 여부인데, 이 결정은 면밀한 병력청취와 검사실 검사 결과로 판단해야 한다. 특히, 간성뇌증 2단계 이상의 모든 환자들은 즉시 이식 대상으로 서 고려하고 준비해야 한다. 전격성 간부전은 병세의 진행이 매우 급격하게 나타날 수 있고, 우리나라 의 경우 대부분 생체 부분간이식을 시행하게 되므로, 환자가 아직 이식 기준에 해당하지 않더라도 가 능한 공여자를 조기에 확인하여 준비를 해 두고 이식팀을 환자의 평가에 참여시키는 것이 좋다.

2. 원인에 따른 해독제

아세트아미노펜으로 인한 간부전에서는 그 해독제인 N-acetylcysteine (NAC)을 신속히 투여해야 한 다. NAC는 체내에서 글루타치온(glutathione)으로 변환되어 아세트아미노펜의 독성 중간대사산물인 N-acetyl-para benzoquine imide (NAPQI)와 결합하여 독성을 제거한다. 뿐만 아니라, 글루타치온은 유리산소기로부터 세포를 보호하는 효과를 지닌 항산화물질이다. NAC는 아세트아미노펜 섭취 후 12 시간 이내에 조기에 투여할 때 확실한 효과를 기대할 수 있다. 하지만, NAC는 그 자체의 독성이 거의 없고 나중에 투여하여도 효과가 있는 것으로 알려져 있어서, 아세트아미노펜이 원인인 급성 간부전환 자들에게는 시간과 관계없이 투여할 것이 추천된다.[15] 최근의 자료들에서 NAC의 투여는 아세트아미 노펜이 원인인 경우뿐만 아니라, 모든 급성 간부전환자들에서 효과가 있을 것으로 시사된 바 있다.[16] 그러나 효과가 없다는 보고도 있고,[17] 때로 뇌혈관을 확장시켜서 뇌압을 상승시킬 수도 있으므로 모든 환자들에게 일률적으로 투여하는 것은 아직 권장되지 않는다.

NAC는 보통 경구로 투여하는데, 140 mg/kg를 처음에 투여하고 이후 매 4시간마다 70 mg/kg를 17 번 더 투여한다. 경우에 따라서는 정주요법(intravenous)을 시행할 수도 있는데, 150 mg/kg를 5% 포도당용액 200 mL에 섞어서 15분 동안 정주한 후, 50 mg/kg를 5% 포도당용액 500 mL에 섞어서 4시간에 걸쳐 주입하고, 마지막으로 100 mg/kg를 5% 포도당용액 1 L에 섞어서 16시간동안 천천히 투여한다. 투여 중에는 대부분의 환자들이 구역과 구토를 호소하며 드물게 아나필락시양 반응(anaphylactoid reaction)이 발생하여 혈압이 떨어지거나 흉통을 호소할 수 있다. 따라서 미리 항히스타민제를 투여해야 하고, 투여 중에는 환자 상태를 면밀히 관찰하여 증상이 나타나면 즉시 투여를 중지해야 한다.

Amanita속 버섯류(독우산광대버섯, 개나리광대버섯)에 의한 간손상의 경우에는 silymarin (20-50mg/kg/day)과 고용량 penicillin G (300,000-1,000,000 units/kg/day IV)의 병합요법이 해독 효과가 있는 것으로 알려져 있다.[7]

B형 간염바이러스에 의한 급성 간부전의 경우에는 항바이러스제인 라미부딘(lamivudine, 100 mg/day)을 투여할 수 있다. 그러나, 증상이 나타날 때에는 이미 대부분 환자들의 혈청에서 바이러스가 제거되어 검출되지 않으므로 효과를 기대하기는 어려울 것으로 생각된다.

3. 일반적인 치료

전격성 간부전의 가장 흔한 사망 원인은 뇌부종으로 인한 뇌압의 상승이다. 간성뇌증만 있는 환자들의 경우에는 간기능이 자연적으로 혹은 이식에 의해 호전되면 뇌기능도 완전히 회복되나 심한 뇌부종과 뇌압 상승이 있었던 환자들은 간기능이 호전되어도 신경학적 증상들은 완전히 회복되지 않는다. 따라서 뇌부종의 예방과 치료는 급성 간부전 치료의 핵심으로 모든 치료행위들은 뇌압을 낮추거나, 적어도 올리지 않는 범위 내에서 이루어져야 한다.

환자들에게는 조용하고 안정적인 중환자실 환경을 제공해야 하고, 상체는 반드시 30° 정도로 올린 자세를 유지해야 한다. 각종 검사나 시술들은 매우 부드럽고 조심스럽게 이루어져야 한다. 환자의 의식상태, 동공반응 등의 변화를 수시로 관찰하고 기록해야 한다. 환자의 의식이 둔화되면서 안절부절못하고 돌발적인 몸동작을 하기 시작하면 간성뇌증이 제 3단계로 진행하는 것으로 간주해야 한다. 이런 경우에는 환자의 흥분에 의해 뇌압이 더욱 상승할 수 있으므로 즉시 진정제로 환자를 안정시키고 기도 내 삽관과 기계호흡을 시작해야 한다.

제 2-3단계 간성뇌증이 있는 환자들에서는 진정제가 필요한 경우가 많은데, 어느 약제가 가장 적합한지는 아직 잘 연구되어 있지 않지만, 벤조다이아제핀(benzodiazepine)계 약물들은 뇌증을 더욱 악화시킬 수 있으므로 피하는 것이 좋다. Propofol은 지질친화성이 강하여(lipophilic) 혈액과 뇌에 신속히 흡수되며, 뇌 대사량을 감소시켜 뇌 혈류량을 낮추어 뇌압 상승을 막는 것으로 알려져 있어 현재 첫 번째 선택약으로 추천되며 시간당 3-6 mg/kg로 정주하면 된다.[18]

기도 내 객담 흡인(respiratory suctioning)은 한번에 15초를 넘지 않도록 하고, 미리 1-2 mL의 리도카인(lidocaine)을 기관내로 주입해서 흡인 중에 뇌압이 상승되지 않도록 조치해야한다. 호기말양압(positive end-expiratory pressure, PEEP)은 원활한 경정맥 환류(jugular venous return)를 방해하여 뇌압을 상승시킬 수 있고 심박출량과 혈압을 떨어뜨릴 수 있으므로 적용하지 않는 것이 가장 좋지만, 적절한 산소압을 확보하기 어려워 불가피한 경우에는 2-4 mmHg 정도로 낮게 사용한다. 뇌압상승을 막기 위해서는 기계호흡 초기에 중등도의 과호흡을 시행하는 것이 좋은데, 동맥 이산화탄소 농도가 25-30 mmHg 정도가 되도록 유지한다.

4. 뇌압 측정

전격성 간부전에서는 뇌압(ICP)뿐만 아니라, 뇌관류압(cerebral perfusion pressure, CPP)도 적절한 범위 내에서 정확히 유지되어야 뇌 손상을 막을 수 있다. 뇌관류압은 평균동맥압(mean arterial pressure, MAP)과 뇌압의 차이로 계산할 수 있다(CPP=MAP-ICP). 뇌압은 20 mmHg 이하에서, 뇌관류압은 50-65 mmHg 사이의 좁은 범위 내에서 유지되는 것이 이상적이다.[19] 뇌관류압이 낮으면 뇌 허혈(ischemia)이 생길 수 있고, 반면에 너무 높으면 뇌 충혈(hyperemia)이 발생하게 된다. 뇌압이 30 mmHg이상이고 뇌관류압이 40 mmHg 이하인 상태가 2시간 이상 지속되면, 비가역적 뇌손상이 일어난 것으로 간주되므로 간이식의 금기증이 될 수 있다.

증상이나 징후, 검사실 소견들은 뇌압의 상승을 정확히 반영하지 못한다. 뇌 전산화단층촬영(CT)은 진행된 뇌부종은 확인할 수 있으나, 뇌압 상승에 대한 진단적 민감도가 낮고 역동적으로 변화하는 뇌압을 실시간으로 모니터 할 수 없다. 결국 뇌압과 뇌관류압을 측정하는 가장 좋은 방법은 뇌 내에 압력 측정용 변환기(transducer)를 삽입하는 것이다. 그러나, 뇌압 측정 변환기 삽입의 합병증으로 뇌 내 출혈이 발생할 수 있으므로 모든 환자들에서 시행할 수는 없다. 일반적으로 뇌증이 3단계 이상인 환자들에서는 뇌압 모니터를 시행할 것이 추천된다. 특히, 기계호흡이나 지속적 정정맥 혈액여과(continuous veno-venous hemofiltration, CVVH)을 시행하는 환자들에서는 뇌압이 매우 급격히 변화할 수 있으므로 시행하는 것이 좋다. 또한, 이식을 앞두고 있는 환자들도 이식 후 예후를 예측하기 위해서 시행하는 것이 추천되고 있다. 전격성 간부전에서 경막외(epidural) 변환기의 합병증 발생률과 치명적인 뇌 내 출혈 발생률은 각각 3.8% 및 1%로 보고되어 있고, 지주막하(subarachnoidal)나 뇌실질 내(intraparenchymal) 변환기의 경우에는 각각 20% 및 5%로 알려져 있다.[19] 그러나, 경막외 변환기는 지주막하 변환기보다 뇌압을 반영하는데 있어서 상대적으로 부정확하고 시술이 더 어려워서, 실제로는 지주막하 변환기를 주로 설치하게 된다. 시술 전에는 반드시 신선동결혈장(fresh frozen plasma, FFP)을 주입하여 혈액응고장애를 교정해야 한다. 신선동결혈장으로도 혈액응고장애가 개선되지 않는 경우에는 재조합 제7a인자(recombinant factor VIIa)를 추가로 투여하면 교정할 수 있는 것으로 알려져 있다.

5. 간성뇌증의 치료

고질소혈증(azotemia), 소화관출혈, 패혈증, 알칼리증 등은 간성뇌증을 악화시킬 수 있으므로 확인해서 적절히 교정해야 한다.

Lactulose는 혈중 암모니아를 낮추기 위해 흔히 처방되지만, 급성 간부전에서는 lactulose를 투여하여도 간성뇌증에 효과가 없고 생존률에도 영향을 미치지 못하는 것으로 알려져 있다. 뿐만 아니라 체액감소, 전해질 불균형 등을 유발할 수도 있고, 관장으로 인해 뇌압을 상승시킬 수도 있다. 따라서, 2-3회 lactulose 관장을 해보고 뇌증의 호전이 없으면 중단하는 것이 좋다.[19]

두 가지 아미노산 복합체인 L-ornithine L-aspartate는 간경변증 환자들을 대상으로 한 대조군 임상연구에서 혈중 암모니아의 농도를 낮추고 간성뇌증을 호전시키는 것으로 밝혀져 있다(하루에 1회, 20 g을 4시간에 걸쳐 정주).[19] 아직 급성 간부전에서의 임상시험 결과는 없으나 동물실험에서는 조기에 투여하면 뇌부종의 발생을 예방하는 효과가 있는 것으로 확인되었다. 이 약제는 부작용이 거의 없어 안전하므로 앞으로 임상연구를 통해 효과를 확인할 가치가 있을 것으로 생각된다.

6. 뇌압 상승에 대한 치료

전격성 간부전에서는 뇌혈류의 자가조절기전(autoregulation)의 상실로 인해 뇌혈관이 확장된다. 과호흡은 동맥 저탄산혈증(hypocapnia)을 유발하여 뇌혈관의 자가조절기전을 회복시킬 수 있으므로, 동맥 이산화탄소 농도를 25-30 mmHg 정도로 유지한다. 그러나, 과호흡이 뇌압의 상승을 근본적으로 막지는 못하고 상승속도를 늦추는 정도의 효과밖에 없으므로, 뇌압이 급격히 상승할 때 단기적으로 사용해야 하며, 장기적으로 사용하는 것은 추천되지 않는다.

과호흡을 하고 있음에도 불구하고 뇌압이 25 mmHg 이상으로 상승하기 시작하면 일단 악화요인을 찾아서 교정하고 동시에 mannitol을 투여해야 한다. Mannitol은 1회에 1-2 g/kg를 20% 용액으로 정주하는데 보통 뇌압을 낮추기 위해서는 2-3번 투여해야 한다. Mannitol은 뇌 모세혈관의 삼투압을 증가시킴으로써 뇌부종을 흡수하여 뇌압을 낮추는데, 혈청 삼투질 농도(osmolarity)가 320 Osm/L 이상으로 상승하면 효과가 없다. 따라서 2회 이상 투여하는 경우에는 혈청 삼투질 농도를 확인하여 320 Osm/L 이상이 되지 않는 범위 내에서 사용해야 한다. 뇌압이 이미 60 mmHg 이상으로 상승한 경우에는 투여하여도 별로 효과가 없으며 신부전이 있는 경우에 mannitol을 투여하면 오히려 뇌압이 상승할 수 있으므로 주의해야 한다.[19] 감뇨가 있는 환자에서 mannitol을 반복 투여하기 위해서는 일단 CVVH로 체액을 500 mL 정도 먼저 제거하고 투여해야 한다. CVVH로 체액량을 감소시키면 그 자체로도 뇌압을 다소 감소시킬 수 있다.

최근 한 연구에서는 고장 식염수(hypertonic saline)를 지속적으로 투입하여 중등도의 고나트륨혈증(145-155 mmol)을 유지함으로써 뇌부종을 예방하였다고 보고한 바 있다.[20] 중등도의 고나트륨혈증은 혈관과 세포외 용적 그리고 세포내 용적 간에 새로운 삼투압 경사를 만들어서 뇌부종을 감소시키는 효과가 있을 것으로 생각된다. 그러나, 전격성 간부전에서는 대부분의 환자들이 저나트륨혈증이 있는 상태이므로 혈청 나트륨 농도를 급격히 올리는 것은 오히려 중추신경 손상을 유발할 수도 있으므로 조심스럽게 사용해야 한다.

위의 방법들로도 뇌압이 조절되지 않으면 thiopental sodium (185-500 mg을 15분에 걸쳐 정주)을 투여하여 뇌혈관 수축을 유도함으로써 뇌압을 낮출 수 있다.[19] 그러나, 이 약제는 전신 동맥압을 낮춰 뇌관류압을 떨어뜨릴 수 있으므로 그 효과가 상쇄될 수 있다. 따라서, 뇌관류압을 적절히 유지할 수 있도록(50-65 mmHg) 모니터하면서 투여 용량을 조절해야 한다. 그리고, thiopental sodium으로 인해 유발된 혼수는 EEG로도 뇌사와 구분이 되지 않으므로 간이식의 시행여부를 결정하는데 어려움이 있다. 따라서, 이미 간이식을 시행하기로 결정된 환자에서 뇌압의 조절이 극히 어려운 경우 등 제한된 특수한 경우에만 사용하는 것이 좋을 것으로 생각된다.

전격성 간부전에서 중등도의 저체온증(hypothermia)을 유지하면(32-33℃) 전신 및 뇌 대사량이 낮아지고, 동맥 암모니아치가 감소하며, 뇌 혈관 자가조절기전의 회복으로 뇌압을 낮출 수 있음이 알려져 있다.[19] 실제로 여러 동물 실험 및 소규모 임상시험들에서 저체온증을 지속적으로 유지한 경우에 뇌압 상승의 예방과 치료 모두에서 효과가 있었다. 이 방법은 앞으로 잘 계획된 연구에서 효과가 검증되어야 하겠지만, 시행이 비교적 간편하고 부작용이 별로 없으므로 바로 임상에 적용할 수도 있을 것으로 생각된다.

7. 경련에 대한 치료

급성 간성뇌증 및 뇌부종에서는 만성 간질환의 경우와는 달리 국소성 혹은 전신성 경련이 빈번히 나타나고, 경련이 발생하면 뇌부종은 더욱 악화된다. 제 3, 4단계 뇌증에서는 경련이 발생하더라도 임상적으로 뚜렷하게 나타나지 않고 뇌파검사(EEG)에서만 확인되는 경우가 많다. 따라서 예방적 항경련제의 사용을 고려할 수 있는데, phenytoin을 예방적으로 투여한 한 연구에서 경련의 빈도가 의미 있게 감소하지는 않았으나 뇌압은 감소하는 경향을 보였다.[19] 이 연구 결과는 제 3, 4단계 간성뇌증이 있는 급성 간부전환자에서 예방적 phenytoin 투여의 타당성에 대한 근거를 제시한다.

8. 심혈관계 및 혈역동학적 치료

전격성 간부전에서 혈량이 과도하게 감소하면(hypovolemia) 심박출량과 조직 관류량, 산소 공급 등이 감소하여 락트산증(lactic acidosis)과 신부전이 발생할 수 있다. 반면에 혈량이 과다하면(hypervolemia) 고혈압과 뇌압 상승, 폐부종을 유발할 수 있다. 따라서 정확한 혈관내 용적을 유지해야 하며, 모든 환자들에서 중심정맥 삽관을 통해 중심정맥압을 모니터하면서 8-10 cmH₂O로 유지해야 한다. 보다 진행된 환자들에서는 Swan-Ganz 도관을 삽입하여 폐동맥 쐐기압을 측정하여 8-12 mmHg로 정확히 유지할 것이 추천된다. 수액의 투입량과 배출량도 정확히 측정해야 한다.

심박출량은 부정맥이 발생하면 현저히 저하될 수 있다. 따라서, 지속적으로 심전도를 모니터해야 하며, 일단 부정맥이 발생하면 전해질이나 산-염기 불균형이 있는지 확인하고 교정해야 한다. 대부분의 환자들은 중등도의 빈맥(tachycardia)을 통해 심박출량을 유지한다. 그러나, 심박수가 분당 180회 이상으로 증가하는 부정맥이 발생하면 오히려 심박출량이 감소하므로 적절한 조치를 취해야 한다.[1]

동성 서맥(sinus bradycardia)이 발생하는 경우에는 심한 뇌압의 상승 또는 말기 간부전으로의 진행을 의심해야 한다.

폐동맥 쐐기압이 정상이고 부정맥이 없는데도 동맥 혈압이 감소하면 일단 패혈증이 발생하지 않았는지 의심하고 혈액 배양검사를 실시해야 하며, 승압제의 사용을 고려해야 한다. 승압제로는 말초 혈관과 심근 수축을 모두 촉진시키는 dopamine이나 norepinephrine이 가장 흔히 이용된다. 이런 승압제는 혈압을 유지하는 데는 효과적이지만, 이미 발생한 말초혈관병증을 호전시키지는 못하므로 말초 조직으로의 산소 전달, 섭취를 보장하지는 못한다. 말초 미세혈관순환과 산소전달을 향상시키기 위한 목적으로 prostacyclin (PgE1, 0.2 ug/kg/hr 투여 후 0.6ug/kg/hr 지속 정주)과 NAC를 지속적으로 주입한 연구들이 소수 있었지만 서로 상반된 결과를 보고하여 아직 효과를 확신할 수는 없다.[19] NAC는 드물지만 혈관확장을 일으켜서 저혈압과 뇌압 상승을 초래할 수도 있으므로 주의가 필요하다.

9. 신부전(Renal Failure)에 대한 치료

급성 간부전 환자들 중 약 40-80%에서는 신부전이 발생하며, 뇌증을 악화시키므로 불량한 예후 인자로 작용한다. 급성 간부전에서 신부전은 24시간 요가 300 mL 이하인 감뇨증(oligulia)이 있으면서 혈청 크레아티닌(creatinine)치가 300 mmol/L (3.4 mg/dL) 이상으로 상승한 경우로 정의된다.[2] 혈중 요소질소(blood urea nitrogen, BUN)는 간내 질소 생산이 저해되어 있으므로 신부전의 중증도를 적절히 반영하지 못한다. 신부전이 발생하는 네 가지 주요 원인으로는 체액 감소로 인한 신전 질소혈증(prerenal azotemia), 급성 세뇨관 괴사(acute tubular necrosis), 패혈증, 간-신증후군(hepatorenal syndrome) 등이 있다. 간부전 환자에서 신부전은 대개 뇌증이 진행된 후에 발생하지만, 아세트아미노펜이 원인인 경우에는 아세트아미노펜의 직접적인 신독성에 의해 처음부터 신부전이 나타날 수 있다.

일단 신부전이 발생한 경우에는 가역적인 악화요인이 있는지 잘 찾아보고 교정해야 한다. 감뇨가 발생한 초기에는 furosemide나 저용량 dopamine (2-5 mg/kg/hr IV)을 사용하여 소변량을 유지할 수 있다. 그러나 진행된 경우에는 고용량의 furosemide를 사용해도 효과가 없으므로 중단해야 한다. Vasopressin이나 Glypressin은 고암모니아혈증과 뇌혈류량을 증가시킴으로써 뇌압을 상승시키는 것으로 증명되어 있으므로 간-신증후군이 의심되더라도 사용해서는 안된다.[21]

Furosemide나 저용량 dopamine에 반응이 없이 감뇨가 지속되거나 고질소혈증이 발생하면 CVVH나 CAVH(continuous arterio-venous hemofiltration)를 시작해야 한다. 혈액투석(hemodialysis)은 혈압 변화를 일으킬 수 있고, 혈액에서 urea를 제거하므로 삼투압이 급격히 떨어져 뇌압이 상승할 수 있으므로 피하는 것이 좋다.[1,19] CVVH나 CAVH 적용하는 경우에도 처음에는 혈압과 혈청 삼투질 농도를 자주 측정하여 급격한 변화가 생기지 않도록 조정해야 한다.

10. 호흡기계 합병증에 대한 치료

급성 간부전의 초기에는 중추성 과호흡(central hyperventilation)으로 인해 분당 호흡수가 증가하고 호흡성 알칼리증이 나타난다. 뇌압이 상승하면 호흡수가 갑자기 심하게 증가하며 곧 이어 호흡부전으로 이어질 수 있다.

간부전이 진행하면 환기/관류 불균형(ventilation/perfusion mismatch)이 발생하여 저산소혈증이 나타난다. 환기/관류 불균형은 체액 용적 과부하(volume overload), 폐내 동정맥 단락 발생, 폐 모세혈관 투과성 증가, 폐렴, 좌심실 부전 등 여러 가지 원인에 의해 발생할 수 있으며, 각각의 환자들에서 이런 요인들이 다양하게 조합되어 나타난다.

폐부종으로 인한 저산소증이 발생한 환자에서 폐동맥 쐐기압이 정상(18 mmHg 이하)이면 급성 호흡부전 증후군(ARDS)으로 진단할 수 있다. 급성 간부전에서 ARDS는 전신 염증증후군(SIRS)의 호흡기계 증상으로 나타날 수 있으며, 사망률을 증가시키고 간이식의 부적응증이 된다. ARDS가 발생하면 기계호흡을 하더라도 불가피하게 평균 기도압(mean airway pressure)이 증가하게 되고, 호기말양압(PEEP)을 높여야 할 경우가 많다. 하지만, 이들은 결국 경정맥압을 증가시켜 뇌부종을 유발할 수 있으므로 치료가 매우 어렵게 된다.[1,19]

11. 감염증에 대한 예방과 치료

전격성 간부전 환자들은 옵소닌(opsonin)과 보체(complement)의 기능이 떨어져 있을 뿐 아니라 백혈구와 쿠퍼세포(Kupffer cell) 및 세망내피계(reticuloendothelial system)의 기능도 떨어져 있는 등 여러 가지 요인으로 인해 감염증에 취약하다. 세균 감염증은 약 80%의 환자에서 발생하는 것으로 알려져 있는데, 폐렴(50%), 패혈증(26%), 요관 감염증(22%) 등의 형태로 나타난다.

가장 흔한 원인균은 그람 양성 구균(전체 세균 감염의 61-80%를 차지)인데 *Staphylococcus aureus* 감염이 가장 많고, *Staph. epidermidis*와 *Streptococci* 들이 다음으로 흔하다.[1,2,9] *Escherichia coli*, *Pseudomonas aeruginosa*, *Klebsiella* 종 등 그람 음성균이 나머지 원인균을 차지한다. 진균 감염증도 약 1/3의 환자들에서 발생하는데, 입원 치료기간이 길어질수록 증가한다. 캔디다 감염증(*Candida albicans*)이 가장 흔하며, 일단 발생하면 간이식의 부적응증이 되므로 환자의 사망률이 높아진다.

급성 간부전의 감염증 관리 중 당면하게 되는 문제로는 발열, 백혈구 증가 등 전형적인 감염의 징후가 약 30% 정도의 환자들에서는 나타나지 않아서 조기 발견이 어렵다는 점이다. 따라서, 모든 환자들에서 처음부터 혈액, 소변, 객담 배양검사와 흉부 방사선 검사를 포함한 각종 감시를 정기적으로 실시해야 한다.

예방적 항생제는 사용하지 않는 경우에 비해 감염성 합병증의 발생을 현저히 줄이고 생존률을 향상시키는 경향이 있는 것으로 증명되었으므로 투여하는 것이 좋다. 현재 추천되는 방법은 3세대 세팔로스포린 항생제 정주와 norfloxacin(400 mg/day)과 amphotericin을 경구로 투여하는 것이다.[1,2,8]

12. 혈액응고장애에 대한 치료

프로트롬빈 시간의 연장과 각종 혈액응고인자들의 감소는 급성 간부전의 특징이면서 예후를 예견하는 지표다. 따라서, 신선동결혈장은 출혈성 합병증이 있거나, 침습적 시술을 시행하기 전에 제한적으로 사용하는 것이 바람직하며, 무증상인 경우에는 투여하지 않는 것이 좋다. 혈소판도 감소할 수 있으며, 이 경우에도 출혈이 없으면 보충할 필요가 없다.

가장 흔한 출혈부위는 위와 상부 십이지장 점막이다. 그러므로, 모든 환자들에게 H2-수용체 길항제나 proton-pump inhibitor 그리고 sucralfate를 예방적으로 투여해야 한다.

13. 기타 대사성 합병증에 대한 치료

간부전에서는 대부분 약제들의 대사가 원활하지 않고 독성으로 인해 간부전이 더 진행할 수 있으므로, 약제의 사용은 최소한으로 줄여야 한다. 특히 비스테로이드성 소염제(NSAID)와 aminoglycoside계 항생제는 신독성을 유발할 수 있으므로 피해야 한다.

간은 탄수화물, 아미노산, 단백질, 지질 등의 대사에서 중심적 역할을 하는데, 급성 간부전에서는 이런 대사기능이 심하게 저하되므로 저혈당증(hypoglycemia)이 흔히 발생한다. 저혈당증은 포도당신생(gluconeogenesis) 및 간내 당원(glycogen) 저장이 감소하여 발생한다. 따라서, 혈당을 최소한 4시간 간격으로 모니터 해서 80 mg/dL 이상으로 유지해야 한다.

저나트륨혈증도 흔히 발생하고 이로 인해 뇌압이 더 상승할 수 있으므로 교정하여야 하는데, 3-5% 식염수를 사용하여 145-155 mmol/L로 유지하는 것이 좋다.[20] 그러나, 급격한 나트륨 농도의 상승은 뇌손상을 초래할 수 있으므로 주의해야 한다.

전격성 간부전의 초기에는 중추성 과호흡(central hypreventilation)으로 인해 호흡성 알칼리증(respiratory alkalosis)과 저칼륨혈증이 흔히 발생한다. 그러나, 간부전이 진행될수록 조직 내 저산소증(tissue hypoxia)으로 인해 락트산증(hyperlactatemia)과 anion gap이 증가하는 대사성 산증이 발생한다. 혈중 락트산 농도가 5 mM 이상으로 증가하면 예후가 불량함을 시사한다. 아세트아미노펜이 간부전의 원인인 경우에는, 정확한 이유는 잘 모르지만 대사성 산증(metabloic acidosis)이 조기에 발생하며, pH가 7.3 이하인 경우에는 예후가 좋지 않다.[1,2,8]

그 외에도, 저인산혈증(hypophosphatemia)과 저칼슘혈증, 저마그네슘혈증도 빈발하며, 이로 인해 의식과 호흡기능 저하가 유발될 수 있으므로 교정해야 한다.

14. 영양 공급

전격성간부전은 급성 질환이므로 대부분의 환자들의 초기 영양상태는 양호하다. 그러나, 간기능이 악화되면서 급격히 이화대사상태(catabolic metabolism)로 진행하므로, 체세포 손실을 막고 재생을 촉진하기 위해서는 조기에 영양공급을 해야 한다.

열량 공급의 목표는 하루에 체중 kg당 35-40 kcal를 공급하는 것이다. 비위관 등을 통한 경구 투여는 위장관 출혈이나 장 마비(ileus) 등으로 인해 어려운 경우가 많다. 포도당을 지속적으로 주입하여 저혈당에 빠지지 않도록 해야 하며, 지질 용액도 안전하게 사용할 수 있다. 아미노산 제제는 혈중 암모니아 농도를 상승시킬 수 있으므로, 모니터하면서 사용하는 것이 좋다.[1,2,8]

15. 간 지지요법(Liver Support Devices)

간의 수많은 기능 중 단백 합성능(synthetic function)은 외부에서 각종 단백질을 보충함으로써 쉽게 교정할 수 있다. 그러므로, 인공적 간 지지요법에서 가장 중요한 것은 간의 배설능(excretory function)을 대체할 수 있는지 여부이다.

간 지지요법은 사람 혹은 돼지의 간세포를 이용하는 생인공 간(bioartificial liver)과 간세포를 사용하지 않는 인공 간(artificial liver)로 대별된다. 현재 상용화되어 임상에 적용되고 있는 것은 인공 간인 Molecular Adsorbents Recirculating System (MARS)이 유일하다. MARS는 알부민을 이용하여 체내의 각종 독성물질을 분리, 배출시키는 방법을 사용한다. 효과는 아직 만성 간질환의 급성 악화(acute on chronic liver failure, ACLF)에서만 증명되어 있는데, 소규모 무작위 대조군 연구에서 생존률을 통계적으로 유의하게 증가시키는 것으로 증명되었다. 급성 간부전의 경우에는 대조군이 없는 몇 개의 소규모 연구들에서 효과가 있는 것으로 시사하고 있다. 그러나, 아직 간이식술을 대체할 정도의 효과는 없는 것으로 인정되고 있어서, 간이식으로 가는 가교 치료(bridging therapy)로서의 역할로 이해하는 것이 좋을 것이다.[19]

16. 간 이식술

간 이식술은 급성 간부전에서 유일하게 생존율을 증가시키는 것으로 확인된 치료법이다. 간 이식술은 제 3 내지 4 단계의 간부전환자들에서 단기 및 장기 생존률을 증가시킴이 증명되어 있다. 특히, 최근에는 생체부분간이식술(living donor partial liver transplantation)의 발전으로 보다 많은 환자들이 치료받을 수 있게 되었다. 간 이식 당시 간부전이 진행된 상태일수록 이식 후 예후가 나쁘다. 그러나, 자연생존률과 비교하면 오히려 진행된 간부전에서 간이식을 시행하는 경우에 생존률의 차이가 더 많이 나므로, 간부전이 진행된 경우에도 간이식을 적극적으로 추진하는 것이 바람직하다.[13] 다만, 뇌압이 지속적으로 50 mmHg 이상으로 상승되었거나, 뇌관류압이 40 mmHg 이하로 저하되어서 이식 후에도 회복될 가능성이 낮은 경우에는 이식을 시행하지 않는 것이 좋다.[1,2,8]

[참고문헌]

1. Sanyal AJ, Stravitz R. Acute liver failure. In: Zakim D, Boyer TD, editors. Hepatology, A textbook of liver disease. 4th ed. New York: SAUNDERS 2003:445-496.

2. Lee WM, Schiodt FV. Fulminant hepatic failure. In: Schiff ER, Sorrell MF, Maddrey WC, editors. Schiff' s diseases of the liver. 8th ed. Philadelphia: Lippincott-Raven Publishers;1999:879-896.

3. O' Grady JG, Williams R. Classification of acute liver failure. Lancet 1993;342:743.

4. 정재복, 김상애, 조준구, 한광협, 전재윤, 이상인, 문영명, 최흥재. 전격성간염의 사망예견인자. 대한소화기학회지 1986;18:131-8.

5. 신성재, 김희만, 이상원, 한광협, 전재윤, 문영명, 안상훈. 한국인에서 전격성 간염 환자의 예후 인자 분석. 대한간학회지 2003;suppl:494(abstract).

6. 우영식, 정성훈, 김성경, 장우염, 정우철, 이강문, 등. 무증상 만성B형 간염 보유자에서 발생한 전격성 A형 간염과 간신증후군. 대한간학회지 2002;suppl:s120(abstract).

7. 안병민. 버섯에 의한 간 손상. 대한간학회지 2004;suppl 1:87-94.

8. Gill RQ, Sterling RK. Acute liver failure. J Clin Gastroenterol 2001;33:191-8.

9. Hoofnagle JH, Carithers RL, Jr., Shapiro C, Ascher N. Fulminant hepatic failure: summary of a workshop. Hepatology 1995;21:240-52.

10. O' Grady JG, Alexander GJ, Hayllar KM, Williams R. Early indicators of prognosis in fulminant hepatic failure. Gastroenterology 1989;97:439-45.

11. Pereira LM, Langley PG, Hayllar KM, Tredger JM, Williams R. Coagulation factor V and VIII/V ratio as predictors of outcome in paracetamol induced fulminant hepatic failure: relation to other prognostic indicators. Gut 1992;33:98-102.

12. Mitchell I, Bihari D, Chang R, Wendon J, Williams R. Earlier identification of patients at risk from acetaminophen-induced acute liver failure. Crit Care Med 1998;26:279-84.

13. Kremers WK, van IM, Kim WR, Freeman RB, Harper AM, Kamath PS, Wiesner RH. MELD score as a predictor of pretransplant and posttransplant survival in OPTN/UNOS status 1 patients. Hepatology 2004;39:764-9.

14. 송문희, 임영석, 이한주, 정영화, 이영상, 서동진. 최근 3년간 급성 바이러스성 간염의 원인 분석. 대한간학회지 2004;10 suppl 3:s47(abstract).

15. Makin AJ, Wendon J, Williams R. A 7-year experience of severe acetaminophen-induced hepatotoxicity (1987-1993). Gastroenterology 1995;109:1907-16.

16. Harrison PM, Wendon JA, Gimson AE, Alexander GJ, Williams R. Improvement by acetylcysteine of hemodynamics and oxygen transport in fulminant hepatic failure. N Engl J Med 1991;324:1852-7.

17. Walsh TS, Hopton P, Philips BJ, Mackenzie SJ, Lee A. The effect of N-acetylcysteine on oxygen transport and uptake in patients with fulminant hepatic failure. Hepatology 1998;27:1332-40.

18. Wijdicks EF, Nyberg SL. Propofol to control intracranial pressure in fulminant hepatic failure. Transplant Proc 2002;34:1220-2.

19. Jalan R. Intracranial hypertension in acute liver failure: pathophysiological basis of rational management. Semin Liver Dis 2003;23:271-82.

20. Murphy N, Auzinger G, Bernel W, Wendon J. The effect of hypertonic sodium chloride on intracranial pressure in patients with acute liver failure. Hepatology 2004;39:464-70.

21. Shawcross DL, Davies NA, Mookerjee RP, Hayes PC, Williams R, Lee A, Jalan R. Worsening of cerebral hyperemia by the administration of terlipressin in acute liver failure with severe encephalopathy. Hepatology 2004;39:471-5.

바이러스성 간염과 간이식
Diagnosis and management of hepatitis after liver transplantation

최 문 석

서 론

전 세계적으로 바이러스성 간염은 말기 간질환의 가장 흔한 원인이며 간이식의 가장 중요한 적응증이다. 지난 20년간 면역억제 치료와 수술 기법의 눈부신 발전으로 인하여 간이식은 1년과 5년 생존율이 각각 90-95%와 65-80%에 이르는 말기 간질환 환자의 궁극적이고 효과적인 치료로 자리를 잡게 되었다.[1] 이러한 간이식을 시행 받은 바이러스성 간염 환자의 장기 생존에 위협이 되는 여러 상황 중에서 가장 큰 문제는 환자가 원래 가지고 있던 바이러스성 간염의 재발이다.[2] 이 글에서는 B형 및 C형 바이러스성 간염 환자의 이식 후 경과와 재감염의 예방 및 치료 방법에 관하여 알아보고자 한다.

B형 간염과 간이식

1. 간이식 후 B형 간염의 경과

간이식 후 HBV 재감염은 HBsAg의 재출현으로 알 수 있다. 과거 B형 간염 환자는 이식 후 HBV의 재감염률이 워낙 높고 B형 간염이 재발한 환자는 간질환이 급속히 진행되어 2-3년 내에 간부전과 환자 사망을 초래하는 등 이식 결과가 지극히 불량하였다. 이러한 이유로 1990년대 초까지만 해도 B형 간염 환자는 간이식의 상대적 혹은 절대적 금기증으로 간주되기도 하였다. 하지만, 간이식을 시행 받은 B형 간염 환자의 재발 예방에 고용량의 hepatitis B immune globulin (이하 HBIG)을 투여하기 시작한 이후 HBV 재발률이 25%까지 감소하였고, 최근 HBIG과 라미부딘 병합 요법이 시행된 이후로는 재발률이 10% 미만으로 감소하였다. 이식간의 HBV 재발의 가능성이 아직 남아 있는 것은 사실이지만, 지난 10년간 B형 간염 환자의 치료에 효과적인 항바이러스 약물들이 개발됨에 따라 B형 간염 환자의 예후가 상당히 향상되었으며, 따라서 이식간의 HBV 재감염이 장기 생존에 미치는 영향은 상대적으로 적어졌다. 이러한 이유로 현재 B형 간염은 우수한 성적을 보이는 간이식 적응증으로 받아들여지고 있다.

2. B형 간염의 이식 전 치료

1980년대에 시행된 연구 결과들로부터 간이식 당시 바이러스의 증식이 활발한 환자의 경우 HBV 재발의 위험이 높다는 사실이 잘 알려져 있다. B형 간염의 이식 전 치료의 목표는 첫째, 이식 전에 HBV의 증식을 억제하여 이식간의 재감염과 간염 발생의 위험도를 줄이는 것이며, 둘째, 환자의 간기능을 호전시켜 간이식의 필요성을 줄이거나 간이식이 필요한 시기를 늦추고자 하는 것이다.

1) 인터페론의 이식 전 투여

HBV 감염에 의한 비대상성 간경변증 환자에서 인터페론의 투여는 세균성 감염이나 간염의 악화에 의한 간부전과 같은 위중한 합병증을 일으킬 가능성이 높다. 한 연구에 의하면 HBV 감염에 의한 비대상성 간경변증 환자에게 인터페론을 투여하였을 때 HBV DNA 양성인 환자 중 상당수에서 지속적 바이러스 반응을 거두었지만, HBV 재감염률, 재감염까지의 기간, 생존율에는 영향이 없었다고 한다.[3] 현재 인터페론은 간이식 대기중인 B형 간염 환자의 일차 선택약으로 추천되지 않는다.

2) 라미부딘의 이식 전 투여

라미부딘은 비대상성 간경변증 환자에게 투여 시 90%의 환자에서 HBV DNA의 음전을 보이며 부작용이 거의 없는 약물이다. 하지만, 치료 중단 시 80% 이상에서 바이러스혈증이 재출현하며, 장기간 치료 시에는 치료 기간이 길어짐에 따라 HBV DNA polymerase의 YMDD 부위에 돌연변이가 발생할 가능성이 증가한다는 문제점이 있다. HBV의 증식을 보이는 비대상성 간경변증 환자에게 라미부딘을 투여하면 대조군에 비하여 간기능의 호전과 생존 기간의 연장을 보인다고 알려져 있다. 특히, 간부전이 상대적으로 덜 진행된 환자들은 라미부딘 치료로 임상적인 호전을 기대할 수 있으며 간이식의 필요를 늦출 수 있으며 일부 환자에서는 간 기능이 상당히 호전되어 간이식의 필요성이 없어지기도 한다. 하지만, 라미부딘에 의한 임상적인 호전과 간경변의 안정화는 느리고 점진적이어서 치료 6개월 후에야 나타난다. 실제 라미부딘을 투여받은 간이식 대기중인 환자에서 사망률에 영향을 미치는 가장 중요한 인자는 라미부딘에 대한 조기 반응 여부가 아니라 등록 당시의 간질환의 중증도이다.

3) 아데포비어의 이식 전 투여

라미부딘에 내성을 보이는 이식 전 간경변증 환자에서 아데포비어는 효과적이고 안전한 치료이다. 라미부딘에 내성을 보인 환자에게 이식 전에 아데포비어를 병합 투여한 결과 반 수 이상의 환자에서 간 기능이 유의하게 호전되었으며 혈청 HBV DNA가 평균 4 log_{10} 감소하였으며 80%의 환자에서는 PCR 검사법의 검출 한계인 400 copies/ml 미만으로 감소하였다고 하였다.[4]

3. 이식 후 B형 간염의 재발 예방

1) Hepatitis B immune globulin (HBIG)

HBIG이 이식간을 HBV 재감염으로부터 보호하는 기전은 아직 명확하게 밝혀져 있지 않으나 가설 중의 하나는 HBIG이 간세포의 HBV 수용체를 차단하여 순환하는 HBV로부터 아직 감염되어 있지 않은 간세포를 보호한다는 것이다. 무간기(anhepatic phase)와 이식 후에 단기간만 HBIG을 투여한 환자의 경우 대부분에서 HBV 감염이 재발한다. 하지만 HBIG을 장기간 투여하여 간이식 후 최소 6개월 이상 anti-HBs 항체 역가를 100 IU/L 이상으로 유지한 경우에는 재감염률이 현저하게 감소한다. 유럽의 많은 이식 센터들은 HBIG을 무기한 투여하는 프로토콜을 채택하고 있다. 일반적으로 무간기에 HBIG 10,000 IU/L를 투여하고, 이후 6일간 매일 10,000 IU/L씩 투여한 후 매주 anti-HBs 항체 역가를 측정하여 항체 역가가 100-150 IU/L 미만으로 감소된 경우 HBIG 10,000 IU를 재투여한다.

한 다기관 연구에 의하면 HBIG를 장기간 투여 받은 군의 HBV 재감염률은 33%로 HBIG을 전혀 투여하지 않았거나 단기간 투여한 군의 75%보다 유의하게 낮았다고 하였다.[5] 재감염률은 간경변증 환자와 바이러스의 활동성 증식이 있었던 경우, 즉 HBeAg 양성이면서 혈청 HBV DNA치가 105 copies/mL 이상인 경우에 높았다고 하였다. 이식 전 혈청 HBV DNA가 양성인 환자의 경우 더 높은 용량의 HBIG을 투여하여 혈청 anti-HBs 역가를 500 IU/L 이상으로 유지하면 HBV 재감염을 유의하게 줄일 수 있다. 여러 연구 결과에 의하면 매우 고용량의 HBIG을 투여하여 혈청 anti-HBs 역가를 500 IU/L 이상으로 유지한 결과 이식 전 혈청 HBV DNA가 양성인 환자의 경우 HBV 감염의 재발률을 16-35 %까지 낮출 수 있다고 하였다.[6-8]

현재 HBIG은 정맥 주사하는 경우가 대부분이지만, 근육 주사용 HBIG을 사용하고자 하는 시도가 있어 왔다. 이식 후 1개월 이후에 근육 주사용 HBIG을 사용하면 비용-효과적이고도 안전한 것으로 보인다. 또한, 최근 뉴클레오사이드 유도체와의 병합 요법에 관한 경험이 쌓이면서 근육 주사용 HBIG에 대한 관심이 높아지고 있다.

HBIG의 투여는 매우 안전하여, 심각한 부작용은 매우 드물며, 부작용이 발생하더라도 가벼운 경우가 대부분이다. HBIG을 투여 받은 환자의 일부에서 면역 반응이 일어난 예들이 보고되었는데 이러한 반응은 스테로이드나 항히스타민의 투여로, 혹은 HBIG을 오랜 시간에 걸쳐 서서히 정주함으로써 예방될 수 있다. 장기간에 걸친 HBIG 투여의 문제점은 비용이 많이 들며, anti-HBs 역가의 측정과 HBIG의 재주사가 자주 필요하며, escape mutant의 출현 가능성이 있다는 것이다.

2) 인터페론의 이식 후 예방적 투여

간이식 전 환자에게 인터페론 치료의 문제점은 항바이러스 작용은 크지 않은 반면 간경변증 환자에게 투여 시 부작용이 흔하다는 것이다.

3) 라미부딘의 이식 후 예방적 투여

간이식 후 HBV의 재감염을 예방할 목적으로 라미부딘을 단독으로 투여하고 단기간 추적 관찰한 초기 결과를 보면 HBV의 재감염률을 18-23%로 보고하고 있으나, 보다 장기간 추적 관찰한 최근 보고를 보면 3년 재감염률이 41-50%에 이르며, 간이식 당시 바이러스의 증식 여부와 밀접한 관련이 있다고 하였다.[9,10] 결론적으로, 간이식 후 예방적 목적으로 라미부딘을 단독 투여하는 것은 HBV 감염의 재발을 예방하는 데 불충분하며, 특히 이식 당시 바이러스의 증식을 보인 환자에서는 HBV 재발의 위험성이 매우 높다.

4) 라미부딘과 HBIG의 병합 요법

라미부딘과 HBIG의 병합 요법은 HBV 재발 예방에 효과적이고도 안전한 요법이다. HBIG에 의한 순환 바이러스의 감소는 라미부딘의 기질을 감소시켜 라미부딘 내성의 출현을 줄이며, 라미부딘에 의한 바이러스의 감소는 HBIG 결합 부위의 포화를 막아서 S gene의 돌연변이 출현을 유발하는 면역 압력을 낮춘다. 따라서, HBIG과 라미부딘의 병합 요법은 이식간 재감염 예방에 상승 작용을 하며 단일 약제에 의한 경우보다 더 효과적으로 보인다. 여러 연구에 의하면 이러한 치료법에 의해 이식 후 1년 혹은 2년째 HBV 감염의 재발률이 10% 미만으로 감소하였다고 한다.[11,12] 또한, 라미부딘을 HBIG과 병합 투여하면, 과거 HBIG 단독으로 투여할 때에 비하여 간이식 후 HBIG의 투여량을 줄일 수 있다.[4,11,12]

현재 라미부딘과 HBIG의 병합 투여는 간이식 환자의 HBV 재감염을 예방하기 위한 비용-효과적인 표준 요법으로 자리를 잡아가고 있으며, 이식 전 HBV의 증식 유무에 따라 다음과 같은 프로토콜에 따라 투여하는 것이 일반적이다. 바이러스의 활동적인 증식이 없는 환자에서는 이식 전 항바이러스 치료가 도움이 된다는 증거는 없다. 이러한 환자들은 무간기를 포함하여 이식 후 7일간 HBIG 10,000 IU/L를 매일 투여하고, 이후로는 anti-HBs 항체 역가를 100-150 IU/L 이상으로 유지할 수 있도록 4-8주마다 HBIG 10,000 IU를 무기한 투여한다. 바이러스의 증식이 있는 환자는 응급 상황을 제외하고는 라미부딘을 최소 이식 4주전에 투여한다. 이러한 환자는 무간기에 HBIG 10,000 IU/L를 투여하고, 이후 6일간 매일 10,000 IU/L씩 투여한 후 이후로는 anti-HBs 항체 치를 500 IU/L 이상으로 유지할 수 있도록 4주마다 HBIG 10,000 IU를 무기한 투여하되, 특히 처음 1년간은 라미부딘을 병합 투여한다. 이식 전에 이미 라미부딘에 내성을 보이는 환자는 아데포비어 투여를 고려한다.

5) HBIG의 중단 후 라미부딘 혹은 백신 투여

HBIG의 단독 사용 혹은 라미부딘과 HBIG의 병합 투여 후 라미부딘 혹은 백신으로 대체하려는 노력이 진행중이다. 이것이 가능해지면 장기적인 HBIG 투여의 비용을 절감하고 잦은 검사와 HBIG 주사에 따른 부담을 해소할 수 있으리라고 기대된다. 어떠한 환자에서 HBIG을 중단할지 선정하는 기준을 정하는 것이 중요하며, 이식 당시와 이식 후 최소 2-3년간 HBV 증식의 증거가 없는 환자에서 HBIG의 중단이 가능할 것으로 생각된다.

한편, HBIG의 중단은 HBV 감염의 재발 가능성과 재감염의 비가역성을 높이므로 HBIG 투여를 무기한 계속해야 한다는 주장들도 있다. HBV 질환으로 간이식을 시행한 후 10년간 HBIG 치료를 계속한 결과 HBsAg 음성인 환자의 40% 이상에서 HBV DNA가 혈청, 간, 혹은 말초 혈액 단핵구에서 검출된다고 하며[6] 이러한 현상은 HBIG과 라미부딘을 장기간 병합 투여한 군에서도 마찬가지라고 보고되고 있다.[11,12] 저용량의 HBIG을 단독 혹은 항바이러스 제재와 병합하여 장기간 계속 투여하는 것도 또 다른 전략이 될 수 있다.

4. 이식 후 재발한 B형 간염의 치료

HBV에 의한 이식간 감염의 치료는 첫째, 예방 요법을 전혀 시행하지 않은 환자에서 HBV 감염이 재발한 경우, 둘째, HBIG, 라미부딘, 혹은 양자 모두를 예방적으로 투여했음에도 불구하고 HBV 감염이 재발한 경우, 마지막으로 de novo HBV 감염이 발생한 경우 시행된다. HBV 감염에 대한 치료 방법은 이러한 적응증에 따라, 즉 환자의 이전 치료 여부 및 투여 약물에 따라 선정한다.

1) 재발한 B형 간염에서 인터페론 투여

인터페론은 이 경우 효과적이지 못하며 부작용과 이식 거부 반응의 위험으로 일차적으로 선택되지 않는다.

2) 재발한 B형 간염에서 라미부딘 투여

라미부딘은 거부 반응의 위험성을 증가시키지 않으며 강한 항바이러스 작용을 보이고 부작용이 경미하다. 라미부딘은 간이식 후 재발한 만성 B형 간염은 물론 급성 B형 간염과 섬유성 담즙정체성 간염(fibrosing cholestatic hepatitis)에서도 우수한 생화학적 반응과 바이러스 반응을 보인다. 라미부딘 치료의 두 가지 큰 문제점은 약물 중단 시 바이러스가 급속히 재증식하는 것을 막기 위하여 장기간의 약물 투여가 필요하다는 것과, 라미부딘의 장기간 투여 시 YMDD 변이로 인한 내성이 발생하며 일부에서는 임상적 악화가 동반되는 문제가 있다는 점이다. 3년 이상 투여 시 62%에서 내성이 발생한다고 하며 더 장기간 투여하면 거의 대부분의 환자에서 내성이 생길 가능성이 있다.[13] 항바이러스 치료를 중단하면 야생형 바이러스가 다시 우세해지지만, 이 경우 라미부딘을 재투여하면 내성이 빠르게 재발생한다. 라미부딘과 HBIG의 병합 예방 요법을 시행 받은 간이식 환자들에서 이식 후 심각한 HBV 질환이 보고되었는데, 이는 라미부딘 내성 바이러스가 라미부딘 의존성으로 그 증식이 가속화되는 데 기인한다. 이 환자들의 HBV 염기서열을 분석한 결과 envelop의 a-determinant와 polymerase 단백질의 YMDD 부위 모두에 변이가 발견되었다.[13]

De novo HBV 감염의 유병률은 2-8%이며 HBsAg 음성, anti-HBc 양성 공여자로부터의 전파와 연관이 있다. 전염과 관련된 가장 중요한 인자로는 수여자의 혈청학적 상태이다. Anti-HBs 양성인 경우에는 감염의 위험성이 거의 없으며, anti-HBs 음성, anti-HBc 양성인 경우는 10%, anti-HBs 음성, anti-HBc 음성인 경우는 50-70%에 이른다. 심한 악화를 보이는 예가 일부 보고되고 있으나, de novo B형 간염의 경과는 기존 B형 간염이 재발한 경우보다 양호하다. 이 군은 라미부딘의 효과가 가장 좋은 것으로 알려져 있다.

3) 재발한 B형 간염에서 아데포비어 투여

아데포비어는 라미부딘 내성 바이러스에도 효과를 보이는 항바이러스 제재로 라미부딘에 내성 바이러스로 인한 이식 후 간부전 환자에게 아데포비어를 투여하여 효과를 거두었다는 보고들이 있다.[4,14] 간이식 환자는 이식 환자가 아닌 보통의 B형 간염 환자에 비하여 아데포비어 치료 시 신독성이 더 흔하며, 기존의 신기능 저하와 신독성 약물의 병합 투여가 신독성의 위험 인자로 보고되고 있다.

라미부딘 내성을 가진 환자에게 아데포비어를 투여할 때 라미부딘을 계속하여 투여해야 하는지의 여부는 알려져 있지 않으나, 아데포비어 투여 시작 후 적어도 2-3개월간은 두 약물을 병합하는 것이 권장되고 있다. 아데포비어에 대한 내성은 드물다고 되어 있지만 장기간 투여 시에는 내성 발생률의 증가가 예상된다.

C형 간염과 간이식

1) 간이식 후 C형 간염의 경과

간이식을 시행 받은 C형 간염 환자에서 HCV 재감염이란 이식 후 환자의 혈액에서 HCV가 재검출되는 것을 말하며 간이식 1개월 이내에 거의 모든 수여자에게서 발생한다.[15] C형 간염의 재발이란 지속적인 바이러스혈증이 존재하는 상황에서 C형 간염에 합당한 조직학적 변화를 보이는 것을 말하며 간이식을 시행 받은 C형 간염 환자의 80%에서 3년 이내에 간염이 재발한다.

간이식 후 재발한 C형 간염 환자는 이식 환자가 아닌 보통의 C형 간염 환자보다 간경변 및 간부전으로의 진행이 가속화되는 경과를 보인다. 보통의 C형 간염 환자에서는 20년 경과 시 20%에서 간경변이 발생하는데 비하여 이식 후 환자에서는 5년 이내에 10-20%에서 간경변이 발생하며, 보통의 C형 간염 환자에서는 간경변이 발생하기까지 평균 20-30년이 걸리는데 비하여 이식 후 환자에서는 평균 10-12

년에 간경변이 발생한다. 또한, 보통의 간경변 환자에서는 10년 경과 시 29%에서 비대상성 상태에 이르는 반면 이식 후 간경변 환자는 1년 이내에 42%에서 비대상성 상태로 진행한다. 더욱이 일단 비대상성 상태에 이른 보통의 C형 간염 환자는 5년 생존율이 50% 내외에 이르지만 간이식 후에는 1년 생존율이 41%에 불과하다.[16]

간이식을 시행 받은 C형 간염 환자는 다른 이유로 간이식을 시행 받은 환자와 비교하여 볼 때, 환자와 이식간의 중단기 생존율은 유사하나 장기 성적은 불량한 것으로 보고되고 있다. 간이식을 시행 받은 C형 간염 환자의 자연 경과에 관한 초기 연구 결과들을 보면 HCV 양성인 환자와 음성인 환자의 5년 생존율이 유사하다고 보고되었다. 하지만, 이보다 더 장기간 추적 관찰한 최근 연구들에 의하면 HCV 양성인 군이 음성인 군에 비하여 예후가 불량함이 밝혀졌다. UNOS 데이터를 이용한 한 후향적 코호트 연구를 보면 4,439명의 HCV 양성군과 6,597명의 HCV 음성군을 비교하였을때 HCV 양성군이 사망할 위험도가 음성군에 비하여 1.23 배 높으며 이식간 부전의 위험은 1.30 배 높음을 보고하였는데, 이는 HCV 감염으로 인하여 사망률이 23% 증가되고 이식간 부전율이 30% 증가됨을 의미한다고 하였다.[17]

HCV에 재감염된 간이식 수여자 개개인의 임상 경과는 간 손상이 거의 없는 경우부터 간경변 및 간부전으로 급속히 진행하는 경우까지 다양하다. 간이식 후 재발한 C형 간염의 예후에 영향을 미친다고 거론되고 있는 변수에는 간염의 조기 재발, 혈청 바이러스치, 면역 억제 요법, 공여자의 연령, 유전자형 등이 있다.[16]

간이식을 시행 받은 C형 간염 환자에서 간염이 6개월 혹은 1년 이내에 조기 재발한 경우 간경변의 위험성을 증가되며 환자 및 이식간 생존율이 저하된다.[18] 간이식을 시행 받은 C형 간염 환자에서 이식 전 혈청 HCV RNA 치가 1×10^6 mEq/ml 이상인 경우 5년 생존율이 57%로 이보다 낮은 환자의 84%에 비하여 유의하게 낮음을 보고하였다.[19] 이식 후 면역 억제 치료와 C형 간염의 연관성에 관하여는, C형 간염의 이식 후 재발 및 경과에 영향을 주는 것은 면역억제제의 종류가 아니라 면역 억제의 정도라는데 의견이 모아지고 있다. 공여자의 연령이 높은 경우 HCV 감염 환자의 이식 후 경과가 불량하며 섬유화가 더 급속히 진행하고 생존율의 감소를 보인다고 보고되고 있다.[20] 이식 후 환자에서 유전자형과 환자 예후와의 연관성에 관하여는 논란이 있으나, 보다 많은 수의 환자를 분석한 여러 최근 연구들의 결과에 의하면 유전자형이 I형인 군과 그렇지 않은 군 간에 환자 및 이식간의 5년 생존율이 유사하다고 보고되고 있다.[19,21]

간이식을 시행 받은 HCV 양성 환자에서 항바이러스 치료의 역할과 환자 및 이식간 생존률에 미치는 영향은 아직 확립되어 있지 않으며 최적의 치료적 접근법에 대하여는 일치된 견해가 없다. 현재까지 시도되고 있는 항바이러스 치료법들의 효과는 제한적이고 심각한 부작용의 우려가 있으며, 더구나 무작위적 대조 연구가 드물어서 그 결과를 정확히 해석하기 어렵다.

2. C형 간염의 이식 전 치료

간이식 대기 중인 C형 간염에 의한 말기 간질환 환자에서 이식 전 항바이러스 치료의 목표는 두 가지이다. 첫째는 간 기능을 호전시켜 간이식의 필요성을 줄이거나 간이식이 필요한 시기를 늦추고자 하는 것인데 이러한 환자를 대상으로 한 항바이러스 치료가 간 기능을 호전시킨다는 믿을만한 데이터는 없고 오히려 간부전을 가속화시킬 우려가 있다. 둘째는 이식 전 바이러스혈증을 감소시켜 이식 후 경과를 개선하고자 하는 것인데, 인터페론 단독 혹은 인터페론과 리바비린의 병합 요법으로 바이러스혈증을 감소시킬 수 있다고 보고되고 있지만 이 경우에도 바이러스의 억제 효과와 부작용을 모두 염두에 두어야 한다. C형 간염에 의한 말기 간질환 환자에서 이식 전 항바이러스 치료는 제한된 경우에 주의하여 시도하여야 하며, 가급적 치료 반응이 높으리라고 생각되는 환자를 대상으로 사용하되 심각한 비대상성을 보이는 환자는 제외하는 것이 좋으리라 생각된다.

한 최근 연구 결과를 보면 간이식 대기 중인 91명의 환자에게 인터페론과 리바비린을 저용량에서 시작하여 점차 용량을 높여가며 병합 투여하였을 때 치료 종료 시 38%에서 바이러스가 음전되었으며 22%에서 지속적 바이러스 반응을 보였다고 하였다. 57명의 환자는 무반응, 부작용, 조기 이식 등의 이유로 치료에 실패하였다고 하였다. 이식이 시행된 27명의 환자 중 이식 당시 바이러스가 검출되었던 19명은 모두 이식 후 재감염되었으며 이식 당시 바이러스가 음전되었던 8명은 재발이 없었다고 하였다.[22]

3. 이식 후 C형 간염의 재발 예방

이식 후 조기에 항바이러스 약물을 예방적으로 투여하는 목표는 C형 간염의 재발률 혹은 중증도를 낮추고자 하는 것이며, 이를 위하여 다양한 치료들이 시도되어 왔다. 다만, 모든 간이식 수여자가 진행성 재발 질환을 보이는 것은 아니므로 이러한 예방적 투여의 이득을 평가할 때는 효과와 부작용을 반드시 함께 고려해야 한다.

1) 리바비린의 예방적 단독 투여

한 전향적 무작위 연구에 의하면 이식 후 리바비린을 1년간 투여 받은 C형 간염 환자군이 항바이러스제제를 투여받지 않은 대조군에 비하여 ALT 치가 낮고 양호한 조직학적 소견을 보여 리바비린의 예방적 투여가 C형 간염의 재발을 감소시키는데 효과적이라고 하였다.[23]

2) 인터페론의 예방적 단독 투여

한 연구에 의하면 이식 전 HCV 양성이었던 환자에게 이식 1주 후부터 인터페론 150만 단위를 주 3회 1년간 투여하였을 때 치료 종료 시 30%의 환자에서 바이러스가 검출되지 않았으며, 더욱이 인터페론 투여가 거부 반응의 위험을 증가시키지 않았다고 하였다.[24] 이식 전 HCV 양성이었던 환자 24명을 치료군과 대조군으로 무작위 배정하여 치료군에게만 이식 2주후부터 6개월간 인터페론 300만 단위 주 3회 투여하고 평균 28개월간 추적 관찰한 연구 결과에서는 치료군에서 C형 간염의 재발이 지연되기는 하였지만 환자 및 이식간 생존율은 양군간에 차이가 없었다고 하였다.[25] 86명의 환자를 치료군과 대조 군으로 무작위 배정하여 치료군에게만 1년간 인터페론 300만 단위 주 3회 투여한 또 다른 연구 결과 역시 치료군의 C형 간염 재발률이 낮았지만 환자 및 이식간 생존율은 양군간에 차이가 없었다고 하였 다. 하지만, 치료군의 조직학적 소견이 대조군에 비하여 덜 심각하였다고 하였다.[26] 간이식을 시행 받 은 C형 간염 환자에서 인터페론의 예방적 단독 투여의 역할을 평가하기 위하여는 보다 장기적인 추적 관찰이 요망된다.

3) 인터페론과 리바비린의 예방적 병합 투여

한 연구에 의하면 36명의 간이식 수여자에게 인터페론(300만 단위 주3회)과 리바비린(10 mg/kg/일) 을 1년간 투여하였을 때 치료 종료 시 12명(33.3%)에서 바이러스가 검출되지 않았으며 바이러스가 음 전된 군을 평균 20-66개월간 추적 관찰하였을 때 이들 모두 ALT의 정상화, HCV RNA의 음전 및 간 조 직 소견의 호전을 보였으며 치료 부작용이나 거부 반응으로 치료를 중단한 예는 없었다고 보고하였 다.[27]

4) 페그인터페론의 예방적 투여

페그인터페론 단독으로 혹은 페그인터페론과 리바비린을 병합하여 이식 후 예방적으로 투여하는 대규모 다기관 연구들이 현재 진행 중이다. 페그인터페론을 예방적으로 단독 투여한 연구의 중간 보 고를 보면 치료 24주째에 치료군의 27%에서 바이러스가 음전되었으며 대조군에서는 바이러스의 음전 이 없었다고 하였고 부작용은 치료군에서 오히려 적었으며 치료군 중 1예에서만 거부 반응이 발생하 였다고 보고하였다.[28]

4. 이식 후 재발한 C형 간염의 치료

이식 후 이미 재발한 만성 C형 간염의 치료에 있어서 인터페론 단독 투여와 리바비린 단독 투여의 효과는 매우 실망스러운 반면, 인터페론 혹은 페그인터페론과 리바비린의 병합 투여는 기대할 만한 효 과를 보이고 있으나 치료에 동반된 부작용의 가능성이 상존한다.

1) 재발한 C형 간염에서 리바비린의 단독 투여
간이식 후 재발한 C형 간염 환자에서 리바비린 단독 요법은 거의 효과가 없는 것으로 알려져 있다.

2) 재발한 C형 간염에서 인터페론의 단독 투여
간이식 후 재발한 C형 간염 환자에서 인터페론 단독 요법은 바이러스 감소와 조직학적 개선 효과가 그다지 높지 않으며 치료에 따른 부작용이 흔한 것으로 보고되고 있다. 일부 연구에서 바이러스혈증의 감소와 조직학적 소견의 개선을 보고하고 있지만 지속적 바이러스 반응은 기대하기 힘들며 대부분의 환자에서 치료 종료 후 1개월 내에 C형 간염이 재발하는 것으로 보고되었다.

3) 재발한 C형 간염에서 인터페론과 리바비린의 병합 투여

인터페론과 리바비린의 병합 투여는 인터페론 혹은 리바비린의 단독 투여보다 더 우수한 효과를 보이지만 부작용이 흔하여 사용상의 제약이 있다. 특히, 몇몇 연구에서는 부작용으로 인하여 원래 예정된 치료 과정을 마칠 수 있는 환자가 매우 적었다고 보고되기도 하였으며 치료 중단의 원인으로 빈혈, 백혈구감소증, 만성 거부 반응, 불면증, 우울증, 사망 등이 보고되었다. 몇몇 연구에서는 이러한 부작용으로 인한 제약에도 불구하고 치료 효과는 단독 요법에 비하여 우수한 것으로 보고되고 있다. 인터페론 단독 요법과 인터페론, 리바비린 병합 요법의 효과를 비교한 한 연구에서는 병합 요법군의 20%에서 지속적 바이러스 반응을 보여 단독 요법군의 2.5%보다 우월하다고 보고하였다. 단독 요법군의 25%, 병합 요법군의 20%가 부작용으로 인하여 치료를 중도에 중단하였다고 하였다.[29] 또 다른 연구에 의하면 병합 요법을 시행한 54명의 환자 중 30%에서 지속적 바이러스 반응을 보였으며, 이러한 지속적 바이러스 반응을 보인 환자 가운데는 치료 1년 후에 조직학적 소견의 악화를 보인 예가 없었다고 하였다. 그러나 부작용으로 인하여 72%의 환자에서 인터페론과 리바비린의 용량 조절이 필요하였다고 하였다.[30]

4) 재발한 C형 간염에서 페그인터페론의 단독 투여

이식 후 재발한 C형 간염에서 페그인터페론의 유효성과 안전성을 평가하기 위한 다기관 연구의 중간 결과를 보면 60명의 환자를 페그인터페론 치료군(28명)과 대조군(32명)에 무작위 배정하였을 때 치료 개시 48주에 치료군의 36%에서 바이러스가 음전되었으나 대조군에서는 바이러스가 음전된 예가 없었다고 하였다. 심각한 부작용은 치료군의 36%, 대조군의 22%에서 발생하였으며, 치료군 중 2명에서 급성 거부 반응이 일어난 반면 대조군 중에는 없었다고 하였다.[31]

5) 재발한 C형 간염에서 페그인터페론과 리바비린의 병합 투여

간이식 후 재발한 C형 간염 환자에서 페그인터페론과 리바비린 병합 요법에 관한 최근 연구들의 초기 데이터는 기대할 만한 결과를 보이고 있으나 대부분의 연구가 아직 진행 중이어서 지속적 바이러스 반응에 대한 데이터가 별로 없다. 간이식 후 재발한 C형 간염 환자 23명을 대상으로 페그인터페론과 리바비린을 투여한 연구의 중간 결과를 보면 24주의 치료를 마친 12명의 환자 중 11명(92%)에서 바이러스 수준이 감소하였고 6명(50%)에서 음전되었으며 1명은 반응이 없어 치료를 중단하였다고 하였다.[32] 30명의 환자를 대상으로 24주 이상 인터페론과 리바비린 병합 치료를 시행한 연구 결과에서는 8명(33%)에서 바이러스가 음전되었으나 약 40%의 환자는 빈혈, 호중구감소증, 우울증 등의 부작용으로 인터페론과 리바비린의 용량 감소가 필요하였다고 하였다.[33] 한 최근 연구에 의하면 간 이식 후 재발한 C형 간염 환자 18명을 대상으로 페그인터페론과 리바비린 병합 요법을 시행하였고 6개월째 HCV RNA가 음전된 경우 추가로 6개월간 더 투약을 하였을 때 지속적 바이러스 반응이 33%에서 관찰되었다고 하였다. 치료 도중 16예에서 빈혈이 발생하였고 12예에서 호중구감소증이 발생하였다고 하였다. 특히, 치료 전 대상성 간경변증이 있었던 3예 모두 치료 도중 비대상화되어 중도 탈락되었다고 보고하였다.[34]

결 론

지난 10년간 B형 간염 환자의 간이식 전 후 관리에 큰 진전이 있어 왔다. 간이식을 시행 받은 B형 간염 환자의 재발 예방에 고용량의 HBIG 단독 요법 및 HBIG과 라미부딘 병합 요법이 시행된 이후 재발률이 현격히 감소하였고 새로운 항바이러스 제재의 개발로 재발한 간염의 예후도 크게 향상되었다. HBIG의 장기 투여 요법은 특히 이식 당시 바이러스 감염의 증거가 없는 환자에게 효과가 크며, 이식 전에 라미부딘을 투여하고 이식 후에 라미부딘과 HBIG을 병합 투여하는 요법은 HBV의 증식을 보이는 간경변증 환자의 HBV 재감염률을 감소시켰다. 향후 연구 과제로는 첫째, 저용량의 HBIG(정맥 주사 혹은 근육 주사)을 단독으로, 혹은 새로운 항바이러스 제재와 병합하여 투여하는 새로운 프로토콜을 시험하고, 둘째, HBIG의 투여를 안전하게 중단할 수 있는 기준을 확립하며, 마지막으로 보다 더 효과적인 새로운 항바이러스 제재를 개발하는 것이다.

간이식을 시행 받은 C형 간염 환자에 있어 간염의 재발은 매우 흔하며, 재발한 C형 간염은 간경변 및 간부전으로의 진행이 가속화되어 장기 예후가 불량하다. 간이식 환자에서 C형 간염의 예방과 치료를 위해 다양한 치료법이 시도되고 있으나 효과가 제한적이고 심각한 부작용의 우려로 인하여 사용이 제한되고 있다. 또한 기존의 연구 결과만으로는 최적의 치료적 접근법이 무엇인지 아직 결정하기가 어려운 현실이다. 따라서, 현 단계에서 간이식 환자를 대상으로 한 C형 간염의 항바이러스 치료는 경험 많은 의사에 의하여 세심한 주의 하에 시행되는 것이 바람직하며 다양한 방법들의 효과와 부작용을 비교하여 최선의 방법을 찾는 노력을 경주하되 가급적 잘 고안된 다기관 연구에 환자를 포함시키려고 노력하는 것이 필요하겠다.

[참고문헌]

1. United Network for Organ Sharing Web Site. Available at www.unet.org. Accessed January 31, 2000.

2. Todo S, Demetris A, Van Thiel D, et al. Orthotopic liver transplantation for patients with hepatitis B virus-related liver disease. Hepatology 1991;13:619-626.

3. Marcellin P, Samuel D, Areias J, et al. Pretransplantation interferon treatment and recurrence of hepatitis B virus infection after liver transplantation for hepatitis B related end-stage liver disease. Hepatology 1994;19:6-12.

4. Schiff E, Lai CL, Hadziannis S, et al. Adefovir dipivoxil therapy for lamivudine resistant hepatitis B in pre- and post-liver transplantation patients. Hepatology 2003;38:1419-1427.

5. Samuel D, Muller R, Alexander G, et al. Liver transplantation in European patients with hepatitis B surface antigen. N Engl J Med 1993;329:1842-1847.

6. Roche B, Ferry C, Gigou M, et al. HBV DNA persistence 10 years after liver transplantation despite successful anti-HBs immunoprophylaxis. Hepatology 2003;38:86-95.

7. Terrault NA, ZhouS, Combs C, et al. Prophylaxis in liver transplantation recipients using a fixed dosing schedule of hepatitis B immunoglobulins. Hepatology 1996;24:1327-1333.

8. McGory RW, Ishitani MB, Oliveira WM, et al. Improved outcome of orthotopic liver transplantation for chronic hepatitis B cirrhosis with aggressive passive immunization. Transplantation 1996;61:1358-1364.

9. Perrillo RP, Wright T, Rakela J, et al. Multicenter United States-Canadian trial to assess lamivudine monotherapy before and after liver transplantation for chronic hepatitis B. Hepatology 2001;33:424-432.

10. Mutimer D, Pillay D, Dragon E, et al. High pre-treatment serum hepatitis B virus titre predicts failure of lamivudine prophylaxis and graft re-infection after liver transplantation. J Hepatol 1999;30:715-721.

11. Rosenau J, Bahr M, Tillmann HL, et al. Lamivudine and low-dose hepatitis B immune globulin for prophylaxis of hepatitis B reinfection after liver transplantation. Possible role of mutations in the YMDD motif prior to transplantation as a risk factor for reinfection. J Heptol 2001;43:895-902.

12. Marzano A, Salizzoni M, Debernardi-Venon W, et al. Prevention of hepatitis B virus recurrence after liver transplantation in cirrhotic patients treated with Lamivudine and passive immunoprophylaxis. J Hepatol 2001;34:903-910.

13. Bock CT, Tillmann HL, Torresi J, et al. Selection of hepatitis B virus polymerase mutants with enhanced replication by lamivudine treatment after liver transplantation. Gastroenterlogy 2001;122:264-273.

14. Perrillo R, Schiff E, Yoshida E, et al. Adefovir dipivoxil for the treatment of lamivudine-resistant hepatitis B mutants. Hepatology 2000;32:129-134.

15. Gane EJ, Portmann BC, Naoumov NV, et al. Long-term outcome of hepatitis C infection after liver transplantation. N Engl J Med 1996;334:815-819.

16. Berenguer M, Lopez-Labrador FX, Wright TL. Hepatitis C and liver transplantation. J Hepatol 2001;35:666-678.

17. Forman LM, Lewis JD, Berlin JA, et al. The association between hepatitis C infection and survival after orthotopic liver transplantation. Gastroenterology 2002;122:889-896.

18. Ghobrial RM, Steadman R, Gornbein J, et al. A 10-year experience of liver transplantation for hepatitis C: analysis of factors determining outcome in over 500 patients. Ann Surg 2001;234:384-393.

19. Charlton M, Seaberg E, Wiesner R, et al. Predictors of patient and graft survival following liver transplantation for hepatitis C. Hepatology 1998;28:823-830.

20. Berenguer M, Prieto M, Juan SJ, et al. Contribution of donor age to the recent decrease in patient survival among HCV-infected liver transplant recipients. Hepatology 2002;36:202-210.

21. Zhou S, Terrault NA, Ferrell L, et al. Severity of liver disease in liver transplantation recipients with hepatitis C virus infection: relationship to genotype and level of viremia. Hepatology 1996;24:1041-1046.

22. Everson G, Trotter J, Kugelmas M. Long-term outcome of patients with chronic hepatitis C and decompensated liver disease treated with the LADR protocol (low-accelerating-dose regimen). Hepatology 2002;36:297A. (abstract)

23. Belli LS, Alberti AB, Rondinara GF, et al. Early ribavirin treatment and avoidance of corticosteroids in hepatitis C virus (HCV)-positive liver transplant recipients: interim report of a prospective randomized trial. Transplant Proc 2001;33:1353-1354.

24. Reddy KR, Weppler D, Zervos XA, et al. Recurrent HCV infection following OLTx: the role of early post OLTx interferon treatment. Hepatology 1996;24:295A. (abstract)

25. Singh N, Gayowski T, Wannstedt CF, et al. Interferon-alpha for prophylaxis of recurrent viral hepatitis C in liver transplant recipients. Transplantation 1998;65:82-86.

26. Sheiner PA, Boros P, Klion FM, et al. The efficacy of prophylactic interferon alfa-2b in preventing recurrent hepatitis C after liver transplantation. Hepatology 1998;28:831-838.

27. Mazzaferro V, Tagger A, Schiavo M, et al. Prevention of recurrent hepatitis C after liver transplantation with early interferon and ribavirin treatment. Transplant Proc 2001;33:1355-1357.

28. Manzarbeitia C, Tepermann L, Chalasani N, et al. Peginterferon alfa-2A (40KD) (Pegasys) as prophylaxis against hepatitis C infection recurrence after liver transplantation (LT): Preliminary results of a randomized, multicenter trial. Hepatology 2001;34:406A. (abstract)

29. Ahmad J, Dodson SF, Demetris AJ, et al. Recurrent hepatitis C after liver transplantation: A nonrandomized trial of interferon alfa alone versus interferon alfa and ribavirin. Liver Transpl 2001;7:863-869.

30. Firpi R, Abdelmalek M, Soldevila-Pico C, et al. Combination of interferon alfa-2b and ribavirin in liver transplant recipients with histological recurrent hepatitis C. Liver Transpl 2002;8:1000-1006.

31. Ferenci P, Peck-Radosavljevic M, Vogel W, et al. Peginterferon alfa-2A (40K) (Pegasys) in liver transplant recipients with established recurrent hepatitis C: Preliminary results of a randomized multicenter trial. Hepatology 2001;34:406A. (abstract)

32. Khatib M, Arenas J, Carey E, et al. Treatment with combination of PEG IFN-2B and ribavirin suppresses viral replication in liver transplantation recipients with recurrent HCV hepatitis. Hepatology 2002;36:182A. (abstract)

33. Neff G, Montalbano M, Lee Y, et al. Naive treatment results in liver transplant recipients with hepatitis C virus recurrence (HCV-R) using pegylated interferon alpha-2B combined with ribavirin. Preliminary results. Hepatology 2002;36:183A. (abstract)

34. Lorenzini S, Biselli M, Gramenzo A, et al. Pegylated interferon plus ribavirin for the treatment of recurrent HCV infection after liver transplantation. J Hepatol 2004;40:144A. (abstract)

바이러스 간염의 예방
Prevention of viral hepatitis

고 재 성

1. A형 간염

1) 역학

A형 간염 바이러스 (HAV)는 산(acid), 냉장, 열처리에도 안정적이어서 살균에 상대적으로 잘 견딘다. 음식을 85℃ 이상으로 열처리하거나 수돗물에서 1:100 NaOH로 소독해야 바이러스가 불활성화된다. HAV의 자연 숙주는 인간과 영장류에 국한되어 있다. HAV는 간에서 증식하여 담도로 배설되어 간염증상 발현 2주전부터 증상 발현 시작할 때까지 대변에서 관찰되며 이 시기에 전염력이 가장 높다.

A형 간염은 습관성 약물남용자, 남성 동성애자 등의 비경구적 경로로도 전파가 가능하지만, 주된 감염경로는 대변에서 경구로의 감염이다. 개인적 접촉, 유아원, 해외 여행, HAV에 오염된 물, 음식물을 통해 감염된다. 생활환경이 개선되고 위생상태가 호전되면 A형 간염의 발생은 급격히 감소한다.

A형 간염은 평균 28일 (15-50일)의 잠복기 후에 증상이 발현한다. 6세 이하에서 감염되는 경우 10% 이하에서만 황달이 나타나고 증상이 있더라도 경미하여 간염으로 인지 못 하는 반면, 6세 이후의 소아와 성인에서는 70-80%에서 전형적인 간염증상이 나타난다. 노인이나 B형 또는 C형 간염 같은 만성 간 질환을 앓고 있는 환자에서 전격성 간염이 발생할 수 있다.

A형 간염의 역학 양상은 경제수준에 따라 3가지 유형으로 분류된다. 아프리카, 중남미 일부 등 저개발 국가에서 A형 간염은 5세 이하의 유소아에서 발생되어 불현 감염의 과정을 거쳐 자연면역을 획득하므로 현증 A형 간염을 찾기는 매우 어렵다. 동구유럽, 아시아 및 중남미 일부국가 등 개발도상국가의 유소아들은 상당수가 어릴 때 감염되지 않고 성장하게 되어 면역이 없는 청소년과 성인에서 현증 A형 간염의 발생빈도가 증가된다. 규모가 큰 A형 간염의 집단 발생이 보고되는데, 일단 유행을 통해서 주민들이 모두 항체를 가지게 되면 5-10년간 조용했다가 비면역자들이 성장하면 다시 유행이 시작되는 주기적인 양상을 보이기도 한다. 중국의 상해가 이러한 유행의 대표적인 지역 중 하나인데, 1983년 약 3 만명의 환자가 발생했고 다시 1988년 오염된 대합조개에 의해서 약 30만명의 폭발적인 유행이 있었다.[1] 대변으로 오염된 해안의 어패류가 HAV를 농축시켜 유지할 수 있다고 알려져 있다. 선진국에서는 anti-HAV IgG 보유율이 소아와 젊은 성인에서 낮고 군인, 유행지역으로의 해외 여행자, 남성 동성연애자, 약물 남용자, 유아원 근무자 등 특정한 감염 위험군에서 주로 발생하지만 50%는 특별한 위험요인이 없이 발생한다. 1997년 미국 미시간의 학교에서 오염된 냉동 딸기에 의해서 170명의 학생이 A형 간염에 이환되었고, 더 이상의 확산을 막기 위해서 폭로된 수 천명에게 면역글로불린이 투여되었던 것처럼 선진국에서도 큰 유행이 일어날 환경은 조성되어 있다. A형 간염의 집단 발병이 변을 못 가리는 영유아가 많은 유아원에서도 발생한다.

국내의 보고를 비교해보면, 20세 미만의 연령층에서 anti-HAV IgG 보유율이 1979년에 63.8%, 1989년에 47.3%, 1996년에 5.4%로 급격히 감소하는 추세이다. 1998년에는 학동기 아동에서 0%, 15-19세에서 7%, 20-29세에서 64%로 조사되고 소아에서 자연 항체획득이 3년에 0.5%에 불과하였다. 따라서 청소년과 젊은 성인층에서 현증 A형 간염의 빈도가 증가하고 집단 발병이 일어날 가능성도 높아졌다. 실제로 우리 나라에서 현증 A형 간염은 1990년대 초까지만 해도 드물게 발생되었으나 1995년 이후로 증가하기 시작하여 1997년 초부터 1998년 중반까지 약 1년 반 사이에 전국적으로 1,400예 이상이 발생하였는데, 10대와 20대에 호발하였고, 1996년 대전에서는 소아에서 A형 간염의 집단 발생이 보고되었다. 우리 나라에서 감염 경로를 추적하는 연구는 부족한 실정인데, 일부 군부대의 군인에서 집단 발생이 보고된 경우는 오염된 음식에 의한 것으로 추정되고 산발적으로 발생하는 대다수의 예는 아마도 환자와의 접촉에 의한 감염이 많을 것으로 추측된다. 최근 세계화의 물결을 타고 인근 저개발국가로의 여행, 저개발국가로부터의 노동인력의 유입, 각종 식품의 수입으로 현증 A형 간염이 집단 발생할 수 있는 환경이 점차 조성되고 있음을 주지하여야 한다.

A형 간염을 예방하기 위해서는 식수원의 철저한 보호, 식품 및 식품 취급자의 관리와 위생교육, 끓인 물 마시기, 화장실에서 손씻기 등 위생 상태의 개선이 필요하다. A형 간염 환자의 대변은 철저히 관리되어야 하며, 유행을 조기에 파악하여 보고하고, 추적 감시 체계를 구축해야 집단 발병을 줄일 수 있다.

2) 면역 글로불린

면역 글로불린은 바이러스를 불활성화시킨 인간의 혈장으로부터 만든 농축된 항체이다. A형 간염 환자를 접촉한 경우에는 접촉 후 2주 내에 면역 글로불린 0.02 ml/kg을 근육 주사하면 85%에서 감염을 예방할 수 있다. 잠복기 후반에 면역 글로불린 주사를 맞으면 완전히 예방이 되지 않더라도 증상이 약화되고 병의 기간이 줄어들 수 있다.

면역 글로불린 주사 적응증은 다음과 같다.

(1) A형 간염 환자와 밀접한 접촉; 환자의 가족, 환자와 성 관계를 가진 사람

(2) 유아원; 환자가 발생한 유아원 직원과 어린이가 대상이다. 유아원에 다니는 세 가족 이상에서 환자가 발생하면 유아원에 다니는 어린이의 모든 가족도 면역 글로불린을 맞아야 한다.

(3) 동일 원인에 노출; 식품 취급자가 A형 간염으로 진단되면 그 식당의 직원들이 대상이다. 식품 취급자가 전염력이 있을 때 음식을 취급하였고, 설사가 동반되거나 위생 상태가 나쁘고, 고객들을 접촉 2주 이내에 치료 할 수 있다면 고객들에게 면역 글로불린 투여를 고려한다.

A형 간염에 노출될 위험이 계속 있는 사람은 백신을 함께 접종할 수 있는데, 항체 역가가 백신만 접종할 경우보다 감소하지만 예방효과에는 영향을 주지 않는다.

4주 내에 유행지역으로 여행하는 사람과 유행지역으로 여행하는 2세 미만 어린이에게는 접촉 전 면역 글로불린 주사를 권장한다. 0.02 ml/kg의 용량으로 3개월까지 예방할 수 있고, 0.06 ml/kg로 5개월까지 예방 가능하다.

3) 백신

A형 간염은 소아마비 바이러스(poliovirus)와 역학적으로 유사하기 때문에 백신 접종으로 이환율을 낮출 수 있고 최종적으로 박멸할 수 있다고 생각된다. A형 간염 백신으로 불활성화 백신이 1995년부터 임상적으로 사용되고 있다. 인체 섬유아세포 내에서 바이러스를 증식시킨 후 포르말린으로 불활성화시키고 aluminum hydroxide adjuvant에 흡착시켜 보존제로 2-phenoxyethanol을 사용한 Havrix (GlaxoSmithKline), 보존제를 사용하지 않은 VAQTA (Merck & Co) 등의 두 종류가 상업화되어 있다. 2-18세는 0.5 ml, 18세 이상은 1 ml의 용량을 근육주사하며, 첫 접종 후 Havrix는 6-12개월 후, VAQTA 는 6-18개월 후에 추가접종을 하며 다른 제품으로 교차 접종해도 상관없다. 100%에 가까운 항체 생성률과 95% 이상의 간염 예방효과가 있으며, 임상효과가 9년간 지속되었고, 이론적으로 20년 동안 예방 효과가 있을 것으로 추정된다.

항체 생성률은 만성 간질환 환자에서 93%, 면역억제 환자에서 88%, 간경변이나 간이식 환자에서 50%, 노인에서 65%로 보고되었다. 백신 접종 후 항체 생성률이 높기 때문에 접종 후 항체 검사는 필요 없다. 2세 이하의 소아에서는 어머니로부터 얻은 anti-HAV가 백신 면역성을 방해할 수 있기 때문에 백신이 허가되지 않고, 예방을 위해서는 면역글로불린이 추천된다.

백신의 부작용은 심각하지 않으며 발열, 피로감, 두통 같은 전신증상과 통증, 발적 같은 국소 반응이 있다. 백신의 금기 사항은 지난 접종 시에 과민반응이 있던 사람이나 백신 첨가물인 alum, 2-phenoxyethanol에 과민반응이 있던 사람이다. 임신부에서의 안전성은 알 수 없으나 임신부나 태아에게 유해하다는 증거는 없다. 최근에는 A형/B형 간염 조합백신이 FDA에 의해 성인에게 승인되었다.

백신접종은 A형 간염에 잘 이환되는 고위험군을 대상으로 한다.

(1) A형 간염 유행지역(중남미, 아시아, 아프리카, 동부 유럽)으로의 여행자; 기초 접종 4주 후에 예방 효과가 나타나므로 적어도 여행 출발 4주 전에 백신을 접종해야 한다. 따라서 4주 이내에 출발하는 경우는 다른 부위에 면역 글로불린을 함께 접종한다.

(2) 만성 간질환 환자, 간이식을 받았거나 받을 예정인 환자; 만성 간질환이 없는 B형이나 C형 보균자는 대상이 아니다.

(3) 혈액응고 인자를 투여 받는 환자; 특히 solvent-detergent로 처리된 응고인자를 투여 받는 환자

(4) 남성동성애자

(5) 약물 남용자

(6) 직업적으로 HAV에 노출될 위험이 있는 사람들; A형 간염에 감염된 영장류를 취급하거나 HAV를 연구하는 연구자

A형 간염 백신을 접촉 후 예방에 사용할 것인지는 아직까지 확실하지 않다. 환자 발견 후 8일 이내 가족들에게 백신 접종했을 때 2차 감염 예방에 효과적이었으나, 대상 수가 적어서 추가 연구가 필요한 실정이다.

A형 간염 유행 지역인 알라스카의 연구에서는 백신 집단 접종 4-8주만에 집단 발병이 없어지고, 백신이 면역 글로불린보다 유행을 막는데 더 효과적이라는 보고가 있다. A형 간염의 집단 발병이 잦은 미국의 한 지역에서 모든 소아에게 백신을 기본 접종시킨 결과 그 지역의 A형 간염 이환율이 급격히 감소하였다. 이러한 결과와 더불어 A형 간염 환자 중에는 특별한 위험요소가 없는 경우가 많고, HAV 전파에서 증상이 없는 소아가 중요한 역할을 하므로 A형 간염백신을 모든 소아에게 접종시키자는 의견이 미국에서 제시되고 있다. 우리 나라의 경우 A형 간염에 대한 전국적인 역학조사와 비용효과 연구를 토대로 하여 적절한 예방접종 대책을 수립해야 할 것이다.

2. B형 간염

1) 접촉 예방

B형 간염 바이러스 (HBV)는 주로 주산기의 수직감염, 성적 접촉, 혈액, 약물남용자에서 오염된 바늘을 통해 전염된다. 환자와 외과의사나 치과의사 간에 직접 접촉, 피부의 상처를 통해서도 감염되고 신장투석 기계나 면도기, 칫솔, 침(acupuncture needle)을 통해 간접적으로 전염된다. 따라서 HBV에 오염된 혈액을 제거하는 기술과 HBV에 오염될 수 있는 기구에 대한 소독을 통하여 전파를 막을 수 있다. 더불어 대중, 의료인에게 전파 경로에 대한 교육을 통하여 접촉을 예방할 수 있다.

2) 백신의 종류
(1) 혈장 백신

1970년대 말 미국, 프랑스에서 HBV 보유자로부터 추출한 HBsAg을 포함한 혈장 백신이 개발되었

고, 우리 나라에서도 김에 의하여 일찍 혈장 백신이 개발되어 1983년부터 백신이 접종되기 시작하였다. 면역성도 좋고 효과적이며 안전하지만, 백신의 재료로 사용하고 있는 HBsAg 보유자의 혈장 공급이 원활하지 않고, 혈액의 안전성에 대한 우려와 유전자 재조합 기술의 발달로 최근에는 사용이 줄고 있다. 국내에서는 현재 HBsAg 보유자의 혈장으로부터 HBsAg을 열처리하여 불활성화시킨 백신이 사용되고 있는데, Hepaccine-B(제일제당)가 있다.

(2) 유전자 재조합 백신

유전자 재조합 백신은 1986년부터 사용되어 최근에는 대부분 이 백신을 사용한다. 바이러스 유전자를 포함한 plasmid를 효모나 포유류 세포(CHO;Chinese Hamster Ovary cell)에 삽입시켜 발현시킨 후 HBsAg을 추출하여 만든다. 국내에서는 효모를 이용한 백신들이 사용되고 있으며, 항체 양전율과 항체가의 기하 평균치가 혈장 백신과 비슷하다. 국내에는 Hepavax-gene(녹십자), Euvax-B(엘지화학), Hepamune(동신제약), Hepa-B(한국백신), Heptis-B(보령신약)이 있으며, Hemophilus influenza type b (Hib) 백신과 B형 간염 혼합백신으로 Comvax(한국엠에스디)가 있다. 백신을 접종하다가 어떤 이유로 다른 종류의 백신으로 바꾸어 접종하여도 접종효과에는 차이가 없다.

3) 백신의 효과

B형 간염 백신은 1981년에 혈장 백신이 상용화한 이래 B형 간염 감염을 예방하는 가장 효과적인 수단이 되었다. World Health Organization (WHO)에서는 전세계 모든 소아의 정기 예방접종에 포함시켜야 한다고 권고하였고 전세계 140여 개 나라가 정기 예방접종에 포함시켰다.

우리 나라에서는 1988년부터는 학동기 연령에 B형 간염백신 집단접종이 실시되고 1991년부터는 대한소아과학회가 정기예방접종에 포함시켜 출생 후 조기에 접종하도록 권장하였다.

이러한 지속적이고 광범위한 예방접종의 결과와 B형 간염 예방에 대한 국민의 인식 변화로 우리 나라 국민 특히 소아에서의 HBsAg 보유율이 감소하고 anti-HBs 보유율은 급격히 증가하였다. 1980년대 우리 나라 성인의 HBsAg 보유율이 6-8%이었으나 1994년에 건강 공혈자에서 HBsAg 보유율은 남자 3.9%, 여자 2.7%로 감소하는 추세이다. 학동기 아동에서 HBsAg 보유율은 1988년에 3.2%에서 1993년에 2.6%로 감소했고, anti-HBs 보유율은 21.7%에서 54.1%로 증가하였다. 1998년에 초등학생의 HBsAg 보유율은 0.4%로 감소하였고, anti-HBs 보유율은 61.8%로 증가하였다.[3] 이 연구에서 anti-HBs 보유자의 0.4%만이 anti-HBc 양성으로 anti-HBs 보유자의 대부분이 예방접종에 의해 항체를 가지게 된 것이라고 생각된다. 1995년에 2세에서 5세까지의 미취학 아동에서도 HBsAg 보유율은 1% 미만이고, anti-HBs 보유율은 69.2%로 조사되었다. 대만의 연구에서는 소아에서 간세포암의 발생률이 백신 접종이 실시된 이후 현저히 감소하였다.

또한 소아의 연구에서 HBsAg 양성인 산모에게서 태어난 신생아에게 hepatitis B immune globulin (HBIG)와 백신을 접종하고 추적 관찰하였을 때 90-95%에서 수직 감염이 예방되는 결과를 보여 이러한 조치가 HBsAg 보유율 감소에 기여한다. 따라서 모든 임신부에 대하여 HBsAg 검사를 실시하여 신생아의 수직감염을 예방해야 한다. 사회 활동을 시작하면서 감염의 위험성이 증가하는 청소년을 대상으로 예방접종을 확인하고 감염 위험성이 높은 성인을 대상으로 예방접종을 강화해야 한다. 특히 성병 클리닉에 오는 사람들, 약물남용자, 만성 B형 간염 환자의 가족, 혈액투석 환자, 응고인자를 투여받는 환자, 직업적으로 혈액에 노출되는 사람들에게 백신접종을 실시한다.

백신의 제조방법, 접종 방식에 상관없이 임상시험결과 정상면역기능을 가진 사람에서 B형 간염백신은 매우 효과적이며 대체로 85-100%의 높은 항체 양성률을 보인다. 예방 가능한 항체역가는 anti-HBs가 10 mIU/mL 이상으로 정의한다. 항체 생성률은 백신 접종시 연령이 어릴수록 높고 40세 이상에서 낮다고 알려져 있다. 미숙아에서는 면역력이 감소할 수 있으나 만삭아와 비슷하게 예방항체역가를 유지할 수 있어 역연령에 맞추어 접종하면 된다. 접종 횟수에 따른 항체 생성률을 보면 0, 1, 6개월 접종 스케줄에서 1회 접종 후 50%, 2회 접종 후 70%, 3회 접종 후 90%에서 항체가 생긴다. 신생아기에 접종을 시작한 소아의 1년 이내 예방항체역가 보유율은 85%이었고 4년 후에는 45%로 점차 감소하였다. 이에 근거하여 과거에는 백신 기본 접종 5년 후 추가접종을 실시하였다. 그러나 백신 기본접종 장기 추적관찰 결과를 토대로 우리 나라에서 1997년부터 간염 백신 추가 접종(booster)을 실시하지 않기로 하였다. 에스키모를 대상으로 백신 기본접종 10년 후 추적관찰 결과 76%에서 예방항체역가를 유지되었고 HBsAg 양성자는 없어서 기본접종이 적어도 10년간 예방효과를 보였다. 우리 나라 소아의 연구에서도 1세 이전에 기본 접종을 받았을 때, 10년 후 예방역가항체 보유율은 62%이었고 기본 접종군과 5년 후 추가 접종군 사이에 차이가 없었고 HBsAg 양성이 한 명도 없었다. 위의 연구들에서 예방항체역가인 10 mIU/mL 미만으로 감소하더라도 HBV에 노출되면 면역기억 반응이 일어나 항체를 생산하여 예방효과를 갖는 것으로 생각되며, 적어도 10년 내 추가접종은 필요없다고 생각된다.

예방접종은 소아와 성인은 상완의 삼각근에 신생아와 영아는 대퇴부의 전외측부(antero-lateral aspect of the thigh)에 주사해야 한다. 둔부에 주사하거나 피내 주사를 하면 항체 생성률이 낮아진다. 10세 이하는 0.5 mL, 10세 이상은 1 mL 근육주사한다.

건강한 사람에서는 백신 접종 후 항체 검사를 할 필요가 없으나 혈액투석 환자, HIV 감염자, 수술실, 중환자실 근무자 등 직업적으로 감염 위험이 큰 사람, HBsAg 양성인 산모에서 태어난 신생아, 가족 중에 HBV 보균자가 있는 경우에서는 접종 후 항체가 생겼는지 확인한다. 검사시기는 마지막 접종 후 1-3개월 경에 항체역가가 최대로 높아지므로 이 때 검사하면 된다. 기본접종을 3회 모두 못 하고 중단된 경우에는 새로 시작할 필요없이 간격이 많이 떨어졌더라도 나머지 접종을 완료하며 필요시 항체 생성 여부를 확인해 볼 수 있다.

B형 간염 백신은 DPT, 소아마비, 홍역, Hib 등 타 예방접종과 함께 접종하여도 방해작용이 없다.

4) 백신 무반응자 (nonresponder)

간염 백신 무반응자는 기본 예방접종 3회 후에 anti-HBs 항체역가가 10 mIU/mL 이하인 사람을 말한다. 접종 후 성인에서 무반응자는 5-10%로 보고되며, 소아와 청소년에서는 더 적은 것으로 알려져 있다. 무반응자에게 1회 더 접종을 하면 25-50%에서, 3회 재접종(revaccination)을 하면 50-75%에서 항체

형성이 된다고 보고된다. 3회 백신 접종 후 항체가 생기지 않으면, 백신을 0, 1, 6 개월 일정으로 3회 재접종하고 1-3 개월 후에 항체 검사를 다시 하는 것이 비용효과 측면에서 유리하다. 재접종량은 2배량으로 증량할 수 있다. 무반응자에게 3회 증량하여 재접종을 시행했을 때 50%에서 항체가 생성되며, granulocyte-macrophage colony-stimulating factor (GM-CSF)를 함께 투여하는 것도 비슷한 효과를 보였다. GM-CSF는 macrophage를 활성화시키고 MHC class II 항원 발현을 증가시키며 dendritic cell 성숙과 이동을 촉진시켜 면역반응을 촉진시키는데, 혈액투석 환자에서도 함께 투여하면 백신효과를 증진시킨다.

무반응의 원인으로 부적절한 보관이나 엉덩이 부위의 접종, 고령, 비만, 혈액투석, 만성 간질환, 면역억제 등이 있다. 혈액투석 환자는 B형 간염의 위험성이 높으며 감염 후 만성 간염으로 되기 쉽고 항체 생성률이 64%이다. 항체역가가 10 mIU/mL 이하로 감소하면, 건강한 사람과는 달리 B형 간염이 발생하는 경우가 보고되었다. 면역억제제를 쓰고 있는 신이식 환자에서도 항체 생성률이 17-32%에 불과하고 항체가도 매우 낮다. 따라서 신이식을 할 환자는 간염 백신을 신이식하기 전에 접종하도록 한다. 혈액투석 이전이나 신부전이 심하지 않을 때 접종하면 더 효과적이다. 혈액투석 환자, 면역억제된 환자에서 항체 생성이 잘 안 되므로 성인용량의 2배 이상을 투여하며 접종횟수를 4회로 늘릴 것을 권장한다. 햄액투석 환자의 경우 매년 항체가를 측정하여 방어항체역가 미만이면 추가접종을 실시해야 한다.

다른 중요한 원인으로 유전적으로 결정되어 무반응자가 되는 경우가 있다. HLA-DR3, HLA-DR7 haplotype을 가진 사람에서 무반응이 많이 발생한다. HBsAg에 대한 항체 생성 능력은 상염색체 우성 HLA class II에 의해 조절되는 것으로 생각된다. 항체 생성은 못 하지만, 무반응자의 80%에서 HBsAg에 대한 T cell 반응과 cytokine 분비가 이루어져 B형 간염 예방 가능성이 있다는 보고가 있다.

pre-S 백신은 pre-S1, pre-S2를 포함하고 있는데, pre-S 항원은 T cell 유도에 도움을 주어 anti-HBs의 생성을 촉진한다. pre-S1 항원은 바이러스가 간세포에 부착하는데 중요하고 pre-S2 항원은 간세포 침투에 중요한 역할을 하는 것으로 알려져 있다. pre-S 항체는 자연 감염에서 anti-HBs보다 조기에 출현하여 감염차단에 관여하는데, pre-S1과pre-S2를 HBsAg에 보강시킨 유전자재조합 백신은 S항원만 포함된 백신에 비해 anti-HBs를 조기에 유도한다. 또한 혈액 투석환자와 무반응자에서 항체 생성에 효과적이라고 보고되었다. pre-S2 포함 백신은 만성 B형 간염 환자에서 HBV-DNA를 감소시키고 조직소견을 호전시켜 만성 B형 간염 치료에도 시도되고 있으나 더 많은 연구가 필요하다.

DNA 백신은 숙주가 세포 내에서 항원단백질을 생산하여 MHC class I 항원 발현을 쉽게 하기 때문에 cytotoxic T cell을 유도한다. HBV DNA 백신은 침팬지에서 B형 간염의 예방과 치료에 효과적이었다. 그러나 cytotoxic T cell 반응이 심한 간손상을 일으킬 수 있고 DNA의 항원성 등 안전성에 대한 우려가 존재한다. HBV DNA 백신이 무반응자에서 항체 생성에 효과적이라는 보고가 있지만, 2상 임상 연구 결과를 기다려 봐야 한다.

5) 백신의 부작용

B형 간염백신은 매우 안전하며 경미한 부작용으로 미열이 1-6%, 접종 부위의 통증이 3-29%, 발적과 경한 종창이 3%, 두통이 3%에서 24시간 내에 나타난다. 관절염, 다발성 경화증, 당뇨, Guillain-Barre 증후군과 백신과는 연관성이 없다. 접종 금기사항은 효모 등 백신성분에 대한 과민성이 있는 경우이다. B형 간염백신을 접종하고 아나필락시스 반응을 보였던 경우도 금기가 된다.

6) 바이러스 돌연변이와 백신

백신 접종에도 불구하고 B형 간염이 발생한 환자에서 S gene의 돌연변이가 발견되는 경우가 있다. 돌연변이로 인해 HBsAg의 항원성의 중요한 요소인 'a' determinant에 결함이 있는 바이러스는 'a' 아형에 대한 항체인 anti-HBs에 의한 면역제거 압력을 피하여 선택되어 출현된 escape mutant로 여겨진다. HBeAg 양성 모체에서 태어난 신생아가 출생시 HBIG와 백신으로 예방조치를 받았으나, HBsAg과 anti-HBs가 동시에 나타났는데, 모체에서 넘어온 정상적인 HBV는 HBIG에 의해 중화되면서 'a' determinant의 glycine이 arginine으로 대체된 변종 HBV가 정착된 것으로 생각된다. 국내에서도 B형 간염 산모에게 태어나 HBIG와 백신으로 치료받은 소아에서 145번 위치의 glycine이 arginine으로, 120 번 위치의 glutamate가 proline으로 치환된 돌연변이가 관찰되었다. 이 돌연변이는 간이식시에 B형 간염을 예방하기 위해 HBIG를 다량 투여받은 환자에서도 발견된다. 최근에는 수평감염에서 보고되고, 예방 접종을 받은 소아에서 변종 바이러스의 빈도가 10년 동안에 증가하고 있어 나중에는 변종 HBV 가 다수를 차지하여 백신이 효과가 없게 될지 모른다는 우려가 나오고 있다. pre-S2와 pre-S1을 포함한 백신이 백신 관련 돌연변이에도 효과가 있을 것으로 기대된다.

7) HBV 노출 후 예방

간염백신은 B형 간염을 예방할 뿐만 아니라 접종기간 중 이미 감염이 되어 잠복기에 있는 경우에도 병의 경과를 경하게 하거나 만성으로의 진행을 막는 것으로 보인다. 따라서 HBV에 노출되어 예방하여야 하는 경우 HBIG와 백신을 함께 주사하도록 권장하고 있다. HBIG는 높은 역가의 anti-HBs가 포함된 사람의 혈장으로부터 제조된다.

HBsAg 양성인 주사침에 찔리는 등 혈액이나 체액에 경피적, 점막 노출된 경우에는 노출된 사람의 백신접종 상태, 항체반응 여부에 따라 치료 방침이 달라진다(표 1). 백신을 접종 받지 않은 경우는 HBIG를 0.06 mL/kg, 최대 5 mL를 즉시 근육주사하고 노출 24시간 이내 백신을 접종한다. 백신을 접종 받고 항체 생성이 된 사람은 치료가 필요 없다. 기본접종에 무반응자는 HBIG를 주사하고 백신접종을 다시 시작하거나 HBIG를 즉시 주사하고 1달 후 다시 주사하는 방법이 있다. 기본접종 후 재접종을 마치지 않은 상태의 무반응자는 HBIG 1회 주사와 재접종을 다시 시작하는 것이 좋다. 재접종을 3회 실시했으나 무반응인 경우는 HBIG 2회 주사하는 방법이 선호된다.

표 1. HBV 노출 후 예방방법

노출된 사람의 백신접종력과 항체반응	치료		
	Source HBsAg 양성	Source HBsAg 음성	Source 모르거나 검사 못 할 경우
접종 안 했음	HBIG x 1 & HB 백신시작	HB 백신 시작	HB 백신 시작
접종 받았음			
알려진 반응자*	치료 없음	치료 없음	치료 없음
알려진 무반응자**	HBIG x 1 & 재접종 or HBIG x 2	치료 없음	감염원이 고위험군이면 HBsAg 양성에 준해서 치료
항체 반응 미상	노출된 사람의 anti-HBs를 검사 1. 항체반응이 적절하면 치료 불필요 2. 항체반응이 낮으면 HBIG x 1 & 추가접종	치료 없음	노출된 사람의 anti-HBs를 검사 1. 항체반응이 적절하면 치료 불필요 2. 항체반응이 낮으면 추가접종하고 1-2 개월 후 검사

* 반응자; anti-HBs 항체반응이 적절한 사람 (i.e. anti-HBs > 10 mIU/mL).
** 무반응자; anti-HBs 항체반응이 낮은 사람(i.e., anti-HBs < 10 mIU/mL).
참고문헌; CDC[32]

백신접종 받지 않은 급성 B형 간염 환자의 성적 배우자는 최근 성행위한지 2주 내에 HBIG와 백신접종을 받아야 한다. 만성 B형 간염의 성적 배우자, 가족들은 백신 접종만을 권장한다. 마지막 접촉 시점을 확인하기 어렵기 때문에 백신접종이 노출 전과 노출 후 예방의 의미를 가진다. 접종 후 항체 생성 여부를 검사하는 것이 좋다.

산모가 HBsAg 양성인 경우도 신생아에게 HBIG 0.5 mL와 함께 백신을 반대편 대퇴근육에 출생 12시간 이내에 접종시키면 90-95%에서 수직 감염이 예방된다. 5-10%의 신생아는 HBV에 감염되는데, 자궁내 감염이 되었거나 HBV DNA 역가가 매우 높기 때문으로 생각된다.

모유 수유가 B형 간염 전파 위험을 증가시킨다는 보고는 없으며, HBsAg 양성 산모에서 태어난 신생아가 HBIG와 백신접종을 받았으면 모유수유를 해도 괜찮다.

3. C형 간염

1) 역학

anti-HCV에 대한 선별 검사가 도입되기 전까지는 C형 간염 바이러스 (HCV)가 수혈과 연관된 간염의 대부분을 차지하였다. 혈우병 환자에서는 바이러스 불활성화 처리가 된 응고인자를 투여받기 전에 많은 수가 HCV에 감염되었다. 우리 나라에서는 응고인자 제재에 바이러스 불활성화가 도입된 것이 1989년 말로서 이 시기 전후의 혈우병 환자의 anti-HCV 양성률이 현격한 차이를 보이는데, 10세 미만에서는 2.4%, 10-19세에서 63.3%, 20세 이상에서 65.9%가 양성을 보이고 있다. 알부민과 근육주사용 면역 글로불린은 괜찮으나 1994년 이전의 정맥주사용 면역 글로불린은 불활성화 처리가 안 되어 감염의 위험이 있다. 공여자 선별 검사가 시행되기 전의 장기 이식도 감염의 위험성이 높다.

현재는 HCV 감염의 0.5-1.5%만이 수혈과 관련되어 발생하고, 선진국에서는 40%가 정맥투여 약물 남용자에서 발생하는데, 5년간 약물 투여하면 90%가 감염된다고 알려졌다. 장기간 혈액투석 받는 환자의 10% 가량이 C형 간염에 감염되어 있다. 의료 종사자가 실수로 바늘이나 날카로운 기구에 찔렸을 때 anti-HCV 혈청 전환율은 1.8%이다. 침술, 문신, 몸을 뚫는 시술과 C형 간염의 연관성은 정립되어 있지 않다. 직업적으로 오염된 바늘에 의해 혈액에 노출되면 감염의 위험이 있다. C형 간염 환자와 성적으로 접촉하거나 여러 명과 성관계를 가지면 C형 간염 위험성이 높다. 성병을 치료받거나 매춘부 같은 성행위 위험이 높은 군에서 anti-HCV 양성률은 평균 6%이지만, 배우자로부터의 감염률은 1.5%로 낮다. 모자간 수직 전파율은 5%이하로 알려졌는데, 어머니의 HCV RNA titer가 높을수록, 어머니가 HIV 감염이 중복되었을 때 수직감염의 위험이 높다. C형 간염 환자의 40%에서는 아무런 감염 위험 요소가 발견되지 않는다. 우리 나라 인구의 1%, 젊은 남자의 0.2%가 anti-HCV 양성으로 보고되고 있으며, 만성 간질환의 20-30%에서 HCV가 원인이 되고 있다.

2) 예방

C형 간염은 백신 개발이 어렵기 때문에 이를 예방하기 위해서는 새로운 C형 간염의 발생을 줄이는 일차 예방과 감염된 환자에서 만성질환의 위험성을 줄이는 이차 예방에 주력해야 한다.

일차 예방으로는 혈액, 혈장, 장기, 조직, 정액 등에 대한 검사를 실시하고 혈장 제품에 대하여 바이러스를 불활성화시켜야 한다. 주사기에 의한 약물 남용과 여러 명과의 성관계 등 C형 간염 위험성이 높은 행위에 대해 특히 청소년을 대상으로 상담 및 교육이 이루어져야 한다. 약물 남용자에게는 주사약물 사용을 그만둘 것을 권유하고 약물남용 교육 프로그램에 참여시킨다. 추적 관찰 중 계속 약물주사를 하게 되면 주사기, 바늘, 물 등을 공유하지 말고 사용 후 버리고, 소독된 주사기, 물을 사용하며 알코올로 주사 전에 주사부위를 소독하도록 교육시킨다. 또한 A형, B형 간염백신을 접종하도록 한다. 성병에 걸릴 위험이 높은 사람들에게는 여러 사람이 아니라 감염되지 않은 한 사람과 성생활을 하고, 매회 콘돔을 사용하며 A형, B형 간염백신을 접종받도록 교육한다. 의료인에 대한 교육으로 혈액, 체액, 분비물 등 오염물질을 취급시에 장갑을 사용하도록 한다. 혈액투석시에는 엄격한 기준을 적용하는데, 환자, 기구를 만질 때 항상 장갑을 착용하고, 일회용이 아닌 기구는 환자가 바뀔 때마다 소독하도록 한다. 문신이나 몸을 뚫는 시술이 혈액 통한 감염의 위험성이 있으며, 시술자가 손을 잘 씻고, 장갑을 사용하고 부위를 소독하도록 교육시켜야 한다.

이차 예방법으로 C형 간염에 걸린 가능성이 높은 사람들을 대상으로 검사를 실시하고 적절한 상담과 추적을 해야 한다. 미국 질병통제센터에서 대상으로 잡은 기준은 표 2와 같다.

표 2. anti-HCV 검사가 필요한 사람

C형 간염의 위험이 높은 사람
주사기 이용 약물남용자나 남용 경력이 있는 사람
1989년 이전에 응고인자를 투여 받은 사람
장기간 혈액투석 받은 사람
지속적으로 간수치가 높은 사람
1992년 이전에 수혈이나 장기이식 받은 사람
C형 간염에 노출된 사람
바늘이나 날카로운 물질에 찔리거나 HCV 양성 혈액에 점막이 노출된 사람
HCV 양성인 산모에서 태어난 아기

참고문헌; CDC[36]

C형 간염에 노출된 의료인의 경우 anti-HCV, ALT 검사를 처음, 4-6개월 후에 추적검사를 하며, enzyme immunoassay로 양성이면 recombinant immunoblot나 RT-PCR로 확진검사를 받아야 한다. HCV 양성 산모에서 태어난 아기는 면역 글로불린이나 항바이러스제제는 효과가 없으며 모체로부터 넘어온 anti-HCV가 존재하기 때문에, 12개월 이후에 anti-HCV 검사를 실시한다. 조기진단이 필요하면, HCV RNA를 생후 1-2개월에 검사할 수 있다.

의료인, 임신부, 성적 접촉이 없는 C형 간염 가족은 HCV 검사를 정규적으로 할 필요는 없다.

C형 간염으로 진단되면 더 이상 간의 손상을 예방하기 위해서 술을 마시지 말고 의사와 상의하지 않은 채 새로운 약이나 약초를 먹지 말고 A형, B형 간염백신을 접종하도록 한다. 타인에게 전염시키지 않기 위해서 혈액, 장기, 정액을 기증하지 말고 칫솔, 치과 기구, 면도기를 같이 쓰지 않도록 한다. 혈액, 분비물 통한 감염 막기 위해서 피부의 상처를 덮어 두도록 교육한다. 오랜 부부생활을 해왔던 배우자가 HCV 양성으로 판정나면 성생활 패턴을 바꿀 필요는 없으나, 배우자에게 감염시킬 가능성이 낮지만, 없는 것은 아니므로 콘돔을 사용할 수 있다. HCV 양성인 산모는 임신이나 수유를 피할 필요는 없으나 출산된 아기의 5%는 HCV에 감염되고 치료방법이 없다는 사실을 알려야 한다. 자연 분만이나 제왕 절개술 등 분만방법과 감염사이에 연관이 있는 것은 아니다. 모유수유를 통해 HCV가 전염되지 않는 것으로 보고되지만 자료가 충분하지 않기 때문에 유두에 상처가 나면 수유를 해서는 안 된다. HCV가 재채기, 포옹, 기침, 음식, 물, 수저, 물컵, 일상적인 접촉 등을 통해 전염되는 것은 아니므로 직장, 학교, 놀이에서 환자를 배제해서는 안 된다.

3) 백신의 개발

HCV는 한 개인의 같은 유전자형 안에서도 hypervariable region에 유전적 변이가 관찰되는데, 이것을 유사종(quasispecies)이라고 한다. 이것은 바이러스가 숙주의 면역학적 공격을 피하는데 중요한 역할을 하여 HCV가 만성 간염을 일으키는데 기여한다. 이러한 유전적 변이성은 백신을 개발하는데 장애를 일으키고 있다. 또한 적당한 작은 동물모델이 없고, 실험실에서 바이러스를 다량 배양할 수 없기 때문에 백신 개발에 어려움이 있다. C형 간염 환자에서 오래 지속하는 방어항체가 존재하지 않고 세포면역이 급성 감염시 중요한 역할을 하는 것으로 알려졌다. 초기 감염 시의 세포면역의 강도가 HCV 전파를 제한하는데 중요하며, 백신의 목표는 초기 면역반응을 유도하는 것인데, 심한 급성 간염을 일으키지 않으면서 감염을 제거할 정도의 강도를 유발하는 것이다. E1/E2 단백질과 펩타이드 재조합백신은 침팬지에서 항체를 유도하고 낮은 농도의 HCV를 중화시키고, 만성 감염의 위험성을 줄일 수 있었다. 최근의 연구 결과 CD4+ T 세포가 CD8+ T 세포의 급성 감염시 바이러스 제거에 중요한 역할을 하기 때문에 앞으로의 전략은 체액성, CD4+ T 세포, CD8+ T 세포 면역을 유도하는 백신을 개발하는 것이다. DNA plasmid, HCV 항원을 표현하는 바이러스 vetocr, HCV 유사입자를 사용하는 시도도 이루어지고 있다.

[참고문헌]

1. Halliday ML, Kang LY, Zhou TK, et al: An epidemic of hepatitis A attributable to the ingestion of clams in Shanghai, China. J Infect Dis 1991;164:852-859.

2. 노혜옥, 손영모, 박민수 등. 경기도 지역의 건강한 소아와 청소년에서 A형 간염 바이러스의 항체 보유율에 관한 역학 조사. 소아감염 1997;4:232-239.

3. 고재성, 배선환, 정주영, 정준기, 서정기. 학동기 아동에서 A형 및 B형 간염의 혈청학적 역학조사. 대한소아소화기영양학회지. 1999;2:40-45.

4. 양동운, 이영아, 심정연, 박진영, 정혜림, 박문수, 금동혁. 서울지역 소아 및 성인의 A형 바이러스 간염 항체 양성율에 대한 역학적 조사. 소아과 1999;42:180-185.

5. Sohn YM, Rho HO, Park MS, et al. The changing epidemiology of hepatitis A in children and the consideration of active immunization in Korea. Yonsei Med J 2000;41:34-39.

6. 최진욱, 이경일, 이동준, 한지환, 황성수, 이경수. 1996년 대전시 서북부에서 발생한 A형 급성 간염. 소아감염 1997;4:90-96

7. 한성희, 이숭환, 노병주 등. 급성 A형 간염의 군인에서의 다발생: 임상역학적 연구. 대한간학회지 2001;7:392-400.

8. Center for Disease Control. Prevention of Hepatitis A Through Active or Passive Immunization: Recommendations of the Advisory Committee on Immunization Practices (ACIP). MMWR 1999;48:1-37.

9. Werzberger A, Mensch B, Nalin DR, Kuter BJ. Effectiveness of hepatitis A vaccine in a former frequently affected community: 9 years' followup after the Monroe field trial of VAQTA. Vaccine 2002;20:1699-701.

10. 김창휘, 편복양, 홍영진, 강진한. 건강한 한국 소아에서 HM175주 A형 간염 불활화 백신의 면역원성 및 이상반응에 관한 연구. 소아감염 2000;7:120-128.

11. Sagliocca L, Amoroso P, Stroffolini T, et al. Efficacy of hepatitis A vaccine in prevention of secondary hepatitis A infection: a randomised trial. Lancet 1999;353:1136-1139.

12. McMahon BJ, Beller M, Williams J, Schloss M, Tanttila H, Bulkow L. A program to control an outbreak of hepatitis A in Alaska by using an inactivated hepatitis A vaccine. Arch Pediatr Adolesc Med 1996;150:733-739.

13. Prikazsky V, Olear V, Cernoch A, Safary A, Andre FE. Interruption of an outbreak of hepatitis A in two villages by vaccination. J Med Virol 1994;44:457-459.

14. Averhoff F, Shapiro CN, Bell BP, et al. Control of hepatitis A through routine vaccination of children. JAMA 2001;286:2968-73

15. Craig AS, Schaffner W. Prevention of hepatitis A with hepatitis A vaccine. N Engl J Med 2004;350:476-481.

16. 김정룡. B형 간염 vaccine에 관한 연구. 정제 간염 B표면항원을 이용한 B형 간염의 예방. 대한의학협회지 1979;22:1013-1025.

17. 심재건, 서정기, 서성제. 한국 학동에 있어서 1988년부터 1993년까지의 B형 간염 표면 항원과 항체 양성률 및 이의 변동에 관한 연구-서울 및 근교를 대상으로-. 소아과 1995;38:1535-1539.

18. Chang MH, Chen CJ, Lai MS et al. Universal hepatitis B vaccination in Taiwan and the incidence of hepatocellular carcinoma in children. JAMA 2000;284:3040-3042.

19. Saari TN; American Academy of Pediatrics Committee on Infectious Diseases. Immunization of preterm and low birth weight infants. Pediatrics. 2003;112:193-198.

20. 강지혜, 홍영미, 이승주: B형 간염 예방접종 후 항체가 변화에 관한 연구. 소아과 1990;33:598-605.

21. Wainwright RB, Bulkow LR, Parkinson AJ, Zanis C, McMahon BJ. Protection provided by hepatitis B vaccine in a Yupik Eskimo population--results of a 10-year study. J Infect Dis. 1997;175:674-677.

22. 김현정. 영아초기 HBV 백신 기본접종 시행 10년 후 anti-HBs 항체 보유율 및 B형 간염 예방효과에 대한 연구. 서울: 서울대학교, 2004

23. 서정기. B형 간염 예방접종. 김정룡 편찬. 간염 서울:군자출판사 1998;175-202.

24. Kim MJ, Nafziger AN, Harro CD, et al. Revaccination of healthy nonresponders with hepatitis B vaccine and prediction of seroprotection response. Vaccine 2003;21:1174-1179.

25. Anandh U, Bastani B, Ballal S. Granulocyte-macrophage colony-stimulating factor as an adjuvant to hepatitis B vaccination in maintenance hemodialysis patients. Am J Nephrol 2000;20:53-56.

26. Shapira MY, Zeira E, Adler R, Shouval D. Rapid seroprotection against hepatitis B following the first dose of a Pre-S1/Pre-S2/S vaccine. J Hepatol 2001;34:123-127.

27. Zuckerman JN, Sabin C, Craig FM, Williams A, Zuckerman AJ. Immune response to a new hepatitis B vaccine in healthcare workers who had not responded to standard vaccine: randomised double blind dose-response study. BMJ 1997;314:329-333.

28. Rottinghaus ST, Poland GA, Jacobson RM, Barr LJ, Roy MJ. Hepatitis B DNA vaccine induces protective antibody responses in human non-responders to conventional vaccination. Vaccine 2003;21:4604-4608.

29. Hsu HY, Chang MH, Liaw SH, Ni YH, Chen HL. Changes of hepatitis B surface antigen variants in carrier children before and after universal vaccination in Taiwan. Hepatology 1999;30:1312-1317.

30. Lee KM, Kim YS, Ko YY, et al. Emergence of vaccine-induced escape mutant of hepatitis B virus with multiple surface gene mutations in a Korean child. J Korean Med Sci 2001;16:359-362.

31. 박중원, 윤정환, 황유진, 이효석, 김정룡. B형 간염바이러스 표면항원과 항체가 동시에 발현된 만성 간염 환자에서 표면항원 'a' 결정기 유전자의 변이. 대한소화기학회지 1997;29:182-191.

32. Center for Disease Control. Updated U.S. Public health service guidelines for the management of occupational exposures to HBV, HCV, and HIV and recommendations for postexposure prophylaxis. MMWR 2001;50:1-42.

33. Wang Z, Zhang J, Yang H, et al. Quantitative analysis of HBV DNA level and HBeAg titer in hepatitis B surface antigen positive mothers and their babies: HBeAg passage through the placenta and the rate of decay in babies. J Med Virol 2003 ;71:360-366.

34. 장재권, 정태호, 정홍수 등. 장기적인 혈액투석을 받는 경남지역 만성 신부전 환자에서 형 및 C형 간염 표식자 양성율에 대한 조사와 위험인자에 대한 연구. 대한신장학회지 1994;13:139-144.

35. 박경식, 이영석, 이석근 등. 대구·경북 지역 성인의 바이러스성 간염 표지자 양성률에 관한 연구 -건강 검진 수진자를 대상으로-. 대한소화기학회지 2003;41:473-479.

36. Center for Disease Control. Recommendations for prevention and control of hepatitis C infection and HCV-related chronic disease. MMWR 1998;47:1-40.

37. Esumi M, Rikihisa T, Nishimura S, et al. Experimental vaccine activities of recombinant E1 and E2 glycoproteins and hypervariable region 1 peptides of hepatitis C virus in chimpanzees. Arch Virol 1999;144:973-980.

38. Grakoui A, Shoukry NH, Woollard DJ, et al. HCV persistence and immune evasion in the absence of memory T cell help. Science 2003;302:659-662.

INDEX